AF262560

TRAITÉ PRATIQUE

DE MÉDECINE

CLINIQUE ET THÉRAPEUTIQUE

PUBLIÉ SOUS LA DIRECTION

DE MM.

Samuel BERNHEIM ET Émile LAURENT

COLLABORATEURS :

MM. Archambaud (de Paris), **Assimis** (d'Athènes), **Bacchi** (de Paris), **Paul Barlerin** (de Paris), **Baumel** (de Montpellier), **Bianchi** (de Naples), **Billaut** (de Paris), **Bloch** (de Paris), **Boeteau** (de Villejuif), **Bonnet** (de Paris), **Bonvalot** (de Paris), **Bosc** (de Montpellier), **Boncour** (de Paris), **Bouton** (de Besançon), **Bovet** (de Pougues), **Brousse** (de Montpellier), **Brunet** (de Paris), **Cazenave de la Roche** (de Menton), **Chapplain** (de Marseille), **Chatelain** (de Paris), **Chrétien** (de Poitiers), **de Christmas** (de Paris), **Cornet** (de Paris), **Condray** (de Paris), **Coutagne** (de Lyon), **Coutenot** (de Besançon), **Cristiani** (de Genève), **Crocq** (de Bruxelles), **Cuilleret** (de Lyon), **Dechamp** (d'Arcachon), **Delyanis** (d'Athènes). **Dervillez** (de Paris), **Destarac** (de Toulouse), **Diamantberger** (de Paris), **Dubreuilh** (de Bordeaux). **Duhourcau** (de Cauterets), **Ferran** (de Barcelone), **Fienga** (de Naples), **Fouchard** (du Mans), **Garnault** (de Paris), **L. Garnier** (de Paris), **Gibert** (du Havre), .**Girod** (de Clermont-Ferrand), **Gottstein** (de Breslau), **Goureau** (de Paris), **Guelpa** (de Paris), **Hagen** (de Leipzig), **Hajeck** (de Vienne, Autriche). **Jocqs** (de Paris), **Jouin** (de Paris), **Kohos** (de Paris), **Leriche** (d'Eaux-Bonnes), **E. Levy** (de Strasbourg), **Levrat** (de Lyon). **Liandier** (de Paris), **Lichtwitz** (de Bordeaux), **Lorain** (de Nancy), **Mascarel** (de Châtellerault), **Masoin** (de Louvain) **Mejia** (de Mexico), **Minovici** (de Bucharest), **Moldenhauer** (de Leipzig), **Albert Moll** (de Berlin), **Mook** (de Paris), **Moreau** (d'Alger), **Morin** (de Paris), **Perrenot** (de Hyères), **Henri Picard** (de Paris), **Piole** (de Paris), **Polguère** (de Paris), **Puech** (de Bordeaux), **Van Renterghem** (d'Amsterdam). **Rémond** (de Toulouse), **Sanchez Herrero** (de Madrid). **Sauvez** (de Paris), **Semmola** (de Naples), **Sérieux** (de Villejuif), **Sormani** (de Pavie), **Stieffel** (de Joinville), **Suss** (de Paris), **Tison** (de Paris), **Tobeitz** (de Graz), **Trénel** (de Paris), **de Tymovski** (de Schintznach), **Vautrin** (de Nancy), **Vermel** (de Moscou), **Voronoff** (de Paris), **de Yong** (de La Haye), **Ziem** (de Dantzig), **Zilgien** (de Nancy).

TOME III

MALADIES DES VOIES RESPIRATOIRES

PARIS

A. MALOINE, ÉDITEUR

91, BOULEVARD SAINT-GERMAIN, 91

1895

DIVISION DE L'OUVRAGE

Tome I. — Maladies infectieuses.

Tome II. — Affections nerveuses, maladies mentales et médecine légale des aliénés.

Tome III. — Maladies des voies respiratoires.

Tome IV. — Maladies de l'appareil circulatoire, du sang et de la nutrition; Intoxications; Maladies des reins et de la vessie.

Tome V. — Maladies du tube digestif et de ses annexes.

Tome VI. — Maladies du nez, des oreilles, des yeux, de la peau et des organes génitaux; Syphilis.

ÉVREUX, IMPRIMERIE DE CHARLES HÉRISSEY

TRAITÉ PRATIQUE
DE MÉDECINE
CLINIQUE ET THÉRAPEUTIQUE

PUBLIÉ SOUS LA DIRECTION

DE MM.

Samuel BERNHEIM ET Émile LAURENT

COLLABORATEURS :

MM. Archambaud (de Paris), Assimis (d'Athènes), Bacchi (de Paris), Paul Barlerin (de Paris),
Baumel (de Montpellier), Bianchi (de Naples), Bilhaut (de Paris), Bloch (de Paris),
Boeteau (de Villejuif), Bonnet (de Paris), Bonvalot (de Paris), Bosc (de Montpellier), Boncour (de Paris),
Bouton (de Besançon), Bovet (de Pougues), Brousse (de Montpellier),
Brunet (de Paris), Cazenave de la Roche (de Menton), Chapplain (de Marseille),
Chatelain (de Paris), Chrétien (de Poitiers), de Christmas (de Paris), Cornet (de Paris),
Coudray (de Paris), Coutagne (de Lyon), Coutenot (de Besançon), Cristiani (de Genève),
Crocq (de Bruxelles), Cuilleret (de Lyon), Dechamp (d'Arcachon), Delyanis (d'Athènes),
Dervillez (de Paris), Destarac (de Toulouse), Diamantberger (de Paris), Dubreuilh (de Bordeaux)
Duhoureau (de Cauterets), Ferran (de Barcelone), Fienga (de Naples),
Fouchard (du Mans), Garnault (de Paris), L. Garnier (de Paris), Gibert (du Havre),
Girod (de Clermont-Ferrand), Gottstein (de Breslau), Goureau (de Paris), Guelpa (de Paris),
Hagen (de Leipzig), Hajeck (de Vienne, Autriche), Jocqs (de Paris), Jouin (de Paris), Kohos (de Paris),
Leriche (d'Eaux-Bonnes), E. Levy (de Strasbourg), Levrat (de Lyon), Liandier (de Paris),
Lichtwitz (de Bordeaux), Lorain (de Nancy), Maconrel (de Châtellerault),
Masoin (de Louvain), Mejia (de Mexico), Minovici (de Bucharest), Moldenhauer (de Leipzig),
Albert Moll (de Berlin), Mook (de Paris), Moreau (d'Alger), Morin (de Paris),
Perrenot (de Hyères), Henri Picard (de Paris), Piole (de Paris), Polguère (de Paris),
Puech (de Bordeaux), Van Renterghem (d'Amsterdam), Rémond (de Toulouse),
Sanchez Herrero (de Madrid), Sauvez (de Paris), Semmola (de Naples), Sérieux (de Villejuif),
Sormani (de Pavie), Stieffel (de Joinville), Suss (de Paris), Tison (de Paris), Tobeitz (de Graz),
Trénel (de Paris), de Tymovski (de Schintznach), Vautrin (de Nancy), Vermel (de Moscou),
Voronoff (de Paris), de Yong (de La Haye), Ziem (de Dantzig), Zilgien (de Nancy).

TOME III

MALADIES DES VOIES RESPIRATOIRES

PARIS

A. MALOINE, ÉDITEUR

91, BOULEVARD SAINT-GERMAIN, 91

1895

TRAITÉ PRATIQUE
DE MÉDECINE

CLINIQUE ET THÉRAPEUTIQUE

TOME TROISIÈME
MALADIES DE L'APPAREIL RESPIRATOIRE

PREMIÈRE PARTIE
MALADIES DU LARYNX

CHAPITRE PREMIER
LARYNGITES

Généralités. — Le larynx est très fréquemment le siège de lésions inflammatoires. Celles-ci peuvent se présenter sous des formes très diverses, variant avec la cause, le siège, le degré et le mode de l'inflammation. Les anciens connaissaient ces affections, mais ils les confondaient sous les noms d'angine et de cynanche avec les inflammations du larynx. Boerhave et Sauvages commettaient encore cette confusion.

Le larynx est constitué par différentes couches qui peuvent être isolément ou simultanément frappées par la maladie. Ce sont, en procédant de l'intérieur vers l'extérieur : la membrane muqueuse, le tissu cellulaire sous-muqueux, les muscles, le périchondre et les cartilages.

L'inflammation peut être simple, couenneuse ou diphtéritique, ou ulcéreuse.

Au point de vue de ses agents producteurs, elle peut être simple ou spécifique. Les laryngites spécifiques sont principalement les laryngites syphilitique, tuberculeuse et diphtéritique.

L'inflammation simple peut être limitée à la membrane muqueuse, et alors elle porte le nom de laryngite catarrhale ou érythémateuse. Elle peut atteindre le tissu cellulaire sous-muqueux, et alors elle constitue une laryngite parenchymateuse. Si elle frappe le périchondre et le cartilage, on a la périchondrite laryngée. Les deux premières peuvent se présenter à l'état aigu et à l'état chronique. J'aurai donc à décrire successivement les laryngites catarrhales aiguë et chronique, les laryngites parenchymateuses aiguë et chronique, la laryngite ulcéreuse et la périchondrite laryngée, après quoi je traiterai des laryngites tuberculeuse et syphilitique.

I

LARYNGITE CATARRHALE AIGUË

Lésions anatomiques. — La muqueuse enflammée présente une rougeur vive, souvent accompagnée d'arborisations vasculaires et parfois d'un piqueté plus foncé, et même de petites ecchymoses, quand l'inflammation offre une grande violence. Sur le cadavre, l'injection est beaucoup moins prononcée que pendant la vie, ce que l'exploration laryngoscopique permet de constater. La différence est ici plus marquée que sur les autres membranes muqueuses ; cela est dû à la présence de fibres élastiques très abondantes, dont le retrait exprime le sang hors des vaisseaux qui parcourent le tissu. La muqueuse est boursouflée ; elle est souvent dépouillée de son épithélium, ce qui lui donne un aspect mat, dépoli et même parfois légèrement tomenteux, offrant des saillies dues au développement des glandules muqueuses. On peut aussi rencontrer à sa surface de petites érosions. Les unes, dites érosions catarrhales, sont allongées ou arrondies et très superficielles ; les autres, appelées érosions glandulaires, sont plus profondes, affectent une forme circulaire et occupent les orifices des glandules.

L'examen microscopique du tissu malade y démontre des vaisseaux dilatés et nombreux, un exsudat séreux renfermant des leucocytes et parfois quelques hématies et des cellules connectives en voie de prolifération.

Quant à son siège, l'inflammation peut être diffuse, occupant tout le larynx, ou être limitée à une de ses parties, à l'épiglotte, aux cordes vocales, aux régions sus ou sous-glottique.

Causes. — La laryngite catarrhale aiguë se montre surtout dans l'enfance et la jeunesse. Dans l'enfance, les deux sexes en sont également affectés ; plus on avance en âge, plus s'accuse la prédominance du sexe masculin, due aux circonstances de professions et d'habitudes qui lui sont spéciales.

Les sujets lymphatiques et ceux de constitution délicate, à peau fine, transpirant facilement et abondamment, y sont surtout prédisposés, comme ils le sont aux affections catarrhales en général ; on a désigné sous le nom de constitution catarrhale cette disposition de l'organisme. La laryngite chronique, les catarrhes chroniques du nez, du pharynx et des bronches favorisent sa production. Il en est de même des habitudes alcooliques et de l'usage du tabac. Une première atteinte dispose à la contracter de nouveau ; plus souvent on l'a eue, plus on a de chances d'en être encore affecté.

Parmi les causes occasionnelles, celle que l'on rencontre le plus fréquemment et dont l'influence est la plus évidente, est le refroidissement, l'abaissement brusque de température, surtout quand le corps est couvert de transpiration, et quand l'action du froid atteint le cou et la nuque, ou bien les pieds. Viennent ensuite les causes qui agissent directement en irritant la muqueuse laryngée, telles que l'inspiration d'un air trop froid pénétrant par la bouche ouverte, celle d'un air trop chaud, de vapeurs d'eau bouillante, de gaz ou de vapeurs irritants, comme le chlore, les acides minéraux, etc. Il en est de même de l'inhalation de poussières irritantes. On conçoit que les professions qui obligent à inspirer de semblables substances doivent fréquemment produire cette maladie.

Elle peut encore résulter de l'ingestion de substances irritantes qui, en passant, touchent l'orifice du larynx et dont des particules peuvent même y pénétrer ; tels sont les liquides glacés, les aliments et les boissons trop chauds, les aliments fortement épicés ou piquants.

L'exercice exagéré de l'organe, accroissant son activité et sa circulation, exerce une action analogue ; de là la fréquence de la laryngite aiguë chez tous ceux qui se livrent à des efforts de phonation considérables ou qui doivent parler à haute voix d'une manière soutenue et prolongée ; tels sont les chanteurs, les comédiens, les instituteurs, les professeurs, les prédicateurs, les orateurs, les avocats, les instructeurs de l'armée, les crieurs de ventes publiques, etc.

La laryngite aiguë se produit facilement par l'extension d'une inflammation occupant les parties voisines : coryza, pharyngite, trachéo-bronchite.

Plus fréquente aux époques de l'année où les variations de température sont les plus marquées et les plus rapides, au printemps et en automne, il peut en surgir des cas nombreux constituant une épidémie. On a voulu dans ces cas la rapporter à une origine infectieuse ; on doit plutôt l'attribuer à des circonstances atmosphériques spéciales. Elle est souvent un des éléments constitutifs de l'affection épidémique désignée sous le nom de grippe ou d'influenza. Elle accompagne à titre de manifestation locale certaines maladies épidémiques ou contagieuses, comme la variole, la rougeole, la scarlatine, la coqueluche, la fièvre typhoïde, le typhus exanthématique, et alors elle mérite à plus juste titre d'être considérée comme infectieuse. La syphilis, la tuberculose pulmonaire, la diathèse goutteuse, ont sur sa genèse une influence évidente. Souvent, elle résulte de l'action simultanée de plusieurs de ces causes. Ainsi un goutteux ou un homme qui se livre à de grands efforts vocaux, commettant un excès de boisson et s'exposant à un refroidissement, sera atteint d'une laryngite à la production de laquelle toutes ces causes auront concouru.

L'action de l'iode peut également la déterminer, comme le coryza et la pharyngite.

Symptômes. — La laryngite catarrhale aiguë est rarement précédée par des phénomènes fébriles, frissons suivis de chaleur, de soif et de fréquence du pouls. Généralement elle débute par une sensation de chatouillement à la région gutturale, provoquant une toux sèche et rauque, offrant parfois un caractère spasmodique et quinteux. Plus tard, cette toux amène l'expulsion de crachats petits, clairs et peu abondants, devenant ultérieurement plus abondants et puriformes, aspect qu'ils doivent à la présence de nombreux leucocytes. Parfois ils offrent des stries ou des ponctuations de sang rouge ; rarement ils sont constitués par du sang en plus grande quantité, et on a fait de ces cas une variété particulière sous le nom de laryngite hémorragique. Les malades éprouvent souvent à la gorge une sensation de douleur contusive et de chaleur ; parfois la douleur est vive ; elle augmente par la pression du larynx, par la toux, et parfois par les efforts de la déglutition, surtout quand l'inflammation s'étend à l'orifice supérieur et à l'épiglotte. Le début est parfois marqué par un coryza et du larmoiement, surtout chez les enfants.

La voix est voilée, sourde, rauque, grave, et peut s'éteindre tout à fait ; son émission est pénible.

La respiration est parfois gênée, surtout chez l'enfant. Cette gêne reconnaît pour causes le gonflement de la muqueuse, la présence des produits de sécrétion à sa surface, et l'inertie des muscles due à l'envahissement de leur tissu par un léger exsudat séreux.

L'examen laryngoscopique, généralement impossible chez les jeunes enfants, fait voir une rougeur uniforme de la muqueuse, qui est en même temps boursouflée, dépolie et tapissée de mucosités dans une étendue plus ou moins grande. Ces phénomènes sont plus marqués à la partie postérieure du larynx ; ils peuvent occuper d'une manière prépondérante les cordes vocales vraies ou fausses, ou la région sous-glottique, ou l'épiglotte. Ils peuvent être plus marqués ou exclusivement limités à un seul côté du larynx. Parfois on remarque à la surface de la muqueuse quelques saillies glandulaires ou de légères érosions.

Quelquefois les malades éprouvent quelques frissonnements, un peu de céphalalgie et de malaise, une légère diminution de l'appétit, et les urines sont foncées. La plupart du temps cependant ces phénomènes de réaction générale font défaut.

Chez les enfants au-dessous de sept ans, on voit souvent survenir dans le cours de la laryngite aiguë des accès de suffocation. On a fait de cette forme une maladie particulière qu'on a désignée sous le nom de *faux croup* ou de *laryngite striduleuse*, à tort toutefois, car il ne s'agit ici de rien qui ressemble au croup, mais d'un simple catarrhe aigu. Dans cette forme, l'enfant qui a présenté pendant le jour les signes d'une laryngite ordinaire souvent légère, se réveille en sursaut pendant la nuit, en proie à un violent accès de suffocation. Il est agité, couvert de sueur, appelle au secours, se déjette, porte la main à la gorge comme pour en arracher un obstacle, offrant les signes d'une dyspnée inspiratoire intense, anxiété, cyanose, distension des veines jugulaires et profonde altération des traits. Tous les muscles inspirateurs se contractent violemment, et l'inspiration, pénible et prolongée, s'accompagne d'un retrait à la base de la poitrine et d'un bruit strident dans le larynx. L'expiration est saccadée et entrecoupée par la toux. La voix est rauque, enrouée, parfois aphone ; la toux est rauque, sonore et aboyante ; le pouls est fréquent et la peau couverte de transpiration. L'accès, interrompu par quelques rémissions passagères, dure d'une demi-heure à deux ou trois heures ; il décroît graduellement et fait place au calme et au sommeil. Généralement ces accès se répètent pendant deux ou trois nuits, quelquefois plus longtemps; ils finissent par disparaître. Une première atteinte prédispose à de nouvelles. Pour rendre compte de ces accès de dyspnée, on a invoqué l'étroitesse de la glotte chez l'enfant, l'obliquité plus prononcée des cordes vocales et la laxité plus considérable des tissus, permettant davantage leur distension par l'afflux congestif du sang, afflux pouvant devenir plus abondant à certains moments, surtout pendant le sommeil, et produisant ainsi les accès. Niemeyer y ajoute l'accumulation des mucosités dans le larynx pendant la nuit, et von Ziemssen le spasme de la glotte. Quand on parvient dans ces cas à pratiquer l'exploration laryngoscopique, on observe un gonflement considérable des cordes vocales supérieures ou inférieures et de la muqueuse de la fosse interaryténoïdienne. On a noté aussi le boursouflement de la muqueuse sous-glottique.

Dans quelques cas très rares, on a rencontré chez l'adulte des phénomènes analogues.

La laryngite catarrhale aiguë a une durée qui varie de trois à quatre jours à quatre ou cinq semaines. Elle n'entraîne jamais la mort, sinon chez les enfants dans des cas très exceptionnels où l'asphyxie la détermine. Habituellement elle se termine par résolution. Quelquefois, quand le malade ne se soigne pas et s'expose aux causes qui la produisent et l'entretiennent, les accidents se perpétuent indéfiniment et elle passe à l'état chronique. Cela arrive surtout chez les sujets affaiblis, lymphatiques, scrofuleux, tuberculeux, goutteux, ou chez ceux qui ne se soignent pas et vivent dans de mauvaises conditions hygiéniques.

Diagnostic. — La laryngite catarrhale aiguë se distingue des inflammations de la trachée et des bronches par l'altération de la voix, qui ne manque jamais, par la douleur à la gorge et par l'expectoration.

Dans la pharyngite, la voix peut être altérée, mais elle est nasonnée et non rauque, à moins que l'inflammation ne se soit étendue jusqu'au larynx. L'inspection démontre l'injection et le boursouflement de la muqueuse pharyngienne. La douleur siège à la base de la mâchoire, sur les côtés du cou, et non à la région du larynx. La déglutition est pénible.

La laryngite parenchymateuse aiguë et l'œdème de la glotte se distinguent par une dyspnée continue avec exacerbations se produisant le jour aussi bien que la nuit. L'examen laryngoscopique, qu'on doit toujours instituer dès qu'il peut y avoir doute sur la nature de la maladie, établit nettement la différence.

L'épiglottite se reconnaît à la douleur par les mouvements de la déglutition et par le gonflement de l'épiglotte qui fait saillie au-dessus de la base de la langue.

Le croup peut facilement être confondu avec la laryngite aiguë de forme striduleuse, et pourtant il est d'une haute importance de ne pas confondre ces deux affections.

Le croup succède habituellement à une pharyngite pseudo-membraneuse, rarement à une rhinite de même nature, et alors on constate ou on a pu constater la présence de fausses membranes dans le pharynx ou le nez. Les malades en expulsent par l'expectoration ou les vomissements. L'oppression est plus intense, plus continue, et les accès de suffocation ne surviennent pas uniquement la nuit. La toux est plus profondément altérée dans le croup ; elle n'est pas bruyante, mais étouffée, éteinte, et elle va en s'affaiblissant de plus en plus. Les symptômes du croup offrent généralement une aggravation continue qu'on ne rencontre pas dans la laryngite simple. L'examen laryngoscopique démontre la présence des fausses membranes dans le larynx ; il ne faut toutefois pas confondre avec elles des amas de mucosités ou des îlots d'épithélium, ou des points blanchâtres qu'on rencontre quelquefois dans la laryngite qui peut accompagner l'amygdalite pultacée ou herpétique. Il ne faut cependant pas se dissimuler que chez les enfants souvent l'exploration laryngoscopique est impraticable

La laryngite hémorragique ne doit pas être confondue avec l'hémoptisie provenant des bronches ou du poumon. Les troubles de la phonation et les douleurs laryngées d'une part, les commémoratifs et les signes fournis par l'exploration physique du thorax d'autre part, serviront à établir le diagnostic. On peut aussi invoquer le secours de l'examen laryngoscopique ; mais il ne faut pas oublier que dans les hémorragies broncho-pulmonaires on peut rencontrer du sang et des caillots arrêtés dans le larynx.

On ne confondra pas la laryngite striduleuse avec la maladie désignée sous le nom de spasme de la glotte, d'asthme de Kopp ou de Millar, qui se produit presque uniquement chez les jeunes enfants âgés de moins de deux ans. Les accès de cette maladie ne durent que quelques secondes à une demi-minute ; ils se produisent souvent pendant le jour ; ils sont caractérisés par des inspirations courtes, profondes et haletantes qui bientôt cessent ; alors l'enfant ferme les yeux ou les tient fixes, pâlit, devient livide, puis revient à lui. Les accès sont parfois accompagnés d'attaques d'éclampsie ou alternant avec elles ; il n'y a ni toux ni raucité de la voix.

Pronostic. — Il n'est jamais mortel, sauf dans quelques cas exceptionnels de laryngite striduleuse avec suffocation intense, surtout chez des enfants très jeunes ou délicats. Il faut tenir compte de la tendance à l'état chronique et des récidives, d'autant plus fréquentes et plus faciles que la maladie s'est déjà reproduite plus souvent.

Traitement. — Dans les cas légers, le catarrhe aigu disparaît souvent au bout de quelques jours, sans traitement. Celui-ci toutefois est nécessaire si la maladie est intense ou se prolonge. Quand les phénomènes sont modérés, une température égale, un régime doux et léger, l'abstinence de tout excitant, les émollients, les tisanes sudorifiques suffisent. La douleur est-elle vive ou le chatouillement guttural intense? Une application de quatre ou cinq sangsues à la gorge ou sur la partie supérieure du sternum en fera justice ; elle sera surtout utile chez les sujets forts ; on y joindra l'application de cataplasmes émollients sur la région du larynx. Ces moyens sont indiqués aussi quand les symptômes persistent pendant deux ou trois semaines ; souvent dans ces cas, il m'est arrivé de les faire disparaître rapidement par une application de sangsues.

On peut également prescrire des sinapismes à la gorge, des pédiluves très chauds ou sinapisés, ou des bains de vapeur.

On peut aussi administrer avec avantage un purgatif, surtout si le malade est constipé.

Les opiacés sont indiqués en cas de douleurs vives ou de chatouillement guttural intense, d'agitation ou d'insomnie. Dans ces cas on prescrira une potion avec 5 centigrammes d'extrait d'opium, ou avec 1 ou 2 centigrammes d'acétate ou de chlorhydrate de morphine. On peut les remplacer par l'extrait de belladone ou de jusquiame, ou par la teinture d'aconit à la dose de 1 gramme.

Aux narcotiques, on ajoute parfois l'ipécacuanha ou le kermès minéral.

La maladie se prolonge-t-elle? Indépendamment des sangsues précédemment mentionnées, on pourra employer la révulsion cutanée, en appliquant un vésicatoire sur le larynx ou sur la partie supérieure du sternum. Alors aussi on pourra prescrire les balsamiques, l'infusion de bourgeons de sapin, l'eau de goudron, le beaume de Tolu, la térébenthine de Venise, le benzoate de soude.

On a voulu faire avorter la laryngite aiguë par le badigeonnage de la muqueuse avec une solution de nitrate d'argent ou de chlorure de zinc, ou par l'insufflation de poudres de nitrate d'argent ou d'autres substances modificatrices ; on n'a réussi qu'à augmenter l'irritation.

Les pulvérisations chaudes avec une solution à 2 p. 100 de chlorure ammonique et les applications de cocaïne, recommandées dans le même but par Maffei, sont des moyens illusoires.

Dans la laryngite aiguë ordinaire, les inhalations et les pulvérisations sont inutiles. Elles seront indiquées seulement si la maladie se prolonge, et alors on les mettra en usage comme je l'indiquerai en parlant de la laryngite chronique, qui constitue leur vrai champ d'application.

La laryngite hémorragique n'exige pas de moyens spéciaux de traitement, cependant si l'hémorragie devenait inquiétante par son abondance, ou si l'on avait affaire à un sujet fortement anémique, on devrait la combattre par l'emploi de moyens hémostatiques. On prescrirait surtout des pulvérisations avec une solution légère de perchlorure de fer (0,10 à 0,30 p. 100 d'eau), ou de tannin (1 à 3 p. 100). On ordonnerait en même temps une potion renfermant 1 ou 2 grammes de solution de perchlorure de fer, ou bien 2 à 4 grammes d'ergotine. Celle-ci pourrait aussi être employée en injections sous-cutanées.

La laryngite striduleuse, n'étant qu'une laryngite catarrhale simple, n'exige pas d'autres moyens de traitement que celle-ci, sinon pour combattre les accès de suffocation. Dans ce but, on prescrira avec succès un vomitif, soit l'émétique à la dose de 2 à 5 centigrammes à prendre en une fois, soit l'ipécacuanha à la dose de 25 à 50 centigrammes. En même temps on saturera de vapeur l'air de l'appartement, en y faisant bouillir de l'eau, et on appliquera sur la région du larynx une éponge ou une compresse imbibée d'eau très chaude, ou un cataplasme bien chaud de farine de graine de lin. Si l'accès est très violent, on se trouvera bien d'une application de sangsues, puis de celle d'un vésicatoire. Si la vie du malade était menacée par la suffocation, on pourrait pratiquer le cathétérisme du larynx au moyen d'une sonde uréthrale mousse ouverte par le bout et introduite le long de la face postérieure de l'épiglotte. On a préconisé aussi dans ces cas le tubage de la glotte, et sa dilatation au moyen d'une pince ; ce dernier moyen doit être repoussé comme dangereux. Enfin, en dernier ressort, on pratiquera l'opération de la trachéotomie, se présentant ici avec des chances de succès bien plus grandes que dans le vrai croup.

Lorsqu'un accès s'est produit, Niemeyer recommande de réveiller souvent les enfants pendant les nuits suivantes, pour éviter la production de nouveaux paroxysmes.

La laryngite catarrhale aiguë se produisant facilement chez certains individus prédisposés, il y a lieu de leur conseiller un traitement prophylactique. Il ne suffit pas d'éviter les causes qui la provoquent habituellement, et surtout l'action du froid, car même en employant trop de précautions on aboutit à un résultat inverse, on rend l'organisme encore plus sensible et on augmente la prédisposition. Ce serait pourtant aussi une erreur de conseiller aux malades de braver les causes de la laryngite, en ne tenant par exemple aucun compte des changements de température ni des courants d'air. Le seul résultat que de tels conseils atteindrait serait de produire la maladie et par là d'accroître encore la prédisposition. Ce qu'il faut faire, c'est fortifier l'organisme en augmentant sa force de résistance et en évitant en même temps l'apparition des catarrhes. On conseille donc de ne pas porter de la toile immédiatement sur la peau du tronc, mais de la flanelle. Le régime sera tonique sans être excitant; on conseillera, comme boisson, une bière légère ou de l'eau rougie. On proscrira les liqueurs et le tabac. On fera aller le sujet le plus possible au grand air ; si c'est possible, à la bonne saison, on l'enverra à la campagne ou dans un pays de montagnes, ou au bord de la mer. On l'accoutumera à ne pas trop se couvrir, surtout à la région du cou. On lui conseillera les lotions froides sur le tronc, les bains de natation, les bains de rivière, les bains de mer de quelques minutes, les douches prises journellement. Chez les enfants délicats et lymphatiques on pourra aussi administrer l'huile de foie de morue ou le sirop d'iodure de fer. Par ces moyens on fera disparaître graduellement la disposition catarrhale.

II

LARYNGITE CATARRHALE CHRONIQUE

La laryngite catarrhale ou érythémateuse chronique est aussi désignée sous les noms de catarrhe chronique du larynx et d'angine laryngée chronique.

Lésions anatomiques. — La muqueuse du larynx est boursouflée et injectée; l'injection est plus foncée que dans la laryngite aiguë, tirant sur le brun. On y rencontre souvent des petits vaisseaux dilatés, sinueux ou variqueux, et des taches pigmentaires brunâtres ou noirâtres. Parfois on y constate aussi de légères érosions. Lorsque l'inflammation a duré longtemps, elle peut déterminer au niveau des cartilages aryténoïdes et dans la région interaryténoïdienne un épaississement avec induration de la muqueuse. Cette lésion a reçu de Virchow le nom de pachydermie laryngée diffuse. Elle peut aussi produire des saillies granuleuses ou verruqueuses, provenant du gonflement des glandules muqueuses ou de la prolifération du tissu de la membrane; on parle alors de granulations ou de papillomes du larynx, et on a à tort séparé ces lésions de la laryngite. On a encore donné à ces altérations les noms de pachydermie verruqueuse du larynx, de laryngite nodulaire ou granuleuse, de nodules de Störck, de chordite tubéreuse ou trachomateuse. Les lésions sont plus ou moins étendues; elles peuvent devenir le point de départ de véritables tumeurs, de polypes fibreux ou muqueux.

Causes. — Elles sont les mêmes que celles du catarrhe aigu, dont fréquemment la laryngite chronique est une suite, due aux imprudences et aux négligences des malades, rebelles à se soumettre aux précautions et aux conseils qu'on leur donne, ou bien à des récidives fréquentes. Elle se rencontre habituellement à l'âge adulte.

L'influence des professions exigeant des efforts soutenus de la voix est très évidente : les professeurs, instituteurs, prédicateurs, avocats, chanteurs, comédiens, crieurs de ventes publiques, etc., en sont très fréquemment affectés. Il en est de même des ouvriers et des employés soumis à l'inhalation habituelle des substances irritantes, pulvérulentes ou gazeuses.

L'alcool en est aussi une cause puissante; cette voix sourde et éraillée des vieux buveurs qu'on appelle la voix de rogomme, lui est due. Le tabac agit dans le même sens. On comprend facilement dès lors pourquoi la laryngite chronique est beaucoup plus fréquente chez les hommes que chez les femmes.

Elle peut être consécutive à un grand nombre de maladies portant leur action sur le larynx : telles sont le croup, la variole, la scarlatine, la rougeole, la fièvre typhoïde, la syphilis, la scrofule, la tuberculose pulmonaire. La laryngite qui accompagne celle-ci n'est pas toujours de nature tuberculeuse; quelquefois c'est une simple inflammation catarrhale sans tubercules. — Elle peut aussi être une manifestation de la goutte larvée.

Symptômes. — La douleur est habituellement nulle; parfois il y a de temps en temps une légère douleur; parfois elle se manifeste seulement par la pression exercée sur les côtés du larynx, ou à la suite d'exercice immodéré de la phonation. Souvent il se produit dans la gorge une sensation de sécheresse ou de chatouillement qui provoque de la toux et des efforts d'expuition et de déglutition ; ces phénomènes sont engendrés ou augmentés par les efforts, l'émission de la voix, le chant, les émotions, la fumée, le tabac, etc.

Les crachats sont petits, modérément abondants, muqueux, clairs, blanchâtres, grisâtres ou jaunâtres. La toux est rauque, grave, parfois aiguë ou quinteuse.

La voix présente une raucité plus ou moins marquée, plus prononcée le matin, disparaissant parfois tout à fait par moments, augmentant par les efforts et les émotions. L'émission de la voix est pénible, fatigante et accompagnée souvent d'envie de tousser. Le malade perd d'abord les notes élevées, puis sa voix se fausse de plus en plus, et il peut devenir tout à fait aphone.

L'auscultation du larynx fait percevoir un souffle rude, ronflant ou sibilant.

L'examen laryngoscopique révèle l'existence d'une injection générale ou localisée, surtout aux cordes vocales et à la région interaryténoïdienne. L'injection est généralement livide, violacée ou brunâtre ; quelquefois on y distingue des varicosités veineuses. En même temps la muqueuse est gonflée et dépolie, et souvent des mucosités adhèrent à sa surface.

Les mouvements des cordes vocales sont souvent altérés, ce qui dépend, non de paralysies, comme on l'a quelquefois affirmé, mais du boursouflement de la muqueuse et d'un certain degré d'infiltration, et peut-être aussi dans les cas anciens de dégénérescence du tissu des muscles.

Le laryngoscope fait aussi reconnaître les granulations (laryngite granuleuse) et les saillies inégales, noduleuses ou papilliformes (chordite tubéreuse ou trachomateuse, papillomes) siégeant surtout sur les cordes vocales, sur les cartilages aryténoïdes et à la partie postérieure de l'organe.

La laryngite chronique est souvent compliquée de pharyngite, de coryza et de trachéo-bronchite.

Elle peut se prolonger indéfiniment, offrant par moments, sous l'influence de causes qui augmentent l'irritation, des poussées aiguës caractérisées par l'aggravation des symptômes, et surtout des altérations vocales.

Elle n'entraîne jamais la mort ; mais elle peut déterminer la formation d'ulcérations et de tumeurs ; elle peut aussi, en envahissant des parties de plus en plus profondes, amener la production d'une laryngite parenchymateuse ou d'une périchondrite laryngée.

Diagnostic. — La pharyngite chronique s'accompagne d'une sensation de gêne dans le pharynx, provoquant des mouvements de déglutition qui manquent dans la laryngite. Elle peut déterminer une altération de la voix, mais celle-ci est plus étouffée, souvent nasonnée, jamais rauque comme dans la laryngite.

Enfin, l'inspection de la gorge et l'examen laryngoscopique viendront compléter ces données. Ce dernier fera aussi distinguer la laryngite des tumeurs du larynx, et établira le degré auquel sont arrivées les lésions.

On verra dans les articles suivants comment la laryngite catarrhale se distingue des laryngites ulcéreuse et parenchymateuse.

Après avoir établi l'existence de la laryngite chronique, il faut encore déterminer son origine, sa raison d'être, et cette constatation est souvent nécessaire pour fonder un traitement rationnel. Il faut surtout examiner si elle n'a pas pour point de départ la diathèse urique, ou la syphilis, ou la scrofule, ou l'alcoolisme, ou le nicotinisme, ou bien telle circonstance habituelle ou professionnelle. Tout cela pourra exercer une influence sur les conseils à donner au malade.

Pronostic. — La laryngite chronique simple ne compromet pas la vie, mais elle est opiniâtre, résistant parfois à tous les moyens de traitement, récidivant facilement, et condamnant parfois le patient à faire le sacrifice de sa profession. Elle est d'autant plus grave qu'elle dure depuis plus longtemps, et que les altérations qu'elle a déterminées sont plus profondes. Elle peut aussi, chez les sujets prédisposés, devenir le point de départ de la tuberculose du larynx.

Traitement. — La longue durée et l'opiniâtreté de cette maladie ont tout naturellement conduit à lui opposer de nombreux moyens thérapeutiques.

Je mentionnerai d'abord ceux fournis par l'hygiène. Le repos de l'organe et l'éloignement de toutes les causes d'irritation s'imposent de prime abord. Il faut donc conseiller aux malades de parler le moins possible et d'élever le moins possible la voix ; ils ne peuvent ni crier, ni déclamer, ni chanter, évitant en un mot tout effort de phonation. Ils doivent aussi éviter de respirer un air chargé de poussières, ou de gaz irritants, ou de fumée, et ne pas s'exposer aux refroidissements, aux arrêts de transpiration et aux courants d'air. Un régime doux, non excitant, constitué principalement par du lait, des œufs, des aliments végétaux et des viandes blanches, amène souvent une amélioration notable. Le tabac et les boissons alcooliques doivent nécessairement être proscrits, et on fera généralement bien d'éviter aussi la bière et le vin. Cependant, dans certains cas, un régime tonique et même légèrement excitant pourra être indiqué, si on a affaire à des sujets délicats, débilités ou âgés. Le conseil de passer l'hiver dans une localité méridionale à température égale et douce peut aussi donner de bons résultats.

Les moyens thérapeutiques proprement dits sont les moyens internes, les révulsifs cutanés, les inhalations, les applications topiques et les moyens balnéaires et hydrothérapiques. Il ne faut ici pas perdre de vue que souvent la laryngite est associée à la rhinite, à la pharyngite et à la bronchite, et entretenue par elles ; tout effort thérapeutique qui ne tiendrait pas compte de ce fait serait frappé de stérilité.

Comme moyens internes, on a prescrit les purgatifs de temps en temps répétés, et il est incontestable qu'il est utile d'entretenir la liberté du ventre. On a conseillé les boissons émollientes et légèrement aromatiques, le calomel, l'iodure de potassium, le chlorure ammonique, le bicarbonate de soude, le soufre, les opiacés, la ciguë, les solanées vireuses. Les pilules de Plummer, composées de calomel et de soufre doré d'antimoine, ont longtemps passé pour un spécifique ; on y a quelquefois ajouté la belladone ou la jusquiame·

Les révulsifs cutanés ont eu autrefois une très grande vogue. Ils en ont moins aujourd'hui, et c'est peut-être à tort, car ils fournissent parfois d'excellents résultats. Nous rencontrons d'abord ici la teinture d'iode et la pommade d'iodure de potassium ioduré (iode 0,10, iodure de potassium 4, axonge 30), qui agissent en même temps comme résolutives. Viennent ensuite les frictions d'huile de croton tiglium à la région du cou, les frictions et les applications d'essence de térébenthine, seule ou associée à l'huile de croton, les vésicatoires à la même région ou à la partie supérieure du sternum.

On a recommandé aussi la pommade stibiée, les petits sétons et les pointes de feu à la région du cou ; mais ces moyens laissent des marques désagréables, et leur efficacité est loin d'être assurée.

Les inhalations ont été pratiquées avec des substances pulvérulentes ou gazeuses, ou avec des liquides pulvérisés.

On a employé les inhalations de vapeur de goudron, d'essence de térébenthine, de résine, d'iode, de chlorure ou de carbonate ammoniques, les fumigations de belladone, de jusquiame ou de datura. Ces moyens n'ont qu'une action peu marquée.

Pour introduire les substances pulvérulentes, Trousseau employait un tuyau de plume d'oie ou un tube de verre de 20 à 25 centimètres de longueur sur quelques millimètres de diamètre. On introduit par l'une des extrémités du tube environ 20 centigrammes de poudre, puis on le pousse dans la bouche aussi loin que possible, et on souffle dans le tube, ou bien on fait faire au malade une forte inspiration. Il est préférable de prendre un tube légèrement recourbé et de le porter directement sur l'orifice du larynx en s'aidant du laryngoscope. On a muni l'orifice externe du tube d'un petit ballon en caoutchouc destiné à chasser la poudre dans le larynx; cette disposition ne présente aucun avantage.

On emploie pour ces inhalations des substances modificatrices ou astringentes réduites en poudre ténue et unies à du sucre ou à du talc pulvérisé : ainsi le nitrate d'argent (5 à 10 centigrammes pour 8 grammes de sucre ou de talc); le tannin à la même dose; l'alun, l'oxyde de zinc ou le soufre sublimé (2 à 4 grammes pour 8).

A ces poudres, qui produisent toujours une irritation du larynx et des accès de toux, on préfère généralement aujourd'hui les pulvérisations, qui n'offrent pas les mêmes inconvénients et dont l'application est plus facile. On les pratique au moyen d'un quelconque des nombreux pulvérisateurs ou inhalateurs que le commerce nous offre. On emploie de cette façon les solutions aqueuses des substances suivantes :

I. — ASTRINGENTS

Alun.	1 à 3	p. 100
Tannin.	1 à 3	—
Acétate d'alumine	0,30 à 1	—
Acide acétique.	2	—
Sulfate de zinc.	0,10 à 0,50	—
Chlorure de zinc	0,30 à 1,50	—
Solution de perchlorure de fer	0,03 à 2,5	—

II. — RÉSOLUTIFS

Chlorure de sodium	0,20 à 3	p. 100
— d'ammonium	0,20 à 3	—
Bicarbonate de soude.	0,20 à 3	—

Iodure de potassium.	0,20 à 3	p. 100
Carbonate de soude.	0,20 à 2	—
— de potasse	0,20 à 2	—
Chlorate de potasse	0,20 à 2	—

III. — CALMANTS

Bromure de potassium.	0,20 à 3	p. 100
Chlorydrate de morphine.	0,05 à 0,10	—
— de cocaïne.	0,05 à 0,10	—
Infusion de belladone, de jusquiame et de datura.		

IV. — MODIFICATEURS

Nitrate d'argent	0,20 à 1	p. 100

Quand on emploie ce dernier, il faut toujours faire passer le liquide pulvérisé à travers un large tube en verre introduit dans la bouche et traversant un diaphragme en papier, protégeant le visage, pour empêcher la projection sur celui-ci de gouttelettes qui amèneraient la formation de taches noires sur la peau.

De ces moyens, les résolutifs, et principalement les carbonates alcalins, le chlorure ammonique et l'iodure potassique sont les plus généralement employés. Les astringents sont indiqués par les sécrétions muqueuses abondantes et le boursouflement considérable des tissus, surtout chez les sujets lymphatiques ou anémiques. Les calmants s'adressent surtout aux sujets nerveux et irritables, aux cas où les malades se plaignent de sensations de gêne, de chatouillement ou de toux fréquente ou intense. La plupart du temps on les associe aux astringents ou aux résolutifs, qu'ils font plus aisément tolérer. Le nitrate d'argent sera employé de préférence dans les cas rebelles, que les autres moyens ne seront pas parvenus à modifier.

Ce dernier agent est très efficace et très utile; il augmente la vitalité des tissus affectés, et y anéantit la disposition morbide. Toutefois, généralement, on le met en usage sous une autre forme, celle d'applications directes. On prend un cathéter mince en argent, recourbé vers le bout, ou le mandrin d'une bougie uréthrale; on fond le nitrate d'argent, on y plonge le cathéter, puis on le retire; par le refroidissement une légère couche de nitrate d'argent se solidifie à sa surface. On a ainsi un porte-caustique qu'à l'aide du laryngoscope on porte sur les parties malades. On ne doit répéter cette opération qu'au bout de huit ou dix jours. On peut aussi prendre un petit pinceau ou une petite éponge fixée au bout d'une tige en baleine recourbée près de son extrémité. On plonge ce corps dans une solution aqueuse de nitrate d'argent contenant de 2 à 20 p. 100 de sel, et on le porte sur l'orifice supérieur du larynx. Quand le pharynx est malade en même temps, on le badigeonne avantageusement avec cette même solution. Ces applications peuvent être répétées tous les cinq ou six jours. On peut appliquer de la même manière une solution de tannin ou de perchlorure du fer, ou la teinture d'iode, ou la glycérine iodée ou l'acide lactique.

Tous ces moyens topiques ne sont certes pas dépourvus d'utilité ; la cautérisation par le nitrate d'argent, les pulvérisations astringentes et résolutives donnent surtout fréquemment de bons résultats. Mais les spécialistes, absorbés par des tendances exclusives, ont exagéré leur importance et ont trop négligé les autres moyens, et surtout les révulsifs cutanés et les modificateurs internes. Trop souvent, ils ont perdu de vue que l'inflammation chronique est entretenue et perpétuée par les dispositions constitutionnelles du sujet, et qu'il faut avant tout modifier celles-ci.

C'est en s'attaquant à elles, et aussi en corrigeant l'état local, qu'agissent les eaux minérales. Elles ont l'immense avantage de jeter le malade hors du cercle dans lequel il se meut habituellement, hors des circonstances qui empêchent sa guérison, de l'arracher à ses habitudes et à ses occupations, et de l'obliger à se soigner et à suivre un régime convenable. Elles offrent au praticien des ressources importantes, qu'il doit connaître et savoir au besoin utiliser.

Un grand nombre d'eaux minérales ont été employées dans la laryngite chronique.

Parmi elles, je mentionnerai d'abord les eaux alcalines légères, telles que celles d'Ems, de Nenenahr, d'Obersalzbrunn, du Mont-Dore, convenant principalement aux sujets délicats, nerveux, irritables, disposés à la bronchite et même à la phtisie, et aussi aux sujets rhumatisants. Les eaux du Mont-Dore jouissent dans ce cas d'une réputation bien méritée ; souvent elles ont guéri des laryngites avec gonflement très marqué de la muqueuse, nodosités glandulaires ou végétations hypertrophiques.

Les eaux alcalines fortes, comme celles de Vichy et de Vals, conviennent dans les cas de diathèse urique bien caractérisée. On pourra conseiller dans les mêmes cas les eaux sulfatées et bicarbonatées sodiques de Carlsbad, de Marienbad et de Tarasp-Schuls, indiquées surtout chez les sujets pléthoriques et obèses.

Les eaux chlorurées sodiques de Kreuznach, de Soden, de Wiesbaden, de Reichenhall, d'Ischl, de Salins, de Mondorf en Luxembourg, peuvent convenir chez les jeunes sujets, les individus lymphatiques et scrofuleux.

Toutefois les eaux minérales qui ont été le plus fréquemment recommandées et employées avec le plus de succès sont les eaux sulfureuses. Leur usage amène tout d'abord une excitation générale de l'organisme, pouvant aboutir à un mouvement fébrile. La circulation est activée et profondément modifiée ; la peau fonctionne plus énergiquement, elle s'injecte, elle transpire davantage, les muqueuses secrètent plus, parfois des hémorroïdes surviennent. La circulation et la nutrition sont profondément modifiées, et au bout de quelque temps cette action détermine un mouvement de résolution dans les muqueuses du larynx et du pharynx. Il résulte de là que les eaux sulfureuses ne sont pas indiquées chez les sujets jeunes, nerveux, irritables, ayant facilement des mouvements fébriles, névropathes, disposés aux hémorragies nasales et bronchiques, sujets auxquels conviennent au contraire merveilleusement les eaux du Mont-Dore.

Parmi ces eaux minérales, dont depuis longtemps la pratique a sanctionné les bons effets, je citerai celles de Cauterets, d'Eaux-Bonnes, d'Aix en Savoie, d'Allevard, de Challes, d'Enghien près Paris, de Schinznach en Suisse, de Bade près Vienne, de Weilbach (Nassau), puis les eaux sufureuses et chlorurées sodiques d'Aix-la-Chapelle.

Ces eaux minérales sont employées principalement en boisson, en pulvérisations et en inhalations de vapeurs. Elles agissent localement non seulement sur le larynx, mais aussi sur le pharynx, ce qui est très avantageux, les altérations de ce dernier entretenant souvent celles du larynx et empêchant leur guérison.

Le traitement hydrominéral n'a pas toujours été apprécié à sa juste valeur, et notre époque surtout l'a trop méconnu pour donner la prééminence aux médications toniques et surtout aux manœuvres opératoires. La cause en est d'une part dans la spécialisation des maladies du larynx, le spécialiste ayant toujours une tendance à isoler l'organe, à s'y cantonner en quelque sorte et à le traiter par des moyens strictement locaux; d'autre part, dans l'influence exagérée exercée même en France par la médecine allemande. Or, il est à remarquer que les eaux minérales les plus efficaces dans la laryngite chronique, celles dont la réputation est la plus incontestable, sont des eaux françaises, celles du Mont-Dore, de Cauterets, d'Eaux-Bonnes, d'Allevard, d'Enghien.

Les moyens hydrothérapiques peuvent aussi parfois être appliqués avec de bons résultats. Je mentionnerai ici les applications sur la gorge de compresses imbibées d'eau froide, qu'on met le soir et qu'on laisse toute la nuit, l'enveloppement dans un drap mouillé, et les douches froides.

Dans des cas opiniâtres, des succès ont aussi été obtenus par l'emploi de l'air comprimé.

Dans les laryngites catarrhales accompagnées de granulations glandulaires ou hypertrophiques ou de boursouflement très prononcé, on a recommandé l'abrasion au moyen de ciseaux ou de pinces coupantes, et le raclement au moyen de la curette tranchante, ces manœuvres étant suivies d'applications de solutions fortes d'iodure de potassium ioduré, ou de phénol sulfo-riciné, ou de naphtol sulfo-riciné.

Je ferai toutefois remarquer qu'on ne meurt jamais d'une laryngite catarrhale chronique, quelque opiniâtre et incommode qu'elle puisse être, mais que j'ai vu des manœuvres opératoires amener à leur suite des laryngites ulcéreuses ou parenchymateuses et des périchondrites laryngées déterminant facilement la mort du patient. Ces procédés ne doivent donc pas être recommandés.

Le malade guéri de la laryngite catarrhale chronique reste longtemps exposé à la voir récidiver. Pour empêcher ce retour fâcheux de la maladie, il doit suivre une diététique convenable, évitant les écarts de régime, une alimentation excitante, les boissons alcooliques et le tabac. Il portera de la flanelle sur la peau, et se fera tous les jours au moins une lotion d'eau fraîche sur le cou et le tronc. Les douches froides suivies de réaction, et pendant la saison chaude les bains de natation, les bains de rivière et les bains de mer, seront également utiles. Il évitera en même temps de s'exposer aux causes les plus habituelles de la maladie : la phonation exagérée, les efforts de voix, les cris, les longs discours, l'inhalation de substances irritantes, les courants d'air et les arrêts de transpiration.

III

LARYNGITE PARENCHYMATEUSE AIGUË

Cette maladie a été désignée aussi sous les noms de laryngite phlegmoneuse ou œdémateuse, d'œdème inflammatoire du larynx ou de la glotte, de laryngite sous-muqueuse ou érysipélateuse, d'abcès du larynx. Elle a été confondue avec le véritable œdème de la glotte, qui est une hydropisie, et non une inflammation.

Lésions anatomiques. — Elle est caractérisée par un gonflement très volumineux occupant non seulement la muqueuse, mais aussi le tissu cellulaire sous-muqueux et atteignant la couche musculaire. Ces tissus sont rouges, offrant souvent des arborisations vasculaires, translucides, frémissant quand on leur imprime une secousse. A la coupe, ils s'affaissent en laissant échapper une sérosité rougeâtre contenant quelques leucocytes ; parfois on y rencontre un exsudat gélatiniforme, parfois une infiltration purulente, et parfois aussi du pus réuni en collection et formant un abcès.

Cette lésion peut occuper tout l'organe ; elle peut être limitée à une de ses parties, à l'épiglotte, à une corde vocale, à l'un des replis aryténo-épiglottiques, à la région interaryténoïdienne. C'est surtout en cas de formation d'abcès qu'elle est ainsi localisée.

Les autres organes présentent habituellement les lésions de l'asphyxie.

Causes. — Cette maladie se rencontre le plus souvent entre quinze et cinquante-cinq ans ; on l'observe cependant quelquefois dans l'enfance. Elle est plus commune chez les hommes que chez les femmes. Elle peut être due à un traumatisme, à un coup sur la région du larynx, ou plus souvent à l'action d'un corps étranger irritant ou piquant, tel qu'une épingle ou une arête de poisson s'implantant en un point quelconque de l'organe. Elle peut être due à l'inhalation de vapeurs très irritantes, et surtout de vapeurs d'eau bouillante, ou à la déglutition de liquides trop chauds ; l'action de cette cause a été signalée surtout en Angleterre, par suite de l'habitude de prendre le thé presque bouillant. L'ingestion de liquides caustiques peut également l'occasionner. Elle peut résulter de l'extension d'autres inflammations, d'abord du larynx lui-même, la laryngite catarrhale ou ulcéreuse, la périchondrite, puis des parties voisines, la pharyngite, la stomatite, la glossite, le phlegmon de la région du cou, la parotidite, l'érysipèle de la face. Elle peut se produire dans le cours de certaines maladies graves, rougeole, scarlatine, variole, coqueluche, pyémie, fièvre typhoïde, ou même dans la convalescence de ces maladies. La tuberculose et la syphilis peuvent aussi en être le point de départ. Enfin elle peut surgir spontanément sous l'influence d'un refroidissement ou de violents efforts de voix.

Symptômes. — Le malade se plaint d'abord d'une douleur plus ou moins vive dans la gorge ; quelquefois elle est sourde, d'autres fois elle revêt une haute intensité, quelquefois elle est limitée à un seul côté. Il sent dans la gorge comme un corps étranger et la déglutition est pénible et douloureuse. La respiration devient de plus en plus gênée ; elle présente d'abord le caractère de la dypsnée ins- piratoire, la pression de l'air extérieur refoulant les replis ary-épi- glottiques gonflés vers la cavité du larynx ; l'inspiration est rude, sifflante ou râlante, tandis que l'expiration est relativement facile. Celle-ci toutefois ne tarde pas à s'affecter aussi, par suite de l'exten- sion et de l'augmentation du gonflement. Le patient tient la bouche ouverte et dilate les narines pour introduire un plus grand volume d'air ; par moments, la dyspnée devient excessive et cette exacerba- tion se produit sous forme de paroxysmes durant de quelques minutes à un quart d'heure.

Pendant ce temps, le malade se redresse, en proie à la plus vive anxiété, se livrant à de violents efforts respiratoires, la face, les mains et les pieds cyanosés et froids, le pouls petit et fréquent. Ces paroxysmes, plus violents la nuit, sont séparés par des rémissions plus ou moins prolongées ; ils ressemblent beaucoup à ceux du croup. On observe aussi à la base de la poitrine un retrait des côtes et des muscles pendant l'inspiration.

La toux est peu fréquente, souvent peu marquée, courte, dou- loureuse, étouffée, parfois quinteuse ; les crachats sont petits, muqueux, purulents ou striés de sang. La voix est rude, rauque et finit par s'éteindre.

Si, enveloppant la langue au moyen d'un linge, on la tire autant que possible hors de la bouche en la pinçant entre le pouce et l'index de la main gauche, on aperçoit quelquefois l'épiglotte sous forme d'une tumeur rouge et arrondie. On la voit toujours, si en même temps on déprime la base de la langue au moyen de l'abaisse- langue et si l'on imprime au larynx un mouvement de soulè- vement avec les deux derniers doigts de la main gauche appuyés contre lui. Si, en attirant de même la langue hors de la bouche avec la main gauche, on introduit l'index de la main droite le long de la base de la langue, on sent l'épiglotte sous forme d'un corps volumineux et rénitent ; plus loin, on trouve les replis ary-épiglot- tiques formant deux bourrelets convexes et saillants ; quelquefois on n'en sent qu'un, l'inflammation étant limitée à un seul côté du larynx.

L'examen laryngoscopique, parfois très difficile et très pénible à cause de l'état asphyxique et de l'anxiété, fait reconnaître aussi le gonflement et la rougeur de l'épiglotte et des replis ary-épiglot- tiques, masquant les parties profondes, ou bien la tuméfaction locale en cas d'inflammation circonscrite. Lorsqu'un abcès se forme, on voit parfois survenir une tumeur limitée et rénitente.

Dans les cas rares, dans lesquels l'inflammation n'atteint que les cordes vocales et les parties situées au-dessous, la palpation n'indique rien et l'examen laryngoscopique fait constater le gonflement énorme de ces parties.

La laryngite parenchymateuse aiguë débute parfois par des frissons ; elle est accompagnée d'un mouvement fébrile variable en intensité, masqué dans les cas intenses par les phénomènes asphyxiques. Le pouls est petit, dépressible et fréquent. L'appétit est perdu, il y a habituellement constipation. Les urines sont rares et foncées.

Elle peut atteindre en quelques heures son plus haut degré d'intensité, déterminant l'asphyxie du malade. Généralement, toutefois, ce n'est qu'au bout de quelques jours qu'elle y arrive. Sa durée peut n'être que de quelques heures dans les cas les plus graves ; habituellement elle varie de deux à trois jours à trois ou quatre semaines.

Elle entraîne très fréquemment la mort par asphyxie, par coma ou par épuisement. Elle peut passer à l'état chronique. Quand elle guérit, la dyspnée diminue graduellement, ainsi que le gonflement qui la produit, et finit par cesser tout à fait.

Parfois le patient expectore une certaine quantité de pus, après quoi il se sent notablement soulagé; c'est alors qu'un abcès s'est ouvert. Il peut toutefois arriver que cette ouverture tue le malade, le pus pénétrant dans le larynx et celui-ci ne parvenant pas à s'en débarrasser.

Le pronostic présente la plus haute gravité, d'autant plus que la marche du mal est très rapide, surtout quand on a affaire à des sujets délicats ou affaiblis par des maladies antécédentes.

Diagnostic. — On confond généralement cette inflammation avec l'œdème de la glotte ; tout au plus reconnaît-on dans celui-ci deux variétés que l'on désigne sous le nom d'œdème inflammatoire et d'œdème séreux. Je considère cette confusion comme regrettable, car ce sont là des états pathologiques bien distincts par leurs lésions, leurs causes, leur pronostic et leur traitement. Il y a entre eux tout autant de différence qu'entre la pneumonie et l'œdème du poumon, la phtisie et l'hydrothorax, la péritonite et l'ascite.

L'œdème proprement dit ne survient jamais que sous l'influence de l'hydrémie, surtout dans le cours de la maladie de Bright, ou sous celle de gênes circulatoires intenses provenant de la compression des veines du cou ou de la veine cave supérieure, ou d'une affection valvulaire du cœur arrivée à son plus haut degré, ou de l'emphysème pulmonaire très développé.

Dans l'œdème proprement dit ou séreux, le gonflement est plus mou, il est bilatéral, occupant toujours les deux replis ary-épiglottiques; il est pâle, blanchâtre et non rouge comme dans l'inflammation. Il n'est jamais accompagné de douleur, ni de fièvre, ni de suppuration.

La laryngite parenchymateuse ne pourrait être confondue avec la laryngite catarrhale qu'au début, alors qu'il n'y a encore que de la douleur et de l'enrouement; dès que survient la dyspnée progressive, le diagnostic est assuré. La laryngite catarrhale ne produit de dyspnée intense que chez les jeunes enfants, sous forme d'accès de faux croup, éclatant subitement pendant la nuit et cessant au bout de quelque temps.

La palpation et l'examen laryngoscopique donnent dans ces deux maladies des résultats tout différents.

Le croup aussi survient généralement chez les enfants; ses accès dyspnéiques sont plus constants, plus longs et plus fréquents; la toux est habituelle, fréquente, fatigante; le malade expectore des fausses membranes et l'examen laryngoscopique, quand il est possible, peut faire constater leur présence.

Les phénomènes de suffocation dus à un abcès rétro-pharyngien ou à un phlegmon volumineux de l'amygdale seront facilement reconnus par l'inspection de la gorge.

Les accidents dus à des corps étrangers introduits dans le larynx surviennent tout d'un coup, en plein état de santé; les commémoratifs, la palpation et l'examen laryngoscopique compléteront le diagnostic.

Les tumeurs donnent lieu à une dyspnée lentement progressive, précédée de toux et de raucité de la voix. Exceptionnellement, elles peuvent produire une dyspnée subite comme celle des corps étrangers, si elles sont pédiculées et se déplacent. Elles ne sont accompagnées d'aucun mouvement fébrile et le laryngoscope les fera en général facilement reconnaître.

Traitement. — Les applications de sangsues largement faites amènent souvent un soulagement rapide; chez les sujets vigoureux on peut même avec avantage pratiquer une saignée générale; viennent ensuite les frictions mercurielles et les cataplasmes émollients à la région gutturale, préférables aux applications de glace qu'on a quelquefois préconisées. Il est au contraire très utile de faire sucer continuellement des morceaux de glace, pour établir un courant d'eau glacée sur l'organe malade. On peut aussi employer la révulsion cutanée, en ordonnant des pédiluves sinapisés, des sinapismes ou des vésicatoires; ceux-ci s'imposent même si le sujet est trop faible pour supporter les émissions sanguines. Toutefois il faut les mettre sur la partie supérieure du sternum ou à la nuque, afin de ménager la région de la gorge en prévision de la nécessité de la trachéotomie.

Le malade sera mis à la diète. A l'intérieur on administrera le tartre stibié à dose vomitive, ou bien le calomel ou un purgatif drastique.

On a préconisé, mais à tort, l'application d'une solution de nitrate d'argent sur les parties malades; tous les topiques sont inutiles ou nuisibles. Tout au plus pourrait-on revenir à quelques pulvérisations calmantes à la morphine, à la cocaïne ou au bromure de potassium, pour soulager l'anxiété du malade.

Quand l'oppression devient très intense et que les replis aryépiglottiques sont fortement gonflés, on y fera des scarifications au moyen d'un bistouri recourbé enveloppé jusque près de la pointe d'un morceau d'emplâtre agglutinatif, ou au moyen d'un instrument spécial. Si l'on constate l'existence d'un abcès, on l'ouvrira à l'intérieur par le même procédé.

Dans les cas dans lesquels les moyens précédemment exposés ne réussissent pas à arrêter la marche des accidents et où la suffocation menace les jours du malade, il faut sans tarder recourir à la trachéotomie. Elle réussit généralement, la maladie ne présentant pas les conditions spéciales qui, dans le croup, empêchent souvent son succès.

IV

LARYNGITE PARENCHYMATEUSE CHRONIQUE

Lésions anatomiques. — L'inflammation chronique ne se bornant pas à la muqueuse, donne lieu à des proliférations connectives abondantes produisant l'augmentation de volume et de consistance des tissus. La muqueuse et le tissu sous-muqueux forment une masse homogène, dure, fibreuse, englobant les muscles et souvent aussi le périchondre. Les premiers sont pâles et atrophiés; les cartilages sont altérés, cassants et infiltrés de sels terreux. On a appelé cette lésion laryngite hypertrophique. Elle peut occuper l'organe dans sa totalité ; plus souvent elle est limitée aux cordes vocales et aux parties situées immédiatement au-dessous, d'où les noms de chondrite vocale hypertrophique inférieure et de laryngite sous-cordale hypertrophique chronique, qui ont été donnés à ces variétés de siège.

Cette prolifération connective amène une laryngosténose plus ou moins considérable ; le rétrécissement peut devenir tel qu'une plume à écrire puisse encore à peine y pénétrer.

Causes. — Cette maladie, heureusement peu commune, peut succéder à la précédente, par continuation lente du processus inflammatoire. Elle peut aussi être la conséquence d'une laryngite catarrhale prolongée, et parfois de moyens thérapeutiques intempestifs, surtout de cautérisations exagérées ou de manœuvres opératoires. La laryngite ulcéreuse peut également y donner lieu. On la voit quelquefois survenir à la suite de la fièvre typhoïde, et surtout de la scrofule, de la tuberculose et de la syphilis.

Symptômes. — Cette maladie n'est accompagnée d'aucune douleur, sinon parfois d'une douleur sourde ou plutôt d'une gêne à la gorge. La toux peut manquer tout à fait ; quand elle existe, elle est rauque ou éteinte. La voix présente les mêmes caractères ; elle est d'autant plus altérée que les cordes vocales sont plus affectées. Toutefois le phénomène capital de cette maladie est une dyspnée qui va en augmentant graduellement, pouvant arriver jusqu'à l'orthopnée la plus intense. Cette dyspnée est plus prononcée la nuit. Elle atteint son degré le plus élevé quand l'hyperthrophie affecte la région sousglottique, de façon à y produire une espèce de bourrelet circulaire ou de diaphragme, obstruant la lumière du conduit. Lorsque cette dyspnée atteint son maximum, elle détermine l'asphyxie et la mort.

L'examen laryngoscopique fait parfaitement constater les modifications subies par la cavité du larynx, et établit par conséquent le diagnostic. Il peut arriver toutefois que l'on ne parvienne pas à distinguer de la laryngite parenchymateuse chronique un cancer diffus à sa première période, avec infiltration des éléments cancéreux dans les tissus normaux. Dans ce cas, la marche du mal, sa durée, l'état général de l'organisme et les lésions analogues rencontrées dans d'autres organes, devront décider la question.

Le pronostic de cette affection est toujours très grave. Elle est rebelle et menace toujours la vie.

Traitement. — La laryngite hypertrophique indique avant tout les résolutifs, tels que le calomel, l'iodure de potassium, le chlorure ammonique, le bicarbonate de soude. Chez les scrofuleux on a aussi employé l'huile de foie de morue.

Le régime sera doux ; on évitera les excitants, les boissons alcooliques et le tabac.

Localement on a recommandé les pulvérisations résolutives, que j'ai indiquées à l'occasion de la laryngite catarrhale chronique.

Les eaux minérales ont parfois réussi à faire rétrocéder le mal. Les eaux alcalines d'Ems, du Mont-Dore, les eaux chlorurées sodiques et les eaux sulfureuses conviennent ici comme dans la laryngite catarrhale. Si malgré tous ces moyens le rétrécissement augmente, on a conseillé la cautérisation des parties malades, les scarifications et la dilatation au moyen de sondes passées dans le larynx. Enfin, si la vie est menacée, on fait la trachéotomie. On voit des malades vivre des mois et des années avec une canule trachéale. On peut également après l'opération chercher à rétablir le passage normal de l'air en dilatant progressivement l'organe à l'aide de sondes.

V

LARYNGITE ULCÉREUSE

L'inflammation du larynx peut donner naissance à des solutions de continuité, à des ulcérations. Toutefois celles-ci ne se produisent peut-être jamais en dehors de l'influence de conditions diathésiques ou infectieuses. Ces ulcérations peuvent être arrondies, allongées, irrégulières, serpigineuses ; elles sont variables en étendue et en profondeur. C'est surtout à la région des cordes vocales et à la région interaryténoïdienne qu'on les rencontre.

Causes. — Les ulcérations peuvent être la conséquence d'une laryngite catarrhale, mais rarement. On les rencontre surtout à la suite de la variole, de la fièvre typhoïde, de la scrofule ; elles peuvent être cancéreuses ou épithéliomateuses ; toutefois, les plus fréquentes sont celles dues à la syphilis et à la tuberculose. A cause de leur importance, je décrirai à part celles qui dépendent de ces deux dernières causes ; celles de la fièvre typhoïde se rencontrent surtout sur les bords de l'épiglotte et à la partie postérieure du larynx ; on y a parfois rencontré la présence du bacille d'Eberth. On a décrit sous le nom de lupus du larynx des ulcérations serpigineuses qui se forment surtout à la face postérieure de l'épiglotte, consécutivement à des nodules inflammatoires qu'on a rapprochés de ceux du lupus. Cette affection est rare ; on l'a quelquefois trouvée en même temps qu'un lupus de la face ; elle n'existe que chez des sujets scrofuleux.

Symptômes. — Les malades éprouvent à la région du larynx des douleurs souvent vives, augmentant par la pression sur les côtés de l'organe, d'un seul côté si la lésion est unilatérale. Ils sont tourmentés par une toux rauque, souvent étouffée et même éteinte, ramenant des crachats puriformes, parfois mélangés de sang. La respiration peut être gênée : l'auscultation du larynx y démontre des ronflements et parfois des râles. L'examen laryngoscopique permet de reconnaître les ulcérations. On ne les distigue toutefois pas toujours du premier coup, parce qu'elles sont obnubilées par des enduits muqueux ou purulents. C'est, du reste, sur cette constatation que principalement doit s'appuyer le diagnostic. Il faut ensuite s'attacher à déterminer les causes, la constitution du sujet, la nature et l'étendue de l'ulcération, sa durée, toutes circonstances qui modifient son pronostic et sa thérapeutique.

Traitement. — Je laisserai ici de côté les ulcères provenant d'affections cancéreuses, tuberculeuses ou syphilitiques, pour m'occuper uniquement de la laryngite ulcéreuse simple.

Celle qui provient de la variole et de la fièvre typhoïde guérit en général spontanément. On prescrira aux malades qui en sont affectés des inhalations de vapeurs émollientes, goudronnées ou térébenthinées, et des gargarismes émollients.

Dans la laryngite ulcéreuse chronique, on prescrira, selon les cas et les indications, l'iodure de potassium ou de fer, le bicarbonate de soude, l'arsenic, l'huile de foie de morue, celle-ci surtout dans les cas de scrofule. Les eaux minérales chlorurées sodiques, alcalines légères, sulfureuses et arsénicales pourront parfois donner des résultats avantageux.

Comme moyens locaux, nous rencontrons d'abord les inhalations balsamiques et les diverses espèces de pulvérisations que j'ai indiquées à l'occasion de la laryngite catarrhale chronique. Toutefois, ces moyens sont souvent insuffisants, et alors il faut recourir à d'autres plus actifs, qui sont la cautérisation par la pierre infernale, ou par la solution aqueuse de nitrate d'argent, ou par l'acide chromique.

VI

PÉRICHONDRITE LARYNGÉE

Lésions anatomiques. — L'inflammation du périchondre peut n'atteindre qu'un seul cartilage, ou s'étendre à plusieurs. Elle affecte, par ordre de fréquence, les aryténoïdes, le cricoïde, le thyroïde et l'épiglotte, celle-ci très rarement. Les deux aryténoïdes sont souvent malades en même temps. Le périchondre s'épaissit, l'exsudat s'amasse entre lui et le cartilage, le décolle, et se transforme en pus. Le cartilage lui-même se nécrose, devient jaunâtre, rugueux, se délite en lamelles et en fibrilles, se ramollit, s'amincit, se ratatine et se fragmente. Ainsi se forme un abcès qui peut s'ouvrir dans le larynx, ou à la peau, ou même dans le pharynx quand c'est le cartilage cricoïde qui est affecté. Après l'évacuation du pus et des fragments nécrosés du cartilage, la solution de continuité peut se combler par un tissu fibreux dur et épais qui déforme l'organe.

Causes. — Presque toujours la périchondrite est consécutive à d'autres maladies du larynx, et principalement aux laryngites ulcéreuses de nature tuberculeuse ou syphilitique. Elle peut également survenir à la suite de maladies infectieuses, et surtout de la variole et de la fièvre typhoïde, par l'action des ulcères qui se produisent dans ces cas. D'après Dittrich, elle pourrait être le résultat de la pression du cartilage cricoïde incrusté contre le rachis, à la suite d'un décubitus prolongé, par exemple dans les fièvres typhoïdes graves. Elle débute alors par la partie postérieure de ce cartilage.

Von Ziemssen l'a vu se produire chez les vieillards consécutivement à l'introduction fréquemment répétée de la sonde œsophagienne, agissant par frottement et par pression sur le même cartilage.

Rarement elle surgit de toutes pièces, sous l'influence de causes traumatiques ou du froid. Dans ce dernier cas, on l'a considérée comme en rapport avec le rhumatisme; peut-être dépend-elle alors d'une arthrite laryngienne. Elle est plus fréquente à l'âge adulte et plus chez les hommes que chez les femmes.

Symptômes. — On les a divisés en trois périodes. La première est caractérisée par une douleur vive, circonscrite en un point limité, s'irradiant souvent vers l'oreille, augmentant par la pression, par les mouvements imprimés à l'organe et par les efforts de déglutition. Celle-ci est pénible. La phonation est douloureuse, surtout quand la maladie occupe les aryténoïdes ou le thyroïde ; la voix est rauque, le malade est tourmenté par une toux continuelle. L'examen laryngoscopique démontre un gonflement circonscrit, dont le siège répond à celui de la douleur.

Dans la deuxième période, la raucité de la voix augmente et finit par aboutir à une aphonie complète ; la toux est rude et aboyante ; il se produit une dyspnée inspiratoire qui s'accroît de plus en plus et qui finit par amener l'asphyxie et souvent la mort. Cette dyspnée constitue le signe caractéristique de cette période. L'examen laryngoscopique démontre la laryngosténose produite par le gonflement très considérable de la région malade, dû généralement à la formation d'un abcès sous-périchondrique.

Dans la troisième période, cet abcès s'ouvre, le plus souvent dans la cavité du larynx ; le malade rejette une masse de pus, parfois avec des fragments de cartilage, et il se sent immédiatement soulagé, l'affaissement de la tumeur faisant disparaître la dyspnée. Toutefois, il peut être étouffé par la pénétration du pus dans la trachée-artère ; mais même dans les cas dans lesquels cet accident n'a pas lieu, la mort survient généralement au bout d'un temps plus ou moins long. Elle peut être le résultat de l'épuisement, ou de la pyémie, ou d'une pneumonie due à la pénétration de produits infectieux dans le poumon, et parfois accompagnée de gangrène de cet organe, ou du rétrécissement fibreux consécutif du larynx.

Dans la périchondrite thyroïdienne, il peut se produire un gonflement externe, sur la ligne médiane ou sur l'un des côtés, donnant à la région laryngienne un aspect anormal et cylindroïde. Cette tumeur devient fluctuante et peut s'ouvrir au dehors ou bien le pus peut fuser le long du cou. Elle peut en même temps se faire jour dans le larynx, donnant naissance à une fistule qui fait communiquer celui-ci avec l'extérieur. On s'assure de ce fait par l'introduction d'un stylet, ou par l'injection dans le trajet fistuleux d'une petite quantité d'un liquide coloré qui va teindre l'expectoration du malade.

La marche de ces accidents peut être aiguë et rapide quand la périchondrite est primitive ou survient à la suite de la variole ou de la fièvre typhoïde. Dans les autres cas elle est lente et progressive, et peut durer plusieurs semaines à plusieurs mois.

La terminaison habituelle est la mort, surtout quand l'inflammation occupe les cartilages cricoïde ou thyroïde.

Diagnostic. — Une douleur localisée, augmentant par la pression, les douleurs provoquées par la phonation et la déglutition, la toux fréquente, le gonflement limité au siège de la douleur, caractérisent bien la périchondrite; toutefois ces signes ne sont pas toujours bien marqués, et on peut douter de son existence ou la méconnaître aussi longtemps qu'un abcès ne s'est pas formé. La dénudation des cartilages et leur expulsion constituent des signes absolument pathognomoniques.

Pronostic. — Il est toujours très grave, surtout quand la lésion occupe les cartilages thyroïde et cricoïde.

Traitement. — Cette maladie étant très grave, exige une thérapeutique énergique. Au début, on fera des applications de sangsues, suivies de frictions mercurielles sur la gorge et de cataplasmes émollients. On peut prescrire un vomitif, puis des purgatifs s'il y a constipation, et un vésicatoire à la partie supérieure du sternum. Si la maladie se prolonge, on prescrit l'iodure de potassium. Les douleurs internes seront apaisées par des injections sous-cutanées de morphine à la région du cou ou par des pulvérisations de morphine ou de cocaïne. Il faut ouvrir le plus tôt possible les abcès, soit internes, soit externes. L'imminence de la suffocation indiquera la trachéotomie.

VII

LARYNGITE TUBERCULEUSE

Lésions anatomiques. — La laryngite tuberculeuse est aussi appelée tuberculose ou phtisie laryngée. Ses lésions se présentent sous deux formes, qui habituellement se succèdent : la forme simple et la forme ulcéreuse.

La laryngite tuberculeuse simple est caractérisée par un gonflement plus ou moins prononcé de la muqueuse accompagné d'injection et d'un dépolissement très accusé qui lui donne souvent un aspect velouté. Ce tissu est infiltré de leucocytes plus ou moins nombreux, et renferme des granulations miliaires souvent visibles seulement à la loupe, véritables follicules tuberculeux constitués par des cellules sphéroïdales et des cellules géantes. Parfois on observe les granulations miliaires à la surface de la muqueuse, parfois elles y sont très nombreuses; parfois aussi cette surface est hérissée de saillies plus ou moins volumineuses, dans lesquelles on rencontre les granulations miliaires.

Toute laryngite rencontrée chez les phtisiques n'est pas nécessairement une laryngite tuberculeuse, il n'est pas rare de trouver chez eux des laryngites catarrhales ordinaires. Le caractère essentiel qui les distingue est la présence des granulations miliaires ou follicules tuberculeux.

La forme ulcéreuse est caractérisée par des ulcérations très variées par leur aspect et leur étendue. Au début elles sont petites, arrondies, dues au ramollissement des granulations, plus tard elles s'accroissent, tant par confluence que par destruction progressive des tissus ambiants, gagnant ainsi en surface et en profondeur. Elles peuvent être superficielles, sinueuses, irrégulières, ou rondes et cratériformes, ou linéaires et profondes, ou larges, inégales, profondes, à bords décollés et déchiquetés. Souvent elles sont tapissées d'un enduit pultacé jaunâtre ou grisâtre, d'autres fois elles sont rouges et entourées d'une zone purulente; parfois leur fond et leurs bords sont garnis de végétations plus ou moins exubérantes.

Ces lésions occupent le plus souvent la région aryténoïdienne et la partie adjacente des cordes vocales. Généralement bilatérales, elles peuvent, surtout au début, être limitées à un seul côté; on a prétendu que c'était généralement le côté correspondant au poumon malade. Les ulcérations peuvent détruire plus ou moins profondément les cordes vocales, occuper le fond des ventricules de Morgagni, et atteindre jusqu'aux cartilages, qui alors se nécrosent; c'est la périchondrite tuberculeuse, qui atteint généralement les cartilages aryténoïdes.

L'épiglotte peut être affectée de la même manière. Elle est alors rouge, gonflée, ravagée par des ulcérations qui occupent son bord libre et sa face postérieure, et qui peuvent la perforer tout à fait.

Les muscles sont souvent atrophiés ou stéatosés; ils peuvent être atteints par les ulcérations, surtout à leurs insertions qui sont alors décollées. Les cartilages sont souvent incrustés de sels calcaires, à l'exception de l'épiglotte, qui ne l'est jamais. Les ganglions lymphatiques du cou peuvent être atteints de tuberculose. On a signalé la névrite du nerf récurrent.

Les tissus altérés et les ulcères offrent généralement des bacilles tuberculeux, toutefois peu abondants et par conséquent difficiles à découvrir. Ceux qu'on trouve sur les surfaces ulcérées proviennent plus souvent des poumons que du larynx.

Les ulcères tuberculeux sont susceptibles de se cicatriser en partie ou en totalité, et par conséquent de guérir, parfois en laissant à leur place des déformations notables.

On trouve toujours en même temps des lésions tuberculeuses d'autres parties du corps, et surtout des poumons, des ganglions bronchiques et de l'intestin.

Causes. — La laryngite tuberculeuse est rare avant la puberté ; elle se rencontre le plus fréquemment entre vingt et quarante ans. Elle est notablement plus fréquente chez les hommes que chez les femmes. Elle survient très souvent dans le cours de la phtisie pulmonaire ; un tiers environ des phtisiques en sont affectés. Peut-elle aussi être primitive, c'est-à-dire se produire chez des individus dont les poumons sont intacts ? On a rapporté des observations où il semble en avoir été ainsi. Pour ma part, je ne l'ai jamais vu ; je ne l'ai jamais rencontrée sans tuberculose pulmonaire concomitante ; seulement celle-ci peut être peu marquée et difficile à découvrir, d'autant plus que parfois ses phénomènes semblent s'arrêter dans leur marche et même rétrocéder quand se développe la lésion laryngée.

On a attribué la production de la laryngite tuberculeuse à l'infection produite par les crachats venant des poumons, et dans nombre de cas cette explication semble plausible, le larynx s'infectant quand déjà la lésion pulmonaire a produit de grands ravages. Elle ne paraît toutefois pas applicable à ceux où les phénomènes laryngés apparaissent dès le début, à tel point qu'on a pu souvent alors méconnaître la tuberculose pulmonaire peu caractérisée. Peut-être doit-on admettre qu'il se produit dans ces cas une laryngite catarrhale ordinaire qui se transforme facilement en laryngite tuberculeuse. On voit en effet souvent celle-ci se développer chez les individus qui avaient déjà auparavant un catarrhe habituel du larynx, ou qui en contractaient facilement. On la voit aussi survenir d'une manière bien évidente à la suite d'un refroidissement.

Ces considérations expliquent l'influence exercée sur la production de la laryngite tuberculeuse par certaines causes que j'ai citées comme déterminant la laryngite catarrhale. Telles sont les inhalations de substances irritantes, gazeuses ou pulvérulentes, l'ingestion des boissons alcooliques et les professions exigeant des efforts soutenus de la voix : prédicateurs, avocats, professeurs, instituteurs, comédiens, chanteurs, etc.

Je n'ai pas à m'étendre ici sur les autres causes, non spéciales au larynx, par la raison qu'elles sont identiques à celles de la tuberculose des poumons.

Symptômes. — Le premier phénomène qui annonce l'existence de la laryngite tuberculeuse est généralement l'enrouement, auquel succède la raucité, puis l'extinction complète de la voix. Le malade éprouve à la gorge un chatouillement intense qui provoque de fréquents accès de toux, tantôt sèche, tantôt amenant de nombreux crachats purulents ou muco-purulents, parfois mélangés de sang. Les malades éprouvent parfois à la gorge des douleurs qui dans certains cas ne sont provoquées que par la pression ; ces douleurs sont quelquefois très vives et peuvent s'irradier vers les oreilles.

La déglutition peut être difficile ou douloureuse quand l'épiglotte est affectée ou quand les cartilages aryténoïdes sont fortement altérés. Les liquides surtout passent difficilement, et le malade s'étrangle quand il veut les avaler ; parfois ils sont rejetés par le nez ; en cas de lésion intense de l'épiglotte, la déglutition peut même devenir tout à fait impossible.

Habituellement la laryngite ne paraît pas accroître la gêne de la respiration ; cependant quelquefois il se produit une dyspnée laryngienne qui peut atteindre un très haut degré, arrivant jusqu'à l'orthopnée et à l'asphyxie. Ces accidents proviennent de la tuméfaction considérable des tissus, due à une inflammation parenchymateuse ou à une périchondrite.

L'examen laryngoscopique fait reconnaître l'injection diffuse et inégale, l'aspect terne et dépoli et la turgescence fongueuse des parties malades, et parfois des saillies acuminées villeuses ou verruqueuses, surtout à la région inter-aryténoïdienne, où on a même considéré leur présence comme caractéristique. Il fait aussi découvrir des ulcérations de formes diverses, tantôt petites, rondes ou ovalaires, entourées d'une auréole rouge ; tantôt larges, allongées, sinueuses, irrégulières, profondes ou végétantes, à fond rouge ou tapissé d'un enduit pultacé. Ces lésions siègent surtout à la région aryténoïdienne et aux cordes vocales. Quant aux tubercules, ils sont trop petits ou trop profondément rentrés pour qu'on puisse les voir. Les ulcérations même peuvent échapper à la vue, par suite de leur petitesse, de leur situation ou de la présence de couches de mucus ou de pus qui les recouvrent.

La laryngite tuberculeuse est souvent accompagnée d'une fièvre hectique d'autant plus intense que les lésions sont plus étendues et plus avancées. Elle est toujours accompagnée de signes plus ou moins évidents de phtisie pulmonaire. Parfois ceux-ci sont peu marqués ; ils diminuent souvent à la suite de la production et de l'augmentation des accidents laryngés, tout comme ils diminuent lorsque survient une fistule à l'anus. Il semble y avoir entre le poumon malade et la lésion surajoutée un mouvement de balancement ou de révulsion.

Un gonflement circonscrit et douloureux qui se déclare et que le laryngoscope fait constater, caractérise la périchondrite, dont l'existence est définitivement assurée par l'expulsion de débris de cartilages.

Le pharynx présente rarement de la rougeur, du boursouflement et des saillies glandulaires, parfois des granulations tuberculeuses ou des érosions.

La laryngite tuberculeuse peut marcher rapidement ; elle est alors accompagnée de douleurs vives, de fièvre intense, et amène la mort au bout de quelques semaines. D'autres fois, franchement chronique, elle marche lentement, reste stationnaire pendant des périodes de temps variables, et se prolonge pendant un an, dix-huit mois et davantage.

Elle peut se terminer par la guérison ; alors les accidents décroissent graduellement. Cela se voit surtout quand il n'existe pas d'ulcérations, beaucoup plus rarement quand celles-ci se sont produites. Elles peuvent toutefois se cicatriser, laissant à leur suite une sténose laryngienne par formation d'un tissu cicatriciel rétractile abondant. Le plus grand nombre des cas se termine par la mort. La plupart du temps, celle-ci est le produit des altérations pulmonaires ou intestinales de la tuberculose ; mais elle peut être amenée directement par la laryngite.

La laryngite miliaire diffuse tue en quelques semaines. Les autres formes, et surtout celles qui donnent lieu à de larges ulcérations, peuvent déterminer une mort rapide par inflammation parenchymateuse ou par périchondrite. L'épiglotte ou l'orifice supérieur du larynx sont-ils fortement affectés ? La déglutition peut devenir impossible et le malade succombe épuisé en quelques semaines. La plupart du temps la laryngite tuberculeuse ne produit pas ces accidents directement mortels, mais elle contribue à aggraver la position du malade et à accélérer la terminaison fatale. Elle est influencée défavorablement par les écarts de régime, les efforts de voix, les boissons alcooliques et le tabac.

Diagnostic. — La constatation des phénomènes de la laryngite, le gonflement fongueux, la production des ulcérations, les phénomènes concomitants de la tuberculose pulmonaire, et la démonstration des bacilles de Koch, établissent parfaitement le diagnostic. La forme pathologique qui, dans certains cas, se rapproche le plus de la laryngite tuberculeuse est la laryngite syphilitique. Nous verrons dans l'article suivant comment on les distingue.

L'épithélioma du larynx siège rarement à la région aryténoïdienne, qui est le lieu d'élection de la tuberculose. Il est habituellement unilatéral, constitué par une tumeur bien limitée, tantôt lisse, tantôt rugueuse, tantôt rouge foncé, tantôt bleuâtre ou grisâtre. On n'y rencontre ni inflammation diffuse, ni les bacilles de Koch.

Pronostic. — La laryngite tuberculeuse offre toujours un pronostic grave. Elle semble rendre plus fatale et plus rapide la marche des accidents de la tuberculose pulmonaire. Elle est constamment mortelle dans la forme miliaire diffuse accompagnée de symptômes algus, dans les cas de périchondrite, dans ceux où elle rend la déglutition impossible ou à peu près, ce qui expose le malade à mourir d'inanition et de soif.

Traitement. — Il faut recommander avant tout au malade le repos de l'organe, lui interdire les efforts de voix, lui conseiller de parler le moins possible, et en même temps éviter toute excitation, et surtout les boissons alcooliques et le tabac.

Comme moyens locaux, on recommande les inhalations de vapeurs émollientes, goudronnées, térébenthinées ou iodées, et les pulvérisations calmantes et résolutives, avec des solutions de chlorhydrate de morphine ou de cocaïne, de bromure de potassium ou d'ammonium, de carbonate de soude, de chlorure de sodium ou d'ammonium. On en a pratiqué aussi avec l'eau de goudron, la solution d'acide phénique au 1/1000, la solution de sublimé corrosif au 1/5000. On répète ces pulvérisations deux, trois, quatre ou cinq fois par jour.

On peut aussi avec avantage cautériser les surfaces malades et surtout les surfaces ulcérées, au moyen du nitrate d'argent fondu, ou mieux avec une solution aqueuse à la dose de 2 à 10 p. 100.

Quelquefois ce moyen réussit fort bien, et il m'est arrivé de produire des guérisons par son emploi. Toutefois son action n'est pas constante ; il peut être mal toléré et augmenter l'irritation ; alors il ne faut pas s'obstiner, et il faut renoncer à son usage.

On a aussi préconisé les cautérisations par l'acide chromique (solution au 1/5), l'acide lactique et la créosote, et les insufflations d'iodoforme. Parmi ces moyens, l'un des meilleurs est l'acide lactique, préconisé par Krause ; on l'emploie en solution aqueuse, aux doses progressives de 10 à 50 p. 100.

On a encore conseillé le galvanocautère, et les scarifications suivies d'applications caustiques.

Dans les cas d'ulcérations végétantes ou accompagnées d'infiltrations étendues, Heryng de Varsovie a pratiqué l'évidement avec la curette tranchante, suivi de l'application des acides lactique ou chromique. Cet auteur se loue beaucoup de l'emploi de ce moyen ; toutefois on doit se défier de ces procédés violents et d'action douteuse, surtout dans un état pathologique où la laryngite n'est qu'une lésion secondaire.

La douleur, l'irritation et la toux indiquent de plus les narcotiques, la morphine à l'intérieur ou en injections sous-cutanées, l'opium, le bromure de potassium, les solanées vireuses et la ciguë.

La gêne de la déglutition par lésion de l'épiglotte ou de l'orifice supérieur du larynx constitue un accident des plus graves, entraînant souvent rapidement la mort du patient. Elle exige donc des moyens thérapeutiques spéciaux. Les gargarismes et les badigeonnages avec des solutions de morphine et de cocaïne apaiseront les douleurs ; la cautérisation avec la solution de nitrate d'argent ou d'acide lactique amène généralement une modification favorable. On a conseillé également les applications de solution d'acide phénique au 1/1000, de glycérine phéniquée ou créosotée, de phénol sulfo-riciné à la dose de 10 p. 100. Enfin, dans les cas extrêmes, on doit recourir à l'introduction des matières alimentaires par la sonde œsophagienne et par les lavements nutritifs, pour soutenir les forces du malade.

Lorsque l'inflammation devient très vive, les douleurs très intenses, la gêne de la respiration plus marquée, on appliquera, sauf contre-indication, quelques sangsues, des cataplasmes émollients, ou des compresses trempées dans de l'eau très chaude. On pourra aussi mettre à la région du cou ou à la partie supérieure de la poitrine un vésicatoire.

La suffocation dépendant généralement d'une inflammation parenchymateuse ou d'une périchondrite, exige la trachéotomie dès qu'elle résiste aux moyens précédents et qu'elle devient menaçante pour la vie du malade.

Les moyens thérapeutiques que je viens d'exposer ne s'adressent qu'à la lésion locale siégeant dans le larynx. Mais celle-ci n'est qu'un des éléments de la maladie, la tuberculose occupant d'autres organes et principalement les poumons, et étendant son influence à l'ensemble de l'organisme. Il faut donc à tous ces moyens locaux joindre les moyens généraux, régime et agents thérapeutiques, par lesquels on cherche à combattre les progrès de la tuberculose. Parmi ces moyens, je mentionnerai seulement encore les eaux minérales alcalines légères et sulfureuses, parfois très avantageuses quand la lésion pulmonaire est encore peu avancée.

VIII

LARYNGITE SYPHILITIQUE

Lésions anatomiques. — La laryngite syphilitique ou syphilis du larynx se présente sous cinq formes différentes. Ce sont :

1° La laryngite érythémateuse, caractérisée par une injection rouge sombre, le gonflement et le dépolissement de la muqueuse, occupant principalement les cordes vocales inférieures ;

2° Les condylomes plats ou les plaques muqueuses, constitués par des saillies aplaties, grisâtres, siégeant surtout aux cordes vocales inférieures, à la paroi postérieure et à la région aryténoïdienne, et s'ulcérant à leur surface. Cette lésion est caractéristique de la syphilis secondaire. Elle présente une dilatation inégale des vaisseaux capillaires, un épaississement et un ramollissement de l'épithélium, et une infiltration du tissu par des cellules sphéroïdales.

3° Les gommes, tumeurs globuleuses, du volume d'une tête d'épingle à une amande, formées par un tissu sec, grisâtre ou jaunâtre, très peu vasculaire, renfermant de nombreuses cellules rondes à noyau, et entourées d'une zone de tissu connectif. Parfois elles sont diffuses, produites par l'infiltration des cellules rondes entre les éléments des tissus normaux. Elles peuvent se résorber ou se nécroser et s'éliminer. Leur présence caractérise la syphilis tertiaire.

4° Les ulcères, consécutifs à l'une des trois lésions précédentes. Ils peuvent procéder de la laryngite érythémateuse, et sont alors superficiels et généralement peu étendus. Ils peuvent provenir de la désagrégation des condylomes plats, et ils peuvent alors se creuser et devenir végétants. Le plus souvent toutefois les ulcères résultent de la nécrose et de l'élimination des gommes. Ils sont alors profonds, larges, anfractueux, à bords gonflés, indurés et taillés à pic, offrant souvent autour de ceux-ci et dans leur fond des végétations très prononcées. Ils siègent le plus souvent à l'épiglotte, qu'ils peuvent éroder sur ses bords et perforer, puis sur les cordes vocales. Ils peuvent se cicatriser en laissant à leur suite des déformations, des brides, des adhérences et des rétrécissements très graves.

5° La périchondrite, généralement consécutive aux ulcères. Elle peut cependant aussi se développer primitivement, prenant peut-être pour point de départ les articulations du larynx.

Quelques auteurs mentionnent encore ici la laryngite parenchymateuse chronique ou laryngite hypertrophique; je crois toutefois qu'elle n'est jamais primitive, et qu'on a confondu avec elle des rétrécissements dus aux gommes et à la cicatrisation des ulcères.

Causes. — La cause spécifique nécessaire est la présence du virus syphilitique dans l'organisme. Elle porte très souvent son action sur le larynx, qui est affecté au moins dans le tiers des cas de syphilis. On n'y a jamais observé le chancre primitif. La laryngite érythémateuse, les condylomes plats et les ulcérations qui en proviennent se rattachent à la période secondaire et surviennent de six semaines à un an après l'infection, rarement plus tard. Les gommes, les ulcérations qui leur succèdent, la périchondrite et la laryngosténose consécutive sont des accidents tertiaires survenant généralement après trois ans de durée, quelquefois au bout de dix, vingt, trente ans et davantage.

Plus personne aujourd'hui ne doute que ces lésions ne soient bien réellement le résultat de la syphilis, et ne songe à les attribuer au mercure, qu'on a autrefois accusé de les produire.

La syphilis héréditaire donne lieu, dans un certain nombre de cas, à la laryngite, toujours de forme gommeuse ou ulcéreuse, plus grave que dans la syphilis acquise. Elle peut exister dès la naissance ou se manifester seulement plusieurs années après.

Si l'action du virus est la cause nécessaire de la laryngite syphilitique, celle-ci n'en reconnaît pas moins des causes accessoires qui, le virus existant dans l'organisme, déterminent plus spécialement les manifestations laryngées. Telles sont l'action du froid, les efforts de voix, la phonation prolongée, le tabac, les boissons alcooliques, et aussi l'existence antérieure d'une laryngite chronique simple, ou la disposition à contracter des catarrhes laryngiens.

Symptômes. — Très souvent le malade ne ressent aucune douleur; parfois celle-ci peut être vive, surtout en cas d'ulcérations étendues et profondes. Quelquefois il se plaint d'une sensation de chaleur dans la gorge, ou d'un chatouillement qui l'oblige à tousser. L'expectoration peut être nulle ou muqueuse; quand il y a ulcération, elle devient puriforme, plus ou moins abondante, striée de sang et fétide.

La voix est généralement altérée, offrant une raucité particulière (raucedo syphilitica); ce phénomène peut faire défaut quand les cordes vocales sont intactes. Elle peut au contraire s'éteindre tout à fait en cas de lésions graves, ulcérations profondes, gonflement considérable ou rétrécissement cicatriciel. La respiration est généralement libre; elle peut être légèrement gênée en cas de boursouflement considérable de la muqueuse ou de tumeurs gommeuse ; la dyspnée peut devenir excessive dans les ulcérations étendues accompagnées d'un fort gonflement ou de périchondrite.

La déglutition est gênée et douloureuse quand il y a des ulcérations de l'épiglotte. Celle-ci toutefois peut être profondément altérée, déformée ou même détruite, sans que la déglutition cesse de se faire, pourvu que les autres parties, l'orifice supérieur du larynx et la base de la langue, restent intactes.

A l'examen laryngoscopique, la laryngite érythémateuse est caractérisée par une coloration rouge sombre, parfois tachetée, accompagnée de dépolissement et d'un aspect chagriné de la muqueuse, siégeant surtout aux cordes vocales inférieures, et s'étendant aux cordes vocales supérieures, à la région aryténoïdienne, et à la face postérieure de l'épiglotte. Il n'y a pas ou très peu de mucosités.

Les condylomes plats apparaissent sous forme de saillies arrondies, blanchâtres ou jaunâtres, parfois érodées.

Les tumeurs gommeuses se présentent sous forme de saillies d'abord rouges, puis jaunâtres, assises sur un fond tuméfié d'un rouge sombre. Les ulcères offrent un fond inégal, tapissé de matières jaunâtres, à bords taillés à pic, tuméfiés, rouges et déchiquetés. Le laryngoscope permet aussi de constater les suites de la maladie, déformations, brides, adhérences et rétrécissements.

On ne doit pas négliger de rechercher avec soin les autres phénomènes appartenant à la syphilis, et spécialemant les lésions actuelles ou anciennes du pharynx, qui sont très fréquentes, et le gonflement des ganglions lymphatiques du cou.

La laryngite syphilitique guérit généralement quand elle est reconnue et traitée à temps. La laryngite secondaire dure de trois à quatre semaines à quelques mois ; la laryngite tertiaire peut persister pendant des années. Elle peut entraîner la mort par asphyxie et contribuer à la production de la cachexie syphilitique. Elle peut laisser à sa suite des altérations incurables de la phonation et des rétrécissements qui, plus tard, peuvent menacer l'existence en amenant l'occlusion du larynx.

Diagnostic. — La laryngite syphilitique érythémateuse ressemble tellement à la laryngite simple qu'on peut la méconnaître facilement. Toutefois, l'absence de douleur, la rougeur sombre et souvent tachetée de la muqueuse, son aspect dépoli et chagriné, l'apparition des papules ou plaques muqueuses, caractérisent la syphilis. Quant à la laryngite tuberculeuse, son injection inégale et rosée, son boursouflement fongueux et les saillies acuminées et verruqueuses que souvent elle présente la feront distinguer. Toutefois il ne faut jamais omettre de joindre à l'exploration locale l'examen complet du malade, au point de vue de ses antécédents et des phénomènes concomitants, surtout du côté du pharynx. Il ne faut pas perdre de vue qu'un syphilitique peut contracter un catarrhe simple du larynx, qui, il est vrai, peut devenir le point de départ d'une laryngite spécifique et qu'un tuberculeux peut contracter la syphilis.

Quant aux ulcères, on peut facilement les confondre avec ceux de la tuberculose. L'absence fréquente ou le peu d'intensité des douleurs dans la syphilis, la présence de ganglions inguinaux et cervicaux, surtout postérieurs, les lésions du pharynx et du voile du palais, indiqueront la syphilis ; les phénomènes pulmonaires, l'hérédité tuberculeuse, la présence des bacilles de Koch dans les crachats caractérisent la tuberculose.

Une gomme unilatérale peut en imposer pour un épithélioma du larynx. Dans ce dernier, les douleurs sont plus fréquentes et plus vives, et l'ulcération survient beaucoup plus vite ; elle est plus inégale, plus irrégulière, plus déchiquetée, plus végétante. Il faut tenir grand compte aussi de l'état du pharynx, des ganglions lymphatiques et des antécédents du sujet. Malgré tout ce qu'on a écrit à cet égard, le diagnostic peut être tout à fait impossible, de façon que le médecin soit obligé de recourir à la pierre de touche du traitement.

Pronostic. — La laryngite secondaire est généralement bénigne. Cependant elle peut entraîner un gonflement considérable avec menace d'asphyxie et, si elle se prolonge longtemps, elle peut déterminer un état hypertrophique incurable des parties affectées, et une altération irrémédiable de la phonation.

La laryngite tertiaire est au contraire extrêmement grave. Elle entraine facilement la mort par suffocation ; souvent elle guérit en laissant des déformations qui déterminent une altération incurable de la voix pouvant aller jusqu'à l'aphonie ; enfin elle peut produire une sténose qui ultérieurement devient le point de départ d'accidents mortels.

Traitement. — Le traitement général l'emporte ici de beaucoup sur le traitement local, dont souvent même on peut se passer tout à fait. Il faut condamner le malade au silence et au repos, proscrire complètement les irritants, les aliments de haut goût, poivrés, épicés, les boissons alcooliques et le tabac. Le mercure, sous n'importe quelle forme, sera toujours l'agent essentiel du traitement ; en cas d'accidents graves, on aura surtout recours aux frictions mercurielles largement pratiquées. Dans les accidents tertiaires on y adjoindra l'iodure de potassium.

Dans la laryngite érythémateuse, on a conseillé les fumigations de cinabre ou d'iode, l'insufflation de calomel, les pulvérisations avec une solution faible de sublimé corrosif (2 à 3 centigrammes de sublimé pour 100 grammes d'eau).

Dans la laryngite avec condylomes, on peut toucher les parties malades avec une solution de nitrate d'argent au 1/20, ou avec l'acide chromique (solution au 1/5), ou avec le chlorure de zinc (2 p. 100). Je répète que dans ces cas on peut se passer de ces moyens topiques, le traitement général suffisant pour faire disparaître les manifestations.

Il n'en est pas de même des accidents tertiaires. Contre les ulcères, on emploiera surtout les attouchements avec le nitrate d'argent, solide ou en solution ; on peut aussi employer l'acide chromique, la teinture d'iode étendue d'eau ou un glycérolé iodé composé de 10 centigrammes d'iode et de 1 gramme d'iodure de potassium pour 10 grammes de glycérine. Les douleurs et les spasmes seront combattus avantageusement par des gargarismes et des badigeonnages avec des solutions de chlorhydrate de morphine ou de cocaïne ou de bromure de potassium. Les mêmes substances et aussi les solanées vireuses et la ciguë pourront être administrées à l'intérieur pour calmer la douleur, l'agitation et l'insomnie.

Des accidents aigus menaçants pourront indiquer une application de sangsues, des vésicatoires à la nuque, aux parties latérales du cou ou en haut de la poitrine, ou même l'application du cautère actuel le long du cou, recommandée par Cusco.

Si, malgré l'emploi de tous ces moyens, l'oppression va en augmentant et si le malade est menacé de suffocation, il faut pratiquer la trachéotomie. Souvent le patient sera obligé de garder la canule trachéale pendant des mois et des années, et même pendant toute sa vie à cause des lésions profondes qui ont désorganisé le larynx. Parfois cette opération sera encore nécessitée, après la guérison des lésions syphilitiques, par la sténose fibreuse progressive que celles-ci auront laissée à leur suite.

J. Cnocq, de Bruxelles,
Professeur à l'université, sénateur du royaume.

IX

LARYNGITE DIPHTÉRITIQUE — CROUP

Etiologie. — Le croup est la laryngite diphtéritique ; ce n'est que la localisation d'une maladie générale appelée la diphtérie. Comme cette dernière a été étudiée dans un article spécial, nous n'avons à décrire ici que les symptômes, le pronostic, le diagnostic et le traitement de la maladie locale. Quant à l'anatomie pathologique, nous nous en occuperons uniquement pour faire la description des manifestations laryngées de la maladie.

Le croup peut apparaître dans des conditions variables. Dans l'immense majorité des cas, il survient à la suite d'une angine couenneuse, les fausses membranes descendant dans le larynx par propagation. Dans quelques cas, plus rares qu'on ne pense, il survient d'emblée dans le larynx, sans angine, ni coryza préalable ; parmi les cas signalés comme croups d'emblée, il en est un certain nombre dans lesquels le médecin a été appelé quand les manifestations nasales ou pharyngées de la diphtérie avaient disparu.

La plupart des auteurs décrivent une troisième forme d'étiologie du croup, qui serait le croup ascendant, consécutif à une bronchite diphtéritique, la maladie ayant débuté par les bronches et ayant une marche progressive de bas en haut. Rien n'est moins certain que l'existence de cette donnée ; en effet, quand le médecin se trouve en présence d'un croup compliqué de bronchite pseudo-membraneuse, il lui est impossible de dire où le mal a débuté.

En résumé, presque toujours le croup est consécutif à une angine ou un coryza diphtéritique, beaucoup plus rarement il existe en dehors de toute manifestation antérieure de la maladie ; quant au croup ascendant, il est impossible d'affirmer son existence.

Le croup peut se rencontrer à tout âge ; toutefois son maximum de fréquence est de deux à six ans : c'est également à cet âge qu'il est particulièrement grave. Sous ce rapport toutefois, il faut mettre en première ligne les cas au-dessous de deux ans ; mais, malgré des affirmations contraires, la maladie est relativement rare au-dessous de dix-huit mois.

On a fait des statistiques variables pour établir que le croup est plus fréquent dans un sexe que dans l'autre ; le résultat de toutes ces recherches est resté absolument négatif.

On a également prétendu que la scrofule prédisposait au croup ; mais ce n'est là qu'une affirmation gratuite. Aucune constitution n'est à l'abri de la diphtérie ; on peut dire toutefois que le mal est plus fréquent dans les agglomérations et surtout dans celles où règne la misère.

Le climat non plus n'a pas sur la production du croup l'influence que certains médecins ont voulu lui donner ; il est cependant bien plus fréquent dans les pays froids ou humides, tels que la Russie et l'Angleterre, que dans les climats chauds. Il y a des exceptions à cette règle, et dans les grandes villes de France, c'est souvent dans les mois de juillet et d'août qu'on voit les épidémies les plus meurtrières. Nous verrons même, quand nous étudierons les complications habituelles du croup, que c'est aussi dans les saisons chaudes qu'elles se montrent le plus fréquemment, et qu'elles sont aussi le plus meurtrières. Nous voulons parler surtout des bronchites pseudo-membraneuses, des broncho-pneumonies, et de toutes les manifestations paralytiques de la maladie.

Symptômes. — Quelle que soit l'étiologie du croup, il débute par de la toux, des modifications de la voix, et un état général plus ou moins grave qui n'est que le fait de l'intoxication diphtéritique.

La toux est d'abord sèche, quinteuse, puis prend à peu près le caractère de la toux férine particulière à la rougeole, puis enfin après s'être étouffée de plus en plus, devient complètement éteinte. La voix prend à peu près les mêmes caractères en passant par les mêmes modifications. Presque dès le commencement de la maladie, il y a une légère dyspnée, mais elle est parfois si peu accusée qu'il faut une grande expérience pour la remarquer. Chez les enfants déjà observateurs, de huit à douze ans, il existe un autre signe souvent assez marqué, c'est une sensation de corps étrangers dans l'intérieur du larynx.

En même temps il existe un peu de fièvre, de l'agitation, de l'insomnie, parfois du catarrhe gastro-intestinal qui se manifeste par des vomissements et de la diarrhée; mais tout cela est peu marqué et n'attire pas trop l'attention.

Il ne faudrait pas croire que tous ces symptômes soient pathognomoniques; tous peuvent se rencontrer dans d'autres affections, telles que laryngite aiguë des enfants en bas-âge, œdème de la glotte, corps étrangers de la trachée, etc., etc.

Le croup peut s'arrêter à cette période; et sous l'influence du traitement, ou même sans traitement aucun, tout peut rentrer dans l'ordre. Cette amélioration est parfois la conséquence d'un vomissement qui a amené le rejet de fausses membranes diphtéritiques.

Mais, dans le plus grand nombre des cas, les premiers signes sont suivis de deux sortes d'accidents qui annoncent l'aggravation du mal : ce sont les accès de suffocation et le tirage sus et sous-sternal.

Les accès de suffocation sont annoncés par une agitation excessive des petits malades, qui se cramponnent au bord de leur lit, se tournent et se retournent dans tous les sens; tous les muscles inspirateurs entrent en jeu avec les plus grands efforts, et ne semblent pas réussir à faire entrer de l'air dans les poumons; les yeux sont hagards.

A chaque effort, les creux sus-sternal et épigastrique s'enfoncent très profondément, et à ce moment on entend un bruit strident bien caractéristique. Il est bon toutefois de faire remarquer que les deux creux ne présentent pas un tirage égal et que leur affaissement n'a pas tout à fait la même signification, le tirage étant beaucoup plus prononcé au-dessus des clavicules et du sternum, quand la diphtérie n'est pas descendue plus bas que le larynx. En même temps le cœur bat avec fréquence et violence, le pouls arrive souvent à 140 degrés, et tous ces symptômes inquiétants peuvent durer de quelques minutes à une heure. Enfin, l'enfant tombe anéanti, parfois plongé dans un profond sommeil.

Ces signes peuvent ne pas se reproduire, et cela n'est pas encore absolument une rareté ; mais dans l'immense majorité des cas, il y a une simple rémission d'une ou de plusieurs heures. Pendant ce répit, il n'y a plus de tirage et à peine de dyspnée, et les parents se laissent souvent aller à des espérances chimériques que le médecin ne doit pas partager. En effet, à un moment donné, le cortège effrayant des mêmes symptômes se reproduit avec plus de violence, et plus on va, plus les périodes de rémission sont courtes.

D'interminables discussions se sont élevées dans le corps médical pour établir la cause des accès de suffocation ; il est même étonnant que devant la variété des opinions émises, personne n'ait songé à dire que presque toutes les causes énoncées avaient du vrai, et que les accès sont la résultante de causes multiples.

L'Ecole de Tours, qui a fait, du temps de Bretonneau, de si remarquables travaux sur la diphtérie, prétendait que l'unique cause du tirage et de la suffocation provenait de la présence des fausses membranes. Un seul fait suffit à réduire à néant cette théorie mécanique, c'est la constatation des mêmes symptômes dans des laryngites aiguës simples, où il n'existe aucun produit capable d'obstruer les voies respiratoires. D'autre part, les autopsies ont souvent montré que, dans des cas à accès de suffocation nombreux et répétés, il n'y avait que des pseudo-membranes insignifiantes.

D'autres ont voulu attribuer le tirage et la dyspnée à une paralysie des muscles de la glotte ; cette théorie expliquerait bien difficilement l'intermittence des accès, et si cette paralysie joue un rôle, ce doit être bien secondairement.

Il n'en est pas de même du spasme qui est certainement un des facteurs les plus incontestables des accidents qui nous occupent. La preuve c'est que celui qui pratique la trachéotomie avec anesthésie préalable, est tout étonné de voir le tirage céder, ou au moins s'atténuer considérablement sous l'influence du chloroforme. Une autre preuve, c'est que les accès de suffocation redoublent souvent d'intensité sous l'influence d'une colère ou d'une émotion quelconque, toutes choses qui ne se produiraient pas, si la théorie mécanique ou paralytique étaient les seules vraies.

Dans ces dernières années, M. Cadet de Gassicourt, dans ses remarquables leçons cliniques, a attribué les accidents respiratoires graves du croup à l'action du sang privé d'oxygène sur les centres bulbaires. Cette action incontestable pourrait à la rigueur expliquer la dyspnée, mais nullement les accès de suffocation. Je pense qu'elle joue au contraire un rôle prépondérant dans la dernière période de la maladie, et qui est connue sous le nom de troisième période, ou période anesthésique.

Elle est caractérisée par un tirage sus et sous-sternal permanent et par le rapprochement des accès de suffocation. Le nombre des mouvements respiratoires atteint parfois le chiffre de 60, et descend rarement au-dessous de 40 degrés. La température devient hyponormale et descend parfois au-dessous de 36 degrés, le pouls varie de 140 à 170.

A l'auscultation on entend le bruit strident du tirage, mais le murmure vésiculaire a totalement disparu; la face est d'un teint plombé, les muqueuses buccale et palpébrale sont tout à fait cyanosées. La peau est quelquefois couverte de sueurs froides. Si l'enfant ne meurt pas dans un accès de suffocation, le tirage devient moindre et l'agitation semble diminuer, mais ce sont les forces du malade qui périclitent, et cette amélioration apparente est le signe précurseur de la mort. Il convient toutefois de faire remarquer de suite aux praticiens, que même dans ces conditions déplorables, il n'est pas impossible de tenter le nécessaire pour arracher le petit malade à la mort. Tous ceux qui ont fait un grand nombre de trachéotomies comptent ainsi des succès inespérés. C'est là un facteur important dans le pronostic de la maladie, sur lequel nous reviendrons en traitant des indications et des contre-indications de la trachéotomie.

Complications. — Le croup peut se compliquer d'un certain nombre d'accidents, tels que l'albuminurie, les paralysies, des éruptions, etc.; mais toutes ces complications sont le fait de l'empoisonnement diphtéritique et ne sont pas du domaine du croup lui-même. Il en est autrement de la bronchite, de la broncho-pneumonie.

La bronchite simple est fréquente et facile à diagnostiquer par l'auscultation, tant qu'elle permet d'entendre le murmure vésiculaire, et les râles ronflants et sibilants; mais une fois que le tirage est devenu permanent, on peut à peine la soupçonner. Il en est de même de la bronchite diphtéritique plus ou moins généralisée; cette dernière toutefois s'annonce par la dyspnée en dehors des accès de suffocation, et par une diminution générale de la sonorité à la percussion dans toute l'étendue de la cage thoracique. Dans un certain nombre de cas, surtout à la suite d'administration de vomitifs, le malade rend des fausses membranes, de formes diverses, et qui ont parfois des contours et des ramifications ne pouvant laisser aucun doute sur l'origine de leur production. La bronchite diphtéritique n'entraîne pas la mort.

Il en est de même de la broncho-pneumonie. Celle-ci peut se produire dans le cours même du croup, presque à son début ; mais il est surtout très fréquent de l'observer à la suite de la trachéotomie. Il arrive parfois aussi qu'elle présente pour ainsi dire un caractère épidémique, c'est-à-dire que dans certaines épidémies on la rencontre très rarement, et que dans d'autres elle est presque la règle. C'est là un fait absolument positif dont l'explication n'a pas encore été donnée. Quoi qu'il en soit, elle annonce sa présence par des signes plus faciles à reconnaître que les autres complications des voies respiratoires.

Quand elle apparaît vers le début du croup, elle amène d'emblée une augmentation considérable et continue de la dyspnée ; la respiration est vraiment haletante. Détail important : le tirage épigastrique devient très prononcé, et est plus considérable que celui du creux sus-sternal. Dans tous les cas, il existe manifestement de la matité plus ou moins prononcée, et à foyers disséminés, dénonçant la présence des portions de poumon atteintes de broncho-pneumonie. Quand l'air entre encore dans la cavité thoracique, on entend également des souffles et des râles sous-crépitants disséminés qui permettent un diagnostic absolument certain.

Cette complication amène toujours une élévation de la température, même dans la période terminale de la maladie.

Son existence est tellement grave que beaucoup d'auteurs éminents la considèrent comme une contre-indication absolue de la trachéotomie. Je m'inscris à faux contre cette assertion, et j'ai toujours présent à la mémoire l'exemple d'un enfant de dix-huit mois, atteint de diphtérie cutanée et de broncho-pneumonie à foyers multiples, et que j'ai opéré, malgré l'avis d'un des médecins d'enfants les plus éminents de Paris ; il le considérait comme perdu irrémédiablement. C'est aujourd'hui un collégien de douze ans, plein de vigueur et d'intelligence. Donc, la broncho-pneumonie est très grave, mais pas toujours mortelle.

Pronostic. — Le croup est une maladie excessivement grave ; je ne me crois pas autorisé à donner des chiffres au point de vue de la mortalité. Chacun a sa statistique plus ou moins sombre, suivant que le hasard l'a mis en présence d'épidémies plus ou moins meurtrières. D'autres raisons amènent des erreurs considérables dans l'appréciation des faits ; les uns mettent dans leurs statistiques tous les enfants qui ont eu dans le cours d'une angine diphtérique, un peu de toux rauque et d'enrouement : ces accidents peuvent être le fait d'une simple congestion laryngée sans propagation de fausses membranes, et guérir en moins de vingt-quatre heures; d'autres ne signalent les cas que du jour où ils ont du tirage et de la dyspnée, ou lorsqu'ils ont constaté la présence d'exsudats caractéristiques à l'aide du laryngoscope. Je ne blâme ni les uns ni les autres, mais je tiens à signaler le peu de caractère scientifique de la plupart des statistiques.

Je ne saurais trop le redire; si la diphtérie est une maladie souvent mortelle, elle peut guérir à toutes ses périodes et il n'est jamais trop tard pour agir résolument. Le premier enfant que j'ai opéré à l'hôpital Trousseau était un petit scrofuleux de quinze mois, avec de l'angine grave; son croup datait de huit jours, et mes collègues qui quittaient l'hôpital le 31 décembre avaient refusé de l'opérer pour ne pas le faire souffrir inutilement. Sur les instances de la religieuse, je lui fis la trachéotomie à la période anesthésique du croup, au moment où il rendait le dernier soupir; j'eus la satisfaction de le voir guérir. J'ai vu d'autres cas analogues et, quoiqu'ils soient exceptionnels, il ne faut jamais les perdre de vue, quand il s'agit de donner à une famille éplorée une lueur d'espoir, une espérance qui ne sera pas toujours trompeuse.

Il est presque inutile d'ajouter que le croup guérit plus fréquemment au début, et même à la période du tirage et des accès de suffocation, qu'à la période anesthésique.

La guérison, au début de la maladie, dépend surtout de la marche plus ou moins lente, et de la gravité de l'intoxication générale. On peut dire que Gaucher, en apprenant aux médecins à détruire constamment les produits toxiques, et à désinfecter heure par heure les foyers amygdaliens, a pour ainsi dire inventé un traitement prophylactique du croup : à mesure que ses conseils seront suivis, le larynx sera moins souvent envahi.

A la deuxième période, on voit encore un grand nombre de guérisons; on doit espérer une issue favorable : 1° lorsque les accès de suffocation sont rares et très espacés; 2° lorsque le tirage n'augmente pas d'intensité, car il peut exister isolément pendant des journées sans qu'il y ait lieu de désespérer; 3° surtout quand les accès de suffocation et le tirage ne sont pas combinés chez le même malade.

Dès que les accès se répètent et sont séparés par un tirage permanent, il est du devoir du médecin de ne pas compter sur une marche naturelle vers la guérison. A plus forte raison, lorsqu'on est en présence d'un enfant anesthésié, présentant de l'hypothermie et

de l'asphyxie, n'est-il pas permis de se méprendre une minute sur
la gravité du cas, et l'urgence de résolutions immédiates.

Le croup dure en général une huitaine de jours, quand il marche
progressivement vers la mort. Il peut guérir spontanément, sans intervention, même au bout d'un mois. Quant aux malades trachéotomisés, il est impossible de fixer une durée précise à la persistance de
certains accidents qui sont la conséquence soit de la maladie, soit de
l'opération.

Diagnostic. — Lorsque le croup succède à une angine couenneuse,
ou à un coryza diphtéritique constatés par le médecin, il ne saurait y
avoir grande difficulté à le reconnaître. Il faudra se rappeler, toutefois, que les données microbiologiques récentes ont démontré que
la diphtérie peut exister et intoxiquer sans avoir produit d'exsudat,
et que sa nature peut ainsi être méconnue au moment de l'apparition des symptômes laryngés. On n'oubliera pas non plus qu'on a
découvert récemment des angines et des laryngites exsudatives où
le bacille de Löffler était remplacé par des streptocoques; reste à
savoir si ces dernières affections ne sont pas aussi graves que le vrai
croup, et si une erreur de ce genre peut avoir des conséquences
pratiques bien dangereuses pour le malade.

Les maladies qu'on peut réellement confondre avec le croup sont
les corps étrangers de la trachée, l'œdème de la glotte, la laryngite
aiguë grave chez les enfants au-dessous de huit ans.

Les auteurs disent en général que l'introduction d'un corps étranger, ayant été constaté par l'entourage du malade, ne peut amener
d'erreur. Bien au contraire, c'est généralement quand ils sont abandonnés à eux-mêmes, que les enfants avalent et introduisent par de
faux mouvements, dans leurs voies respiratoires, des petits boutons,
des haricots ou autre chose, et ils ont soin de ne rien avouer quand
on constate des accidents. J'ai vu introduire de la sorte, avec la plus
entière bonne foi, dans le pavillon des diphtéritiques, à Sainte-
Eugénie, un enfant de huit ans présentant tous les symptômes du
croup. Les accès de suffocation se répétant toutes les heures, et
le tirage devenant très violent, je fus appelé le lendemain à pratiquer la trachéotomie. A peine avais-je incisé la trachée, que l'enfant
expulsa un haricot blanc; l'enfant fut mis dans la salle commune et
guérit rapidement.

Il en résulte que les données fournies par les parents sont souvent
sujettes à caution, et que dans un certain nombre de cas les corps
étrangers introduits dans les voies respiratoires peuvent très bien

simuler le croup. Ces faits ne sont pas sans danger pour les enfants hospitalisés, car si leurs accidents n'entraînent pas d'intervention rapide, ils peuvent contracter la diphtérie par contagion.

L'œdème de la glotte est plus aisé à reconnaître. Il produit, il est vrai, les mêmes troubles de la parole et de la respiration que le croup, la toux a souvent les mêmes caractères; mais il ne survient pas brusquement. Il se rencontre surtout chez l'adulte dans les laryngites ulcéreuses (tuberculeuses, syphilitiques et autres), et dans ces cas l'examen laryngoscopique permet de résoudre la question. Chez l'enfant, toutefois, cet examen est peu commode, et peu de praticiens peuvent s'en servir utilement; mais dans les premières années de la vie l'œdème de la glotte se rencontre surtout dans le cours de l'albuminurie, et se manifeste généralement par d'autres œdèmes concomitants. On a pourtant signalé quelques cas d'œdème de la glotte, avec tirage et accès de suffocation, se présentant comme signe de début d'une néphrite albumineuse; ce n'est que dans ces cas excessivement rares qu'une erreur de diagnostic peut être faite.

La laryngite aiguë des enfants au-dessous de huit ans peut, au contraire, en imposer très facilement pour un croup d'emblée. C'est en vain que l'on prétend que la voix est enrouée et non éteinte dans la laryngite simple. Il se peut qu'il en soit quelquefois ainsi, mais dans d'autres cas la laryngite aiguë grave se présente avec des symptômes tellement analogues à ceux du croup, que le médecin le plus savant n'oserait pas se prononcer catégoriquement.

On ne saurait oublier le cas dans lequel Trousseau opéra un enfant qu'il croyait atteint de croup d'emblée. Immédiatement après la trachéotomie, l'enfant ne rendit pas de fausses membranes, et mourut au bout de quelques jours. L'autopsie fut faite et nulle part on ne trouva de trace de diphtérie. Que conclure de cas pareils? Le malade eût-il forcément guéri si on n'avait pas fait d'opération? A cette question, il est difficile de répondre pour le cas particulier. Mais j'ai la conviction que la laryngite aiguë produit quelquefois chez les enfants des accès de suffocation répétés, et dans l'intervalle desquels il persiste un tirage permanent avec menace d'asphyxie. Dans ces conditions, un diagnostic certain est impossible, et bien des médecins ont fait comme Trousseau, avec plus de succès en général. J'ai la conviction que cela se passe ainsi plusieurs fois par an dans les hôpitaux d'enfants.

C'est à dessein que j'ai omis, dans les difficultés du diagnostic, de parler des accidents si brillamment décrits par Trousseau sous le nom de faux croup. Il me semble, en effet, peu probable qu'un médecin un peu expérimenté confonde avec le croup des accidents qui arrivent subitement la nuit, et sont généralement guéris le matin avec quelques compresses d'eau chaude autour du cou. A qui n'est-il pas arrivé d'être appelé la nuit pour des cas de ce genre, et d'avoir rassuré les parents avant d'avoir vu le malade. Ce n'est pas le lieu ici de discuter l'étiologie et la nature de cette bizarre affection. Je dois faire observer cependant que je l'ai observée bien souvent à la veille de la sortie d'une dent, et que les mêmes accidents se reproduisaient de la même manière, chez le même enfant, chaque fois qu'une nouvelle dent devait se montrer.

Traitement. — Il faut distinguer deux périodes dans le traitement, celle où il s'agit de combattre la diphtérie, et celle où tout est dominé par la menace d'asphyxie; on peut donc diviser, si l'on veut, le traitement en médical et chirurgical.

Si l'on voulait s'en tenir à l'efficacité thérapeutique, l'on ne s'arrêterait pas aux innombrables médications employées plus ou moins longtemps contre le croup; la plupart d'entre elles ont une influence absolument négative sur la maladie qui nous occupe; il est néanmoins indispensable de les connaître, car certaines d'entre elles ont encore des partisans dans le corps médical, entre autres la médication vomitive ou évacuante : c'est par elle que nous allons commencer.

Depuis que l'on connaît la laryngite diphtéritique, l'ipéca et l'émétique ont été employés, non seulement pour enrayer le mal au début, mais même dans la période des accès de suffocation et la période asphyxique. Employer l'émétique chez un enfant atteint de croup me semble presque un meurtre, car, outre son impuissance, ce médicament produit un abattement considérable, et il est parfois une cause adjuvante de la mort des enfants. Il existait, il y a quelques années, un médecin d'enfants fort distingué chez lequel l'administration de ce médicament était une passion; tous ceux qui l'ont connu savaient que la statistique de son service s'en ressentait. L'ipéca est bien plus inoffensif, il l'est même trop, et je me demande journellement quel bénéfice on obtient par son administration dans le traitement du croup; c'est un usage presque général d'en donner trois ou quatre fois par jour au début de la période de tirage et d'accès de suffocation; à la dernière période, les praticiens prudents s'en abstiennent. J'ai toujours entendu dire que les efforts de vomissement pouvaient détacher les fausses membranes laryngées et amener un soulagement immédiat, voire même la guérison. Quoique pendant un an, j'aie passé en moyenne cinq heures par jour au pavillon Bretonneau de l'hôpital Trousseau, je n'ai jamais vu les vomitifs guérir le croup, ni soulager les malades. Sans doute, dans les matières rejetées, il y a quelquefois des débris de pseudo-membranes, mais ce sont de petits morceaux que la toux rejette aussi bien que les efforts dus à l'administration de l'ipéca. Les vrais exsudats laryngés, ceux qui amènent un obstacle mécanique sérieux, ne se détachent pas avec cette facilité, et encore si cela était, ce n'est pas l'ipéca qui les empêche de se reproduire.

Je ne pense donc pas que la médication évacuante ait aucune influence sur la diphtérie ; pour dire toute ma pensée, je croirais encore plutôt à l'utilité des purgatifs qui permettent d'évacuer en partie les toxines sécrétées par le bacille de Löffler.

Je ne m'arrêterai pas à la médication mercurielle employée autrefois sous forme de frictions au-devant du cou ; on a renoncé à l'employer, de crainte d'amener de la diphtérie buccale résultant de la stomatite que l'administration du mercure amène si souvent avec elle. Dans certaines contrées de l'Amérique, on l'emploie depuis quelques années sous forme de calomel et à titre d'antiseptique interne, mais les résultats obtenus n'ont pas été brillants, et l'Europe médicale y est restée réfractaire.

Le sulfate de cuivre à dose vomitive a été employé pendant de longues années par les médecins allemands, qui lui attribuaient une action spécifique, mais depuis une vingtaine d'années il est complètement tombé dans l'oubli.

Cette même spécificité a été attribuée pendant une dizaine d'années au cubèbe et au copahu que l'on administrait aux enfants sous forme de sirop. D'heureux résultats semblaient avoir été obtenus, mais ce n'étaient que d'heureuses séries qui ne se sont pas renouvelées.

On pourrait en dire presque autant du perchlorure de fer. Quoiqu'on possède aujourd'hui des traitements locaux d'une incontestable valeur, on ne saurait nier que l'application directe du perchlorure de fer sur les fausses membranes n'ait amené de bons résultats ; mais dans le larynx toute médication locale est presque inapplicable chez les enfants ; quant à la valeur antiseptique du perchlorure de fer pris à l'intérieur, elle est plus que contestable.

On a préconisé pendant quelques années l'inhalation de vapeurs fluorhydriques, qui devaient détruire les fausses membranes et les faire rejeter. J'ai assisté un certain nombre de fois à ce traitement un peu barbare, mais les résultats que j'ai vus ont été peu encourageants.

Je ne connais pour ma part qu'un traitement médical du croup : empêcher localement les fausses membranes d'envahir le larynx, et en même temps soutenir les forces du malade par des aliments solides si on peut, sinon par du lait et des liquides alcooliques. Si on n'a pas pu empêcher les fausses membranes de se produire dans le larynx, si elles amènent du tirage ou des accès de suffocation, je crois qu'il ne faut pas perdre de temps à essayer des médications internes, il faut empêcher l'asphyxie en pratiquant la trachéotomie. Sans doute cette opération ne guérit pas la diphtérie, mais si la maladie ne descend pas dans les bronches, vous lui laissez le temps d'évoluer dans un sens favorable et vous avez empêché le malade de périr.

Un certain nombre de médecins ont prétendu remplacer la trachéotomie par une opération pseudo-chirurgicale, le tubage de la glotte. Elle consiste à introduire dans le larynx un tube creux permettant à l'air de traverser cet organe. Le tubage inventé par Bouchut n'a jamais eu de succès en France. Il a été repris dans ces dernières années par des médecins américains qui en ont surtout perfectionné l'instrumentation ; les brillantes statistiques du début ont décliné depuis, et quoique quelques médecins l'aient essayée en France non sans quelques succès, cette méthode n'a pas pris d'extension en Europe et c'est toujours la trachéotomie qui est préférée.

De la trachéotomie dans le croup. — A quel moment faut-il pratiquer la trachéotomie? Telle est la première question qui se pose. La plupart des médecins pensent avoir résolu la question d'une manière absolue et définitive, en disant qu'elle doit être faite aussitôt qu'il y a des signes d'asphyxie progressive, c'est-à-dire quand le tirage est permanent et entrecoupé d'accès de suffocation. La question est plus complexe qu'elle ne paraît au premier abord ; car, d'une part, certains enfants se trouvant dans ces conditions, pourraient encore guérir sans opération, et, d'autre part la trachéotomie n'est pas une opération inoffensive. Je m'explique franchement : j'ai vu de grands médecins et d'éminents chirurgiens laisser des enfants sur la table, suivant l'expression employée ; sans doute quelques cas auraient guéri sans opération, si l'on veut surtout se rappeler que l'on opère parfois des laryngites simples qui ont été prises pour des cas de croup. Les gens qui prétendent qu'il faut opérer tard, ne manquent pas de faire valoir ces considérations en faveur de leur opinion.

Tout bien pesé, j'ai la conviction absolue que plus on opère de bonne heure, plus on a de chances de guérir ses malades. Cette opinion est surtout celle des médecins qui ont pratiqué l'opération un grand nombre de fois.

La deuxième question grave qui se pose ensuite, c'est de savoir s'il existe des contre-indications de la trachéotomie. Des esprits éminents ont déclaré que quand il existe de la diphtérie cutanée, des complications broncho-pulmonaires, il est inutile de martyriser des petits malades forcément perdus. Il en est de même, selon ces maîtres, quand le croup est secondaire, c'est-à-dire quand il survient dans le cours de la rougeole, variole, etc.

Sans doute les guérisons dans ces cas désespérés sont véritablement rares, mais on ne doit pas oublier que ces petits malades sont surtout perdus d'une façon certaine si on n'intervient pas. Quand même il n'existerait pas un seul cas de croup guéri quand il est compliqué de broncho-pneumonie, je n'hésiterais jamais à pratiquer la trachéotomie dans ces conditions, car elle nous réserve incessamment des surprises. J'ai guéri pour ma part un enfant de dix-huit mois, atteint de diphtérie cutanée et de broncho-pneumonie et il existe quelques cas de guérison du croup survenu dans la rougeole.

Cette conduite noircit incontestablement nos statistiques ; mais on ne doit envisager que l'intérêt de ceux qui nous sont confiés. Il suffit de se conduire loyalement, et de déclarer la vérité aux parents, à savoir, qu'en s'abstenant dans les cas désespérés, la mort est fatale, et qu'en intervenant il n'y a qu'une faible lueur d'espérance. S'il s'agissait de mon enfant je n'hésiterais pas à agir ; je n'ai donc pas le droit de rester inactif pour les enfants d'autrui.

Je dis donc qu'il n'existe pas de contre-indication de la trachéotomie, qu'il vaut mieux opérer de bonne heure, mais qu'il n'est jamais trop tard pour intervenir, tant que le malade n'est pas mort.

La trachéotomie étant décidée, quelle doit être la conduite de l'opérateur ? S'il se trouve dans un hôpital, rien n'est plus simple : il trouvera autant d'aides qu'il lui en faudra et l'instrumentation la plus perfectionnée.

Il en est tout autrement, quand on se trouve dans une famille, et surtout loin des grands centres où l'on peut se procurer tout ce que l'on désire, mais où l'on se trouve aussi en présence de difficultés d'un autre genre que je ne puis passer sous silence. Tout le monde sait que les soins consécutifs à l'opération sont de la plus haute importance, et que bien des décès sont dus à la négligence souvent involontaire apportée à ces soins. Si donc, dans une ville, où il existe des hôpitaux, vous n'avez pas la certitude que votre opéré sera strictement soigné comme vous l'ordonnez, c'est votre devoir d'insister auprès des parents avec énergie pour que la trachéotomie soit pratiquée à l'hôpital : le but à atteindre, la guérison de l'enfant, doit primer toute autre considération.

Mais si vous êtes en présence d'un refus formel, ou si vous vous trouvez dans une petite ville ou à la campagne, il faut opérer quand même, parfois dans de bien mauvaises conditions.

Il faut choisir, comme salle d'opération, la pièce la plus claire de la maison, celle en tout cas où il y a le plus de fenêtres; si vous opérez la nuit, il faut faire mettre dans cette chambre le plus de lumières possible, des bougies autant que possible, parce qu'en tombant elles ont moins de chances de causer des accidents. Comme table on prendra celle qui sera la plus solide, pas trop basse et pas trop large pour que l'on puisse circuler facilement autour d'elle; elle sera recouverte d'un matelas dur qu'on élèvera à une de ses extrémités pour faire un plan incliné; cette dernière disposition n'est pas indispensable et on peut remplacer cette inclinaison en mettant, sous la nuque de l'enfant à opérer, un litre vide entouré d'une serviette.

On peut faire la trachéotomie avec l'instrument tranchant ou le thermocautère ; il faut beaucoup moins d'aides et d'instruments dans ce dernier cas.

Si on emploie le bistouri, il faut : 1° un bistouri droit de petite taille; 2° un bistouri boutonné; 3° des écarteurs; 4° un dilatateur à deux branches ; 5° des canules dont le diamètre varie de 6 à 12 millimètres, suivant l'âge de l'enfant; elles sont doubles et doivent être munies de linge antiseptique et de rubans.

Il sera indispensable d'avoir aussi des solutions phéniquées à 5 p. 100 et à 2 p. 100, du coton salolé ou phéniqué, de l'alcool pour flamber ses instruments.

Si on se sert du thermocautère il suffit d'avoir : 1° un bistouri droit; 2° des canules; 3° un dilatateur.

Doit-on donner du chloroforme pour pratiquer la trachéotomie? L'opération devant être faite très rapidement, si le nombre des aides est suffisant, cela est inutile, et en France l'on ne s'en sert jamais. Mais il faut bien savoir que malgré le tirage et les accès de suffocation, l'emploi de cet anesthésique n'est nullement dangereux; on voit au contraire, sous son influence, le spasme diminuer d'une manière très notable ; en outre, les mouvements de l'enfant ne gênant pas l'opérateur, l'inexpérience de certains aides est moins à redouter et l'on peut opérer dans des conditions satisfaisantes, le nombre des aides peut également être réduit.

Combien faut-il d'aides? Il en faut trois, un pour tenir la tête, un second pour les pieds et les mains, un troisième pour passer les instruments. Si on opère la nuit, il faut quelqu'un pour vous éclairer. Le choix des aides n'est pas indifférent: il faut avoir des personnes de sang-froid; le calme du praticien servira beaucoup à stimuler l'entourage et je me souviens d'avoir pratiqué la trachéotomie sur un enfant de quinze mois, n'ayant pour aides que le père et le grand-père du malade. Il est préférable, en tout cas, que l'aide qui passe les instruments et qui éponge la plaie, soit un médecin. Si on opère la nuit, c'est lui qui doit éclairer l'opérateur.

Tout étant prêt, on met l'enfant à nu et on l'enveloppe dans un drap propre et chauffé. On l'entoure complètement de façon à lui immobiliser les membres supérieurs : le cou seul sera à nu. C'est à ce moment qu'il faut prendre des précautions qui, à mon avis, augmenteront sensiblement dans l'avenir, le nombre des guérisons : je veux parler des soins antiseptiques. Les instruments doivent être bouillis pendant vingt minutes, ou au moins flambés à l'alcool. L'opérateur fera la toilette antiseptique des mains avec une solution de liqueur de van Swieten, précédée d'un savonnage complet à la brosse; il en sera de même de l'aide qui touche aux instruments, et qui ne seront du reste passés qu'avec une pince, et qui pendant l'opération baigneront dans une solution phéniquée à 5 p. 100. On savonnera d'abord, puis on lavera avec une solution de sublimé, la partie antérieure du cou de l'enfant.

Tout cela étant minutieusement exécuté, on dispose ses aides, l'enfant sera étendu sur le dos, avec une bouteille sous la nuque, les pieds tournés vers la lumière. Le premier aide tiendra solidement la tête avec ses deux mains, le second maintiendra les membres inférieurs avec ses coudes; le troisième se tiendra à votre disposition pour passer les instruments et aider à l'opération. L'administration du chloroforme simplifiera toutes ces dispositions.

La trachéotomie peut être faite par trois procédés différents : 1° en un temps; 2° en deux ou plusieurs temps; 3° par le thermocautère. Quelle que soit la méthode, l'opération consiste à faire une incision verticale de la trachée, sur une étendue de quelques centimètres, en partant du bord inférieur du cartilage cricoïde. Quand on veut opérer en un temps, on enfonce la pointe de son bistouri dans trachée (après avoir eu soin d'immobiliser le larynx avec le pouce et l'index de la main gauche); dès qu'on entend le sifflement produit par l'entrée de l'air dans les voies respiratoires, on cesse d'enfoncer la pointe de l'instrument et on incise la trachée et tous les tissus prétrachéaux sur une étendue de quelques centimètres. On remplace vivement l'instrument tranchant par le dilatateur et on assied l'enfant. Après l'avoir laissé respirer quelques instants, on glisse la canule entre les deux bords du dilatateur, la concavité tournée en avant; on retire le dilatateur et on fixe la canule à la partie postérieure du cou par les deux cordons qu'on a attachés à l'instrument. L'opération est ainsi terminée.

Les autres procédés ressemblent au précédent avec cette différence qu'on incise les tissus qui se trouvent au-devant de la trachée avant d'inciser celle-ci; beaucoup de médecins les coupent couche par couche. Bourdillat avait conseillé d'inciser par un premier temps toutes les parties molles, et de procéder ensuite comme ci-dessus : cela fait gagner du temps. Lorsque je ne procède pas en un seul temps, j'ai l'habitude de faire le contraire de Bourdillat; je n'incise du premier coup que la peau et le tissu cellulaire sous-cutané, et puis je pique dans la trachée et je termine comme tout le monde. J'expliquerai plus loin les raisons de cette manière de faire.

L'opération par le thermocautère est des plus simples : on fait son incision avec l'instrument chauffé au rouge vif jusqu'à la trachée; cette dernière est alors ouverte avec le bistouri.

La trachéotomie en un temps est une opération très brillante et très commode, lorsque le petit malade a le cou maigre, et que vous voyez pour ainsi dire entrer votre instrument dans la trachée. Lorsqu'au contraire les voies respiratoires sont profondément situées derrière un tissu cellulaire graisseux très épais, il arrive assez souvent que vous faites une incision sur le côté de la trachée, croyant être à la partie antérieure, et quand vous entrez votre dilatateur dans la plaie opératoire et que vous avez l'imprudence de l'ouvrir trop tôt (ce qui arrive, même chez d'habiles opérateurs), une des branches de l'instrument entre bien dans la trachée, et l'autre dans le tissu cellulaire. Dans ces conditions vous ne pouvez entrer votre canule et vous pataugez. J'ai vu bien des enfants mourir dans ces conditions !

Aussi, quand on est en présence d'enfants au-dessous de quatre ans et un peu gras, est-il prudent de faire la trachéotomie en deux ou plusieurs temps. Autrefois on faisait l'incision des tissus prétrachéaux couche par couche, en épongeant méthodiquement et en faisant l'hémostase, malheureusement, quand on est en présence d'un enfant qui asphyxie, il est urgent d'aller vite. Bourdillat a donc préconisé la trachéotomie en deux temps ; dans un premier, on incise tous les tissus qui se trouvent au-devant de la trachée, comme nous l'avons indiqué. Le grand défaut de cette méthode, c'est de risquer d'ouvrir en même temps l'organe lui-même et trop incomplètement pour ne pas être obligé d'agrandir l'incision. Or c'est toujours une mauvaise affaire, car la plupart du temps, on refait la deuxième incision trachéale dans un sens différent de la première, et entre les deux se trouve alors un éperon contre lequel vient buter la canule dont l'introduction devient très difficile.

Chez les enfants dont le cou est surchargé de tissu graisseux, j'incise d'abord ce tissu et je me trouve toujours en présence d'un problème très simple : j'ai supprimé l'inconvénient de la trachéotomie en un temps. Je sens avec facilité la trachée sous mon index, j'y plonge mon bistouri et je fais de suite une incision suffisante. Comme mon doigt sent parfaitement les anneaux de la trachée, je ne risque pas d'aller trop loin et de perforer la paroi postérieure de l'organe. Je n'ai pas besoin, par mon procédé, de me guider sur le sifflement produit par l'entrée de l'air dans les voies respiratoires. Quand les enfants sont à la période asphyxique, ce sifflement ne s'entend pas : de là de graves mécomptes. Avec mon index gauche, j'écarte un des bords de l'incision trachéale, et me servant de ma canule comme dilatateur de l'autre bord, je l'introduis avec la plus grande facilité. J'ai pratiqué la trachéotomie de cette façon environ 200 fois et je n'ai encore eu ni décès pendant l'opération, ni difficulté d'aucune sorte. Je considère le dilatateur comme le plus déplorable des instruments et ne m'en suis jamais servi que pour orner ma boutonnière ; je crois qu'il donne aux débutants une sécurité trompeuse, car il peut s'introduire dans une incision où la canule ne pénètre pas et, quand on amène celle-ci, on fait des délabrements, de l'emphysème consécutif et souvent on laisse l'enfant sur la table.

Pour me résumer, je crois que la trachéotomie en un temps peut se faire chez des enfants qui sont maigres, là où la trachée est visible sous la peau ; je pense qu'au-dessous de trois ans le meilleur procédé c'est de se servir du thermocautère. Dans tous les autres cas, j'estime qu'il vaut mieux faire l'opération en deux temps.

Immédiatement après l'opération, il peut se produire différents accidents plus ou moins graves. L'enfant peut avoir une syncope ; en général cela ne se produit que quand on a opéré dans des conditions presque désespérées. Malgré cela, en faisant la respiration artificielle et en abaissant la tête au-dessous de la position horizontale, il est rare que l'enfant ne revienne pas à la vie. Il arrive bien

plus souvent que, même après l'introduction de la canule, il se
produit des hémorragies veineuses ; dans la plupart des cas, il
suffit de glisser un peu d'amadou entre l'instrument et la plaie pour
arrêter l'écoulement de sang. Quand cela ne suffit pas, il faut introduire une canule plus volumineuse et presque toujours l'hémostase
se fait. Dans quelques cas pourtant tous ces soins sont insuffisants,
et j'ai vu plusieurs enfants mourir d'une hémorragie en nappe
que rien n'a pu arrêter : il s'agissait toujours d'enfants opérés à la
période asphyxique.

Dans les opérations pénibles, où l'introduction de la canule a
entraîné des difficultés et des manœuvres multiples, on constate
assez souvent un peu d'emphysème sous-cutané ; dans la grande
majorité des cas tout a disparu au bout de quarante-huit heures ;
mais parfois l'emphysème gagne le tissu cellulaire sous-cutané de
tout le cou et de la paroi antérieure du thorax, et la mort arrive assez
rapidement.

Dans les trachéotomies en un temps, ou bien avec les praticiens
qui, au lieu de se guider avec leur index gauche, attendent le fameux
sifflement de l'air, avant d'arrêter la pointe de leur bistouri, il
arrive assez fréquemment de traverser la paroi postérieure de la trachée et même d'introduire la canule dans le tissu cellulaire post-
trachéal : la mort est presque toujours le résultat de cette fausse
manœuvre.

Des soins à donner après la trachéotomie. — Deux points sont
essentiels et résument tout ce qui a trait aux soins à donner après
l'opération : c'est de maintenir l'antisepsie parfaite de la plaie opératoire, et de soigner les autres manifestations de la diphtérie, s'il
en existe, dans la gorge ou ailleurs. On maintiendra constamment
autour du cou une large cravate de tarlatane antiseptique, et on
pulvérisera plusieurs fois par jour de l'eau phéniquée forte près
du lit de l'enfant et dans sa chambre : la température de celle-ci
doit être de 16 à 18 degrés.

Tous les jours on lavera la plaie, soit avec de l'eau phéniquée
à 1 p. 100, soit avec de la liqueur de van Swieten dédoublée. En
même temps on changera la canule et on aura eu soin de laisser
tremper dans l'eau phéniquée à 5 p. 100, celle qui doit être introduite. Au bout de deux ou trois jours, on cherchera à laisser l'enfant quelques heures sans canule ; parfois on parvient à l'en débarrasser totalement au bout de cinq à six jours, mais ce cas n'est pas
fréquent ; plus fréquemment on ne peut l'enlever définitivement que

du douzième au vingt-cinquième jour. Parfois il se produit un spasme qui menace l'enfant d'asphyxie et on est forcé de laisser l'instrument des mois et des années. Dans le service de mon maître M. Bergeron, j'ai enlevé ainsi une canule qui était restée plus de sept ans en place ; la plaie trachéale se referma, mais il fallut suturer l'ouverture cutanée.

En même temps que l'on essaye de remettre les voies laryngo-trachéales dans leur état normal, il faut soigner la diphtérie, et surtout alimenter l'enfant par tous les moyens possibles, et l'on se heurte à de grandes difficultés. Certains auteurs croient qu'on doit recourir dans les cas d'anorexie à l'alimentation par la sonde ; j'ai toujours vu dans ces cas les aliments rejetés presque aussitôt par des vomissements.

Suss, de Paris.

CHAPITRE II

ŒDÈME DU LARYNX

Étiologie et pathogénie. — Sous le nom d'œdème du larynx ou de laryngite œdémateuse nous désignons l'infiltration du tissu cellulaire du larynx par du liquide séreux. Dans la majorité des cas, l'œdème fait partie ou plutôt est la conséquence, le résultat d'un processus morbide local. C'est ainsi que nous voyons souvent l'œdème aigu du larynx accompagner les inflammations phlegmoneuses du pharynx, la périchondrite du larynx, les ulcérations tuberculeuses ou syphilitiques, les tuméfactions inflammatoires de la région cervicale, la parotidite, le phlegmon diffus du tissu cellulaire du cou, les inflammations de la glande thyroïde et de la colonne cervicale.

La pathogénie de certains œdèmes survenant dans le cours des maladies infectieuses telles que la pyohémie, la septicémie, l'endocardite ulcéreuse, le typhus, la scarlatine, la rougeole, l'érysipèle, est encore peu connue. La question de savoir s'il s'agit dans ces cas d'un transport des microorganismes pyogènes par les voies circulatoires, ou d'une localisation plus autonome du processus au larynx, est difficile à résoudre. On n'est pas non plus d'accord sur l'existence d'un œdème primitif, essentiel du larynx, mais notre expérience personnelle nous fait penser que cette question doit être résolue dans le sens affirmatif. Il est notamment, absolument certain qu'on rencontre des cas d'œdème du larynx, qui évoluent isolément, sans participation des tissus voisins, sans angine, sans affection de la base de la langue, sans phénomènes infectieux généraux. Quelquefois l'œdème du larynx survient consécutivement à l'absorption des préparations iodées ; dans d'autres cas il est provoqué par un traumatisme insignifiant du vestibule du larynx, par la pénétration et la persistance d'un corps étranger pointu (œdème traumatique). Très irréguliers sont les cas d'œdème caractérisés par la disparition spon-

tanée et rapide, en quelques heures, des phénomènes laryngés que
remplace alors un œdème intense de la peau de la face et du thorax
(œdème angio-névrotique de Strubing).

A côté des formes d'œdème qui viennent d'être décrites et qu'on
doit considérer comme d'origine inflammatoire, il en existe d'autres
où l'infiltration séreuse de la sous-muqueuse survient à titre de
phénomène partiel : dans l'hydropisie générale qu'on rencontre dans
la néphrite aiguë ou chronique, la cachexie paludéenne, la dégénérescence amyloïde des reins. Cette infiltration séreuse peut encore
s'observer comme œdème par stase, dans les affections cardiaques,
ou consécutivement à la compression de la jugulaire par une tumeur
du cou ou du médiastin antérieur.

Anatomie pathologique. — Au point de vue anatomique, l'œdème
du larynx se manifeste par une tuméfaction transparente jaune pâle,
rarement rose, de la muqueuse, tuméfaction rénitente, comme gélatineuse, particulièrement bien accusée dans les régions riches en
tissu sous-muqueux, c'est-à-dire à la partie supérieure du larynx,
de l'épiglotte, des replis ary-épiglottiques, sur la muqueuse des
cartilages aryténoïdes, sur les ligaments thyro-aryténoïdiens supérieurs, et plus rarement sur les cordes vocales.

Symptômes. — Les phénomènes que provoque l'œdème sont très
variables et dépendent : d'un côté, de la nature de l'affection primitive ; de l'autre, du siège, de l'extension et de l'intensité de la tuméfaction œdémateuse.

Dans l'œdème du vestibule du larynx, les malades ont la sensation
d'un corps étranger dans le cou. Les modifications de la voix, quand
elles ne sont pas provoquées par une autre affection concomitante
du larynx, consistent en une raucité, une profondeur du timbre. La
toux et la douleur n'appartiennent pas en propre à l'œdème. Le
symptôme principal est la difficulté de la respiration. La sténose
peut se déclarer d'une façon tellement foudroyante que le malade
est dans certains cas emporté en quelques heures par l'asphyxie, si
l'on tarde à faire la trachéotomie. L'œdème se développe d'une
façon particulièrement rapide dans les cas où il s'agit de la pénétration d'un corps étranger pointu dans le vestibule du larynx ; puis
chez les convalescents affaiblis, principalement après le typhus ;
dans le cours du mal de Bright ; dans les tumeurs du médiastin et
les anévrysmes de l'aorte. Dans tous ces cas, l'apparition de l'œdème
n'est précédée d'aucune affection du larynx. Heureusement que le

plus souvent la dyspnée se développe progressivement et n'atteint pas le degré d'intensité des cas qui viennent d'être cités. Au début, la dyspnée est seulement inspiratrice. Mais si la tuméfaction augmente en intensité et en extension, ou bien si l'œdème envahit un larynx dont la muqueuse présentait déjà auparavant des épaississements, la dyspnée inspiratrice s'accompagne de dyspnée expiratrice, et nous avons alors devant nous le tableau complet de l'apnée extrême : stridor laryngé, abaissement du larynx pendant l'inspiration, tirage jugulaire et épigastrique, inspirations plus rares et plus profondes.

L'*examen laryngoscopique*, qui seul permet d'assurer le diagnostic, montre que les différentes parties du larynx présentent une forte tuméfaction, variable comme siège et comme intensité. L'épiglotte a perdu sa conformation normale et se présente soit sous forme d'une tumeur sphérique, soit sous celle de deux bourrelets informes, serrés l'un contre l'autre et séparés sur la ligne médiane par un sillon. Si l'œdème n'est pas très intense, les bords de l'épiglotte apparaissent comme enroulés. L'épiglotte œdématiée est tantôt immobile et verticalement dirigée en haut, tantôt dirigée en arrière, de sorte que l'inspection du larynx devient impossible. Les bords latéraux de l'épiglotte paraissent se continuer directement avec les ligaments ary-épiglottiques œdématiés, qui se présentent sous forme de deux bourrelets ou de deux vessies natatoires presque accolées par le milieu l'une contre l'autre. L'œdème des ligaments thyroaryténoïdiens supérieurs n'est jamais aussi prononcé que celui du vestibule du larynx. Les cordes vocales qui sont rarement envahies par l'œdème, ressemblent dans ces cas à de petits polypes allongés. D'une façon générale les parties œdématiées paraissent fortement tendues, transparentes, avec reflets jaunâtres, comme gélatineuses. Quelquefois des phlyctènes se forment sur la muqueuse. Si, pour une raison quelconque, l'examen laryngoscopique paraît impossible, l'exploration digitale (à l'aide du doigt introduit rapidement le long du bord de la langue) peut fournir des renseignements, au moins pour ce qui est du vestibule du larynx; quelquefois on arrive à inspecter le vestibule du larynx, en provoquant un effort de vomissement par l'abaissement forcé de la base de la langue.

Diagnostic. — Comme le symptôme le plus important de la laryngite œdémateuse, la sténose, n'est pas un signe pathognomonique de cette affection, le diagnostic ne peut être fait avec certitude qu'après examen laryngoscopique. Le laryngoscope permet d'éviter toute confusion de l'œdème de la glotte avec le laryngospasme, les polypes, les abcès rétropharyngiens, les corps étrangers. Ce qui distingue les tuméfactions œdémateuses de l'infiltration sous-muqueuse dure de nature tuberculeuse, syphilitique ou carcinomateuse, c'est la coloration plus pâle, jaunâtre des premières, et l'aspect plus tendre, plus mou, transparent des dernières.

L'erreur la plus facile à commettre, c'est de confondre l'œdème avec l'érysipèle du larynx. Dans l'érysipèle la fièvre est, dès le début, très élevée (40° et au-dessus), l'état général mauvais, et presque toujours il existe en même temps un érysipèle de la peau. Bien entendu, le diagnostic s'appuiera en même temps sur les antécédents du malade et l'examen complet des autres régions : cou, circulation veineuse, cœur, médiastin. On recherchera en même temps les signes de dyscrasie hydrémique et on examinera l'urine au point de vue de la présence de l'albumine, etc. D'un autre côté, il ne faudra pas oublier que l'œdème est ordinairement une affection secondaire, et, qu'en présence d'un œdème du larynx, le diagnostic doit tendre à mettre en lumière l'affection primitive.

Pronostic. — L'œdème aigu du larynx peut se développer avec une rapidité extrême ou du moins débuter comme une affection insignifiante à symptômes peu précis pour se transformer rapidement en un état menaçant la vie du malade. Comme l'œdème du larynx est habituellement une affection secondaire, sa durée et sa marche dépendent de la nature de l'affection primitive. Si l'œdème du larynx fait partie d'une hydropisie générale, il pourra disparaître avec l'amélioration ou la disparition des autres épanchements. Il en est de même de l'œdème résultant d'une stase locale par compression des jugulaires. Quand on arrive à faire disparaître la compression, l'exsudat séreux du larynx se résorbe rapidement à son tour. L'œdème localisé au voisinage d'un abcès, disparaît après l'évacuation de la collection purulente. Mais, même dans ces cas, l'œdème peut prendre une marche tellement suraiguë que la mort par asphyxie arrive avant qu'on parvienne à faire disparaître la cause primitive ou à parer au danger par la trachéotomie préventive. Aussi l'œdème aigu, surtout quand il occupe plusieurs portions du larynx, doit-il être considéré comme un symptôme très sérieux. Le pronostic sera donc toujours réservé, car on est quelquefois réellement surpris de la rapidité avec laquelle apparaît la sténose laryngée.

Traitement. — Le traitement a donc deux indications à remplir :

en premier lieu, faire disparaître l'œdème et l'affection primitive qui en est cause; en second lieu, surveiller le malade pour parer à temps au danger imminent d'asphyxie. Pour ce qui est de la première indication, elle n'est que rarement entièrement remplie, en ce sens qu'on arrive rarement à faire disparaître l'œdème d'une façon complète et durable, la maladie primitive opposant ordinairement une résistance invincible à nos moyens thérapeutiques. Si l'œdème est produit simplement par une inflammation aiguë, il peut être utile, surtout quand il s'agit des individus vigoureux, de faire une saignée locale à l'aide d'un grand nombre de sangsues placées de chaque côté du larynx. On peut encore soulager un peu le malade en lui faisant avaler de la glace. En même temps on appliquera sur le cou une vessie de glace ou des compresses hydrophiles. Dans l'œdème survenant dans le cours d'une hydropisie générale, on obtiendra de bons effets d'une révulsion énergique du côté de la peau et de l'intestin.

Si l'œdème s'accompagne de phénomènes de suffocation graves ou si l'œdème muqueux tend à augmenter, malgré l'application des moyens qui viennent d'être énumérés, on n'hésitera pas à recourir à des moyens plus énergiques, destinés à combattre le danger imminent d'asphyxie.Sous ce rapport, on peut recommander comme très efficaces les scarifications des parties œdématiées, scarifications exécutées pour la première fois par Lisfranc. On se sert pour ces scarifications d'un bistouri laryngé à lame cachée ou non, ou bien d'un simple bistouri à lame longue et étroite, enveloppée de bandelettes de diachylon jusqu'à un quart de centimètre de la pointe.

Si les scarifications échouent ou sont impossibles à exécuter, il ne reste plus, comme indication vitale, qu'à faire la trachéotomie. Après l'opération, on essayera de combattre l'œdème lui-même avec les moyens qui varieront suivant la nature de la laryngite œdémateuse.

GOTTSTEIN, *de Breslau*,

Professeur à l'Université.

Traduit de l'allemand par Emile LAURENT et S. CSAPÓ.

CHAPITRE III

SPASME DU LARYNX

Synonymie : Laryngospasme, stridulisme, laryngisme striduleux.

Sous le nom de spasme du larynx, nous comprenons l'occlusion spasmodique de la glotte, survenant par accès, et provoquée par l'irritation directe ou, plus souvent, réflexe du récurrent ou du pneumogastrique, au-dessus de l'émergence du récurrent. Comme chez les enfants, cette affection se présente avec d'autres phénomènes que chez les adultes, nous décrirons d'abord :

I

LARYNGOSPASME DES ENFANTS

Synonymie : Spasme phréno-glottique des nourrissons. — Spasme de la glotte des enfants du premier âge.

Etiologie. — Cette affection frappe surtout les enfants de quatre mois à deux ans, mais s'observe aussi chez les nouveau-nés. Les garçons sont plus souvent atteints que les filles. La saison froide paraît favoriser l'apparition des accès. Parmi les causes générales intervenant dans la production du laryngospasme, la nutrition vient en première ligne. Les enfants nourris artificiellement, les enfants soumis après le sevrage à une alimentation mal appropriée, se signalent par une prédisposition toute particulière au laryngisme. Les enfants rachitiques fournissent à leur tour un fort contingent. Parmi les causes fréquentes, il faut encore compter la tuméfaction et la caséification des ganglions bronchiques, l'hydrocéphalie chronique et la microcéphalie. Dans un certain nombre de cas, la cause étiologique reste obscure, et on est obligé d'attribuer l'affection soit à un trouble fonctionnel du cerveau ou du bulbe, soit à une excitabilité réflexe exagérée. Comme causes occasionnelles, on peut citer le catarrhe du larynx, de la trachée ou des bronches, la réplétion de l'estomac, le catarrhe intestinal, le météorisme, puis un certain nombre de faits d'ordre psychique tels que la peur, la joie, les larmes, les cris, etc.

Anatomie pathologique. — Le laryngospasme étant une névrose pure, on ne trouve de modifications ni dans les muscles ni dans la muqueuse du larynx. Les lésions qu'on trouve à l'autopsie dans divers organes doivent être considérées comme le résultat d'une cause éloignée ou comme un phénomène secondaire.

Symptômes. — L'accès typique se présente de la façon suivante. Brusquement, après une ou plusieurs inspirations, courtes, sifflantes, la glotte se ferme et la respiration s'arrête. La lutte de l'enfant contre l'apnée est suffisamment indiquée par sa figure angoissée, ses yeux immobiles avec les pupilles rétrécies, la pâleur de sa peau, ses lèvres cyanosées, ses narines écartées, sa tête rejetée en arrière avec le cou faisant saillie en avant et le front couvert de sueur froide. Au bout de quelque temps, de quelques secondes à deux minutes au plus, ce qui, pour l'entourage, est une éternité, l'accès (quand la terminaison fatale n'est pas amenée par l'asphyxie) se termine par une ou plusieurs inspirations plus ou moins profondes. La respiration encore accélérée et profonde au début, revient progressivement au rythme normal et l'enfant reprend peu à peu son aspect habituel et sa tranquillité si inopinément troublée.

L'accès ne se présente pas toujours ni avec les mêmes phénomènes ni avec la même intensité. Dans les cas tout à fait légers, l'accès consiste en un arrêt momentané de la respiration et se termine par une seule respiration longue et profonde (« absence » de l'enfant). Dans les cas plus graves, la contraction se propage par d'autres voies nerveuses et envahit quelquefois les doigts : tantôt ce sont les mains qui se ferment, tantôt les pouces seuls sont rabattus dans la paume, tandis que les autres doigts se raidissent en extension forcée. Si la crampe envahit les avant-bras, les poignets se fléchissent et se portent en dedans. La contraction peut encore frapper les membres inférieurs et on voit alors les orteils s'étendre fortement et le pied se tourner en dedans. Il peut enfin survenir des convulsions générales toniques.

La connaissance est conservée dans les cas légers, et plus ou moins perdue dans les formes graves. Le cœur, qui au début se contractait irrégulièrement et violemment, faiblit de plus en plus. Le pouls devient petit.

Le nombre d'accès par jour est très variable. Souvent ils se succèdent très rapidement, puis, après un intervalle assez long de bien-être relatif, la scène recommence. Ces alternations peuvent se présenter plusieurs fois dans les vingt-quatre heures. Plus les accès sont fréquents, moins ils sont habituellement graves. Les accès surviennent aussi bien le jour que la nuit, et peuvent être provoqués par les causes occasionnelles énumérées plus haut. Mais il est vrai aussi que souvent la cause de l'accès reste obcure.

Durée, terminaisons et pronostic.— Le laryngospasme peut durer pendant des semaines et des mois. Autrement dit, les accès peuvent se reproduire tant que l'état de nutrition et l'irritabilité exagérée du système nerveux persistent. Si l'état de la nutrition s'améliore, la guérison complète, radicale, ne se fait pas attendre. La terminaison fatale, ce qui est généralement rare, peut survenir par asphyxie, ou à la suite d'un accès violent d'éclampsie. Quelquefois l'affection se complique d'épanchements séreux entre les méninges et dans les ventricules, et les enfants succombent alors après un temps plus ou moins long au milieu des phénomènes d'une compression cérébrale progressivement croissante.

Le pronostic n'est pas défavorable, et dépend de la résistance des enfants, de la possibilité de mettre ces malades dans des conditions hygiéniques favorables. La complication des accès par des convulsions généralisées, l'existence de modifications anatomiques dans le cerveau, les méninges ou le bulbe, assombrissent le pronostic. Le pronostic serait encore plus favorable chez les filles que chez les garçons.

Diagnostic. — Le début brusque de l'accès, l'apnée extrême, mais de courte durée, avec une respiration tout à fait normale dans les intervalles libres, l'absence de fièvre, de toux, de troubles de la phonation, permettent suffisamment d'éviter toute confusion entre le laryngospasme et le croup, l'œdème de la glotte ou une autre affection organique du larynx. Le diagnostic différentiel avec la paralysie bilatérale des dilatateurs de la glotte, est également facile :

dans la paralysie, la dyspnée qui existe d'une façon constante, est moins intense que dans le laryngospasme et ne se transforme en véritable apnée qu'à l'occasion d'une fatigue.

Traitement. — Nous sommes obligé de séparer le traitement de l'accès de celui de la maladie primitive.

L'accès de laryngisme striduleux est très souvent d'une si courte durée qu'il ne peut guère être question d'intervention thérapeutique. D'un autre côté, l'accès survient si subitement que ce qui est à faire reste en somme à la charge de l'entourage. Du reste, dans la grande majorité des cas, les accès se terminent favorablement sans la moindre intervention. Il est difficile de se prononcer sur la question de savoir si nous pouvons exercer une influence sur la durée et l'intensité de l'accès ou si la plupart des moyens recommandés n'aggravent pas plutôt la dyspnée. Cependant l'entourage, effrayé, affolé par la scène, exige qu'on fasse quelque chose, et il est bon que le médecin ne reste pas inactif, les mains dans ses poches, même dans les accès d'intensité moyenne. On fera ouvrir la fenêtre pour donner de l'air au petit malade qu'on déshabillera et qu'on fera frictionner sur tout le corps avec de l'essence de moutarde ; on peut encore asperger le thorax avec de l'eau froide pour favoriser le rétablissement de la respiration ; dans le même but on mettra sous le nez du malade de l'ether ou de l'ammoniaque ; on lui donnera enfin un lavement laxatif. Si l'accès est grave, si la cyanose est considérable et l'asphyxie imminente, on fera des affusions froides dans un bain tiède. Mais si le médecin se trouve là, pendant l'accès, il faudra que, sans s'attarder à ces petits moyens, il pratique de suite le cathétérisme des voies respiratoires. Si, malgré l'introduction de la sonde, la respiration ne se rétablit pas, on fera en même temps la respiration artificielle en insufflant de l'air par la sonde et en le faisant sortir par une compression appropriée des parties latérales du thorax. On peut encore essayer de ranimer la respiration par l'application d'un courant induit sur le pneumogastrique ou d'un courant constant sur la colonne vertébrale et le thorax. La trachéotomie n'est guère praticable : d'abord l'accès dure trop peu de temps, ensuite l'opération ne réussit pas quand le cathétérisme et l'électricité ont échoué. Les inhalations de chloroforme peuvent abréger la durée de l'accès, mais elles ne sont praticables que chez les grands enfants. On peut en dire autant des injections sous-cutanées de morphine.

La médication interne, le musc, l'asa fœtida, ne donnent pas grand'chose ; dans les cas légers cela ne sert à rien, et dans les cas graves la déglutition est impossible. Quelques auteurs recommandent les lavements d'asa fœtida ou de tabac ; mais jusqu'à présent, ces lavements n'ont pas donné plus de résultats que les lavements simples.

Il est très important d'utiliser pour le traitement les intervalles entre les accès afin de diminuer autant que possible leur fréquence, tant qu'on n'est pas arrivé à faire disparaître la maladie primitive.

On se renseignera sur les causes occasionnelles des accès afin de pouvoir les éviter. Il faudra mettre l'enfant à l'abri de toute émotion, de tout ce qui peut le faire pleurer ou crier, ce qui n'est pas toujours facile, quand on pense à l'excitabilité extrême de ces enfants. L'enfant sera tenu dans une chambre bien aérée, et on pourra le sortir par un temps beau et chaud ; on lui évitera également les changements brusques de température. Mais avant tout on réglera son alimentation. Nous savons que la réplétion de l'estomac peut, par une irritation des pneumogastriques, provoquer des accès. On donnera donc à l'enfant de la nourriture à des intervalles fréquents, mais peu à la fois. Les jeunes enfants seront soumis à une alimentation liquide ; aux enfants plus grands on pourra avec les liquides donner en même temps des soupes, des panades. S'il existe de la dyspepsie, elle sera combattue par un traitement approprié, par les alcalins ou les acides, etc.

Contre l'affection elle-même, contre l'excitabilité anormalement exagérée, on a préconisé un grand nombre de médicaments, les nervins, l'asa fœtida, le musc, les préparations de zinc, de cuivre, l'or, le nitrate d'argent ; puis les narcotiques, la morphine, la belladone, le cannabis, le chloral. L'utilité de toutes ces préparations est fort douteuse. Seul le bromure de potassium nous a paru agir d'une façon certainement efficace. Chez les grands enfants nous l'administrons à la dose journalière de 50 centigrammes, à prendre en trois ou quatre fois ; chez les nourrissons, 10 à 20 centigrammes toutes les trois heures, et nous espaçons les doses quand les accès deviennent moins fréquents.

Comme maladie primitive, on rencontre le plus souvent le rachitisme, la scrofule, les diverses adénopathies. Il faut régler l'alimentation, veiller aux bonnes conditions hygiéniques et donner à ces enfants de l'huile de foie de morue, de l'iodure de fer et du phosphore. On ordonnera :

<pre>
Huile de foie de morue . . . .   10 grammes
Poudre de gomme arabique : quantité suf-
   fisante pour faire une émulsion de . .   100   —
Ajoutez : Teinture de valériane.   2   —
</pre>

Par cuillerées à bouche 3 à 4 fois par jour.

En cas d'anémie extrême, la teinture de valériane sera remplacée par la teinture de citrate de fer, et par le sirop d'iodure de fer (10 grammes), s'il existe de l'adénopathie trachéo-bronchique. Chez les enfants déjà grands, on donnera de l'huile de foie de morue pure. Si l'huile de foie de morue est mal supportée ou si les accès de laryngospasme tiennent à une tuméfaction des ganglions bronchiques, on prescrira :

Saccharure d'iodure de fer . . . .   1 gramme
Sucre blanc   2   —

Divisez en 10 paquets. A prendre 3 à 4 par jour.

Ou bien encore :

Sirop d'iodure de fer . . . .   5 grammes
Sirop simple   50   —
Ether acétique   50   —

Une demi-cuillérée ou une cuillerée à café, 3 fois par jour.

Dans l'hydrocéphalie chronique on donnera de l'iodure de potassium ;

Iodure de potassium . . . .   1 à 2 grammes
Eau   90   —
Sirop simple   10   —

Une cuillerée à bouche toutes les deux heures; ou bien on ordonnera de temps en temps des diurétiques légers.

Dans le cas où le laryngospasme peut être attribué au rachitisme, Soltmann recommande chaudement le phosphore suivant la méthode de Kanowitz. Soltmann donne le phosphore à une dose journalière ne dépassant pas un demi-milligramme, en émulsion avec de la gomme arabique et de l'huile d'olive ; le phosphore est administré seul ou concurremment avec d'autres médicaments qui peuvent être indiqués par les complications. On peut encore incorporer le phosphore à l'huile de foie de morue, suivant la formule suivante :

Phosphore   0,005
Huile de foie de morue . . . .   30 grammes
Essence de menthe . . . .   I goutte

Une cuillerée à café 3 fois par jour.

II

LARYNGOSPASME DES ADULTES

Etiologie. — Le laryngospasme des adultes est une affection rare.
Il s'observe dans l'hystérie, l'épilepsie, le tétanos, l'hydrophobie,
la chorée, le tabes, puis dans les cas d'irritation du récurrent par
des tumeurs ou des anévrysmes exerçant une compression modérée
sur le tronc de ce nerf.

Symptômes. — L'accès de laryngospasme est caractérisé, chez les
adultes, par une série d'inspirations prolongées, sifflantes, suivies
d'expirations bruyantes. L'occlusion de la glotte, est dans ces cas,
plus rare que chez les enfants. Toutefois l'angoisse et la dyspnée
ne sont pas, chez les adultes, moindres que chez les enfants. Les
convulsions généralisées se rencontrent seulement chez les hystériques et doivent être mises plutôt sur le compte de la maladie générale que sur celui du laryngospasme. L'examen laryngoscopique,
possible seulement dans l'intervalle des accès, fait voir une muqueuse
laryngée normale. L'affection peut durer des semaines et des mois
avec des accès tantôt rares, tantôt fréquents. Chez les hystériques,
les accès peuvent disparaître pendant des semaines, être remplacés
alors par d'autres états convulsifs et envahir ensuite de nouveau
le larynx. Le pronostic est favorable. La terminaison fatale par
asphyxie ou épuisement est exceptionnelle.

Diagnostic. — Ici encore la confusion n'est possible qu'avec la
paralysie des muscles crico-aryténoïdiens postérieurs. Mais, dans la
paralysie, l'examen laryngoscopique, pratiqué dans l'intervalle des
accès, montre les cordes vocales en adduction, tandis que dans le
laryngospasme les muscles fonctionnent normalement.

Traitement. — L'accès lui-même exige rarement une intervention
thérapeutique. Si l'accès devient menaçant, on peut, à côté de la
révulsion cutanée, à l'aide des sinapisme appliqués sur le thorax ou
les mollets, asperger la figure avec de l'eau froide, badigeonner la
gorge avec de la cocaïne et faire faire des inhalations de chloroforme. La trachéotomie ne devient indiquée que dans des cas tout à
fait rares.

Pour le reste, il faut en premier lieu se rendre compte de la maladie primitive afin de la traiter d'une façon convenable. L'hystérie sera combattue par les méthodes diététiques et médicamenteuses bien connues. Les adénopathies et la strume seront traitées par les préparations iodées. Chez la femme, il faudra examiner les organes génitaux et instituer un traitement approprié, si l'on trouvait quelque chose de ce côté. Si l'on ne trouve aucune affection organique à laquelle on puisse attribuer le spasme de la glotte, on modérera l'excitabilité exagérée du système nerveux par les bromures. On pourra également avoir recours, dans ces cas, aux courants constants.

GOTTSTEIN, de Breslau,

Professeur à l'Université.

Traduit de l'allemand par Émile LAURENT et S. CSAPÓ.

CHAPITRE IV

PARALYSIES DU LARYNX

Étiologie. — Les paralysies des muscles du larynx peuvent être d'origine *périphérique* et sont alors produites par un trouble de conductibilité des deux nerfs qui innervent l'organe, c'est-à-dire le laryngé inférieur ou le laryngé supérieur, ou bien encore par un trouble analogue du pneumogastrique et de l'accessoire de Willis. Dans une autre série de cas, ces paralysies sont d'origine *centrale* et produites alors par une affection intra-cranienne portant sur les noyaux et les racines du pneumogastrique et de l'accessoire. La paralysie peut enfin être provoquée par une affection des muscles eux-mêmes ; on la désigne alors sous le nom de *myopathique*. Mais la pathogénie des paralysies myopathiques est encore si peu connue et leurs phénomènes diffèrent si peu de ceux des paralysies périphériques que nous pouvons les comprendre toutes les deux — paralysies périphériques et paralysies myopathiques — dans la même étude.

Les paralysies périphériques peuvent être provoquées par une lésion primitive du tronc du pneumogastrique ou par une tumeur exerçant une compression sur lui ou le récurrent. Les paralysies centrales s'observent le plus souvent dans l'hystérie, la paralysie bulbaire progressive, la sclérose en plaques, l'atrophie musculaire progressive, la syringomyélie, le tabes ; on les rencontre encore à la suite de certaines maladies infectieuses aiguës telles que la scarlatine, l'influenza, l'érysipèle, le choléra. Les paralysies post-diphtéritiques doivent être considérées comme d'origine périphérique.

On n'est pas encore fixé sur la nature des paralysies toxiques qu'on rencontre quelquefois dans l'intoxication par le plomb, l'arsenic, l'atropine.

Anatomie pathologique. — Les modifications anatomiques des nerfs et des muscles, dépendent de la nature de l'affection, de sa durée et de son extension. Les nerfs peuvent présenter de l'atrophie à un degré variable. Dans les cas récents, les muscles ne sont pas modifiés ; mais quand la paralysie a duré un certain temps, les muscles paraissent pâles, jaune brunâtre, avec des faisceaux primitifs frappés de prolifération nucléaire interstitielle, d'atrophie et de dégénérescence graisseuse.

Symptômes. — Le tableau clinique varie d'après les muscles qui sont paralysés, et par conséquent d'après les troubles fonctionnels consécutifs à la localisation de la paralysie ; il diffère encore suivant que la paralysie est uni ou bilatérale.

Pour toutes ces raisons nous distinguons, au point de vue pratique :

1. La paralysie des tenseurs de la glotte ;

2. La paralysie des constricteurs de la glotte ;

3. La paralysie des dilatateurs de la glotte ;

4. La paralysie de tous les muscles du larynx innervés par le récurrent.

1. *Paralysie des tenseurs de la glotte.* — La tension des cordes vocales tient principalement au fonctionnement des muscles crico-thyroïdiens innervés par le laryngé supérieur qui fournit en même temps des fibres sensitives à la muqueuse laryngée.

Les paralysies portant sur tout le laryngé supérieur, sur ses fibres motrices aussi bien que sur ses fibres sensitives, sont extrêmement rares. La paralysie du nerf crico-thyroïdien rend impossible l'émission des sons élevés ou très élevés.

2. *Paralysie des constricteurs de la glotte.* — Les constricteurs de la glotte sont les muscles crico-aryténoïdiens latéraux, le muscle transverse, les muscles thyro-aryténoïdiens externes et internes. Les muscles constricteurs peuvent être paralysés soit tous à la fois, soit seulement plusieurs d'entre eux ; la paralysie peut enfin ne frapper qu'un seul constricteur. Nous étudierons d'abord *la paralysie de tous les muscles constricteurs.* Cette paralysie s'observe le plus souvent dans l'hystérie et se manifeste par une aphonie complète, qui apparaît brusquement pour disparaître de la même façon et revenir ensuite aussi brusquement qu'elle a disparu. A l'examen

laryngoscopique, on constate que, pendant les efforts de phonation, les cordes vocales restent dans la position d'inspiration. Le plus souvent la paralysie est bilatérale, mais pas toujours complète : tantôt c'est un côté qui est paralysé et l'autre est seulement atteint de parésie, tantôt les deux côtés sont seulement parésiés, de sorte que les cordes vocales se rapprochent encore l'une de l'autre, mais en laissant entre elles un espace très appréciable (insuffisance de la glotte). Dans quelques cas, les cordes vocales arrivent au contact, retournent dans la position d'inspiration quand le malade continue encore à faire des efforts de phonation. Ce qui caractérise cette forme d'aphonie, c'est l'impossibilité de mettre, par un effort de la volonté, les cordes vocales en contact, tandis que l'occlusion réflexe de la glotte s'effectue fort bien ; de sorte que, chez ces malades, la toux et l'éternuement restent sonores.

A côté de ces troubles moteurs, il existe encore dans certains cas de l'anémie de la muqueuse laryngée, quelquefois aussi de l'anesthésie du pharynx et du larynx.

La paralysie du muscle crico-aryténoïdien latéral seul, sans participation des muslces thyro-aryténoïdien et transverse, est extrêmement rare et difficile à diagnostiquer. Comme les muscles thyro-aryténoïdiens et transverses continuent à tendre et à porter en dedans les cordes vocales, la voix est, dans la paralysie qui laisse indemne le crico-aryténoïdien, très peu modifiée. A l'examen laryngoscopique, la glotte reste, pendant la phonation, largement ouverte dans la région des cordes vocales.

La paralysie du muscle aryténoïdien transverse est caractérisée par le rapprochement défectueux des cartilages aryténoïdes. A l'examen laryngoscopique, on trouve une occlusion normale de la glotte ligamenteuse et une glotte inter-cartilagineuse ouverte en forme de triangle presque isocèle, avec une base relativement large et tournée du côté de la paroi postérieure du larynx. Le symptôme principal est l'enrouement ou même l'aphonie.

Dans la paralysie des muscles thyro-aryténoïdiens internes, les cordes vocales perdent le pouvoir de vibrer par le fait de l'abolition de la fonction musculaire qui consiste à mettre les cordes vocales dans l'état de tension et d'élasticité nécessaires pour la tonalité. Aussi, dans cette paralysie, observe-t-on de l'aphonie, quand la lésion est bilatérale, et de la dysphonie dans les cas de lésion unilatérale. L'examen laryngoscopique, fait pendant la phonation, montre une glotte moyennement ouverte, surtout à son milieu ; les cordes vocales paraissent étroites, avec des bords libres excavés, nullement tranchants, ne vibrant pas. La glotte a la forme d'un ovale étroit s'étendant de la commissure antérieure jusqu'à la portion cartilagineuse ; cette dernière, du reste, fermée seulement dans sa partie la plus reculée. Dans le cas de paralysie unilatérale, l'examen laryngoscopique donne un autre tableau. La corde vocale normale se porte, pendant la phonation, vers la ligne médiane, tandis que la corde vocale paralysée présente seule les modifications qui viennent d'être décrites.

3. *Paralysie des dilatateurs de la glotte.* — La dilatation de la glotte ou l'abduction des cordes vocales se trouve sous la dépendance du muscle crico-aryténoïdien postérieur. La paralysie de ce muscle est uni ou bilatérale.

Dans la paralysie bilatérale du dilatateur de la glotte, la voix reste normale ou presque normale, mais il existe de la dyspnée qui se développe progressivement et s'accompagne de stridor. Au début la dyspnée n'apparaît qu'à l'occasion des actes qui mettent considérablement en jeu les muscles respirateurs, quand on a, par exemple, à monter des escaliers ou à parler longtemps, etc. ; plus tard la dyspnée devient permanente et prend un caractère tellement menaçant que presque toujours la trachéotomie devient indispensable. La voix n'est modifiée que lorsqu'il existe en même temps une tuméfaction catarrhale ou inflammatoire du larynx.

Au laryngoscope, on trouve les cordes vocales plus ou moins rapprochées l'une de l'autre, de sorte que la glotte se trouve transformée en une fente étroite se rétrécissant encore davantage à chaque inspiration. Pendant la phonation, la glotte a l'aspect d'une fente linéaire dont les lèvres vibrent d'une façon normale.

Ces phénomènes expliquent parfaitement les troubles fonctionnels qui viennent d'être décrits. La dyspnée inspiratrice est due à l'étroitesse de la glotte qui se rétrécit encore davantage pendant l'inspiration ; l'inspiration, pendant laquelle les cordes vocales s'écartent en laissant l'air passer librement entre elles, est libre ; quant au stridor qui accompagne l'expiration, il est dû à la colonne d'air qui, en passant entre les cordes vocales rapprochées, les met en vibration. Si la phonation reste normale c'est parce que les tenseurs et les constricteurs de la glotte continuent à fonctionner normalement.

La paralysie unilatérale des dilatateurs de la glotte provoque des troubles peu accusés. La glotte restant suffisamment ouverte, la respiration est libre ; le stridor n'apparaît qu'à l'occasion des inspirations forcées, et la dyspnée ne se manifeste qu'à la suite des exercices fatigants. La voix n'est pas tout à fait pure, mais un peu rauque, par le fait de l'inégalité du nombre des vibrations du côté sain et du côté paralysé.

Au laryngoscope on trouve la corde vocale paralysée sur la ligne médiane; la corde vocale normale fonctionne normalement pendant la respiration et la phonation.

4. *Paralysie de tous les muscles innervés par le récurrent* (paralysie totale du récurrent). — Les affections organiques du tronc ou des racines centrales du récurrent provoquent au début une paralysie limitée aux abducteurs, et ce n'est que plus tard que les adducteurs se paralysent à leur tour. Dans la paralysie de tous les muscles innervés par le récurrent, la corde vocale prise conserve la position « cadavérique », aussi bien pendant la phonation que pendant les inspirations. La position cadavérique n'est pas tout à fait celle de la glotte au repos : la glotte est dans le premier cas plus étroite, les cordes vocales moins larges avec des bords qui paraissent excavés, mousses, et ne vibrent plus pendant la phonation. Les phénomènes que provoque la paralysie bilatérale totale du récurrent consistent dans une aphonie complète et dans l'impossibilité de tousser et d'expectorer violemment, phénomènes qui tiennent à la largeur de la fente glottique. Dans l'expiration forcée, il s'échappe de la bouche une forte colonne d'air. La dyspnée fait défaut, seulement l'expiration forcée a un caractère striduleux, l'air expiré faisant vibrer d'une façon lourde les parties molles de l'orifice supérieur du larynx.

Dans la paralysie unilatérale totale du récurrent, seule la corde vocale prise se trouve immobilisée en position cadavérique, tandis que la corde vocale intacte continue à fonctionner normalement et se porte même souvent au delà de la ligne médiane pendant la phonation. Aussi, dans ces cas, il n'existe pas d'aphonie, mais la voix est faible, peu sonore et prend le timbre de la voix de tête, quand elle commence à se fatiguer.

Dans la paralysie totale du récurrent de longue durée, on trouve la corde vocale atrophiée et rétrécie.

Marche, terminaisons et pronostic. — Les paralysies des cordes vocales peuvent survenir brusquement et disparaître de même. Dans les vingt-quatre heures, les hystériques peuvent, par paralysie des cordes vocales, devenir à plusieurs reprises aphones pour quelques heures et parler d'une voix sonore dans les intervalles; dans d'autres cas, ces malades, après être restés aphones pendant des semaines, recouvrent brusquement la voix pour la perdre de nouveau par intervalles. Quelquefois ces paralysies disparaissent d'une façon passagère ou définitive pendant le premier examen laryngoscopique, quand les malades, priés de dire « a », contractent violemment les muscles correspondants; dans d'autres cas, ces malades émettent des sons sonores pendant l'examen laryngoscopique et redeviennent aphones quand on retire le laryngoscope. D'un autre côté, certaines paralysies des cordes vocales, même celles où rien, comme chez les hystériques, ne permet de croire à une dégénérescence des fibres nerveuses, résistent pendant des mois à tout traitement pour disparaître ensuite aussi brusquement qu'elles se sont déclarées. Dans ces cas, il s'agit presque toujours d'une paralysie fonctionnelle des adducteurs. Toujours est-il que le pronostic doit rester réservé, même pour ce qui est du rétablissement de la phonation. En effet, dans un grand nombre de cas, la paralysie des cordes vocales est due à une affection incurable qui évolue d'une façon latente et n'est reconnue que très tard; d'un autre côté, dans les cas curables, il est difficile de dire d'avance pendant combien de temps la paralysie résistera aux moyens thérapeutiques.

Pour ce qui est des différentes formes de paralysie, on peut dire que, toutes choses égales et tant qu'il n'existe pas de maladie primitive incurable, la paralysie des constricteurs de la glotte cède plus facilement au traitement que celle des dilatateurs. De plus, la paralysie des constricteurs ne comporte pas des dangers immédiats pour la vie du malade, tandis que, dans la paralysie des dilatateurs, surtout dans la bilatérale, ce danger existe sous forme d'asphyxie nécessitant souvent la trachéotomie. Les paralysies bilatérales du laryngé supérieur peuvent également se terminer par la mort. Dans ces paralysies, la terminaison fatale peut être amenée par inanition, les aliments, par suite de l'anesthésie de la muqueuse, s'engageant souvent dans les voies respiratoires et mettant le malade dans de mauvaises conditions de nutrition. Dans d'autres cas, la mort est le résultat de l'asphyxie ou d'une pneumonie par aspiration de parcelles alimentaires.

Diagnostic. — Quand on constate l'immobilité de l'une ou des deux cordes vocales, le diagnostic a trois questions à résoudre :

1º Démontrer que la motilité abolie ou seulement diminuée n'est pas produite par une cause d'ordre mécanique, mais est d'origine fonctionnelle ;

2° Etablir quels sont les muscles ou les groupes musculaires qui ne fonctionnent plus ;

3° Elucider dans chaque cas la cause essentielle à laquelle doit être attribuée la paralysie.

Les deux premières questions seront en premier lieu résolues par l'examen laryngoscopique. D'une façon générale, on peut dire que, dans les paralysies, la muqueuse du larynx conserve son aspect normal tandis que, dans les troubles de motilité d'origine mécanique, on peut constater l'existence de lésions organiques. Pourtant, dans les deux cas, les exceptions sont nombreuses. C'est ainsi que, dans certains catarrhes, il est impossible de savoir au juste si l'occlusion insuffisante de la glotte est provoquée par la parésie des constricteurs ou, mécaniquement, par la tuméfaction de la muqueuse. Dans ces cas, il faut avant tout examiner soigneusement la paroi postérieure du larynx pour voir si, pendant la phonation, il ne s'engage pas entre les cordes vocales des replis de la muqueuse de la paroi postérieure du larynx.

Les inflammations sous-muqueuses et la périchondrite, surtout quand elles envahissent l'articulation crico-aryténoïdienne, provoquent quelquefois une immobilité uni ou bilatérale des cartilages aryténoïdes et des cordes vocales ou bien une vraie ou fausse ankylose. Et suivant que les cartilages sont fixés dans la position inspiratrice, ou cadavérique, ou de phonation, la confusion est facile à faire avec une paralysie des adducteurs ou une paralysie totale du récurrent, surtout quand tous les phénomènes inflammatoires ont eu le temps de disparaître.

L'anamnèse fournit de son côté de nombreux points de repère pour le diagnostic différentiel. Les paralysies se développent le plus souvent brusquement, sans être précédées par une autre affection ; par contre, dans les troubles de motilité tenant à une cause mécanique, on trouve des processus inflammatoires antérieurs, ordinairement secondaires et consécutifs à la syphilis, au typhus, etc. Dans les ankyloses, l'examen laryngoscopique montre ordinairement une inégalité de forme des deux cartilages aryténoïdes, des signes d'anciennes ulcérations, des cicatrices, des tuméfactions localisées à la base du cartilage immobile. Enfin, pour déterminer, dans chaque cas particulier, quels sont les muscles qui sont paralysés, on n'a qu'à se rappeler les fonctions propres à chaque muscle ou à chaque groupe musculaire. Le lecteur n'a donc pour cela qu'à se reporter aux tableaux laryngoscopiques déjà étudiés par nous à l'occasion des symptômes des paralysies. Mais, pour plus de clarté, nous préférons passer encore une fois en revue les phénomènes caractéristiques en question.

La *paralysie du crico-tyroïdien*, quand toutes les fibres du laryngé supérieur sont prises, est caractérisée par l'anesthésie de la muqueuse laryngée, le passage fréquent des aliments dans les voies respiratoires, la voix rauque et monotone, l'impossibilité d'émettre des sons élevés. Au laryngoscope : l'épiglotte est immobile, le plus souvent déplacée en arrière, vers la base de la langue, les mouvements des cordes vocales s'effectuent normalement. Cette paralysie s'observe presque exclusivement après la diphtérie.

Si les fibres motrices seules de ce nerf sont prises, on constate, avec une glotte qui se ferme normalement, l'absence de vibration des cordes vocales.

La *paralysie des adducteurs*, que ce soit d'un seul muscle ou de plusieurs ou de tous à la fois, donne lieu à des troubles de phonation, dysphonie ou aphonie. Au laryngoscope : on trouve une occlusion insuffisante de la glotte, à un degré variable, suivant les muscles pris. Ainsi :

Dans la *paralysie de tous les adducteurs*, les cordes vocales gardent la position inspiratrice, même pendant la phonation ;

Dans la *paralysie des crico-aryténoïdiens latéraux*, la glotte est largement ouverte au niveau du sommet des cordes vocales ;

Dans la *paralysie du muscle aryténoïdien transverse*, la partie inter-cartilagineuse de la glotte a la forme d'un triangle, tandis que la portion inter-ligamenteuse se ferme d'une façon normale ;

Dans la *paralysie du muscle thyro-aryténoïdien*, les cordes vocales paraissent plus étroites, leurs bords excavés, et l'orifice de la glotte a l'aspect d'un ovale étroit ;

Dans la *paralysie simultanée des muscles aryténoïdiens internes et thyro-arytédoïdien*, la glotte est largement ouverte dans ses portions inter-cartilagineuse et inter-ligamenteuse.

Si, dans tous ces cas, un seul côté se trouve paralysé, on constate que, tandis que pendant la phonation la corde vocale saine fonctionne normalement, les mouvements de la corde vocale malade sont incomplets et même abolis.

La *paralysie des abducteurs* est caractérisée par une dyspnée inspiratrice interne qui s'exagére encore à l'occasion des fatigues; par un stridor sonore avec voix presque normale et expiration libre. Au laryngoscope, on trouve une glotte étroite qui se rétrécit encore davantage à chaque inspiration.

Dans la *paralysie unilatérale du crico-aryténoïdien postérieur*, les troubles respiratoires sont peu accusés et n'apparaissent ordinairement qu'à la suite des fatigues; la voix est couverte et la corde vocale paralysée, s'étant rapprochée de la ligne médiane, la fente glottique ne présente que la moitié de sa largeur normale.

La *paralysie totale unilatérale du récurrent* est caractérisée par la position cadavérique de la corde vocale, l'entre-croisement des cartilages aryténoïdes pendant la phonation, et l'obliquité de la fente glottiqne due à ce que la corde vocale et le cartilage aryténoïde du côté sain dépassent la ligne médiane.

Pour résoudre la troisième question relative à la cause fondamentale de la paralysie, il faut examiner très attentivement tous les organes du malade, l'état de son système nerveux central et périphérique, explorer la région cervicale, étudier l'état du pharynx et des organes thoraciques et utiliser les renseignements que peut fournir l'anamnèse.

On fera toujours bien de se mettre en garde contre le diagnostic de « paralysie rhumatismale », et de ne le formuler qu'après élimination raisonnée de toutes les autres causes possibles.

Traitement. — Il doit avoir en vue de faire disparaître la cause de la paralysie. Malheureusement ce n'est pas toujours possible. Les paralysies consécutives au cancer de l'œsophage, aux anévrysmes de l'aorte, à l'adénopathie trachéo-bronchique; ensuite presque toutes les paralysies provoquées par une affection organique du système nerveux central, paralysie bulbaire, tabes, etc., sont incurables. On cherchera à combattre, par l'administration interne et les applications externes de préparations iodées, la strume, les adénopathies scrofuleuses du cou. Les dyscrasies sanguines, l'anémie, la chlorose seront attaquées par les préparations ferrugineuses et un traitement tonique général. Le changement d'air donne quelquefois des succès dans les paralysies hystériques tenaces.

Dans les cas rebelles, principalement dans les paralysies unilatérales, on est obligé de recourir aux courants électriques. Le mieux c'est d'appliquer les deux courants l'un après l'autre, en courtes séances de deux à trois minutes, soit à travers la peau, soit par la voie endolaryngée. Si l'électrisation est faite à travers la peau, les électrodes seront appliquées, quand il s'agit de paralysies bilatérales, de chaque côté du cartilage thyroïde; si la paralysie est unilatérale, une électrode sera appliquée contre le cartilage thyroïde du côté de la paralysie, et l'autre sur n'importe quelle partie du corps, le mieux contre la colonne vertébrale. Si l'électrisation est pratiquée dans le larynx même, une électrode, cachée dans une sonde courbe jusqu'à son extrémité libre, en forme de bouton et terminée par une petite éponge, est conduite sur le doigt dans le larynx, tandis que la seconde est appliquée sur la peau du cou.

Chez les hystériques, l'effet de l'électrisation est quelquefois très rapide, mais d'autres fois l'électricité doit être continuée pendant des semaines et des mois. Souvent la voix reparaît pendant l'électrisation et disparaît aussitôt qu'on retire les électrodes. Ces cas comportent un pronostic favorable. L'action de l'électricité peut être renforcée par des exercices de parole en disant aux malades de compter à haute voix pendant que la voix est revenue sous l'influence du passage des courants; puis, pour juger de l'effet, le courant est interrompu pour quelques secondes.

On peut donner en même temps de la strychnine qu'on administre le mieux par la voie sous-cutanée.

Dans les paralysies doubles du crico-aryténoïdien postérieur, la dyspnée est quelquefois si violente qu'on est obligé de faire la trachéotomie.

GOTTSTEIN, de Breslau,

Professeur à l'Université.

Traduit de l'allemand par Emile LAURENT et S. CSAPÓ.

DEUXIÈME PARTIE

MALADIES DES BRONCHES

CHAPITRE PREMIER

BRONCHITES

I

PATHOLOGIE GÉNÉRALE DES BRONCHITES

Étiologie et pathogénie. — La bronchite est l'inflammation des bronches. C'est une affection des plus communes qui frappe tous les âges et s'observe en tous lieux. Elle est assurément beaucoup plus fréquente que l'on ne pourrait le croire d'après les statistiques hospitalières qui ne comprennent guère que les cas compliqués et de gravité exceptionnelle. C'est dans la clientèle de la ville que le médecin se rendra compte de son extrême fréquence, plus grande peut-être que celle de toute autre affection. Aussi, et bien que très généralement, la bronchite ne constitue pas une maladie grave, son étude et celle de son traitement ont pour le praticien le plus grand intérêt.

Les causes de la bronchite se divisent en causes infectieuses et causes non infectieuses.

Dans les bronchites de cause infectieuse, il y a un élément microbien qui joue un rôle primordial et dominant; l'élément phlegmasique n'y est qu'accessoire, secondaire. Ces inflammations des bronches se montrent au cours de maladies générales dont elles ne constituent qu'une localisation, un symptôme qui peut manquer d'ailleurs.

Nous citerons : la grippe, la coqueluche, la rougeole, la tuberculose, la diphtérie, causes de bronchites nombreuses; puis plus rarement l'érysipèle, la variole, la morve, la syphilis.

Nous n'avons pas à nous occuper ici de ce groupe de bronchites, dont les caractères spéciaux seront naturellement étudiés aux différents chapitres concernant les affections qui les engendrent.

Les bronchites de cause non infectieuse naissent de toutes les circonstances capables de faire affluer le sang sur la muqueuse bronchique avec une intensité et une durée suffisante pour en déterminer l'inflammation.

En première ligne se place le froid, qui peut agir soit sur la muqueuse bronchique, soit sur le tégument externe, surtout quand celui-ci est en état de transpiration. Le mécanisme de cette action du refroidissement est mal connu, malgré d'intéressantes expériences, qui n'ont pas encore élucidé la question. L'inspiration d'un air froid provoque-t-elle une congestion en retoura près une période d'anémie par contraction vasculaire? L'impression du froid sur la peau produit-elle, en chassant le sang de la périphérie, la fluxion de la muqueuse bronchique? Il est à noter que certains sujets possèdent à cet égard une susceptibilité toute spéciale.

La bronchite peut résulter de la propagation descendante d'une inflammation des voies respiratoires supérieures, pituitaire et pharynx.

Inversement, elle peut être due à l'extension ascendante d'une phlegmasie du poumon ou même de la plèvre, comme on le voit chez les tuberculeux.

Nous citerons encore la respiration de poussières irritantes ou de gaz délétères (carriers, plâtriers vidangeurs), l'élimination à la surface de la muqueuse de certains principes médicamenteux (iodures, bromures).

La fluxion bronchique peut dériver des troubles vaso-moteurs fréquents chez les neuro-arthritiques (ce qui comprend les goutteux, les asthmatiques les dilatés de l'estomac, ainsi que chez les enfants lymphatiques).

La congestion passive est le résultat de l'asthénie cardiaque comme dans les bronchites des maladies du cœur, de certains asthmes prolongés, des affections adynamiques, de l'agonie.

Le mal de Bright peut produire la bronchite par différents mécanismes : par toxémie, par perturbation vaso-motrice, et enfin par affaiblissement de l'action du cœur due à l'asthme cardiaque.

L'hyperhémie bronchique, une fois constituée sous l'influence de l'une de ces causes, aboutit, après un temps variable mais toujours assez court, à l'inflammation de la muqueuse. Cette inflammation, comme celle de toutes les muqueuses, en raison de la structure de ces membranes à épithélium fragile et à glandes nombreuses est du type catarrhal.

Ainsi toute bronchite comprend deux phases : congestion, inflammation catarrhale.

On a décrit des bronchites congestives, inflammatoires et catarrhales. Nous n'adopterons pas ces divisions qui ne correspondent pas à la réalité des choses. Il n'est pas de bronchite sans inflammation, si limitée qu'elle soit; et pas de phlegmasie bronchique qui ne produise quelques sécrétions, comme on le voit même dans les cas désignés sous l'appellation paradoxale de catharre sec.

Nous avons vu qu'il est deux ordres de causes de la bronchite : des causes infectieuses et des causes non infectieuses. Il n'en faut pas conclure que les inflammations nées de ces dernières soient exemptes de tout caractère infectieux. En effet, si dans ces bronchites le processus phlegmasique ne procède pas à l'origine d'un élément microbien, cet élément ne tarde pas à intervenir et à jouer un rôle important dès que la muqueuse, diminuée dans sa résistance physiologique, altérée par la congestion morbide, offre aux divers organismes contenus dans l'air inspiré un terrain de culture favorable. Tous les microbes vivant dans l'atmosphère du malade envahissent alors sa muqueuse, et, par leur pullulation, exercent sur la marche et l'intensité de l'inflammation une influence assurément notable quoiqu'encore imparfaitement connue. Mais ici il s'agit d'une action microbienne *banale*, due à des espèces multiples et variables suivant les milieux, et non d'une action *spécifique* comme dans les bronchites des maladies générales.

Toutes les bronchites sont donc infectieuses, mais les unes sont infectieuses spécifiques, tandis que les autres sont infectieuses non spécifiques.

Bien des points, d'ailleurs, restent à éclaircir au sujet de l'influence microbienne dans ces inflammations non spécifiques. Il est possible et même probable que la prédominance de telle ou telle variété de microorganismes imprime à la maladie une allure quelque peu différente. Ce sont là des questions très intéressantes et qui méritent d'être étudiées.

Envisagées dans leur marche, les bronchites se divisent en bronchites aiguës et bronchites chroniques.

Les différentes causes que nous avons énumérées engendrent tantôt l'une, tantôt l'autre de ces deux formes. L'évolution lente ou la marche rapide de la maladie résulte surtout du terrain sur lequel elle se développe, de la susceptibilité de l'organisme qu'elle affecte.

Dans la bronchite aiguë, l'inflammation peut s'étendre plus ou moins loin sur les ramifications de l'arbre respiratoire. A ces divisions anatomiques correspondent des variétés cliniques que nous décrirons successivement.

Dans une première forme, l'inflammation se borne à la trachée et aux grosses bronches. C'est la trachéo-bronchite ou rhume vulgaire.

Elle peut atteindre à la fois les bronches grosses et moyennes. C'est la bronchite proprement dite.

Enfin, elle peut envahir les dernières ramifications bronchiques : elle constitue alors la bronchiolite ou bronchite capillaire.

Anatomie pathologique. — L'anatomie pathologique de la bronchite est celle de l'inflammation des muqueuses en général. La muqueuse bronchique est, en effet, le siège principal et souvent exclusif du travail phlegmasique. Celui-ci, cependant, peut s'étendre aux tissus sous-jacents et envahir toute l'épaisseur de la bronche.

Au début de la bronchite aiguë, la muqueuse est d'un rouge plus ou moins vif, gonflée, turgescente, parfois semée d'ecchymoses dues à de fines ruptures vasculaires. Puis apparaissent les sécrétions, d'abord incolores; muqueuses, filantes, plus tard opaques, jaunâtres ou verdâtres. Ces sécrétions, qui ne font que rétrécir les bronches grosses ou moyennes, peuvent obstruer les petites bronches dans la bronchite capillaire. Cette dernière affection, en plus des lésions bronchiques, détermine toujours des altérations pulmonaires dont les plus constantes sont l'emphysème et l'atélectasie.

Au microscope, on voit les vaisseaux dilatés et gorgés de sang, les cellules épithéliales présentent l'état muqueux, puis la desquamation de ces cellules et des glandes acineuses, et enfin l'infiltration des glandes, de la muqueuse et des tissus sous-jacents par des cellules lymphatiques. Celles de ces dernières qui parviennent à la surface de la muqueuse se détachent en grand nombre et, mêlées aux cellules épithéliales qui se desquament, forment les sécrétions.

Dans la bronchite chronique, la muqueuse est violacée, grisâtre, d'aspect granuleux. Elle est épaisse, ramollie par places. Il y a des lésions profondes de la paroi, qui a perdu son élasticité et souvent s'est laissée dilater en certains points. On constate parfois des lésions du poumon et même du cœur. Des sécrétions plus ou moins abondantes baignent la muqueuse; le liquide varie d'aspect et de composition, tantôt filant et glaireux, muqueux, tantôt clair et abondant, pituiteux, enfin muco-purulent ou purulent. La couleur en est grise, jaune ou verte; l'odeur nulle, fade ou fétide.

Toutes ces sécrétions des bronchites renferment de nombreux microbes. Certaines espèces existent déjà dans les sécrétions bronchiques en dehors de tout état inflammatoire. On y a décrit entre autres plusieurs variétés de streptocoques et de pneumocoques. Ces microbes pullulent à la surface de la muqueuse enflammée, bientôt renforcés par d'autres espèces apportées par l'air inspiré.

Nous avons vu que, dans l'état actuel de la science, on n'est pas exactement fixé sur le rôle que jouent ces microorganismes dans l'évolution de la maladie.

Traitement. — Quoique chaque variété de bronchite réclame une thérapeutique spéciale, il existe cependant des indications générales qu'il est bon d'exposer dès à présent.

Le malade atteint de bronchite est affecté d'hypersécrétion des bronches ; il expectore difficilement, sa toux le gêne. Ces trois symptômes, qu'on observe constamment, doivent être combattus presque toujours par des moyens identiques.

A l'hypersécrétion bronchique on oppose les nombreux balsamiques, tels que le baume de tolu, le copahu, l'essence de térébenthine, l'eucalyptus, la terpine, le bourgeon de sapin, qui ont la propriété de s'éliminer par la surface respiratoire. En cas d'intolérance stomacale, on fait absorber au malade par voie d'inhalation les principes volatils de ces médicaments. C'est ainsi qu'on entoure le patient d'une atmosphère antiseptique assez légère cependant pour ne pas l'exposer à une intoxication médicamenteuse.

    a) Infusion de bourgeons de sapin . . . . 200 grammes.
       Acide phénique neigeux.   5   —

Répandre trois ou quatre fois par jour des vapeurs de ce mélange dans l'appartement du malade.

    b) Infusion de feuilles d'eucalyptus . . . 200 grammes.
       Terpinol   10   —

Vaporiser quatre fois dans les vingt-quatre heures la chambre habitée par le bronchitique, qui absorbe ainsi une assez grande quantité.

Ces balsamiques dont les formules peuvent être variées à l'infini, possèdent également le don de faciliter l'expectoration. On leur donnera cependant des adjuvants plus efficaces encore connus sous le nom de médication expectorante : les vomitifs et les préparations antimoniales.

L'ipéca sera utilisé surtout chez les jeunes enfants qui ne font aucun effort pour se débarrasser de leurs crachats. L'action violente produite par le spasme au moment du vomissement, exerce un effet sur les bronches, qui ramènent dans la cavité buccale cette hyper-sécrétion bronchique rejetée dans l'acte vomitif.

Les antimoniaux ont la 'propriété de liquéfier l'hypersécrétion bronchique qui est ainsi détachée et éliminée plus facilement. Aux jeunes malades on les ordonne sous forme de looch.

<pre>
Looch blanc. . . . . 100 grammes.
Oxyde blanc d'antimoine.   1   —
</pre>

A prendre par cuillerées à potage dans les vingt-quatre heures.

Aux adultes, on prescrit des petites doses d'ipéca, 5 centigrammes en poudre toutes les deux heures ou bien encore du kermès :

<pre>
Potion gommeuse . . . . 120 grammes.
Kermès . . . . 0,05 centigr.
</pre>

A prendre par cuillerées à potage dans les vingt-quatre heures.

Les accès de toux si intolérables, et qui fatiguent tant le malade jour et nuit, doivent être combatus par des calmants. La plupart des cliniciens recommandent les opiacés. Je les utilise le plus rarement possible, car si la morphine à le don de calmer la toux, elle exerce aussi une action paralytique sur les muscles des bronches et empêche par le même fait l'expectoration : d'où résulte une dyspnée très redoutable. Je préfère aux opiacés, l'éther, le chloral, les bromures, l'antipyrine, le sufonal, l'hypnone, médicaments sédatifs, qui me donnent le même résultat sans m'exposer aux inconvénients de la morphine.

<pre>
a) Infusion de tilleul. . . . . 90 grammes.
    Sirop d'éther 30   —
    Bromure de sodium.   4   —
        A prendre par cuillerées à soupe.

b) Julep gommeux . . . . 90 grammes.
    Sirop de lactucarium   30   —
    Antipyrine   2   —
        Une cuillerée à potage toutes les heures.

c) Lait. . . . . 100 grammes.
    Jaune d'œuf. . . . . n° 1
    Musc . . . . 0,10 centigr.
    Hydrate chloral. . . . .   2 grammes.
        En lavement : à faire conserver.
</pre>

Les congestions pulmonaires qui accompagnent si fréquemment les bronchites, les douleurs intercostales et la dyspnée seront enrayées par la méthode révulsive : teinture d'iode, vésicatoires, frictions à l'huile de croton, ventouses sèches.

II

BRONCHITES AIGUES

A. — Trachéo-bronchite. Rhume de poitrine

Description. — Cette forme, la plus légère, est aussi la plus fréquente. Elle est, chez l'adulte, généralement apyrétique.

Le sujet, souvent atteint de coryza depuis un ou plusieurs jours, ressent un chatouillement du larynx et de la partie supérieure de la trachée, une ardeur rétro-sternale, qui provoque irrésistiblement la toux. La voix est d'ordinaire quelque peu altérée, voilée, légèrement abaissée, parfois plus ou moins enrouée. La toux sèche et fréquente peut être très fatigante ; elle s'exaspère dans la soirée. A ce moment, l'auscultation, dans la plupart des cas, ne révèle aucun bruit morbide. Chez certains sujets, cependant, on perçoit quelques gros râles ronflants.

Après un temps variable, mais ne dépassant pas deux ou trois jours, apparaissent les sécrétions sous forme de crachats. Cette expectoration indique la fin de la période de crudité et le commencement de la période de coction. Le rhume est mûr, dit-on communément. Les sensations de chatouillement, d'ardeur, ont disparu. Les premiers crachats sont visqueux, incolores et comme gélatineux, pénibles à expulser. La toux est alors répétée, quinteuse. Puis les sécrétions deviennent plus faciles à détacher, opaques, d'un blanc tirant sur le jaune dans la journée, franchement jaunâtres le matin. La toux se modifie concurremment : elle est grasse, plus espacée, perd le caractère quinteux.

En quelques jours l'expectoration diminue peu à peu, puis disparaît. Dans cette période, quand les sécrétions sont abondantes, on peut entendre à l'auscultation de gros râles humides variables, d'un moment à l'autre.

Il est à noter que l'expectoration fait défaut chez les enfants qui ne savent pas cracher, ainsi d'ailleurs que chez beaucoup de femmes qui sont dans le même cas.

Le rhume souvent évolue sans fièvre, mais quelquefois cependant, chez l'adulte, surtout quand la trachéo-bronchite s'établit d'emblée, sans coryza préliminaire, et presque toujours chez l'enfant, il y a au début quelques troubles légers de l'état général.

Dans ces cas, à la suite d'une impression de froid dont souvent il a eu conscience, le malade se sent vers le soir la tête lourde, la peau chaude. Le pouls est accéléré et la température atteint 38° et 38°,5. Cette fièvre toujours légère, et qui disparaît au matin, peut se reproduire le soir du deuxième et même du troisième jour. Elle ne dépasse jamais ces limites.

B. — BRONCHITE COMMUNE

Description. — Dans cette forme, il y a toujours une période d'invasion caractérisée par de la fièvre et un état de malaise général.

C'est d'ordinaire vers la fin de la journée que le malade se sent agité de frissonnements répétés. Il a la tête pesante, douloureuse, de la courbature, des douleurs musculaires. L'appétit est nul, la soif exagérée. Le pouls est rapide, la température varie entre 38° et 39°. Ce chiffre peut même être dépassé chez l'enfant. La fièvre est, en général, rémittente à maximum vespéral, quelquefois intermittente. Ces symptômes peuvent durer de douze à vingt-quatre heures sans que la localisation bronchique se révèle.

Mais bientôt apparaît l'ardeur rétro-sternale, plus pénible ici que dans la forme légère. Il y a en même temps une désagréable sensation de plénitude de la poitrine et même une certaine anxiété qui, toutefois, ne va pas jusqu'à la dyspnée.

La toux est sèche, bruyante, douloureuse. Elle est exaspérée par la moindre poussière, la plus légère variation de température dans l'air inspiré. Les quintes, en secouant le thorax, semblent aviver la muqueuse irritée. De plus, les tiraillements exercés par la toux sur les insertions des muscles périthoraciques, et notamment sur les digitations du diaphragme, produisent une sensibilité excessive de ces attaches.

A ce moment, l'auscultation fait entendre des râles sonores, ronflants ou sibilants, selon le calibre des bronches où ils prennent naissance. Les râles ronflants ont lieu dans les gros canaux, les râles sibilants dans les moyens. Ils se produisent aux deux temps de la respiration. On peut souvent percevoir, à la main, sur la surface du thorax, des vibrations en rapport avec ces râles.

A la deuxième période, les symptômes généraux se modifient et
s'amendent. La douleur, le malaise du début s'effacent. La fièvre
s'atténue et disparaît peu à peu, laissant après elle un certain degré
d'embarras gastrique. En même temps apparaît l'expectoration,
d'abord visqueuse et incolore; elle subit les modifications déjà
décrites dans la forme précédente. Mais ici, le catarrhe représentant
les sécrétions d'une surface plus étendue, est naturellement plus
abondant. La toux s'est modifiée avec les sécrétions. Elle devient de
plus en plus grasse et facile à mesure que celles-ci sont moins adhé-
rentes.

L'auscultation dénote la présence de nombreux râles humides :
râles muqueux dans les grosses bronches, râles sous-crépitants dans
les bronches moyennes. Ces derniers se perçoivent généralement en
arrière, aux deux bases.

La maladie dure, d'ordinaire, deux septénaires environ. Mais il
arrive parfois que tout autre trouble ayant disparu, le catarrhe persiste encore pendant un temps qui peut être assez long.

La terminaison de la bronchite est très généralement favorable;
mais différentes circonstances peuvent se produire qui en retardent
ou en empêchent la guérison.

C'est d'abord l'extension de l'inflammation aux bronches terminales, ce qui constitue la bronchite capillaire ; c'est encore la propagation au parenchyme pulmonaire, ce qui produit la broncho-
pneumonie.

Elle peut passer à l'état de bronchite chronique. Chez certains
sujets porteurs de lésions cardiaques ou de déformations thoraciques
(comme les bossus), elle peut déterminer une asystolie fatale. Enfin,
elle peut ouvrir la porte à la tuberculose. S'il est vrai que les tuberculeux sont prédisposés à la bronchite, c'est un fait également certain que la bronchite, et surtout les bronchites répétées, favorisent
l'infection tuberculeuse.

C. — BRONCHITE CAPILLAIRE

Description. — C'est l'inflammation des plus fines ramifications
bronchiques, des bronchioles terminales. De là le nom de bronchiolite, sous lequel on l'a quelquefois désignée. On l'a aussi nommée
catarrhe suffocant, en raison de la dyspnée qui constitue le symptôme dominant de l'affection.

Cette variété de bronchite a donné lieu à de longues discussions.

Plusieurs auteurs, à diverses époques, ont soutenu que l'inflammation des bronchioles terminales ne peut exister sans que le parenchyme pulmonaire soit atteint en même temps. En d'autres termes, pour eux la bronchite capillaire se confond avec la broncho-pneumonie.

Il est bien certain que la bronchite capillaire, quand elle a quelque durée, engendre la pneumonie lobulaire, et que dans la plupart des cas, elle ne constitue qu'un stade intermédiaire entre la bronchite et la broncho-pneumonie. Mais on est en droit, cependant, de la décrire comme une entité morbide indépendante, puisque, parfois, elle prend fin, par guérison ou par la mort du malade, avant qu'il y ait eu inflammation du tissu pulmonaire.

La bronchite capillaire se montre surtout aux âges extrêmes, chez l'enfant et le vieillard. Souvent elle survient comme complication dans une maladie générale : grippe, coqueluche, rougeole. Mais elle peut se manifester d'emblée, ou bien résulter de l'extension d'une bronchite aiguë ou chronique préexistante. Quel que soit son mode de début, une fois constituée, elle évolue toujours d'une façon suraiguë.

Le symptôme dominant est la dyspnée. La respiration s'accélère rapidement et le nombre des inspirations augmente progressivement jusqu'à 75 et 80 chez l'enfant, 44 et 50 chez l'adulte. L'inspiration est courte, énergique; les muscles inspirateurs accessoires, scalènes, sternocléido-mastoïdiens, sont violemment tendus. L'ampliation du thorax est minime à chaque mouvement inspiratoire. La forme de la poitrine est, d'ailleurs, modifiée : à chaque appel d'air, elle se rétrécit dans sa moitié inférieure, surtout chez l'enfant, à cause de la mollesse des cartilages costaux, et se dilate dans sa moitié supérieure.

La figure est anxieuse, rouge et injectée, les narines sont largement dilatées, l'œil brillant, hagard. Le malade ne peut tenir en place dans son lit : l'adulte prend la position assise, l'enfant veut être porté. La parole est entrecoupée.

La toux est violente et douloureuse. Sa fréquence, cependant, n'est pas en rapport avec la gêne respiratoire, ce qui s'explique par ce fait que les régions tussipares sont souvent peu intéressées. L'expectoration qui fait défaut chez l'enfant, est peu abondante chez l'adulte et le vieillard. Elle est visqueuse, non aérée, quelquefois striée de sang. La fièvre, toujours élevée, atteint communément 39°,5 et 40°.

A l'auscultation, on entend un mélange de râles muqueux, sous-crépitants et sous-crépitants fins, que l'on a désigné sous le nom de bruit de tempête. La percussion donne de la submatité dans les parties frappées d'atélectasie, un son tympanique dans les régions emphysémateuses.

Nous avons décrit la période de lutte. Si la guérison doit survenir, la toux devient plus grasse, les crachats plus fluides, la dyspnée diminue peu à peu et la bronchite capillaire se termine comme une bronchite commune.

Si, au contraire, la maladie suit son cours, bientôt commence la période d'asphyxie. La face, de rouge qu'elle était, devient pâle, puis livide, cyanosée. Les lèvres sont violacées, les jugulaires gonflées. Les extrémités se refroidissent et se cyanosent. La peau est froide et se couvre d'une sueur visqueuse. Le pouls est petit et rapide. La toux diminue de fréquence et de force ; la respiration devient moins énergique. Souvent, alors, elle offre le type dit de Cheyne-Stokes, avec des arrêts complets par instants. Ce calme trompeur est le précurseur du coma final qui, chez l'enfant, est fréquemment entrecoupé de crises convulsives.

La lutte contre l'asphyxie est d'autant plus énergique que le sujet est plus vigoureux. Elle est peu marquée chez l'enfant très jeune ou débile, chez le vieillard, chez les malades envahis au cours de maladies adynamiques.

Une autre terminaison est la broncho-pneumonie. Celle-ci s'annonce par l'élévation de la température et l'apparition des signes physiques de l'induration pulmonaire.

Le diagnostic de la bronchite capillaire ne se pose guère qu'avec la broncho-pneumonie et la phtisie aiguë.

La broncho-pneumonie, avec une température en général plus élevée, n'offre pas une dyspnée aussi intense ; les signes stéthoscopiques localisés au niveau d'un ou de plusieurs foyers n'ont pas la généralité de ceux de la bronchite capillaire. Enfin, la constatation d'un souffle suffit à lever les doutes.

Quant à la phtisie aiguë dans sa forme dite suffocante, la distinction peut être extrêmement difficile. On a justement fait remarquer que, dans la phtisie, la dyspnée n'est pas en rapport avec les signes perçus à l'auscultation de la poitrine, signes qui peuvent être nuls, ou à peu près, chez le sujet atteint de granulie. Mais c'est là un élément de diagnostic qui manque de précision. S'il y a expectoration, l'examen bactériologique des crachats fournira des renseignements précieux. En l'absence de ceux-ci, le diagnostic pourra quelquefois rester douteux.

Traitement. — Le rhume de poitrine ne demande généralement

pas de soins médicaux : de simples indications hygiéniques suffisent. On conseillera des boissons chaudes au malade, dont la
chambre, aérée cependant, sera maintenue constamment à une
température de 17°.

A la bronchite aiguë simple on opposera les moyens que nous
avons exposés plus haut. On évitera tout refroidissement, autant
comme moyen prophylactique chez les individus prédisposés aux bronchites répétées, que comme moyen curatif : l'air froid est désagréable
à respirer et prolonge la durée de la maladie.

Durant toute la journée, on facilitera l'expectoration en administrant des tisanes béchiques sucrées au sirop de tolu, au sirop de
térébenthine, une potion ainsi composée :

Infusion d'eucalyptus	60 grammes.
Sirop de polygala	āā 30 —
Sirop de valériane	
Oxyde blanc d'antimoine	1 à 2 gr. suivant l'âge.

On opposera à l'élément infectieux des vaporisations antiseptiques
à l'eau phéniquée ou avec une solution de thymol.

La dyspnée et la congestion pulmonaire concomitante seront
combattues par des applications révulsives : pose de ventouses sèches
renouvelées tous les deux jours ; badigeons à la teinture d'iode sur la
poitrine et le dos, renouvelés tous les soirs ; friction unique sur ces
régions avec de l'huile de croton. Le vésicatoire ne sera utilisé que
dans les cas de douleur thoracique.

L'insomnie, provoquée par des quintes de toux, cédera à des prises
de sirops calmants :

a)	Sirop d'éther	āā 50 grammes.
	Sirop de laurier-cerise	
	Bromure de strontium	5 —

　　　　Une à deux cuillerées à soupe la nuit.

b)	Sirop de chloral Follet	āā 50 grammes.
	Sirop d'aconit	
	Analgésine	5 —

　　　　Une à deux cuillerées à soupe la nuit.

c)	Lait	100 grammes.
	Jaune d'œuf	n° 2
	Sulfonal	2 grammes.

　　　　En lavement, à faire conserver.

A côté de ces médicaments, on ne négligera jamais l'alimentation du malade. Ce régime sera tonique et reconstituant. Il consis-

tera en potages concentrés, en œufs frais, viandes râpées, légumes verts, vins vieux et généreux, potions à l'extrait de quinquina.

La médication sera encore plus active dans le cas de bronchite capillaire. Cette forme de bronchite est d'autant plus grave qu'elle attaque surtout les affaiblis : les enfants et les vieillards. La surveillance exercée sera proportionnelle à cette gravité.

Jules Simon résume ainsi le traitement de la bronchite capillaire : Envelopper les extrémités inférieures du malade avec des bottes d'ouate recouvertes de taffetas, ces bottes seront changées deux fois par jour. De grands cataplasmes sinapisés renouvelés deux ou trois fois par jour et alternés avec des ventouses sèches, seront appliqués sur la poitrine et le dos. Toutes les deux heures le malade prendra une cuillerée à potage de la potion suivante :

Acétate d'ammoniaque	1 gramme.
Sirop de codéine	15 —
Alcoolat de racine d'aconit	XV gouttes.
Potion gommeuse	100 grammes.

Dans les cas graves, on plongera dans un bain sinapisé l'enfant qui est immédiatement après enveloppé dans une couverture de laine.

Les vomitifs seront administrés avec précaution, car ils risquent de déprimer le malade.

Des vésicatoires volants pourraient trouver leur utilité, lorsqu'on peut déterminer un point de congestion précis. Ces vésicatoires ne seront pas laissés longtemps en place, remplacés par un cataplasme de fécule, et la plaie sera pansée à la vaseline boriquée et avec du coton hydrophile.

On soutiendra les forces du malade avec du café, du champagne, avec du lait, avec des grogs.

Au délire on opposera le chloral qui sera administré sous forme de lavements à la dose de 2 grammes.

A la fièvre on opposera l'action du sulfate de quinine, à la dose de 15 à 30 centigrammes, pris dans un peu de café ou dans du sirop.

M. J. Simon déconseille les antimoniaux.

Les mesures d'hygiène ont une importance capitale dans la bronchite capillaire. Tout en maintenant une température élevée (18°), on aura soin de renouveler fréquemment l'air, de veiller à la propreté du linge de corps. On fera les recommandations les plus sévères non seulement pendant la maladie, mais encore pendant la convalescence qui est souvent longue et pénible.

III

BRONCHITES CHRONIQUES

Description. — La bronchite chronique peut succéder à la bronchite aiguë ou s'établir d'emblée avec le caractère chronique. Toutes les causes que nous avons citées peuvent la faire naître soit directement soit à la suite d'une phase d'inflammation aiguë.

Le caractère aigu ou chronique de la bronchite dépend des prédispositions spéciales de l'organisme atteint bien plus que de la nature la cause.

On observe communément la bronchite chronique chez les neuro-arthritiques héréditaires : goutteux, asthmatiques, dilatés de l'estomac, dartreux. Dans l'enfance, elle frappe surtout les sujets lymphatiques. Chez ces prédisposés, la moindre cause occasionnelle suffit à la faire apparaître. La nature diathésique de l'affection est bien démontrée chez certains organismes par l'alternance du catarrhe bronchique avec des manifestations inflammatoires sur d'autres organes. C'est ainsi que, chez l'enfant, elle alterne souvent avec l'entérite catarrhale ou quelque dermatose.

Les symptômes de la bronchite chronique sont la toux et l'expectoration, de la dyspnée à un degré très variable, et les signes physiques que révèle l'examen de la poitrine.

La toux n'a rien de spécial; elle est directement subordonnée aux sécrétions qu'elle a pour mission d'expulser, en rapport avec leur abondance et leur nature.

L'expectoration peut présenter des caractères variés et l'on a décrit des catarrhes muqueux, muco-purulents, séreux, pituiteux, secs, purulents, fétides. Le catarrhe muco-purulent est le plus commun : le malade rejette le matin, au réveil, des crachats abondants, épais, jaunâtres. Dans la journée, les sécrétions sont de même nature, mais elles sont expulsées au fur et à mesure de leur production. Pas de dyspnée en général : un peu d'oppression chez les vieillards. A l'auscultation, des râles humides, muqueux et sous-crépitants.

Dans le catarrhe sec, ainsi nommé par Laënnec, la muqueuse congestionnée, turgescente, sécrète fort peu, et la toux ne parvient que difficilement à arracher des crachats gommeux, agglutinés en très petites masses presque solides (crachats perlés).

Cette forme de bronchite chronique s'observe surtout chez les asthmatiques; elle s'accompagne d'une dyspnée paroxystique à accès survenant de préférence pendant la nuit. Nous aurons à y revenir en parlant des bronchites spasmodiques. A l'auscultation ce sont les râles sonores qui dominent, notamment les râles sibilants.

Le catarrhe pituiteux est le plus rare : deux à trois fois dans les vingt-quatre heures, le malade, à la suite d'une dyspnée intense et de violentes quintes de toux, expulse une grande quantité de liquide séreux transparent, légèrement mousseux, que l'on a comparé à une solution gommeuse ou encore à de l'eau de savon épaisse. Les résultats de l'auscultation sont très variables selon les heures. Ils sont à peu près nuls en dehors des crises. Au moment de celles-ci on perçoit des râles humides.

La bronchite chronique, au moins quand elle est récente, est notablement influencée par les saisons. L'hiver, le froid humide, provoquent des poussées. Au contraire, l'été, les temps chauds, amènent des rémissions. Après un certain nombre de ces variations, si la guérison complète ne survient pas, les lésions bronchiques s'aggravent et deviennent définitivement permanentes.

Comme complications, la bronchite chronique peut engendrer l'emphysème, la dilatation des bronches, l'asthénie cardiaque et plus rarement la gangrène des bronches. La bronchite capillaire peut se produire dans une poussée aiguë.

La guérison peut être obtenue, quand l'affection n'est pas trop invétérée, surtout chez les sujets jeunes et à la suite d'un traitement bien conduit.

Traitement. — Ici encore l'hygiène joue le plus grand rôle et pourra maintes fois prévenir le retour d'une attaque de bronchite chronique ou même guérir un catarrhe. Le malade devra habiter une maison bien aérée et bien éclairée, à la campagne, de préférence dans le Midi ou bien les pays tempérés. Il évitera tout air vicié par la poussière ou par un gaz nuisible. Il évitera une transition brusque de température, tout refroidissement, ce qui ne l'empêchera pas de faire, comme Lasègue l'a recommandé, de l'hydrothérapie écossaise ou bien de prendre fréquemment des bains très chauds. Cette hydrothérapie aura sur le malade une action sédative et tonique.

En dehors de ces questions d'hygiène sur lesquelles le praticien devra particulièrement insister, on aura encore à lutter contre leurs facteurs nuisibles : 1° l'hypersécrétion bronchique ; 2° la difficulté d'expectorer ; 3° la toux et la dyspnée.

Les médicaments modifiant l'hypersécrétion bronchique sont nombreux et agissent presque tous par leurs principes volatils. Nous citerons particulièrement le copahu, la térébenthine, l'eucalyptol, le goudron, le bourgeon de sapins, l'asa fœtida, les eaux sulfureuses. Nous n'insisterons pas outre mesure sur l'application de ces agents médicamenteux dont les doses sont connues.

Nous avons également exposé plus haut la méthode expectorante. Insistons cependant particulièrement sur un médicament très utile dans le catarrhe bronchique : nous voulons parler de la créosote. Aucun médicament ne trouve certes un emploi plus utile que celui-ci. Non pas que nous le considérons comme antimicrobien, mais comme un expectorant par excellence. On peut ordonner ce produit sous forme de capsules à la dose de six à huit par jour, sous forme de potion renfermant 2 à 5 grammes ou bien on l'administre par la voie hypodermique sous forme d'huile créosotée.

Quelques auteurs et parmi eux Leubon, Barbey, A. Martin et de la Jarrige ont même conseillé d'introduire directement dans la trachée de grandes quantités d'eau créosotée ou d'huile saturée de menthol.

Les phénomènes de dyspnée et de toux seront amendés ici comme dans la bronchite aiguë. Peut-être devra-t-on insister particulièrement sur la médication bromurée et iodurée.

IV

BRONCHITES SPASMODIQUES

Description. — Les bronchites spasmodiques sont des bronchites dans lesquelles l'élément nerveux joue un rôle assez marqué pour leur imprimer une allure spéciale.

Cet élément nerveux consiste en une excitation anormale et spasmodique du pneumogastrique, du grand nerf sympathique qui tient sous sa dépendance les organes de la respiration.

Toute inflammation de ces organes entraîne nécessairement un certain degré d'excitation de ce nerf, qui est la cause du phénomène de la toux. Celle-ci d'ailleurs, comme nous l'avons vu, peut varier considérablement de fréquence et d'intensité.

Dans les cas dont il s'agit actuellement, cette excitation prend un caractère convulsif nettement spécial qui se traduit par la toux quinteuse et une dyspnée paroxystique.

Cette réaction spasmodique du nerf vague peut résulter de la nature de l'inflammation ou bien d'une prédisposition du sujet.

La coqueluche est la seule affection qui la provoque constamment par elle-même, lorsqu'elle atteint la muqueuse bronchique.

L'adénopathie trachéo-bronchique produit bien certains phénomènes du même ordre (toux coqueluchoïde); mais il n'y a pas alors de bronchite.

Quant à la prédisposition de certains organismes à ces manifestations spasmodiques, elle est due à l'existence d'une névrose du pneumogastrique, que l'on désigne sous le nom d'asthme.

Cette influence de l'asthme sur la bronchite peut s'exercer dans des conditions diverses, et l'on doit cliniquement distinguer plusieurs types de bronchites asthmatiques.

Rappelons d'abord brièvement en quoi consiste l'asthme. C'est une névrose du pneumogastrique qui, dans sa forme commune, se manifeste par des accès de dyspnée paroxystiques se terminant par des sécrétions et une expectoration plus ou moins abondantes. Mais, comme dans une autre névrose, l'épilepsie, à côté du *grand mal*, il y a le *petit mal*.

De même que certains épileptiques n'offrent, en fait de symptômes de leur affection que l'*absence* ou des tics convulsifs, de même certains asthmatiques ne présentent de leur névrose que des signes atténués. Citons l'asthme d'été, des accès d'éternûments, des coryzas fugaces, de légères crises de dyspnée, causés par les plus faibles variations atmosphériques, survenant sous l'influence des moindres excitations de la pituitaire par des poussières ou des odeurs. Les mêmes sujets, dans leur enfance, ont eu du spasme de la glotte, de la toux nocturne et des atteintes répétées de faux croup, de laryngite striduleuse.

Après avoir ainsi bien défini ce qui doit être compris sous l'appellation d'asthme, nous en revenons aux relations de la névrose et de la bronchite.

A. Un premier type de bronchite spasmodique se montre chez d'anciens asthmatiques à grands accès paroxystiques.

Le grand accès comprend : 1° un élément nerveux convulsif: 2° un élément sécrétoire catarrhal. Ce dernier a tendance à se prolonger après la crise. L'emphysème pulmonaire qui se produit constamment à la suite des accès répétés, fournit d'ailleurs un terrain éminemment favorable au catarrhe. Il arrive donc un moment où celui-ci devient permanent. Dès lors une bronchite chronique asthmatique se trouve constituée.

Les caractères de cette bronchite varient d'ailleurs avec le temps.

Les crachats, au début, restent ceux de l'expectoration asthmatique. Ils sont relativement rares, visqueux, quelquefois perlés. C'est le catarrhe de Laënnec. Dans la suite, ils augmentent en quantité et deviennent muqueux et muco-purulents.

L'élément nerveux se modifie également. Les paroxysmes s'atténuent, puis disparaissent. La dyspnée devient constante, mais légère et supportable. L'asthme a depuis longtemps perdu la netteté de ses symptômes, mais les vestiges qui en subsistent suffisent à imprimer à cette bronchite post-asthmatique un caractère spasmodique qui la différencie d'une bronchite catarrhale commune.

B. Un second type de bronchite asthmatique s'observe quand, sous l'influence d'une cause quelconque, une bronchite, aiguë ou chronique, frappe un de ces sujets atteints de *petit mal*, qui sans avoir eu jamais de grands accès, n'en sont pas moins de véritables asthmatiques. Chez eux, la susceptibilité morbide du pneumogastrique, surexcitée par l'inflammation bronchique, engendre alors des phénomènes nerveux qui modifient notablement le tableau de l'affection et donnent à ces bronchites une allure spéciale.

La toux est quinteuse, opiniâtre. Elle peut se montrer par accès. Quelquefois elle est presque incessante, au point d'empêcher le sommeil du malade. En tout cas elle est disproportionnée avec les nécessités de l'expectoration.

La dyspnée en général est légère et n'est pas comparable à celle des accès d'asthme. C'est vers le soir que la respiration devient pénible et bruyante. La gêne respiratoire est surtout marquée quand il existe de l'emphysème. Or, les sujets dont nous parlons sont des neuro-arthritiques qui presque tous sont emphysémateux de bonne heure.

L'auscultation fournit des résultats très intéressants et caractéristiques. On perçoit à la fois des râles sonores et des râles humides. Ces derniers, muqueux ou sous-crépitants, n'ont rien qui les distingue de ceux d'une bronchite ordinaire. Les râles sonores, au contraire, ronflants et sibilants, offrent des caractères spéciaux. Ils sont remarquables : 1° par leur nombre et leur intensité; 2° par leur extrême variabilité, qui peut se manifester d'un moment à un autre; 3° par leur persistance à une époque avancée de l'affection, quand, dans une bronchite commune, les râles sonores auraient depuis longtemps disparu devant les râles humides.

Enfin et d'une façon générale, l'abondance des râles contraste avec la bénignité de l'état général qui reste relativement bon et souvent apyrétique.

C. Dans une troisième variété de bronchite asthmatique spéciale aux enfants et surtout aux jeunes enfants, c'est une crise d'asthme qui se manifeste sous forme de bronchite capillaire aiguë.

Un enfant en bonne santé est brusquement pris de fièvre vive et de toux. Le thermomètre dépasse 39°. La toux est violente, répétée. Presque aussitôt apparaît la dyspnée : la respiration est pénible, l'expiration prolongée et sifflante. Le visage est rouge, l'œil brillant, injecté. Pendant quelques heures la gène respiratoire va toujours augmentant, les mouvements du thorax deviennent de plus en plus rapides et superficiels.

Dès le début, l'oreille perçoit dans la poitrine de nombreux râles sonores auxquels bientôt se mêlent des râles humides de toutes grosseurs. La température s'élève à 40° et peut atteindre 40°,5.

A ce moment l'état du petit malade est effrayant; l'asphyxie semble imminente.

Cependant le paroxysme dure peu et bientôt des signes d'amendement se manifestent. Les mouvements respiratoires diminuent de nombre et peu à peu reprennent plus d'ampleur. La face se décongestionne. En même temps les râles disparaissent, on commençant par les plus fins et l'enfant fatigué de la lutte qu'il vient de soutenir s'endort d'un sommeil paisible.

Souvent l'affection a des retours offensifs et particulièrement vers le soir on voit les mêmes symptômes se montrer à nouveau. Enfin, après quelques jours d'alternatives émouvantes, tout rentre définitivement dans l'ordre.

Ce tableau ne s'observe guère dans toute sa sévérité que chez les tout jeunes enfants[1]. Au-dessus de trois ans le tableau est en général moins dramatique et les symptômes sont atténués.

Le diagnostic de cette bronchite asthmatique avec la bronchite

---

[1] Nous croyons intéressant de citer un exemple frappant de cette forme, observé par nous chez un jeune garçon qui eut sa première crise à l'âge de trois mois et demi. L'enfant et ses parents étaient alors en villégiature sur la côte normande. Appelé par dépêche dès le début de la maladie, j'arrivai le lendemain. Je trouvai l'enfant le dos couvert d'un large vésicatoire, posé sur le conseil du médecin du pays; cependant l'état général était bon, la fièvre presque nulle, l'auscultation négative. Mon confrère était absent : les parents me racontent que la veille au soir l'enfant était très rouge, qu'il avait la respiration pénible et bruyante et paraissait étouffer. Le thermomètre avait donné 39°,8 et 40°,1.

ordinaire est du plus haut intérêt, le pronostic étant très différent dans les deux cas.

Le début brusque en bon état de route et l'invasion foudroyante du mal est en faveur de l'asthme, tandis que l'existence antérieure d'une bronchite ou d'une autre maladie doit faire craindre la bronchite capillaire.

Le traitement antiasthmatique est une véritable pierre de touche à laquelle on pourra recourir dans les cas qui resteraient douteux.

Ce doute d'ailleurs ne pourrait jamais être que passager et sera toujours rapidement levé par la marche de la maladie [1].

Traitement. — La thérapeutique de ces formes de bronchite est identique à celle de l'asthme ordinaire, qui sera décrit en détail dans un prochain chapitre.

MORIN-HERBLAND, *de Paris*.

C'était à ce moment que le médecin l'avait vu et, après l'avoir ausculté, avait ordonné un vésicatoire.

Trois mois plus tard, l'enfant étant à Paris, on vint me chercher à trois heures du matin. La situation semblait très grave. La respiration était saccadée, sifflante, la face congestionnée, les yeux injectés. La poitrine était pleine de râles sibilants et de râles humides s'étendant aux petites bronches. La toux était incessante mais très faible, sans effet utile, le pouls petit, précipité, dépassant 156. La température était de 40°,2. Les parents m'affirmaient que l'enfant était en parfaite santé le jour précédent. Ce fut un trait de lumière : une bronchite capillaire, si rapide qu'eût été sa marche, n'eût pu en quelques heures amener l'enfant à cet état. J'envoyai chercher un papier antiasthmatique et je lui en brûlai un morceau devant les narines. Cinq minutes après, il respirait normalement et deux heures plus tard le thermomètre donnait 38°. Plus de râles sonores, à peine quelques râles sous-crépitants. Deux fois dans la journée la suffocation menaça de reprendre. Elle fut immédiatement conjurée en brûlant un morceau de papier. En même temps j'avais fait administrer une petite quantité d'iodure et quelques gouttes de teinture de belladone. Le surlendemain l'enfant était définitivement guéri. L'accès dans ce cas semblait avoir été provoqué par une indigestion et dans plusieurs autres observations j'ai noté la même cause probable.

[1] Nous ne citons pas parmi les bronchites spasmodiques de cause asthmatique les accès de toux nocturne que l'on observe chez certains enfants. C'est que cette manifestation de l'asthme ne mérite pas le nom de bronchite. L'auscultation que nous avons pu pratiquer chez différents sujets pendant la crise, nous a constamment donné des résultats négatifs.

CHAPITRE II

BRONCHITES PSEUDO-MEMBRANEUSES

Description. — Certaines affections, la diphtérie, la variole et quelquefois même la fièvre typhoïde peuvent, quand elles s'étendent à la muqueuse bronchique, donner naissance à des bronchites pseudo-membraneuses.

Mais, à côté de ces bronchites secondaires, que nous n'avons pas à étudier en ce moment, il est une bronchite pseudo-membraneuse primitive, idiopathique. C'est une maladie rare et peu connue, tantôt aiguë et tantôt chronique, qui frappe surtout l'adulte et le vieillard, et de préférence le sexe masculin.

Elle se révèle par des accès de suffocation et de toux violente et opiniâtre, qui se terminent par le rejet de sécrétions caractéristiques. Il y a d'abord expectoration abondante de matières visqueuses, parfois striées de sang; puis, après des efforts répétés, expulsion de fausses membranes sous forme de moules bronchiques enroulés et pelotonnés, mais qui se développent si on les plonge dans l'eau. Ces moules peuvent avoir jusqu'à 8 et 10 centimètres de longueur. Ils sont pleins dans les petites bronches, vides au centre dans les gros canaux bronchiques.

Dans la forme aiguë les membranes sont fibrineuses; on y a trouvé quelquefois des pneumocoques. Dans la bronchite chronique, leur composition est fort variable : ils sont fibrineux, muco-albumineux ou encore graisseux.

L'accès est en général apyrétique. Dans la forme aiguë, le rejet des fausses membranes est bientôt suivi de guérison. C'est là la terminaison ordinaire. Cependant il est une complication fréquente : l'hémoptysie, qui peut aggraver le pronostic. Dans quelques cas d'ailleurs le malade ne peut parvenir à expulser les membranes qui obstruent ses bronches, et il meurt asphyxié.

Si l'affection prend la marche chronique, les accès se renouvellent à des intervalles très souvent éloignés. Elle peut alors avoir une durée presque indéfinie. Toutefois, outre les dangers d'asphyxie dans une crise intense, il arrive que la bronchite, en se prolongeant, épuise les forces du malade et aboutisse à une cachexie mortelle.

Le diagnostic de la bronchite pseudo-membraneuse, très facile d'ordinaire quand il y a rejet de fausses membranes caractéristiques, peut être d'une difficulté extrême au cas où celui-ci fait défaut, comme par exemple chez les jeunes enfants.

Traitement. — La bronchite pseudo-membraneuse dépendant d'une autre infection subira le traitement spécial à cette maladie.

Lorsqu'il s'agira d'une bronchite pseudo-membraneuse idiopathique, on aura recours aux expectorants, aux révulsifs et surtout à l'iodure de potassium à la dose de 1 à 3 grammes par jour, médicament qui exerce une action salutaire sur cette affection.

Morin-Herbland, de Paris.

CHAPITRE III

DILATATION DES BRONCHES — BRONCHECTASIE

Étiologie et pathogénie. — La dilatation des bronches a été pour la première fois décrite par Laënnec qui, s'il fit erreur sur sa cause, qu'il plaçait à tort dans les efforts expiratoires, en traça du moins un tableau clinique complet. C'est une affection assez rare qui ne s'observe guère que chez l'adulte et surtout le vieillard ; elle est absolument exceptionnelle au-dessous de l'âge de trois ans.

La pathogénie de la bronchectasie a donné lieu à de longues discussions. Dans l'état actuel de la science, il semble bien établi que la dilatation ne se produit qu'à la suite d'altérations profondes des parois bronchiques : suppurations, ulcérations et même gangrène. Il ne suffit pas que ces lésions aient détruit la muqueuse, il faut qu'elles aient intéressé toute l'épaisseur de la bronche. Souvent même elles auront dépassé la paroi bronchique, et l'on trouve alors de la sclérose pulmonaire péribronchique.

Le caractère destructif des lésions peut être dû soit à la nature infectieuse des maladies qui les causent, comme dans les bronchites ou broncho-pneumonies de la grippe, de la rougeole et de la fièvre typhoïde, soit à un vice inhérent à certains sujets : misère, alcoolisme, impaludisme, diabète. On a cru longtemps qu'il y avait antagonisme entre la tuberculose et la dilatation bronchique. Il faut, au contraire, ranger la tuberculose parmi les causes de bronchectasie, et dans certains cas — peu fréquents, il est vrai — on voit celle-ci se produire à la suite de cette broncho-pneumonie chronique de forme scléreuse qui constitue ce qu'on appelle la phtisie fibreuse. La cirrhose broncho-pulmonaire syphilitique peut jouer le même rôle.

Anatomie pathologique. — La dilatation peut être cylindrique ou ampullaire. Cette dernière est de beaucoup la plus commune. Le poumon, à la coupe, présente l'aspect d'une éponge percée de trous de la grosseur d'un pois à celle d'un œuf de pigeon, remplis d'une sécrétion muco-purulente fétide.

L'aspect des parois varie avec l'âge et la profondeur des lésions. Si l'ectasie est récente, la muqueuse est généralement conservée : l'ampoule est tapissée d'une membrane présentant les altérations connues du catarrhe chronique. S'il s'agit de lésions déjà anciennes, la muqueuse a disparu. La cavité, plus ou moins pleine d'une sanie muco-purulente épaisse et nauséabonde, a l'aspect granuleux d'une plaie en voie de bourgeonnement. A l'examen histologique, on constate la disparition de la plus grande partie des fibres élastiques et musculaires. Les lésions destructives sont surtout accentuées au niveau de l'équateur de l'ampoule, et vont s'atténuant vers les pôles. La surface bourgeonnante est formée par un tissu embryonnaire très riche en vaisseaux, ce qui explique la fréquence des hémoptysies dans ces cavités. Avec le temps, ce tissu embryonnaire subit une transformation fibreuse.

Il n'est pas rare de trouver de la gangrène superficielle. Autour des bronches on observe à peu près constamment de la broncho-pneumonie à forme scléreuse. De plus, la plèvre renferme presque toujours des adhérences et des traces d'inflammation chronique.

Symptômes. — La bronchectasie se développe au cours ou à la suite d'une bronchite ou d'une broncho-pneumonie. Une fois constituée, elle se révèle par un ensemble de symptômes : toux, expectoration et signes physiques que l'on perçoit à l'auscultation ou à l'examen du thorax.

Le symptôme le plus caractéristique est l'expectoration. Le matin, après une nuit souvent tranquille, le malade, en s'éveillant, ou à ses premiers moments, est pris d'une toux violente, quinteuse, qui ne cesse qu'après l'expulsion d'une masse abondante de crachats, que l'on a désignée sous le nom de vomique bronchique. Il n'est pas rare de voir rejeter 150 à 200 grammes de sécrétions en quelques instants. Ces vomiques peuvent se reproduire plusieurs fois par jour.

Cette forme d'expectoration, quoique très fréquente, n'est pas absolument constante, et l'on voit quelquefois des malades rejeter leurs crachats d'une façon uniforme et régulière au fur et à mesure de leur production durant toute la journée, et même la nuit.

La quantité de matières expectorée est, d'ailleurs, toujours considérable, et l'on a vu des sujets en expulser jusqu'à 500 et 600 gr. dans les vingt-quatre heures.

Les crachats, recueillis dans un récipient où on les laisse reposer, forment bientôt trois couches distinctes : à la surface, une couche transparente, spumeuse, aérée ; au milieu, un liquide muqueux filant ; enfin, au fond, une couche purulente épaisse et verdâtre.

Cette expectoration exhale une odeur répugnante, qui se communique à l'haleine. Assez souvent, et surtout aux débuts de la maladie, il ne s'agit que d'une odeur fade, rappelant celle du plâtre frais. Mais, dans la plupart des cas, la fétidité s'accentue à un certain moment. Elle peut devenir horrible et constituer pour le malheureux malade une infirmité repoussante.

La fétidité des crachats a quelquefois pour cause la gangrène, soit bronchique, soit même pulmonaire. Mais le plus souvent, elle résulte simplement de fermentations, de décompositions putrides des sécrétions cavitaires. Ces décompositions amènent en même temps des modifications dans la couleur des crachats, qui prennent alors une teinte grisâtre ou même brunâtre, s'ils contiennent quelques globules de sang altérés.

Les signes physiques sont ceux que l'on a coutume de désigner sous le nom de signes cavitaires et qui se rencontrent toutes les fois qu'il existe une cavité d'origine quelconque dans le tissu pulmonaire. Pour qu'on puisse les constater, il faut, naturellement, que la dilatation soit déjà d'un certain volume. Ces signes varient, d'ailleurs, selon son état de vacuité ou de réplétion.

Ainsi, la percussion donne des résultats différents à des intervalles rapprochés ; si la cavité est pleine, on a de la matité plus ou moins complète ; si elle est vide, ou à peu près, on obtient le son tympanique, plus aigu quand la bouche est ouverte, plus grave quand elle est fermée. Quelquefois, on entend le bruit de pot fêlé.

A l'auscultation, quand l'ampoule contient des sécrétions abondantes, on entend des râles muqueux et des gargouillements ; quand elle est vide, on a du souffle tubaire et de la bronchophonie, parfois de la pectoriloquie, si le diamètre de la cavité est suffisant pour la production de ce phénomène.

Enfin, l'examen du thorax peut révéler des déformations, des rétractions dues à des adhérences pleurales.

Durée et complications. — La bronchectasie peut durer longtemps sans affecter sérieusement l'état général. Elle peut même guérir, rarement il est vrai, par crétification du contenu de l'ampoule et induration fibreuse de ses parois, peut-être aussi par cicatrisation d'une poche vidée et effacement de la cavité.

Mais de graves complications menacent incessamment le malade, parmi lesquelles les plus fréquentes sont les hémoptysies, la bronchite capillaire, la broncho-pneumonie, la gangrène bronchique ou pulmonaire. Même en l'absence de celles-ci, il arrive souvent qu'après un certain temps, la dilatation bronchique amène un état de cachexie grave. Il se produit alors une sorte de septicémie par résorption des sécrétions putrides.

Cette septicémie peut être aiguë et emporter le malade en quelques jours, ou bien prendre la forme chronique. Dans ce dernier cas, le plus commun, on voit le sujet pris, chaque soir, de fièvre hectique, s'émacier progressivement. La peau devient terreuse ; les sueurs nocturnes, la diarrhée engendrent une faiblesse croissante. Des œdèmes cachectiques apparaissent, et enfin, après un temps qui n'excède guère six semaines à deux mois, le malade succombe dans le marasme.

Diagnostic. — Le diagnostic de cette affection est à faire avec la bronchite chronique et la phtisie pulmonaire.

Il est certaines bronchites chroniques où l'expectoration présente les mêmes caractères que dans la dilatation bronchique : abondance, fétidité et séparation en trois couches lorsqu'on la recueille dans un vase. Mais les signes cavitaires font alors défaut ; de telle sorte que l'examen du thorax soigneusement pratiqué permet assez facilement de résoudre la question, sans même qu'il soit besoin de recourir à l'examen bactériologique des crachats.

Il n'en est pas de même du diagnostic avec la tuberculose pulmonaire, qui peut se poser dans les conditions les plus difficiles.

Il s'agit ici de la bronchite tuberculeuse à marche chronique arrivée à la période des cavernes.

Les signes physiques sont à peu près les mêmes : cependant, en général, la dilatation bronchique siège plutôt aux parties postéro-inférieures du poumon, la caverne tuberculeuse aux sommets. La dilatation bronchique est d'ordinaire unilatérale, les cavernes existent souvent des deux côtés, ou du moins l'existence d'une excavation à l'un des sommets coïncide presque toujours avec des lésions déjà appréciables du second sommet. L'expectoration dans la phtisie est rarement aussi abondante ; ses crachats nummulaires ont souvent un aspect assez spécial.

Mais en réalité ces différences dans bien des cas ne sont pas assez caractéristiques pour que l'examen du thorax permette un diagnostic assuré.

L'étude des crachats au microscope devra toujours être faite et l'on recherchera soigneusement le bacille de Koch.

Ce serait toutefois une erreur de croire que cet examen fournisse des résultats toujours décisifs.

Si à diverses reprises on constate que les sécrétions ne contiennent aucun bacille de la tuberculose, on est en droit de conclure en faveur de la dilatation bronchique. Si au contraire des examens répétés montrent chaque fois en abondance les microbes en question, il est certain qu'il s'agit de phtisie pulmonaire.

Mais la présence de quelques bacilles seulement disséminés dans la masse des crachats, encore qu'elle aurait été constatée à différents moments, ne permettrait pas d'affirmer l'existence de lésions tuberculeuses à la troisième période. Il faut se rappeler en effet que le bacille de Koch est loin d'être rare, qu'il existe presque partout dans l'air que nous inspirons, et spécialement dans l'air que l'on respire dans les grandes agglomérations humaines. Ce bacille, pénétrant dans l'arbre respiratoire se dépose sur les sécrétions qui tapissent la muqueuse. Il peut même arriver qu'il y trouve un milieu favorable à sa reproduction et sa pullulation, et qu'une bronchectasie simple à l'origine se complique par la suite et soit envahie par la tuberculose.

De ceci l'on doit conclure que l'examen des crachats ne suffit pas en toutes circonstances à faire le diagnostic différentiel de la dilatation bronchique et de la phtisie et qu'en certains cas ce n'est que par la marche de la maladie, par une observation longtemps continuée du sujet que l'on parviendra à une exacte appréciation [1].

Traitement. — Le traitement médico-hygiénique et médical de la dilatation des bronches est identique à celui de la bronchite chronique. On aura recours aux mêmes ressources enrayant l'hypersécrétion bronchique, facilitant l'expectoration et calmant la toux. Dans la plupart des cas même on obtiendra un résultat médiocre par le fait que toute médication exerce une action faible sur la dilatation des bronches.

---

[1] Les difficultés de diagnostic sont quelquefois telles en effet, qu'il est impossible de résoudre la question par un seul examen, si consciencieux, si complet qu'il soit. On risque fort de commettre une erreur en se prononçant hâtivement. Il nous a été donné d'observer depuis sept années déjà, une malade déclarée phtisique à diverses reprises par des médecins éminents appelés en consultation qui tous ont porté un diagnostic rapidement fatal. Or, cette malade non seulement vit encore, mais tout en présentant les mêmes signes cavitaires et en crachant toujours un certain nombre de bacilles, a vu son état général s'améliorer notablement et son poids augmenter.

Il n'en est pas de même à la période prodromique de cette affection. A cette époque on peut encore intervenir utilement, soit par
une hygiène habilement instituée, soit par l'administration élevée et
continue de l'iodure de potassium.

Ces dernières années on a fait des tentatives directes sur la dilatation bronchique en insufflant dans la trachée des poudres antiseptiques (thymol, iodoforme, salol), soit en y injectant des liquides
médicamenteux (eau phéniquée, solution boriquée). On a même
pratiqué des tentatives chirurgicales. Mais nous devons avouer que
ces différents essais n'ont pas donné de résultat sérieux jusqu'à ce
jour.

Morin HERBLAND, *de Paris*.

CHAPITRE IV

GANGRÈNE DES BRONCHES

Description. — La gangrène bronchique est une affection peu fréquente. Elle est constamment secondaire et ne s'observe que chez des sujets atteints de bronchites aiguës ou chroniques, de dilatation bronchique ou encore de phtisie pulmonaire. Elle a été souvent confondue soit avec de simples bronchites à sécrétions fétides, soit avec la gangrène pulmonaire.

La gangrène des bronches se montre surtout au cours des bronchites infectieuses telles que celles de la coqueluche, de la rougeole; elle frappe aussi les sujets prédisposés par le diabète, l'alcoolisme, la misère.

A l'autopsie les parois bronchiques présentent les lésions connues du sphacèle : aspect rougeâtre ou grisâtre, consistance molle et friable. Parfois il y a destruction complète des tissus altérés et formation de cavernes gangréneuses, remplies d'une sanie infecte.

La gangrène bronchique s'annonce chez un malade déjà souffrant d'une affection des bronches par une élévation brusque de la température et une aggravation notable de l'état général. En même temps la toux s'exaspère et le thorax devient douloureux.

L'expectoration peut être plus ou moins abondante selon que la gangrène survient au cours d'une bronchite simple ou d'une dilatation ancienne, mais en tout cas elle est caractéristique par sa fétidité. L'odeur en est quelquefois franchement gangréneuse, semblable alors à celle de la gangrène pulmonaire. Souvent les crachats exhalent de l'hydrogène sulfuré, ou bien encore une odeur spéciale, fade et écœurante, qui se communique à l'haleine du malade et infecte la pièce où il respire, s'attachant aux vêtements, aux tentures, à toutes les étoffes.

L'examen microscopique des sécrétions y décèle des débris de tissus sphacélés, des cristaux d'acides gras, de leucine, de tyrosine, de cholestérine et enfin des microbes en grand nombre et appartenant à des espèces variées.

La gangrène bronchique procède par poussées paroxystiques. Après une ou plusieurs de ces poussées, elle peut aboutir à la guérison ou bien laisser les bronches dilatées après la destruction de leurs parois. Souvent elle détermine une septicémie subaiguë ou chronique qui devient mortelle, dans un temps qui peut varier. Enfin elle peut gagner le parenchyme pulmonaire et engendrer la gangrène du poumon.

Le symptôme principal de cette affection étant la fétidité des crachats, le diagnostic ne peut guère se poser qu'avec des maladies à sécrétions fétides, c'est-à-dire d'une part avec la bronchite ou la bronchectasie fétides, d'autre part avec la gangrène pulmonaire.

Il n'est pas rare qu'au cours d'une bronchite et surtout d'une dilatation des bronches, l'expectoration devienne fétide par le fait de simples fermentations putrides et sans qu'il y ait gangrène du tissu pulmonaire, ni même de la muqueuse bronchique. Si cette transformation n'altère pas l'état général, la confusion n'est guère possible avec la gangrène des bronches. Mais s'il se produit alors de la septicémie avec fièvre et signes généraux graves, le diagnostic sera fort difficile et ne pourra guère se faire que par l'examen microscopique des crachats.

Quant à la gangrène pulmonaire, rappelons qu'elle est le plus souvent primitive, qu'elle se manifeste d'emblée dans sa forme pneumonique ou sa forme pleurétique. Cependant quelquefois elle peut apparaître chez un sujet déjà atteint de bronchite ou de bronchectasie chroniques. Dans ces conditions, il est à peu près impossible de reconnaître dès l'abord, s'il s'agit de gangrène pulmonaire ou bronchique et ce n'est que par la marche de la maladie que la distinction pourra être faite.

Traitement. — Quand la gangrène est superficielle et limitée à la surface muqueuse des bronches, on peut exercer une action assez sérieuse par l'administration des médicaments antiseptiques et expectorants. On peut avoir recours au terpinol, à la térébenthine, au goudron; mais les médicaments auxquels nous donnons la préférence sont : la créosote, l'acide phénique et l'eucalyptol. On peut même associer ces trois médicaments et les prescrire de la façon suivante :

Matin, midi et soir, on donne au malade deux capsules d'eucalyptol. Dans la journée on vaporise plusieurs fois autour du lit du patient ou du moins dans son appartement, des solutions d'acide phénique :

> Acide phénique neigeux. . . . . 100 grammes.
> Alcool. 50   —
> Thymol. 2   —
>
> Une cuillerée à soupe pour un verre d'eau ; à faire vaporiser.

Concurremment on fera des injections hypodermiques avec l'huile suivante :

> Huile de faînes stérilisée. . . . . 100 grammes.
> Créosote de hêtre pure. 10   —
>
> Injecter 5 à 10 centimètres cubes par jour.

Un certain nombre de cliniciens ont pensé à intervenir chirurgicalement, exactement comme pour une pleurésie infectieuse. Nous préférons à cette méthode hardie, celle plus simple qui mène à un résultat identique : c'est de porter directement par la voie trachéale des liquides antiseptiques ou d'insuffler des poudres microbicides. Nous savons bien que la trachée résorbe presque toujours ces liquides qui ne vont pas baigner la surface muqueuse des bronches et surtout des bronchioles. Mais les sécrétions septiques des bronches sont assez bien éliminées aussi longtemps que le sphacèle n'a pas envahi tout le diamètre du canal bronchique, et, lorsque cette mortification existe, malheureusement nous sommes en présence de la gangrène pulmonaire qui exige un traitement spécial qui sera décrit plus loin.

Inutile de dire qu'il faut placer le malade dans les meilleures conditions d'hygiène ; qu'il faut bien le soutenir par des aliments substantiels et des boissons généreuses.

Recourons le plus rarement possible aux révulsifs et surtout proscrivons ceux qui constituent des plaies qui seront des nouvelles portes ouvertes à de mauvaises inoculations.

Morin HERBLAND, de Paris.

CHAPITRE V

ASTHME

Ebauché par Cullen, Beau, Bretonneau, magistralement décrit par Trousseau, qui était affecté lui-même de ce mal, l'asthme est considéré par la plupart des auteurs comme une névrose des poumons, ou plutôt comme une contracture spasmodique des muscles des bronches et de la cage thoracique.

Etiologie et pathogénie. — Les causes de l'asthme, ou plutôt celles qui provoquent un accès, sont aussi variables que multiples, à ce point qu'à chaque instant un clinicien décrit une nouvelle étiologie et croit avoir découvert l'origine vraie de cette affection. Tous les climats peuvent être incriminés. Certains malades ont des accès en passant d'un climat chaud à un climat tempéré ou froid. D'autres ne supportent pas les brouillards ou sont indisposés par les plus grandes chaleurs. On a cité le cas de certains marins qui ont un accès terrible dès qu'ils mettent pied à terre. Disons cependant, d'une façon générale, que la température basse (hiver) est plus favorable aux asthmatiques qui doivent vivre dans de grandes plaines abritées.

On a observé des cas d'asthme à tous les âges, même chez les enfants. Cette maladie est cependant plus commune à partir de vingt ans et surtout vers la quarantaine. Elle est plus fréquente chez l'homme que chez la femme et elle paraît affecter surtout les hommes à carrières libérales, c'est-à-dire les professeurs, les orateurs ardents, les médecins, les avocats, les hommes politiques, les penseurs.

Les causes occasionnelles d'un accès ont été observées en très grand nombre. Chez les uns, une simple émotion vive suffit. Chez d'autres, la sensation d'une odeur perçue ou même la vue d'une fleur provoque un accès. Un grand nombre de pharmaciens asthmatiques ont incriminé les émanations de la racine d'ipéca. Les Anglais ont décrit fort longuément, avec un grand nombre de détails, la hay fever, qui n'est autre chose qu'un accès d'asthme provoqué par les émanations dégagées du foin fraîchement coupé. Il en est de même des poussières d'avoine ou d'autres graminées qui ont le privilège d'indisposer les asthmatiques dès qu'on remue ces denrées. On a encore accusé d'autres parfums : l'odeur de la violette, du mimosa, de la fleur d'oranger. Mais toutes ces causes sont d'ordre absolument individuel, car les aromes qui occasionnent un accès d'asthme sont fort bien supportés par tel autre asthmatique qui a même l'air d'en éprouver un soulagement thérapeutique.

Trousseau croyait à la cause héréditaire non seulement de l'asthme lui-même, mais il enseignait encore que la plupart des parents diathésiques (rhumatisants, herpétiques, arthritiques, cancéreux, phtisiques) pouvaient et devaient engendrer des enfants atteints d'asthme. Cette doctrine est exagérée. Ce qui est certain, c'est que l'asthme est une maladie fréquente dans les familles nerveuses, chez les neurasthéniques; c'est qu'il a l'air d'alterner souvent par générations avec l'épilepsie. Mais l'hérédité, non seulement n'est pas fatale, mais n'est même pas la règle, et surtout l'asthme n'a aucune parenté avec le carcinome, la tuberculose et l'arthritisme.

Une cause qui a l'air d'exercer une action plus certaine sur la naissance et le développement de l'asthme, c'est l'altération de la muqueuse pituitaire ou des os nasaux. On a cité de nombreux cas de polypes du nez, de coryza aigu ou chronique, d'hypertrophie des cornets qui ont paru créer de toutes pièces l'asthme. Cette dernière maladie a disparu chez beaucoup d'individus immédiatement après la guérison de leur affection nasale. Malheureusement, tous les cas d'asthme ne sont pas dus à cette origine et les cliniciens, qui ont observé un certain nombre de cas de guérison après l'ablation d'un polype nasal, se sont aperçus bientôt qu'il existe beaucoup d'asthmatiques indemnes de toute lésion du nez.

Dans notre définition, nous avons dit que l'asthme était dû à une contracture spasmodique des muscles de Reisseisen et des muscles de l'inspiration. Depuis longtemps, on discute pour savoir quelle part revient aux muscles des bronches et à ceux de la cage thoracique. Sans entrer dans des détails d'ordre physiologique, nous déclarons que la pathogénie n'est pas identique chez tous les malades. Chez certains d'entre eux, les muscles des bronches se contractent seuls; chez d'autres, les muscles de l'inspiration entrent en action tétanique; enfin, chez le plus grand nombre, les muscles de Reisseisen et de la cage thoracique sont contractés simultanément.

Il est très difficile de préciser la juste part qui revient à chaque région musculaire dans un accès, quoiqu'on ait pu provoquer expérimentalement de semblables phénomènes en excitant le nerf vague, le pneumogastrique ou le bulbe cérébral. Néanmoins, on n'a jamais eu l'occasion de faire l'autopsie d'un malade qui aurait succombé immédiatement après un accès d'asthme. Aussi, la pathogénie vraie est encore entourée d'une certaine obscurité.

Symptômes. — Brissaud définit ainsi l'asthme : « C'est une névrose consistant en crises de dyspnée spasmodique, le plus souvent accompagnées de troubles vaso-sécrétoires des muqueuses des voies aériennes. » C'est en peu de mots présenter le tableau de cette affection qui ne procède que par crises, dont la caractéristique est une dyspnée très violente, crises qui sont généralement, pas toujours, suivies immédiatement d'une expectoration abondante.

Ces crises surviennent plus souvent la nuit que le jour. Un individu se couche dans un excellent état de santé, dort deux, trois ou quatre heures, puis est réveillé brusquement dans un état alarmant de dyspnée. La première fois qu'un accès se manifeste, l'oppression est si brutale et si poignante que le malade croit à sa dernière heure. Il est mû comme par un ressort, s'assoit dans son lit, ou se précipite au dehors vers la fenêtre pour chercher de l'air. Sans qu'il y ait une accélération du mouvement respiratoire, le malade fait des efforts inouïs pour gagner de l'haleine, il a la sueur au front, porte les deux bras en avant comme s'il voulait dilater sa cage thoracique, ou bien encore il met ses mains sur la poitrine comme s'il voulait en arracher une carapace. La face est rouge et anxieuse, les veines du cou sont gonflées. Pendant une heure ou deux, le malade lutte ainsi dans la plus cruelle angoisse, puis l'orage se calme, et un rejet de crachats perlés, suivi immédiatement d'une émission très abondante d'urines, termine la scène : le malade se figure que ce sont ces mucosités spumeuses qui l'étouffaient et il est heureux de les voir apparaître. Après cette expectoration, le malade s'endort tranquillement comme si de rien n'était, et le lendemain il se souvient de la crise comme d'un cauchemar. Malheureusement, la mémoire lui est rafraîchie la nuit suivante par une nouvelle crise qui survient à la même heure, avec les mêmes troubles, et un individu peut ainsi voir survenir des crises pendant vingt ou trente nuits consécutives, sans aucun répit. L'ensemble de ces crises constitue une attaque d'asthme. Puis tout peut rentrer dans l'ordre durant plusieurs mois, et une nouvelle attaque se manifeste l'année suivante à la même époque. Chez d'autres sujets, l'attaque se renouvelle deux ou trois fois par an. Chez d'autres encore, on voit une seule crise qui est une espèce d'avertissement, puis tout symptôme d'asthme disparaît pendant plusieurs années.

La soudaineté, la brusquerie sont la règle chez la plupart des asthmatiques. Il en existe cependant qui sont avertis de leur crise par un pressentiment moral inexplicable ou par un goût spécial de la salive.

Lorsqu'on examine un malade pendant une crise, on observe certains caractères pathognomoniques. Dans toutes les lésions pulmonaires, la dyspnée se traduit par une grande difficulté de l'inspiration. Il n'en est pas ainsi chez l'asthmatique qui inspire avec la plus grande facilité et qui ne peut pas chasser l'air contenu dans ses poumons. Après chaque inspiration qui est facile, les muscles de l'inspiration, et particulièrement le diaphragme, sont pris d'une contracture tonique qui rend l'expiration difficile. C'est contre le spasme des muscles inspirateurs que le malade a à lutter, à ce point que l'expiration égale et dépasse même en durée le temps de l'inspiration, ce qui n'existe pas à l'état normal. On peut se rendre un compte exact *de visu* de la contracture de ces muscles inspirateurs au moins pour les inspirateurs accessoires, les scalènes, les sterno-mastoïdiens, le trapèze, qui apparaissent sous forme de véritables cordes pendant l'accès.

A la percussion, on ne perçoit jamais de matité. Ou bien la sonorité est normale, ou plus encore on constate une exagération de la sonorité, surtout dans les régions claviculaires. A l'auscultation, on n'entend plus ce murmure vésiculaire si doux, mais l'inspiration est à peine perçue et l'expiration est prolongée et dure deux ou trois fois plus longtemps que l'inspiration. On n'entend jamais de souffle, mais un grand nombre de râles humides étendus dans toute la hauteur des deux poumons éclatent sous l'oreille. Ces râles augmentent surtout vers la fin de la crise qui se termine, comme nous l'avons dit, par le rejet d'une certaine quantité de crachats. Beaucoup d'auteurs (Ungar, Leyden, Charcot, Ehrlich, Schwarze) ont décrit une apparence spéciale et des éléments pathognomoniques dans cette expectoration. En réalité, les cristaux décrits, les cellules, les fibres découvertes dans les crachats des asthmatiques se retrouvent chez d'autres malades.

L'asthme n'apparaît pas toujours avec tous les caractères didactiques que nous venons d'indiquer. Les crises peuvent d'abord varier d'heure, apparaître chez le même sujet le jour comme la nuit; elles peuvent varier aussi d'intensité, de durée, se terminer brusquement sans aucune expectoration. Enfin, l'ensemble des crises, les attaques présentent également des variétés cliniques très multiples. Ajoutons, cependant, que dans la plupart des cas, l'asthme, comme toute autre névrose, s'atténue et se transforme en emphysème pulmonaire; alors les crises *vraies* deviennent rares et finissent même par disparaître. Dans d'autres cas, cet emphysème ne survient pas, et l'individu est affligé, dans l'intervalle des accès, par des accès d'urticaire, de goutte, des symptômes d'angine de poitrine et surtout par des migraines insupportables.

Dans les crises les plus violentes, on n'observe ni fièvre, ni accélération des battements du cœur. Le pouls bat d'une façon normale et régulière. Ce n'est qu'ultérieurement, lorsqu'il existe un catarrhe chronique des bronches ou de l'emphysème, qu'on remarque des troubles cardiaques et souvent des phénomènes d'asystolie; mais ces derniers symptômes peuvent être constatés aussi bien dans l'intervalle des accès que pendant la crise.

Diagnostic. — Il ne faudrait pas s'en rapporter aux cas d'asthme publiés avant Bretonneau : la plupart de ces observations sont un mélange de symptômes appartenant à la fois à l'angine de poitrine, à l'asthme et à l'asystolie, et cependant l'asthme se présente sous un aspect particulier, avec des caractères pathognomoniques qui le distinguent bien des autres affections accompagnées, comme lui, d'une dyspnée.

Toutes les lésions cardiaques, et l'angine de poitrine n'est qu'une sclérose des artères coronaires, sont accompagnées de signes organiques, c'est-à-dire de bruits localisés à la région cardiaque, bruit musical ou souffle. Ces lésions provoquent également des phénomènes vasculaires anormaux que le clinicien peut constater aisément. En outre, dans aucun accès ni dans aucune crise de dyspnée d'origine cardiaque, on ne rencontre cette contracture tétanique des muscles inspirateurs, et surtout cette expiration prolongée si caractéristique dans l'asthme. Enfin, dans les cardiopathies, l'individu est malade depuis fort longtemps avant de souffrir de cette dyspnée, qui surprend au contraire l'asthmatique en plein état de santé, d'une façon brusque.

Il en est de même de la dyspnée rénale. On sait que la plupart des brightiques souffrent d'une grande difficulté dans la respiration. J'ai, pour ma part, reçu et examiné un grand nombre de malades qui sont venus me consulter pour de l'asthme, et qui étaient atteints

simplement de néphrite. Le praticien doit toujours se méfier de ces
formes de dyspnée progressive et examiner avec soin les urines et
l'état du cœur : dans la plupart des cas il s'agit d'albuminurie et
non pas d'asthme, qui, lui, survient brusquement et sans s'annoncer.

L'œdème de la glotte, l'œdème et la congestion pulmonaire, les
affections du larynx, la bronchite capillaire peuvent encore se distinguer facilement de l'asthme. Dans toutes ces affections, le début
n'est point brusque, et l'expiration est très facile et non prolongée,
tandis que l'inspiration est des plus pénibles.

Quoiqu'il soit rare dans l'enfance, l'asthme se présente quelquefois cependant à cet âge. On pourrait alors le confondre avec une
maladie plus fréquente et qui survient aussi d'une façon brusque en
plein état de santé et de préférence durant la nuit : nous voulons
parler de l'angine striduleuse. Les signes ne sont cependant pas
encore identiques ici. Dans le faux croup on observe de la difficulté
de l'inspiration, du tirage et même du cornage, tandis que l'inspiration est des plus faciles chez l'asthmatique.

Il est inutile de faire le diagnostic différentiel de l'asthme avec les
bronchites ordinaires, l'emphysème, la pneumonie, la pleurésie.
Quoiqu'on observe également de la dyspnée dans ces affections,
la forme de dyspnée ne peut se confondre avec celle de l'asthme.
Chacune de ces maladies est en outre accompagnée de signes caractéristiques.

Pronostic. — L'asthme est un brevet de vieillesse, d'après un dicton
populaire. Cet heureux pronostic provient des cas rares où la mort
s'est produite immédiatement à la suite d'un accès. Le dicton n'est
cependant pas absolument exact, et si les crises n'entraînent pas
derrière elles une mort immédiate, l'asthme provoque une série
d'accidents très redoutables.

Sans doute, dans les attaques rares qui laissent le sujet en repos
pendant plusieurs années sans être remplacées par des accès de
goutte, de rhumatisme, de migraines, de bronchites catarrhales,
l'avenir du malade est des plus souriants. Malheureusement il n'en
est pas toujours ainsi. Souvent les accès se succèdent chaque nuit
pendant plusieurs semaines ou plusieurs mois. Ces attaques peuvent
se renouveler chaque année ou plusieurs fois durant la même année.

Dans l'intervalle des attaques, le malade a à lutter avec une hypersécrétion des bronches ou avec les autres maladies que nous venons
de citer. L'état général s'altère, le malade faiblit moralement et
physiquement. Lorsque l'emphysème succède aux crises, le cœur

fléchit très rapidement, et l'on peut assister à des phénomènes d'asystolie qui terminent rapidement la scène.

Tout en reconnaissant qu'il existe des variétés d'asthme absolument exemptes de toute espèce de complications, nous formulons un pronostic plus grave que les auteurs ont l'habitude de présenter. Nous reconnaissons que l'asthme n'est pas une manifestation grave par lui-même ; qu'on peut même exister très longtemps avec cette diathèse, mais à la condition de ne pas subir les nombreuses complications qui l'accompagnent ordinairement. Mais dès qu'un de ces accidents fait son apparition, l'asthme devient une affection grave des plus dangereuses pour le malade.

Traitement. — Un nombre incalculable de médicaments sont recommandés pour la guérison de l'asthme, et, au milieu de ce fouillis thérapeutique, le praticien est bien embarrassé. D'autant plus que la pathogénie de cette affection est de date assez récente, et comme les théories et les hypothèses n'ont pas manqué, chaque hypothèse était suivie d'une médication correspondante. Tâchons de faire un peu de lumière dans ce labyrinthe obscur.

Il faut considérer trois phases bien distinctes dans le traitement de cette affection : 1° la période précédant la crise ; 2° l'accès ; 3° les périodes intercalaires.

Dans l'étiologie, nous avons vu que tout est bon à prétexte d'un accès suivant la susceptibilité personnelle de chaque individu. Tel individu est agacé par le parfum le plus agréable dont la senteur provoque régulièrement un accès : ces parfums varient d'un sujet à un autre avec la bizarrerie la plus capricieuse. Chez tel autre individu, un déplacement d'un pays à un autre, ou plutôt le séjour dans une localité déterminée, provoque un accès certain : ce sujet ne supporte pas le continent, cet autre ne tolère pas la mer ; le séjour dans le Nord est agréable à M. Paul quand il devient redoutable pour M. Pierre. Il y a en un mot autant de causes d'asthme, ou plutôt d'accès, qu'il existe de sujets atteints de cette maladie.

C'est pourquoi il est impossible de formuler une règle préventive. La prophylaxie doit être réglée pour chaque malade qui a remarqué la cause de son accès et qui sait fort bien l'éviter.

Une autre mesure préventive très utile, c'est la guérison de toute lésion du nez. On n'arrive pas toujours à débarrasser le sujet de son asthme, mais on a vu chez la plupart des malades les crises de dyspnée diminuer de nombre et d'intensité après la guérison de l'affection nasale.

Sans vouloir préciser la région que l'asthmatique doit habiter de préférence, nous pouvons lui conseiller cependant d'éviter les centres industriels où d'abondantes poussières adultèrent continuellement l'atmosphère, et de se réfugier vers les pays tempérés, à la campagne, dans les grandes plaines, bien abrités par des altitudes, où la crise elle-même doit être soignée avec la plus grande énergie pour mettre fin à une situation souvent fort tendue et surtout pénible et effrayante. Comme presque tous les auteurs, j'ai pratiqué, dans la plupart des cas où j'ai été appelé, une injection hypodermique de morphine. Si les accès se succèdent durant plusieurs jours, il est à redouter d'habituer le malade à des injections et de créer ainsi un morphinomane de plus. Pour éviter cet ennui, j'ai remplacé depuis trois ans la morphine par une solution saturée d'antipyrine : j'injecte dans le tissu cellulaire sous-cutané 50 centigrammes ou 1 gramme d'antipyrine, et le spasme des muscles inspirateurs cède encore plus rapidement qu'avec l'usage de la morphine.

Je conseille à mes malades, surpris par un accès, d'avoir recours, jusqu'à mon arrivée, aux nombreuses solanées vireuses, datura, jusquiame, tabac, belladone, qui sont tant en vogue depuis les observations cliniques de Simes d'Édimbourg. Comme on ignore souvent quelle est la solanée agissant sur l'accès du malade, je prescris volontiers la consommation d'une ou de deux cigarettes d'Espic, dont la composition est la suivante :

Feuilles de belladone.	30 centigrammes	
— jusquiame.	15	—
— stramonium.	15	—
— fellandre aquatique	5	—
Extrait aqueux d'opium.	13 milligrammes	
Eau distillée de laurier-cerise.	Q. S.	

Le malade est entouré de la fumée de cette cigarette qui calme l'accès. Suivant G. Sée, l'élément actif de ces solanées ne serait autre que la pyridine, qu'on emploie de la façon suivante. On verse une cuillerée à café de ce produit dans une soucoupe. La pyridine s'évapore dans la chambre où se trouve le malade et l'accès se calme sous l'influence de cette émanation. L'asthmatique ne supporte pas longtemps l'odeur de la pyridine qui est très désagréable; il en tire cependant les meilleurs résultats.

Peuvent être rangés dans la même classe de médicaments antispasmodiques les papiers nitré ou arsénical, les vapeurs d'éther ou de chloroforme. Le papier nitré et le papier arsénical sont consumés, comme les feuilles sèches de datura stramonium et de belladone, dans une soucoupe, et les aromes qui se dégagent de cette fumée procurent souvent le calme. Quant aux vapeurs d'éther et de chloroforme, leur action est difficilement acceptée pendant l'accès, et surtout leur efficacité bienfaisante se fait ressentir tardivement : je n'ai pas eu à me louer de ces médicaments dans les cas où je m'en suis servi.

J'ai essayé dans trois cas différents la méthode déjà ancienne de Ducros, c'est-à-dire l'emploi des vapeurs d'ammoniaque. Chaque fois la dyspnée a augmenté d'intensité : cet essai m'a suffi.

Je puis en dire autant du chanvre indien, de la québrachine, des inhalations d'oxygène et de térébenthine, dont l'action est, suivant moi, inefficace ou du moins bien problématique.

L'aspiration de l'iodure d'éthyle et du bromure d'amyle soulagent un instant, mais n'arrêtent pas le spasme des muscles inspirateurs. Arrêté un instant, l'accès continue son cycle comme si de rien n'était, et sa durée n'est point diminuée en quoi que ce soit.

Il paraît que le massage méthodique, pratiqué méthodiquement par des anatomistes qui connaissent à fond la massothérapie, a le pouvoir d'enrayer l'accès. Nous voulons le croire d'autant mieux que le massage a le don d'annuler le spasme musculaire ; mais comme nous ne sommes pas expert dans cette médication, comme d'autre part son action doit être lente, nous lui préférons les injections hypodermiques de morphine et surtout d'antipyrine qui calment immédiatement l'accès.

Dans l'intervalle des attaques, il est utile de guider son patient, de lui tracer son mode d'existence, pour lui éviter de nouveaux accès, ou du moins pour les distancer considérablement. Tout d'abord, on défendra tout surmenage, et surtout toute application intellectuelle fatigante. Les grandes entreprises d'affaires, d'études, d'art seront sévèrement interdites. Au contraire, les exercices physiques pondérés, graduellement pratiqués, seront institués utilement. Les ascensions et les fatigues du coït seront exclues du programme.

De même l'alimentation doit être rigoureusement réglementée. On instituera des repas pris régulièrement aux mêmes heures. Ces repas ne seront pas trop copieux et arrosés de vins vieux mais peu généreux. L'abstention complète de tout alcool, qui exerce une action fâcheuse sur la pression artérielle, sera de règle.

L'hydrothérapie, employée suivant la susceptibilité de chaque sujet, rendra les plus grands services. On ne peut formuler une règle absolue de cette méthode ; mais j'ai employé dans la plupart des cas la douche écossaise ainsi comprise : l'individu, à jeun, fait une longue promenade, puis vient presque en sueur à l'établissement thermal. Il reçoit l'eau chaude en jet finement brisé sur tout le corps pendant deux ou trois minutes, puis, immédiatement après, vingt à trente secondes l'eau froide, également en jet à la pomme d'arrosoir, sur tout le corps. Après desséchement, une friction sèche au gant de crin et une nouvelle et longue promenade provoquant une réaction très rapide. L'emploi de cette douche quotidienne sera prolongé durant plusieurs mois pour agir. Je connais plusieurs asthmatiques qui suivent cette ligne de conduite depuis trois ou quatre ans sans avoir eu un seul accès.

L'asthmatique aime faire une cure thermale chaque année. Cette cure n'est pas indiquée rigoureusement, mais lorsqu'elle est exigée, on enverra son client aux Eaux-Bonnes, à Argelès-Gazost, à Cauterets, à Saint-Sauveur, etc., où le climat très agréable agira certes autant que les eaux sulfureuses. Ces dernières peuvent cependant être utiles chez les sujets atteints de catarrhe bronchique. Il est vrai que dans ce cas le déplacement n'est pas indispensable. On peut conseiller sur place l'usage d'Eaux-Bonnes, à la dose d'un verre chaque matin, ou mieux encore, ce qui est plus facile et moins désagréable, on prescrira avant les repas de midi et du soir deux granules sulfo-acidulés de Thommeret-Gélis, qui sont une excellente préparation.

La médication arsenicale est très utile chez les herpétiques atteints d'asthme. On l'instituera sous forme de l'eau naturelle à la dose de 2 à 3 cuillerées à soupe chaque matin ou bien encore on ordonnera deux à six granules de dioscoride par jour, des gouttes de liqueur de Fowler ou de Pearson. On peut associer l'arsenic au bromure de potassium sous la formule suivante :

Arseniate de soude.	5 centigrammes
Bromure de potassium	10 grammes
Sirop d'écorce d'oranges amères.	300 —

Une cuillerée à soupe midi et soir au moment des repas.

On a rarement recours aux médicaments cardiaques, tels que la digitale, la caféine ou la convallaria maialis.

Il n'en est pas de même de l'iodure de potassium dont l'emploi a été prôné surtout par Germain Sée. « Ce médicament, dit cet auteur, doit constituer à la dose moyenne de 2 grammes, la base du traitement. L'iodothérapie devra être continuée pendant des mois, souvent pendant un ou deux ans, avec un jour d'interruption tous les sept ou dix jours ; ces suppressions temporaires pourront être rapprochées quand le malade sera arrivé à la période d'accalmie; puis au fur et à mesure que les accès s'éloigneront, que la dyspnée s'effacera, la dose journalière sera réduite à 1 gramme, mais à une condition formelle, c'est qu'un examen rigoureux de la poitrine révèle une percussion et une auscultation normales. » Sans vouloir entonner l'hosannah de l'apôtre de l'iodothérapie, nous devons avouer cependant que l'iodure rend des services à un grand nombre d'asthmatiques. Peut-être faut-il commencer par des doses quotidiennes moindres, par 30 centigrammes, 50 centigrammes et arriver graduellement à 2 grammes par jour. On hâtera ainsi la tolérance de ce médicament qui n'est pas accepté de tous les asthmatiques, et qui doit être proscrit surtout chez certains individus herpétiques à éruptions cutanées faciles.

S. BERNHEIM, *de Paris*.

CHAPITRE VI

COQUELUCHE

La coqueluche est une affection contagieuse, ordinairement apyrétique des voies respiratoires, caractérisée principalement par des convulsions réflexes à marche le plus souvent typique, dont le point de départ est dans les nerfs de la muqueuse respiratoire malade.

Historique. — Ls coqueluche a été décrite d'une façon détaillée au xvie siècle par Schenk et Baillon, puis au xviie siècle par Willis, Sydenham et Essmuller. Au xviiie siècle, quand la coqueluche devient de plus en plus fréquente, le nombre de travaux relatifs à cette affection augmente considérablement. D'après Hirsch, la coqueluche aurait actuellement envahi presque tous les pays du monde. En Europe, les pays où cette affection se rencontre le plus rarement sont l'Islande et les îles Féroë.

Etiologie. — Si jusqu'à présent on n'est pas encore arrivé à démontrer d'une façon certaine l'existence d'un microorganisme spécifique, agent provocateur de la coqueluche, la nature mycotique de cette affection n'est plus niée par personne. D'après toutes les observations et toutes les recherches faites jusqu'à présent, l'agent contagieux résiderait dans les sécrétions de la muqueuse malade. Dans les crachats des coquelucheux, on a déjà signalé la présence de microorganismes très variés (Birch-Hirschfeld, Poulet, Letzerich, Tschamer, Burger, Afanassieff), mais aucun d'entre eux n'a pu résister encore à l'épreuve bactériologique objective ni par conséquent revendiquer le rôle d'agent spécifique.

La coqueluche est extrêmement contagieuse et se transmet directement de l'individu malade à l'individu sain. Il est certain que sous ce rapport un rôle considérable revient encore à l'air qui peut renfermer des particules de crachats desséchés, contenant le virus spécifique. L'affection est rarement transportée par des individus bien portants. Le danger de contagion, très grand quand la coqueluche est à son summum, existe déjà à la période du début et à la fin de cette affection.

La prédisposition à la coqueluche est particulièrement marquée chez les enfants, et sous ce rapport il n'y a aucune différence entre les enfants riches et les enfants pauvres, entre les enfants vigoureux et les enfants mal nourris. L'affection frappe surtout les enfants au-dessous de six ans, sans épargner les nouveau-nés. Rilliet et Barthez ont observé un cas de coqueluche chez un nouveau-né, âgé de un jour, qui avait contracté cette affection de sa mère. Les femmes enceintes sont souvent prises de coqueluche, mais chez elles, comme du reste généralement chez tous les adultes, la coqueluche souvent ne se manifeste pas par les accès typiques. Bagiosky et d'autres auteurs ont remarqué que les filles sont plus souvent atteintes que les garçons. La coqueluche ne récidive ordinairement pas.

Pour ce qui est du rôle des saisons, la plupart des auteurs sont d'accord pour admettre que les épidémies éclatent ordinairement pendant l'hiver et le printemps pour atteindre leur summum pendant l'été. Suivant Hirsch, le climat des pays chauds tropicaux s'opposerait à la propagation de la maladie, tandis que, d'après Steffen, la coqueluche se propagerait très rapidement dans les pays marécageux. Souvent les épidémies de coqueluche suivent ou au contraire précèdent celles de rougeole.

Anatomie pathologique. — La lésion anatomique, en rapport avec le symptôme caractéristique de la coqueluche, la toux paroxystique, est principalement accusée au niveau des parties de la muqueuse respiratoire pourvue de nerfs dont l'irritation provoque le phénomène réflexe de la toux. La muqueuse nasale innervée par le trijumeau est rouge, tuméfiée, boursouflée; il en est de même de la muqueuse du pharynx et de l'épiglotte. Les cordes vocales paraissent normales, mais la portion sous-jacente de la muqueuse innervée par le laryngé inférieur est plus ou moins congestionnée et tuméfiée. Aux périodes ultérieures de la maladie, on trouve dans les cas graves un catarrhe bronchique étendu qui, chez les jeunes enfants, peut être remplacé même par de la bronchite capillaire, de l'atélectasie pulmonaire, de la pneumonie lobulaire. Quand l'affection dure depuis longtemps, il n'est pas rare de trouver de l'emphysème. Dans quelques cas on rencontre encore de l'hypérémie notable des méninges, plus rarement des hémorragies cérébrales, souvent des hémorragies répétées par la muqueuse respiratoire, la conjonctive et l'oreille. L'oreille est du reste souvent atteinte de catarrhe, même dans les cas légers.

Symptômes et marche. — On distingue ordinairement dans la marche de la coqueluche quatre stades en comptant celui d'incubation. Mais, dans la grande majorité des cas, les limites entre ces stades sont si mal dessinées qu'il est impossible de dire avec certitude quand finit un stade et quand commence un autre. On distingue : 1° le stade d'incubation ; 2° le stade catarrhal initial ; 3° le stade convulsif ou spasmodique ; 4° le stade catarrhal secondaire ou de résolution.

Incubation. — Le stade d'incubation évolue d'une façon absolument silencieuse. Les auteurs, sans être d'accord sur la durée d'incubation, admettent, du moins la plupart d'entre eux, qu'elle varie entre trois et huit jours. Mes observations personnelles confirment ce point.

Catarrhe initial. — Le stade du catarrhe initial dure ordinairement près de deux semaines, plus rarement quelques jours seulement. Il débute par les phénomènes d'un catarrhe sec des voies respiratoires supérieures et de la conjonctive, comme je l'ai observé dans quelques cas. Au début, la toux n'est pas forte et devient plus fréquente vers la nuit. Elle est sèche, rauque, sans jamais devenir aboyante comme dans le croup. Quand il existe de l'expectoration, ce qui est rare, les sécrétions ont un aspect muco-vitreux. Malgré l'existence d'une toux violente, l'auscultation pratiquée à cette période donne ordinairement des résultats négatifs, si ce n'est que la respiration paraît tout au plus un peu plus rude qu'à l'état normal. L'intensité de la toux surtout pendant la nuit, sa longue durée et l'absence de résultats positifs à l'auscultation doivent éveiller dans l'esprit l'idée de la coqueluche. En même temps on voit souvent apparaître les phénomènes subjectifs du catarrhe nasal surtout nets pendant la journée et se manifestant sous forme d'éternûments fréquents ; on peut encore trouver à ce moment une rougeur intense du pharynx et même de la conjonctive. Avec tout cela, les enfants ne paraissent pas souffrants ; quand la fièvre, qui fait défaut dans la grande majorité des cas, existe, elle n'est pas élevée et ne se manifeste que dans la soirée. Du reste le stade catarrhal peut faire défaut principalement chez les nouveau-nés et les nourrissons, et l'affection débuter directement par le stade convulsif.

Stade convulsif. — Comme nous l'avons déjà dit, le troisième stade survient ordinairement quinze jours après le début de la maladie. A côté de la toux singulièrement violente qui existait jusqu'à présent, apparaissent des accès de toux isolés où le caractère propre de l'affection se manifeste déjà par de longues inspirations accompagnées d'un sifflement sonore. C'est ordinairement vers la nuit qu'apparaissent les premiers accès typiques pendant lesquels les enfants ne restent plus couchés, comme dans la toux ordinaire, mais s'assoient ou se dressent même tout à fait, anxieux, dans leur lit. Chaque accès s'annonce par une sensation de chatouillement dans le larynx; quelquefois les enfants sont prévenus de l'accès par une sorte de malaise général, une sensation de chaleur, de brûlure ou de pression derrière le sternum. Ils deviennent anxieux; un grand nombre d'entre eux s'efforcent de faire avorter l'accès, surtout au début de l'affection, quand ils sont encore très effrayés par la dyspnée ou lorsque l'accès est suivi de douleurs dans les muscles du thorax ou le diaphragme. D'habitude ils s'accrochent aux objets environnants, pour diminuer la dyspnée en prêtant un point d'appui à l'activité exagérée des muscles respirateurs. Souvent encore le début de l'accès s'annonce par quelques coups de toux isolés qui, tout en restant courts et superficiels, se précipitent subitement jusqu'à ce que le thorax s'immobilise dans la position de l'inspiration forcée; puis, après un court repos, survient une longue inspiration sifflante suivie le plus souvent immédiatement, quelquefois au bout de quelques minutes, d'autres inspirations précipitées. C'est la reprise [1]. La même scène avec les mêmes caractères peut revenir à plusieurs reprises jusqu'à ce que le nombre et l'intensité des accès allant en diminuant et les inspirations devenant de plus en plus fréquentes, l'enfant se calme progressivement. Pendant l'accès, qui dure ordinairement quelques minutes, rarement plus longtemps, les enfants remuent violemment les jambes; la figure devient tuméfiée, rouge foncé, cyanosée, les yeux pleurent, les paupières s'œdématient, les lèvres se gonflent, la langue est projetée hors de la bouche, et des sécrétions muqueuses ou spumeuses coulent du nez. Quand la coqueluche est à son summum, on observe encore presque dans tous les cas des vomissements alimentaires. Vers la fin du stade convulsif, les crachats deviennent ordinairement purulents et contiennent même quelquefois du sang; du reste les

---

[1] Certains auteurs désignent sous le nom de reprise les inspirations accompagnées de sifflement sonore.

hémorragies nasales, auriculaires, conjonctivales et palpébrales ne sont pas très rares à cette période. Suivant l'intensité de l'affection et la disposition individuelle, on peut observer dix à trente accès dans les vingt-quatre heures, et, dans des conditions défavorables, soixante et même davantage. Au début, l'appétit est diminué. Si cet état se prolonge, si les vomissements deviennent fréquents, et si le sommeil est à son tour troublé, les enfants commencent à maigrir et s'anémient. C'est surtout dans ces cas que la face paraît souvent bouffie, quand les accès deviennent fréquents.

A cette période encore, l'examen de l'appareil respiratoire, l'auscultation fournissent, chez un grand nombre de malades, des renseignements peu en rapport avec l'intensité des accès. Souvent on n'entend qu'immédiatement avant l'accès des râles dans les grosses bronches. Si dans certains cas on trouve les petites bronches prises, le catarrhe devient rarement étendu et intense, et à l'auscultation on entend un peu partout des râles muqueux et sibilants.

Les auteurs sont loin d'être d'accord sur les causes immédiates de chaque accès en particulier. Pour certains laryngoscopistes qui ont trouvé un catarrhe du vestibule du larynx (Gendrin, Beau), les accès seraient provoqués par la descente des sécrétions dans le larynx et les voies respiratoires inférieures; d'autres tiennent pour un catarrhe de la région située en dessous des cordes vocales (Bidder) ou pour un catarrhe de la paroi postérieure de la trachée (Horff, Moyer Huni), et attribuent les accès à l'ascension des mucosités. Löry a même trouvé que le catarrhe laryngo-trachéal, et plus rarement le catarrhe pharyngien, peut dans certains cas disparaître complètement dans le cours de la coqueluche et être remplacé par un catarrhe bronchique. Il résulte de ces faits et des faits signalés par d'autres auteurs que la nature et la fréquence des accès ne peuvent s'expliquer ni par le catarrhe seul, ni par ses sécrétions. Et, comme d'un autre côté, les accès peuvent être provoqués par des influences psychiques ou autres, telles que le rire, les larmes, la colère, la maladie, la peur, l'imitation, la réplétion de l'estomac, le changement de position, etc., on est amené à admettre avec Gerhardt et Heuvet une irritation morbide des centres chargés de transformer les impressions en mouvements. Je crois qu'on peut admettre l'existence de toxines qui provoquent et entretiennent l'irritation de ces centres.

Pendant la période convulsive, il se forme souvent, principalement chez les jeunes enfants, une ulcération du frein de la langue. Cette ulcération, ordinairement de forme ovale, traverse obliquement le frein de la langue et est couverte d'un enduit jaunâtre. Comme j'ai observé cette ulcération chez des enfants qui n'avaient pas encore de dents, je ne puis accepter l'explication d'après laquelle l'ulcération en question serait produite par le frottement du frein contre les incisives pendant la projection répétée de la langue hors de la bouche (Steiner, Gerhardt, Baginsky et autres). Du reste, cette ulcération manque souvent dans la coqueluche la plus caractéristique et par contre s'observe assez souvent dans le catarrhe bronchique simple.

La durée du stade convulsif est ordinairement de quatre à six semaines, mais dans certains cas, qui ne sont pas du reste très rares, elle peut atteindre plusieurs mois. Mais, même dans ces cas, les accès commencent, après le temps réglementaire, à devenir moins fréquents et moins intenses. Il faut pourtant savoir que, sous l'influence de causes défavorables, individuelles ou extérieures, il peut survenir une sorte de recrudescence des accès.

Stade catarrhal secondaire. — La transformation du stade convulsif en stade catarrhal secondaire se fait très progressivement : les accès de toux deviennent plus rares d'abord pendant le jour, puis pendant la nuit, et perdent de plus en plus leur caractère typique ; les vomissements cessent et l'expectoration des mucosités qui, à ce moment, deviennent le plus souvent purulentes, se fait plus facilement ; la nutrition s'améliore et la bouffissure de la face, quand elle existait, diminue rapidement. Au bout de deux ou trois semaines, la toux, qui avait pris un caractère purement catarrhal, disparaît à son tour. Toutefois, chez des enfants qui, depuis des semaines, n'avaient plus un seul accès typique, il peut survenir, sous l'influence de causes défavorables, une sorte de récidive, mais alors les accès de toux spasmodique disparaissent ordinairement au bout de quelques jours.

La coqueluche ne présente pas toujours la marche qui vient d'être décrite. Chez les individus qui ne peuvent plus être comptés pour des enfants, on n'observe souvent pas les accès typiques de coqueluche, mais une toux particulièrement violente et tenace, tenant les malades, principalement la nuit, pendant des semaines. Du reste, le même fait s'observe aussi chez les enfants dans certaines épidémies. On voit notamment des familles où quelques-uns des membres ont une coqueluche typique, et d'autres simplement une toux violente.

Complications et suites. — Parmi les complications de la coqueluche, la plus fréquente et la plus grave est l'envahissement des petites bronches par le catarrhe qui ne reste plus localisé aux voies respiratoires supérieures : nez, larynx, trachée et grosses bronches. Cette complication s'observe le plus souvent chez de jeunes enfants faibles ou scrofuleux, surtout chez les rachitiques qui, à côté d'une musculature défectueuse, présentent en même temps des malformations multiples du thorax. C'est dans ces cas qu'on observe souvent de la bronchite capillaire étendue, de l'atélectasie pulmonaire, de la broncho-pneumonie qui, seule ou accompagnée de bronchite capillaire, amène le plus souvent la mort. Quelquefois la pneumonie lobulaire évolue d'une façon plus chronique et aboutit à l'infiltration caséeuse du poumon. Chez les enfants porteurs d'un foyer tuberculeux ou chez ceux dont l'organisme affaibli peut favoriser le développement d'une infection tuberculeuse éventuelle, on voit se développer souvent, après la coqueluche, une tuberculose pulmonaire ou une tuberculose généralisée. Une autre complication fréquente de la coqueluche est l'emphysème. Le plus souvent, il se localise aux bords des sommets d'où il disparaît au bout de quelque temps sans laisser des traces ; mais il existe aussi des cas où l'emphysème aboutit à un pneumothorax ou s'installe définitivement pour toute la vie. Parmi les complications rares et non immédiates de la coqueluche, il faut encore citer la laryngite croupale et la pleurésie. Les affections du cœur, la myocardite, l'endocardite ne sont pas fréquentes. Une complication rare et qui, encore une fois, s'observe chez les rachitiques, c'est les phénomènes morbides du côté du cerveau, hypérémie cérébrale et méningée, œdème, voire même hémiplégie. Dans ces cas, les enfants restent somnolents dans l'intervalle des accès ; l'accès lui-même n'est pas très accusé et se manifeste par une inspiration laryngospastique sifflante suivie de convulsions localisées ou généralisées pouvant en se répétant amener la mort par asphyxie. Certains médecins ont observé à la suite de la coqueluche de l'amaurose brusque, de l'aphasie, des psychoses. La coqueluche peut provoquer l'hydrocéphalie et l'aggraver quand elle existait auparavant. Quelquefois, il se développe, dans le cours de la coqueluche, une gastro-entérite catarrhale, et chez ces enfants il n'est pas rare alors de voir survenir de l'anémie grave, de l'hydrémie et, plus tard, de la tuberculose chez ceux qui avaient des prédispositions particulières. La coqueluche favorise encore le développement des hernies. Comme toutes les maladies mycotiques, la coqueluche provoque quelquefois une otite moyenne, complication que j'ai surtout observée chez des enfants à nasopharynx mal conformé ou à grosses amygdales.

Se manifestant quelquefois par des douleurs passagères, d'autres fois par une dureté de l'ouïe, l'otite moyenne peut souvent devenir intense, amener une otorrhée de longue durée et des troubles tenaces de l'ouïe. Il est très probable que les otites moyennes plus ou moins graves sont provoquées dans la coqueluche par une infection à travers les trompes. Toutes les complications inflammatoires se manifestent par une fièvre qui doit mettre en éveil l'esprit du médecin. Il n'est pas rare de voir l'apparition d'une complication fébrile être suivie d'une diminution dans l'intensité ou même de la disparition complète des accès pour quelque temps. Ce fait a été souvent signalé dans la pneumonie, et personnellement j'ai pu le constater deux fois pour la scarlatine intercurrente et une fois pour une ostéomyélite septique.

Diagnostic. — Le diagnostic de la coqueluche ne présente aucune difficulté à une époque et dans les cas où les accès revêtent leur forme caractéristique. Quand on n'a pas eu l'occasion d'assister à un de ces accès, on est autorisé à le provoquer. On y parvient facilement en abaissant la base de la langue comme s'il s'agissait d'inspecter la gorge de l'enfant, ou bien en le faisant courir, ou sauter, ou rire, ou en lui faisant avaler un peu d'eau. Le diagnostic est plus difficile pendant le stade catarrhal primitif. Dans ce cas, on se basera sur la toux singulièrement violente, tenace, surtout accusée le soir et peu en rapport avec les données de l'auscultation sur la possibilité d'une infection, ordinairement facile à découvrir. La coqueluche pourrait être confondue avec la toux spasmo-convulsive qu'on rencontre chez les petits enfants dans l'adénopathie bronchique aiguë ou chronique récemment décrite par Geffrier. Il faut pourtant savoir que, dans l'adénopathie bronchique, on ne trouve pas d'évolution cyclique, ni de paroxysmes nettement séparés. Dans la tuberculose, on peut également observer des accès de toux rappelant ceux de la coqueluche, mais dans ce cas l'état général et l'examen bactériologique des crachats mettent sur la voie du diagnostic.

Pronostic. — Le pronostic de la coqueluche n'est pas défavorable. La mortalité oscille entre 2 et 15 pour 100, et ne dépasse ce chiffre que dans des épidémies particulièrement meurtrières et chez des enfants vivant dans des conditions hygiéniques exceptionnellement mauvaises. D'après ce qui vient d'être dit, il va de soi que le pronostic s'aggrave chez les très jeunes enfants, les rachitiques, les tuberculeux, les scrofuleux, ensuite en cas de complications telles que la pneumonie, ou quand apparaissent des phénomènes morbides du côté du système nerveux central.

Prophylaxie et traitement. — Pour ce qui est de la prophylaxie, l'État et la famille ont le devoir de prendre contre la coqueluche les mêmes mesures que contre toutes les autres maladies infectieuses. En Autriche et en France, l'État n'intervient que par une mesure qui consiste en ce que l'entrée des écoles et des établissements publics est défendue, pour huit semaines environ, aux coquelucheux et aux personnes de leur entourage. Mais ils fréquentent les places publiques, voyagent dans des voitures publiques, quelquefois ils vont même, sur le conseil du médecin, chercher la guérison dans un pays où il n'y a pas de coqueluche.

De cette façon il est impossible d'éviter le contact avec les enfants bien portants, et on est sûr de trouver partout les crachats desséchés des coquelucheux. C'est de cette façon seulement qu'on peut s'expliquer la grande extension et la ténacité que la coqueluche présente dans certains pays et régions. S'il est difficile d'interdire directement cette façon de faire, le public aurait dû renoncer spontanément à ces habitudes, aussi bien dans son propre intérêt que dans celui de la communauté. On devrait habituer les enfants coquelucheux à cracher dans des mouchoirs qu'on désinfecterait ensuite aux frais du malade ou à ceux de l'État. En temps d'épidémie, les enfants ne devraient pas se fréquenter entre eux, et surtout éviter tout commerce avec les enfants qui toussent. Quand la coqueluche se déclare chez un membre d'une famille, l'isolement ultérieur ne sert à rien, car la possibilité de l'infection existe déjà dès le début de l'affection. Dans les chambres des malades l'air doit être changé plusieurs fois par jour; en même temps on profitera de cette aération pour épousseter tous les objets, et les enfants ne réintégreront leur chambre que lorsque la poussière soulevée par le nettoyage sera tombée. On défendra à l'enfant tous les jeux capables de l'exciter; par contre, une gymnastique modérée pourra être très utile. Autant que possible, le malade passera la nuit dans une chambre où il n'a pas passé la journée. La température de la chambre où l'enfant passe la journée ne doit pas dépasser 15°, et être encore plus basse dans sa chambre à coucher. La nourriture sera fortifiante, mais d'une digestion facile, et on fera attention à ce que l'enfant n'ait pas l'estomac trop rempli, surtout dans les cas où les accès de toux s'accompagnent de vomissements. Le manque d'appétit si fréquent au début, disparaît ordinairement assez vite;

au besoin, on pourra avoir recours à l'administration des substances amères. Si la coqueluche s'accompagne d'un catarrhe bronchique étendu, qui ordinairement fait augmenter le nombre des quintes, on défendra au malade de sortir. Souvent, du reste, les sorties au dehors augmentent le nombre des quintes, et ce fait peut être facilement constaté lorsque les enfants ne sortent pas soit à cause du mauvais temps, soit pour une autre raison. Les coquelucheux ne doivent aller ni à l'église, ni au théâtre, ni sur les promenades publiques, ni voyager dans les voitures publiques. L'influence morale et physique que les personnes de l'entourage peuvent exercer sur le malade joue un certain rôle dans le traitement de la coqueluche. Les parents ou les personnes de l'entourage se garderont d'augmenter, par la parole ou l'action, la peur que les accès inspirent au début à l'enfant. Les parents ne devront pas sauter, pour ainsi dire, sur l'enfant à chaque quinte, ni lui faire voir leurs inquiétudes : quand l'enfant est grand, on le laissera à son accès, tout en essayant de le calmer par la parole, ce qui est toujours d'un effet excellent dans toutes les affections chez les enfants nerveux. On engagera les enfants, surtout vers la fin de la maladie, quand l'intensité des quintes diminue, d'abréger autant que possible la durée des accès, et les malades y parviennent réellement avec un peu de bonne volonté. Je considère plutôt comme nuisible la conduite, souvent imposée par le médecin, qui consiste à engager les enfants à expectorer le plus qu'ils peuvent de mucosités et à aller même chercher ces dernières avec le doigt dans le pharynx. Le seul résultat de cette façon de faire c'est que non seulement on augmente l'irritation, mais on provoque en même temps une obstruction de la bouche et du nez. Quand c'est réellement nécessaire, on peut pendant l'accès s'approcher des enfants pour leur soutenir la tête ou percuter le dos, mais en se gardant de toucher à la bouche ou au nez. Les enfants ne devront jamais cracher sur le parquet, mais dans un mouchoir ou un crachoir rempli d'une solution phéniquée ou sublimée. Les enfants très jeunes, ou faibles ou rachitiques, ont besoin de soins tout particuliers, et le devoir du médecin est d'attirer là-dessus l'attention des parents et de leur signaler les dangers que court l'enfant. Chez ces enfants, surtout chez les rachitiques, il faudra surveiller chaque accès pour être à même de combattre toute menace d'asphyxie. S'il existe chez ces enfants une réelle disposition à l'asphyxie, pendant les accès on les mettra sur une chaise, on leur percutera le dos et on leur abaissera au besoin la base de la langue avec les doigts introduits dans la bouche. Si, malgré tout cela, l'asphyxie ne passait pas, on aspergerait l'enfant avec de l'eau froide, on ferait la respiration artificielle, ou bien encore on aurait recours à l'électrisation faradique.

Avant d'aborder l'étude du traitement médicamenteux de la coqueluche, je désire dire quelques mots sur la valeur d'un procédé considéré par quelques-uns comme un spécifique et consistant à transporter le malade dans un autre pays. Au point de vue prophylactique, il est impossible de contester à ce procédé une certaine valeur, mais une fois que l'affection est manifeste, les résultats que fournit le procédé en question ne sont pas supérieurs à ceux des médicaments. Il est vrai que souvent, après avoir changé de pays, les enfants cessent de tousser au bout de quelques jours, ou du moins voient le nombre des quintes diminuer d'une façon considérable. Mais dans d'autres cas j'ai vu les enfants continuer à tousser dans leur nouvelle résidence ou bien encore ne plus tousser pendant des semaines depuis le changement de résidence, mais recommencer à avoir des quintes aussitôt qu'ils revenaient à la maison. Cette thérapeutique douteuse, contraire à tout ce qui se fait ordinairement pour arrêter la propagation d'une épidémie, est quelquefois directement nuisible, en ce sens que les enfants envoyés dans les montagnes ou à la mer peuvent se trouver dans des conditions de logement et d'alimentation inférieures à celles qu'ils trouvaient à la maison. Il ne faut pas oublier enfin que ce traitement très vanté est dispendieux et que pour couvrir les dépenses les familles sont ensuite obligées de faire des économies peut-être aux dépens du bien-être des enfants.

Le nombre de médicaments vantés contre la coqueluche est considérable. Un grand nombre d'entre eux ont été présentés par leurs inventeurs comme de véritables remèdes contre la coqueluche, mais aucun n'a encore conservé ce beau titre. Nous devons être contents de trouver dans certains de ces médicaments des moyens de soulager le malade, de diminuer le nombre et l'intensité des quintes et abréger la durée de la maladie.

Dans ce qui va suivre, je rapporterai les résultats de mes recherches sur ce qui a été écrit sur le traitement de la coqueluche. J'insisterai sur les médicaments dont j'ai pu apprécier personnellement la valeur.

A. *Les expectorants*. — On recommande et on emploie comme expectorants toutes les eaux minérales chlorurées alcalines; de plus on a recours aux inhalations de bicarbonate de soude, de borate de soude. Nattier recommande de donner, le soir, entre cinq et six heures, toutes les dix minutes, une cuillerée à café d'oxymel scillitique ; ce traitement ne m'a donné aucun résultat, mais, en revanche, je l'ai vu plusieurs fois provoquer la diarrhée. Manasse se sert avec succès de terpine hydratée qu'il emploie comme expectorant et sédatif ; il la donne à la dose journalière de 1^{gr},50 à 3 grammes même chez les enfants au-dessous d'un an. On emploie encore l'infusion d'ipéca, de lobelia, de sénéga, les préparations d'antimoine, l'iodure de potassium. Dans les cas où l'expectoration est trop abondante, on a recommandé les inhalations de térébenthine, d'alun, de tannin. Purdom a obtenu de bons résultats avec l'extrait fluide de seigle ergoté.

B. *Les sédatifs* (sédatifs internes). — Parmi les médicaments de cette espèce, il faut compter en première ligne l'opium et ses alcaloïdes fréquemment employés depuis très longtemps contre la coqueluche. Mais comme l'opium présente des dangers sérieux chez les enfants et que très rapidement il cesse d'exercer son action sur l'organisme accoutumé, il a été abandonné. Dans les cas d'accès très violents on pourrait encore ordonner la codéine qui est bien supportée par les enfants et qu'on peut donner soit avec de l'eau de laurier-cerise soit avec d'autres médicaments. Soltmann aussi préfère la codéine à l'opium. Demme a récemment recommandé l'antispasmine qui contient de la narcéine et qu'il donne sous forme de 1 gramme d'antispasmine dans 10 grammes d'amandes amères à la dose de 15 gouttes une ou deux fois par jour.

La belladone, racine ou feuilles, qui exerce une action sédative très marquée sur les nerfs accessibles de la muqueuse respiratoire, est employée plus souvent que l'opium. Avec Trousseau on donne la belladone seule ou associée à d'autres médicaments, et cette médication donne souvent des résultats très satisfaisants. Mascaret administre l'extrait de belladone le soir, après le dîner, à doses progressivement croissantes, en commençant par 1 centigramme pour arriver à 7 centigrammes. Archambault emploie une solution de sulfate d'atropine au 1/1000 dont il donne 1 à 10 gouttes, trois fois par jour, suivant l'âge de l'enfant. Lublinski, Mayer-Huni, Macalt, recommandent aussi les préparations de belladone. Vetlesen se sert avec succès de la mixture suivante : extrait de belladone 50 centigrammes, extrait de cannabis indica 1 gramme, alcool concentré et glycérine ââ 5 grammes, de 4 à 15 gouttes matin et soir. Heubner a obtenu des résultats avec de la poudre de feuilles de belladone. A mon tour, j'ai pu constater les bons effets de la belladone sur l'intensité

et la durée des coqueluches qui se trouvaient dans mon service;
seulement l'action de ce médicament doit être constamment surveillée, et il faut cesser son emploi aussitôt qu'apparaît de la dilatation
pupillaire ou que les malades commencent à se plaindre d'une sensation de sécheresse à la gorge. Sous ce rapport, la préparation
belladonée qui demande à être surveillée d'une façon particulière,
est l'atropine qu'il est vraiment dangereux de laisser entre les mains
du public. Ferrand et Lorey recommandent le chloral que Lorey
donne à la dose journalière de 0,25 à 1 gramme en deux fois, matin
et soir. Hartig et Heubner ont constaté les bons effets du chloral
sur l'intensité et le nombre des accès, et personnellement j'ai pu
faire la même constatation. Le chloral est fréquemment associé à
la belladone. Dunlop et Roberti vantent le butyl-chloral, Hrynts-
chak la propylamine, Albrecht le chlorhydrate de pilocarpine. Les
bromures, bromure de potassium, bromure de sodium, bromure
d'ammonium, paraissent exercer une influence plus ou moins favorable sur le nombre et l'intensité des accès. Leroux a été le premier
à recommander l'emploi interne du chloroforme; il commence à
donner 2 à 3 gouttes et monte successivement à 15 et 20 gouttes.
Stepp, Lowenthal, Cassel, emploient avec succès le bromoforme
dont ils vantent l'action sur les phénomènes catarrhaux. Stepp donne
de 5 à 20 gouttes de bromoforme dans 120 grammes de véhicule, à
prendre 1 ou 2 cuillerées à bouche toutes les heures. Certains
sédatifs sont encore employés en applications locales sur les muqueuses malades, et sous ce rapport il faut citer en premier lieu la
cocaïne. Prior fait deux ou trois fois par jour un badigeonnage du
pharynx et du larynx avec une solution de cocaïne à 10 ou 20 p. 100.
Labric badigeonne 2 à 4 fois le pharynx, la base de la langue et les
amygdales avec une solution de cocaïne au $1/20^e$. Les résultats de
cette médication ne sont pas du reste brillants. Les badigeonnages à
la cocaïne sont encore recommandés par Carr; Krünke administre
cette substance à l'intérieur. Schilling fait faire trois ou quatre fois
par jour des inhalations d'eau chloroformée, et donne deux ou trois
fois par jour autant de gouttes que l'enfant compte d'années; sous
l'influence de cette médication les quintes deviendraient moins
intenses et la durée de la coqueluche serait abrégée. Brig et Cisne-
ros font faire des inhalations avec une solution d'acide fluorhydrique
à 1 p. 100. On a encore employé en inhalations les solutions de morphine, de teinture d'opium, d'eau de laurier-cerise, de bromures et
toutes ces médications auraient donné de bons résultats. Personnellement, je n'emploie comme sédatifs, que deux médicaments dont

l'influence sur l'intensité des accès est bien établie : ce sont la belladone et le chloral. Et encore je ne les prescris que lorsque les phénomènes catarrhaux ne sont pas très accusés, notamment quand les petites bronches ne sont pas prises. Je m'empresse d'ajouter que je considère d'une façon générale comme nuisible l'emploi des opiacés dans la bronchite capillaire.

B. *Sédatifs externes.* — Lubelsky dit avoir obtenu de bons résultats en faisant faire des vaporisations d'éther sur le cou. le long du trajet des pneumogastriques. Pour obtenir l'abaissement de l'excitabilité réflexe chez les coquelucheux, Rossbach emploie les courants continus forts qu'il fait passer à travers la colonne vertébrale.

C. *Les antimycotiques.* — A mesure que les idées sur l'origine microbienne de la coqueluche gagnent du terrain, on commence à employer les antimycotiques (antiseptiques) dont le nombre a considérablement augmenté ces temps derniers. Le premier antiseptique employé contre la coqueluche fut la quinine, qu'on commença à donner vers 1860, quand la coqueluche fut classée dans la catégorie des maladies infectieuses. Depuis cette époque la quinine a su conserver se place et est employée encore aujourd'hui par un grand nombre de médecins. Bing et Steffen ont été les premiers à recommander la quinine. Baginsky, Cassel, Hagenbach, Hess, Heubner, Lablinsky, Monti n'ont eu qu'à s'en louer. Depuis des années, la quinine me rend journellement de bons services, surtout depuis qu'on l'associe à l'antipyrine. Sauerhering administre la quinine suivant un procédé particulier qui lui permet de couper le plus souvent la coqueluche en seize jours. Pendant trois jours, il donne trois fois par jour des paquets de quinine de 4 centigrammes chez les nourrissons, de 50 centigrammes chez les adultes (le plus souvent les vomissements cessent déjà au bout de ce temps); puis pendant trois jours le malade ne reçoit aucun médicament. Après ce repos, on donne de nouveau la quinine pendant trois jours (diminution du nombre et de l'intensité des accès), puis le malade se repose encore une fois pendant trois jours. La cure est terminée par une troisième période de trois jours de médication par la quinine et de trois jours de repos. La guérison surviendrait alors très rapidement; mais j'avoue que cette méthode ne m'a jamais bien réussi. Becker et avec lui Hagenbach préfèrent au sulfate de quinine le tannate, plus agréable à prendre. Ces temps derniers on a beaucoup employé l'antipyrine qui a donné de très bons résultats entre les mains de Sonnenberg, Griffith, Guaita, Leubuscher, Rée, Windelschmiedt. L'action de ce médicament serait particulièrement marquée quand il est administré dès le début de la coqueluche. On donne ordinairement trois à quatre fois par jour autant de centigrammes que l'enfant compte de mois et autant de décigrammes que l'enfant compte d'années. Chez les enfants au-dessus de deux ans, j'associe ordinairement l'antipyrine à la quinine et au bicarbonate de soude (quinine 20 centigrammes à 1 gramme, antipyrine 30 centigrammes à 1 gr. 50 à prendre dans la journée en une à quatre fois) soit en capsules, soit incorporée dans du sirop, soit en lavement. Dans ces conditions, de même que lorsque je donnais la quinine seule, j'ai pu constater une diminution de l'intensité et du nombre des accès qui même au minimum de la coqueluche, descendaient au-dessous de 15 en vingt-quatre heures. La durée de la maladie n'a été abrégée que dans quelques cas; les récidives ont eu lieu, mais sous une forme atténuée; la quinine n'a jamais provoqué de complications, ni donné lieu à des suites fâcheuses. L'acide phénique compte aussi parmi les médicaments qui ont fait leurs preuves contre la coqueluche. Seul ou associé à la teinture d'iode et à d'autres médicaments, l'acide phénique a été employé avec succès par Rothe; Ottramare et Suckling qui ont récemment repris la médication phéniquée, disent lui devoir des succès nombreux. Audeer et Concetti vantent beaucoup la résorcine. Ce dernier donne une ou deux cuillerées à bouche d'une solution de 20 centigrammes à 1 gr. 50 de résorcine dans 120 grammes d'eau, et dans ces conditions la durée de la coqueluche ne dépasserait pas quatre semaines. Moncorvo et Barlov obtiennent rapidement la guérison par les badigeonnages de l'épiglotte avec une solution de cocaïne à 1 p. 100. Lowe et Roche doivent des succès nombreux à une mixture de benzol. La teinture d'eucalyptus et l'alun ont aussi leurs défenseurs. Les médicaments de cette catégorie sont encore fréquemment employés en inhalations ou insufflations, et sous ce rapport le médicament le plus fréquemment employé est encore l'acide phénique. Burchhard, puis Teplitz ont été les premiers à recommander les inhalations d'une solution phéniquée de 1/2 à 2 p. 100. Plus tard, on a eu l'idée de suspendre autour du lit ou dans la chambre du malade des linges trempés dans une solution d'acide phénique à 3 ou 5 p. 100, et cette méthode a été fréquemment mise en pratique par Seemann, Lee et Uffelmann. Birch-Hirschfeld a recommandé d'arroser le parquet de la chambre du malade avec une solution phéniquée à 20 p. 100. Tous ces auteurs ont obtenu de bons résultats avec l'acide phénique employé d'une façon ou d'une autre. Lorey badigeonne le pharynx et le voile du palais avec de l'iodo-phénol. Dans les grandes villes on suit quelquefois le conseil de Diday et Commonyl, et on conduit les coquelucheux dans les usines à gaz pour respirer les gaz. Je n'ai jamais pu constater les bons effets de cette médication. Monti a essayé sans aucun succès le gazéol, un mélange purifié du gaz, préparé par Burin de Boisson. Lee vante beaucoup les inhalations des gaz qui se dégagent pendant la distillation de la houille, et conseille en même temps les inhalations de créosote et de térébenthine. Cette dernière est très vantée par Albrecht; mais Lesser et Hildebrandt préfèrent les inhalations de pétrole. Ces inhalations doivent être faites trois à quatre fois par jour. Neumann signale les bons effets des inhalations de benzine. Les inhalations d'acide sulfureux essayées par Ullmann n'ont rien donné à cet auteur. Perrot fait faire des inhalations de phénate de soude vaporisé, Chavernas de naphtaline; tous les deux ont constaté une atténuation des accès. Dujardin-Beaumetz qui a expérimenté ce traitement, ne lui reconnaît aucune efficacité. Kaulich emploie les inhalations d'une solution de sublimé à 1 p. 3,000 ou 5,000; Neubert et Thomson ont obtenu de bons résultats des inhalations d'une solution d'acide salicylique à 1 p. 100. Partant de cette idée que la coqueluche est une névrose réflexe d'origine nasale, qui doit être combattue par un traitement local, Michaëls recommande les insufflations dans le nez, de quinine, d'acide benzoïque ou d'un mélange d'une partie de nitrate d'argent pour dix de magnésie calcinée. Cette méthode fut appliquée par Bachem, Guerder (qui insuffle de l'acide borique ou benzoïque et même du café torréfié), par Holloway, Kunkel, Lublinsky, Störk, Beltz qui tous ont ainsi obtenu des résultats excellents. Les meilleurs résultats dans le traitement de la coqueluche ont été obtenus par Schwartz, par ses insufflations dans le nez, d'un mélange de sozoiodol, de myrobolan, de charbon et de soufre. Avec ce procédé il suffirait de deux à six jours pour guérir la coqueluche moyenne, et douze jours pour la coqueluche. Cette méthode a donné à Guttman des résultats moins brillants; personnellement je n'ai pas encore eu l'ocasion d'essayer le procédé de Schwartz.

D. *Moyens empiriques*. — Maisch, Davis, Fleischmann recommandent l'extrait de castaneæ vescæ; Compardon, la teinture de myrrhe dans du vin de quinquina à la dose de 5 à 10 gouttes toutes les heures. Johson et Neovius conseillent le thym en décoction ou avec du sirop diacode. Lindey Portens a employé avec succès la québaïne à la dose de 0,0002-0,001 toutes les trois ou quatre heures. Magruder donne le chlorure sodique d'or, en solution à 0,12 pour 30 d'eau, à la dose de 5 gouttes toutes les deux heures. Rachel se sert d'une solution de chlorure d'or à 2 p. 100 à la dose de 5 à 8 gouttes trois fois par jour. Callimore recommande le sulfate d'aluminium; Zamboni et Hampel, le seigle ergoté. Les médicaments de cette catégorie sont peu employés.

Il n'est donc pas étonnant si à côté de ce nombre extraordinairement grand de médicaments préconisés contre la coqueluche, on en trouve d'autres méritant le nom d'extraordinaires. Partant de cette idée que la coqueluche est une convulsion analogue à l'arrêt de la respiration qu'on observe dans le stade d'excitation de la narcose chloroformique, Nægeli a conseillé de combattre la coqueluche par le procédé imaginé par Heilberg contre l'accident en question et consistant à attirer fortement en avant la mâchoire inférieure. Cette manœuvre qu'il faut exécuter à l'approche de chaque accès, ferait avorter presque infailliblement les quintes et abrégerait considérablement la maladie. Fleigel a eu des succès en employant, contre la coqueluche, des frictions avec une pommade composée d'onguent gris, d'acide phénique et de graisse. Carotta Cacharo fait même vacciner les coquelucheux et leur prescrit en même temps des inhalations d'une solution phéniquée à 1 p. 100. Cette méthode est basée sur toute une série d'hypothèses. L'auteur qui vient d'être cité, suppose notamment que le microorganisme de la variole est identique à celui de la vaccine, et comme la variole fait disparaître la coqueluche, la vaccine doit le faire aussi.

On est relativement plus armé, et on peut agir plus efficacement contre les complications de la coqueluche, que contre la coqueluche elle-même. Du reste, une prophylaxie appropriée permet d'éviter presque à coup sûr les complications. Les coquelucheux, surtout quand ils présentent en même temps du catarrhe bronchique, ne sortiront pas par le mauvais temps, ou quand il fait du vent qui soulève des tourbillons de poussière; d'une façon général il faut les mettre à l'abri de tout refroidissement. Aussitôt qu'on constate chez ces enfants de l'abattement ou un mouvement fébrile, il faut les mettre au lit, et cela est de rigueur que l'examen médical fournisse ou non des renseignements positifs. Si l'on trouve un catarrhe des petites bronches, on supprimera les narcotiques et les sédatifs, ou du moins on en diminuera la dose, et on donnera des expectorants. Suivant l'intensité de la fièvre, les enveloppements hydropathiques autour

du thorax souvent renouvelés, pourront rendre des services. Si une
pneumonie venait à se déclarer, on la traiterait de la façon habituelle;
toutefois je crois devoir prévenir contre l'action dépressive qu'exercent sur le cœur les doses trop élevées et trop souvent répétées des
antipyrétiques divers. En cas de fièvre élevée, il vaut mieux recourir
à l'hydrothérapie sous l'une de ses formes. Si, dans le cours de la
coqueluche, on voyait survenir des hémorragies fréquentes et
inquiétantes par leur abondance, on les arrêterait par une infusion
fraîche d'ergot de seigle. Les phénomènes d'irritation nerveuse qui
apparaissent fréquemment à la fin des accès, seront efficacement
combattus par les bromures, le chloroforme, le chloral (au besoin
en lavement), ou encore par l'antipyrine. En cas d'apparition de
troubles de l'ouïe, l'oreille sera traitée d'une façon convenable et
en même temps on n'oubliera pas d'explorer le naso-pharynx. Si
l'indication de la paracentèse de la membrane du tympan devenait
formelle, l'opération serait faite de bonne heure et l'otorrhée consécutive soignée par des injections antiseptiques.

A. TOBEITZ, *de Gratz,*

Professeur à l'Université.

Traduit de l'allemand par Emile LAURENT et S. CSAPÓ.

CHAPITRE VII

SYPHILIS DE LA TRACHÉE ET DES BRONCHES

Généralités. — Les lésions syphilitiques de la trachée et des bronches se rencontrent moins fréquemment que celles du larynx et de la gorge, mais si leur rareté est plus grande, leur gravité est aussi plus considérable et elles méritent également d'attirer toute l'attention du clinicien. Il n'est malheureusement pas rare de les voir méconnues; on n'y songe pas, alors qu'il est de toute nécessité de porter rapidement un bon diagnostic et d'instituer un traitement approprié, sous l'influence duquel on voit bientôt le malade renaître et se tirer d'une situation que l'on avait d'abord considérée comme désespérée.

L'étude des lésions syphilitiques trachéales date de 1842, époque à laquelle parut la première observation publiée par Worthington. Mis en éveil par cette découverte, les praticiens en trouvèrent bientôt de nouveaux exemples et plusieurs travaux, notamment les thèses de Charnal et de Rey (1859-74), en contiennent des observations. Citons également depuis cette époque l'étude faite par Vierling en 1878, dans les archives de clinique allemande, et les chapitres consacrés à cette affection dans les traités spéciaux de Jullien et de Mauriac (1886-90), dans les cliniques de Lancereaux (1891).

La syphilis de la trachée et des grosses bronches est une affection rare; on ne l'observe jamais sous forme d'accident primitif, mais on sait actuellement qu'elle peut se développer au cours de la période secondaire de la maladie, concurremment avec les manifestations cutanées et muqueuses (Schnitzler, Mackenzie, etc.).

C'est donc surtout à la période dite tertiaire que se manifeste la syphilis trachéale et bronchique, et le temps au bout duquel elle peut apparaître est assez variable; en effet, des cas publiés par Moissenet et Prengrueber montrent la syphilis de la trachée souvent neuf mois à un an après l'accident primitif, tandis que dans d'autres circonstances on l'a observée plusieurs années seulement après le chancre.

Symptomatologie. — Si l'on consulte les auteurs qui ont écrit sur ce sujet, on remarque que tous ont noté le début insidieux de la maladie. Il est exceptionnel de voir la syphilis trachéale commencer par un de ces violents accès de suffocation, comme on en rencontre dans le cours de cette affection.

Les premiers symptômes qui frappent le malade sont : une toux sans expectoration, une légère difficulté pour respirer et bientôt une sensation spéciale de corps étranger qui semblerait siéger en arrière et en haut du sternum.

Puis la toux s'accentue, elle est accompagnée de crachats muqueux de plus en plus abondants, la voix prend un timbre voilé et rauque, la respiration est plus pénible et la gêne rétro-sternale augmentant, le malade arrive à ressentir une véritable constriction. Dès ce moment, la maladie commence à se différencier d'une simple affection bronchique avec laquelle on eût pu la confondre au début.

Puis les troubles semblent s'arrêter, on observe une légère rémission dans la marche des symptômes, rémission qui est peut-être due à ce fait, que les lésions prolifératives de la syphilis se sont ulcérées, ont diminué de volume, et embarrassent par conséquent moins le conduit respiratoire. Mais ces ulcérations, quand elles se produisent, modifient l'expectoration du malade. Les crachats deviennent beaucoup plus abondants, perdent leur aspect muqueux pour se transformer en crachats muco-purulents et teintés de sang.

Dans la période d'état de la syphilis trachéo-bronchique, la respiration est devenue bruyante, puis sifflante, stridente, surtout au moment de l'inspiration; plus tard, avec les progrès de la maladie, il se produit un véritable cornage, tandis que la toux devient quinteuse, spasmodique, et que l'expectoration est formée de crachats nummulaires sanguinolents (Lancereaux).

La dyspnée n'a cessé de croître et principalement pendant la nuit, le malade est en proie à des accès de suffocation d'une extrême gravité, ayant l'apparence d'accès d'asthme. Ces accès deviennent de plus en plus fréquents, survenant également le jour à l'occasion d'un effort ou d'une fatigue.

L'examen physique du malade révèle les particularités suivantes: à la percussion, peu ou pas de modification, mais à l'auscultation on perçoit une notable diminution du murmure vésiculaire normal, des bruits de sifflement dus à la sténose trachéo-bronchique, quelquefois des bruits de drapeau, lorsqu'un lambeau exulcéré de la muqueuse flotte dans le canal aérien, retenu par un simple pédicule.

L'examen local au laryngoscope ne révèle ordinairement rien, le siège de la lésion se trouvant au-dessous de la partie que l'on peut voir à l'aide de cet instrument.

Signalons pourtant des observations directes de syphilis trachéale (plaques muqueuses) faites par Siedel et Mackenzie. Demarquey a noté comme un symptôme de l'affection, l'immobilité du larynx ou son abaissement pendant les phénomènes de déglutition et de phonation.

Les ganglions trachéo-bronchiques sont souvent hypertrophiés et peuvent occasionner des phénomènes de compression nerveuse, se traduisant par des accès de suffocation et des paralysies du larynx.

Quelquefois la lésion ulcéreuse envahit les tissus voisins, arrive à perforer complètement la trachée ou un gros vaisseau et à causer ainsi la mort, mais le plus ordinairement celle-ci survient au milieu d'un accès d'oppression ou plus lentement, à mesure que les proliférations syphitiques de la trachée rétrécissent le calibre de ce conduit, empêchent le libre passage de l'air et asphyxient le malade.

D'autres fois, l'asphyxie lente ne peut se produire, la mort est hâtée par des phénomènes sceptiques dus à la résorption des crachats et des produits purulents provenant des ulcérations locales. Aussi n'est-il pas rare de rencontrer une véritable fièvre hectique chez les malades atteints de syphilis trachéo-bronchique et dont la maladie est en pleine évolution.

Les ulcérations peuvent également atteindre et perforer un gros tronc vasculaire et produire une hémorragie foudroyante; Worms a signalé la mort par syncope survenue à la suite d'adénopathie comprimant les nerfs récurrents, et des paralysies dues à la compression des nerfs laryngés externes.

Raymond a également noté la production de ces adénopathies trachéo-bronchiques qui arrivent à englober les troncs nerveux et à produire des symptômes tout au moins graves, sinon mortels.

Anatomie pathologique. — La lésion syphilitique trachéale qui produit de tels symptômes est en général une gomme, mais on peut également observer dans la trachée et les bronches des manifestations de la période secondaire. Lancereaux les décrit sous la forme de taches rouge violacé accompagnées d'un léger exsudat, Mackenzie, Seidel ont constaté de véritables plaques muqueuses trachéales.

Les lésions tertiaires sont beaucoup plus fréquentes et siègent ordinairement très bas, au point de bifurcation des grosses bronches et de la trachée, au niveau des derniers anneaux de ce conduit.

L'aspect du syphilome n'est pas toujours le même; tantôt il est diffus, disséminé sur une étendue assez grande, sous forme de saillies papuleuses, de plaques dont les bords sont irréguliers et mal délimités, tantôt, la lésion est circonscrite, ayant la forme d'une nodosité isolée, puis d'une ulcération assez nettement séparée du reste des tissus sains, selon la période où en est arrivée l'affection.

Au début, en effet, la lésion syphilitique trachéo-bronchique est caractérisée par une excroissance dont le volume est variable, ordinairement de la grosseur d'un pois, puis il augmente, s'étend, se multiplie, la surface de la trachée est parsemée de nodosités, les tissus voisins deviennent œdémateux, les couches sous-muqueuse puis musculaire sont attaquées à leur tour, enfin les cartilages eux-mêmes sont altérés. Lécureuil (1890) reconnaît que la syphilis trachéale peut revêtir plusieurs types : d'abord, elle peut se présenter sous forme de syphilis gommeuse péritrachéale ganglionnaire, ce qui est rare; en second lieu, elle a l'aspect de gommes diffuses, formant des nodosités réunies ou juxtaposées et exulcérées, c'est l'ulcère phagédénique de la trachée; enfin, elle peut affecter la forme scléreuse, fibreuse, cicatricielle, avec des brides trachéales qui causent une gène énorme de la fonction respiratoire en réduisant le calibre de la trachée.

Les plaques et les nodules syphilitiques de la trachée et des grosses bronches ont un aspect jaunâtre ou grisâtre au début; quand il y a ulcération, les bords sont indurés et irréguliers, le fond gris jaunâtre. Les tissus sous-jacents sont épaissis et sclérosés (chondrite scléreuse des cartilages trachéaux) (Lancereaux). L'ulcération peut être circulaire ou ovoïde, la perte de substance ainsi produite rappelle l'accident primitif avec des bords durs, taillés à pic, décollés.

C'est surtout au moment où se produit la cicatrisation de ces ulcérations, sous l'influence du traitement, que peuvent survenir des accidents graves de suffocation; la sténose résulte, en effet, des brides fibreuses cicatricielles qui se développent alors et peuvent traverser la trachée d'une paroi à l'autre.

Il en résulte que les mucosités dues au catarrhe qui accompagne toujours ces lésions arrivent facilement à oblitérer la trachée ainsi rétrécie, et que des symptômes menaçants d'asphyxie peuvent aisément se produire; on a constaté quelquefois un semblable événement survenant dans une bronche, et il en était résulté un état atélectasique de la partie du poumon en rapport avec cette bronche. En général, il est rare de rencontrer des poumons entièrement sains chez des gens atteints de syphilis de la trachée; presque toujours l'affection de l'une retentit sur les autres et occasionne des poussées congestives, de l'œdème, des foyers de suppuration ou de gangrène pulmonaire.

De même, on a fréquemment noté la coïncidence entre les lésions syphilitiques de la trachée, du larynx et de la gorge. Souvent même les altérations spécifiques ont débuté au niveau des cordes vocales ou des piliers du pharynx, puis s'étendant peu à peu, elles ont envahi progressivement les muqueuses trachéale et bronchique.

Lancereaux a attiré spécialement l'attention sur une lésion du cartilage dans la syphilis trachéale : il devient dur et rigide. Cet état, qu'il dénomme *chondrite tertiaire*, peut se rencontrer primitivement, c'est-à-dire sans être accompagné de lésions gommeuses de la muqueuse.

Quant aux ganglions, ou bien ils sont hypertrophiés et indurés, ils sont alors atteints par le processus syphilitique, ou bien ils sont gros, mais mous et simplement enflammés par suite du voisinage des altérations morbides qui ont déterminé tout autour d'elles une réaction proliférative.

Diagnostic. — On devra toujours rechercher l'existence de la syphilis chez un individu qui présente quelques-uns des symptômes que nous avons énoncés ; si l'existence antérieure de cette maladie est reconnue, ce renseignement fera aussitôt penser à la possibilité d'une localisation trachéo-bronchique de l'affection spécifique générale. Le doute sera encore moins possible si le malade présente en même temps des lésions syphilitiques de la gorge ou du larynx, lésions appréciables à la vue et à l'examen laryngoscopique, et qui attireraient l'attention, étant donné l'extension possible du mal à la trachée.

Mais quand l'examen et l'interrogatoire n'ont pas fourni de résultats probants, il ne faudra pas pour cela rejeter complètement cette hypothèse. Les signes physiques, fournis par l'examen du malade, feront reconnaître l'existence d'un rétrécissement du tube trachéal. Le médecin devra rechercher quelles sont les affections susceptibles de produire un tel rétrécissement; ce sont : 1° une tumeur de la base du cou ou du médiastin par exemple, un anévrysme de l'aorte ou des troncs vasculaires carotidiens, qui peut par compression rétrécir le calibre de la trachée ou d'une bronche, comprimer un nerf récurrent et provoquer des symptômes de sténose ou d'asphyxie ; 2° à défaut d'une tumeur, le mal doit siéger dans les tuniques mêmes de la trachée, et alors il est d'origine cancéreuse, tuberculeuse ou syphilitique. Le cancer de la trachée est un fait exceptionnel; quant à la tuberculose, c'est là que réside la difficulté du diagnostic. Le doute sera d'autant plus facile qu'il sera entretenu par l'aspect cachectique que présente souvent le syphilitique atteint de syphilome trachéal. L'amaigrissement, l'aspect des crachats, la toux avec expectoration sanguinolente, tout semble faciliter la confusion. Il est vrai qu'on pourra toujours avoir recours à l'examen bacillaire de cette expectoration, ce qui permettra de trancher la difficulté. On se rappellera en outre que, dans la syphilis, la douleur et la dysphagie, si elles existent, sont moins intenses que dans la tuberculose; le visage est plutôt terreux et grisâtre chez les phtisiques, pâle et bouffi chez les syphilitiques, enfin il faut savoir qu'on trouve ordinairement chez les syphilitiques d'autres lésions ou traces de lésions affirmant la syphilis; par exemple au voile du palais, à la langue, à la peau, aux testicules.

Pronostic. — La syphilis de la trachée et des bronches est une maladie comportant un sérieux pronostic. Si l'affection n'est pas reconnue de bonne heure, si le traitement spécifique n'est pas aussitôt institué, le mal ne tarde pas à faire de grands progrès et à causer des altérations profondes. Celles-ci ne guérissent jamais ou laisseront après elles des cicatrices dont la présence gênera toujours le malade.

La gravité du pronostic dépend également du point précis où est située la lésion. Si celle-ci est sous-cricoïdienne, on pourra remédier aux accès d'étouffement par une trachéotomie, ce qui ne pourra se faire si le mal a son siège plus bas, à l'intersection des bronches par exemple. Quoi qu'il en soit, la syphilis trachéo-bronchique est grave, le malade étant toujours sous le coup d'une crise dyspnéique qui pourra occasionner sa mort; on comprend donc bien le danger de sa situation.

Traitement. — Qu'il s'agisse de syphilis de la trachée ou des bronches, le traitement est en somme le même, traitement général iodo-hydrargyrique, iodure de potassium (2 à 7 et 8 grammes par jour, selon les cas), frictions mercurielles à la face interne des bras et des cuisses avec 4 grammes d'onguent napolitain. Nous ne décrirons pas ici les innombrables préparations mercurielles ou iodurées qui ont été et qui sont encore journellement employées et arrivent à produire le même effet, il nous suffit d'indiquer les principes qui doivent faire la base du traitement.

Dans les cas de syphilis trachéale avec angoisse respiratoire et asphyxie imminente, on a en plusieurs circonstances pratiqué la trachéotomie : cette opération a des chances de succès, lorsque les lésions ont leur siège à la partie supérieure de la trachée, ce qui est rare; l'effet en est nul quand la sténose s'est produite à la bifurcation de la trachée et des grosses bronches. On a conseillé dans ce cas d'introduire par l'ouverture trachéale un tube assez long pour franchir le rétrécissement (tubage trachéal).

Paul BARLERIN, *de Paris*.

TROISIÈME PARTIE

MALADIES DU POUMON

CHAPITRE PREMIER

CONGESTION PULMONAIRE

Étiologie. — La congestion pulmonaire est une maladie fréquemment observée. « Il est facile de le comprendre *a priori*, écrit A. Gauchet, si l'on réfléchit à la richesse vasculaire des poumons, à l'étroite et directe subordination qui fait dépendre la circulation pulmonaire de l'état du cœur et de l'ensemble du système vasculaire, à l'étendue enfin des surfaces par lesquelles ces organes subissent l'influence des agents extérieurs, soit par l'intermédiaire des bronches, soit à travers la mince épaisseur des parois costales. »

Pathogénie et variétés. — On a d'abord distingué une *congestion pulmonaire active* ou *fluxion* et une *congestion passive* ou *stase*. On a en outre admis une *congestion pulmonaire idiopathique*, maladie aiguë toute spéciale, et une congestion pulmonaire qui n'est qu'un élément concomitant ou mieux une complication de certaines maladies aiguës ou chroniques.

La congestion active ou fluxion est généralement d'origine irritative. Les causes les plus fréquemment observées de congestion pulmonaire sont : les fatigues de l'appareil vocal ou respirateur, l'inspiration d'un air trop froid ou trop chaud, la transition brusque entre deux températures extrêmes, l'inhalation de poussières, de vapeurs ou de gaz irritants, la présence de produits pathologiques comme les tubercules, la modification produite dans le sang par certains poisons morbides comme les fièvres éruptives et typhiques.

La congestion pulmonaire peut être réflexe, et, dans ces cas, elle est généralement due à l'impression du froid sur les téguments externes.

Beaucoup plus rarement la fluxion est due à un abaissement de la pression intra-vasculaire, comme, par exemple, dans les cas d'ascension sur de hautes montagnes où l'air se trouve raréfié dans les alvéoles pulmonaires.

Enfin A. Gauchet admet une fluxion collatérale ou compensatrice qui peut se produire dans deux conditions différentes, tantôt limitée à une certaine étendue des parties saines du poumon, lorsque le cours du sang est gêné dans une autre fraction par certaines lésions, tantôt générale, lorsqu'elle est produite, par exemple, par la constriction des artérioles périphériques, comme dans le frisson des fièvres paludéennes ou par la suppression d'une hémorragie ou d'une congestion habituelles (menstruation, hémorroïdes, fluxion articulaire du rhumatisme, de la goutte).

La congestion passive ne peut être due qu'à deux causes : ou à un obstacle mécanique ou un affaissement de l'impulsion cardiaque. Une lésion du cœur gauche, en gênant le cours du sang dans les veines pulmonaires et bronchiques, peut réaliser la première forme. La deuxième forme est généralement produite par la dilatation ou la dégénérescence graisseuse du cœur. Quand elle occupe les bases des poumons, elle porte le nom de congestion hypostatique ; elle se produit la plupart du temps dans la période d'état ou de déclin des maladies adynamiques dont elle est toujours une complication grave.

Anatomie pathologique. — Les poumons sont moins crépitants et plus lourds qu'à l'état normal. Ils ont une couleur violacée. Quand on y pratique une incision, il s'écoule une grande quantité de sang noir, fluide, mêlé à de la sérosité spumeuse. Quand la congestion est avancée, il peut exister une véritable splénisation du poumon.

Les bronches sont ordinairement vides, ou bien elles contiennent un peu de mucus blanc ou sanguinolent.

Symptomatologie. — La *fluxion de poitrine* ou *congestion active* a généralement un début brusque, sans prodromes. Le malade se sent pris tout à coup d'une douleur thoracique plus ou moins violente. Bientôt apparaissent la fièvre et la dyspnée qui, en général, sont l'une et l'autre peu intenses.

La toux est peu fréquente et manque souvent.

Les crachats, peu abondants, sont aqueux, transparents, grisâtres ou incolores, quelquefois striés de sang. Comme signes physiques,

on constate une ampliation notable de la base de la poitrine, phénomène facile à noter en pratiquant la mensuration au niveau de l'appendice xyphoïde avec un simple ruban, puis de l'augmentation du
son à la percussion avec conservation ou augmentation des vibrations thoraciques, ce dernier phénomène dû à l'augmentation de
densité du tissu pulmonaire. Le bruit vésiculaire est affaibli, et la
respiration peut, dans certains cas, prendre le caractère soufflant.
On trouve des râles bullaires fins, mais dont les bulles sont moins
sèches et moins nettement détachées que dans la pneumonie, et qui
tiennent le milieu entre le râle crépitant type et le râle sous-crépitant fin.

La *congestion passive* s'établit lentement, sans bruit ni fracas : pas
de douleur thoracique, pas de dyspnée ni de fièvre. La toux et l'expectoration peuvent manquer souvent.

Les signes physiques sont les mêmes que ceux de la congestion
active avec cette différence que la matité devient de plus en plus
prononcée, et qu'on perçoit du souffle bronchique et de la bronchophonie. Les râles d'abord crépitants, puis sous-crépitants, finissent
par devenir muqueux.

Durée. — La fluxion pulmonaire dure de trois à cinq jours. La
congestion passive a une durée beaucoup plus longue et peut prendre,
dans bien des cas, le caractère chronique.

Diagnostic. — La fluxion pulmonaire ne pourrait guère se confondre qu'avec la pneumonie commençante, pourtant elle en diffère
par la brusquerie moindre du début, par l'absence habituelle de frisson et de point de côté, par la faiblesse et la brièveté de la fièvre,
par la rareté de la toux qui n'est ni pénible, ni quinteuse, par l'absence de crachats rouillés.

Pronostic. — La fluxion pulmonaire se termine généralement par
résolution, quelquefois par hémorragie et rarement par inflammation. La congestion passive est plus grave, car c'est toujours une
complication fâcheuse et de durée plus ou moins longue.

Traitement. — Au début, quand la congestion est brusque et
intense, on peut, chez les gens robustes et surtout ceux à tempérament sanguin, avoir recours à la saignée, aux sangsues, aux ventouses scarifiées. Cela amène une déplétion sanguine et procure un
grand soulagement au malade.

On a conseillé beaucoup les vomitifs et les purgatifs. J'en ai souvent essayé et n'en ai obtenu que de piètres résultats. Ils fatiguent énormément les malades, les vomitifs surtout.

Je préfère, dans la plupart des cas, les révulsifs légers : cataplasmes de farine de lin sinapisés, badigeonnages de teinture d'iode, ventouses sèches, et, dans les cas un peu plus graves, application d'un vésicatoire.

Dans les cas de congestion passive où l'organisme est déjà débilité, il faut éviter toute émission sanguine, toute médication qui pourrait causer une perte de forces et de vitalité même momentanée. Les vésicatoires eux-mêmes ne peuvent être prescrits qu'avec beaucoup de réserve, et les vomitifs jamais.

Les opiacés sont d'excellents calmants dans tous les cas, ainsi que le chloral, le sulfonal. Le kermès, à la dose de 15 à 30 centigrammes, peut être utile pour favoriser l'expectoration. L'oxyde blanc d'antimoine, à la dose de 1 gramme, est également employé avec succès. L'aconit et la digitale, sous forme de teintures, sont précieux dans les cas où la dyspnée est intense (1 gramme par jour).

Enfin, les toniques (quinquina, coca, kola, alcool, etc.) trouveront leur emploi dans tous les cas un peu graves, mais surtout dans les cas de congestions passives prolongées.

Emile LAURENT, *de Paris.*

CHAPITRE II

ŒDÈME PULMONAIRE

L'œdème du poumon « est une infiltration de sérosité dans le tissu pulmonaire portée à un degré tel qu'elle diminue notablement sa perméabilité à l'air » (Laennec).

La plupart des cliniciens décrivent aujourd'hui deux grandes variétés d'œdème : 1° l'œdème pulmonaire aigu ; 2° l'œdème pulmonaire chronique. Pour des raisons étiologiques qu'on saisira dans un instant, nous préférons conserver la dénomination ancienne qui admettait l'œdème actif et l'œdème passif des poumons.

Étiologie. — En sectionnant les nerfs pneumogastriques, Longet a provoqué un œdème subit des bronches et des poumons. Le physiologiste a voulu démontrer ainsi que l'œdème était d'origine nerveuse.

Tout en reconnaissant l'exactitude de cette expérience, nous pouvons affirmer que ce n'est pas là la pathogénie habituelle de l'œdème, qui se produit dans la plupart des cas sous une influence mécanique. C'est par diapédèse que la sérosité passe à travers les parois vasculaires, soit par altération de ces vaisseaux, soit par augmentation de la pression artérielle.

C'est ainsi qu'on observe l'œdème presque toujours à la suite de la congestion pulmonaire. Dans ces cas, les deux causes, altération vasculaire et excès de pression, sont réunies et provoquent facilement l'œdème. Il en est de même de la plupart des maladies infectieuses : fièvre typhoïde, typhus, rhumatisme articulaire aigu, érysipèle.

Une forme bien connue d'œdème pulmonaire est celle qui se produit subitement à la suite d'une thoracentèse. Il y a là des troubles instantanés de dilatation alvéolaire, se produisant sous l'influence de la pression atmosphérique, faciles à comprendre.

Toutes les affections du cœur, et de préférence les cardiopathies chroniques, toutes les maladies adynamiques de longue durée entraînant l'hypostase, toutes les affections dites hydropigènes, le mal de Bright, le scorbut, l'anémie peuvent également provoquer l'œdème pulmonaire.

Symptomatologie. — L'œdème pulmonaire peut survenir subitement ou lentement suivant les faits qui l'engendrent. Mais il ne survient pas spontanément. Comme il s'agit là d'un phénomène consécutif et non pas primitif, nous avons maintenu la dénomination ancienne d'œdème actif et passif.

Ces deux variations ne se présentent pas sous le même aspect clinique. Quand il s'agit d'œdème pulmonaire aigu, comme on le remarque à la suite d'une thoracentèse, d'une encéphalite, ou bien d'une complication cardiaque, le mal débute avec une soudaineté effrayante. L'individu est pris subitement d'accès d'oppression, sa poitrine est serrée comme dans un étau, sa figure est cyanosée, les veines du cou sont turgescentes, les yeux sont hagards. Puis souvent une toux rebelle et continue, interrompue par une expectoration visqueuse, quelquefois teintée de rose. En examinant le thorax on perçoit une légère submatité étendue de haut en bas et on entend de nombreux râles fins qui prédominent à la base. Souvent même les événements sont si précipités qu'on n'a pas le temps de pratiquer cet examen, l'asphyxie s'accentuant et se terminant par une mort foudroyante.

Dans les formes d'œdème passif, les phénomènes se succèdent plus lentement et laissent au praticien tout loisir d'observer. Le processus morbide s'établit insidieusement et sa marche est lente. On constate également de la dyspnée, des accès de toux, mais ces signes sont moins alarmants. Le malade se plaint d'une sensation de gêne, puis de malaise dans la poitrine : il est un peu suffocant et une dyspnée plus ou moins intense ne tarde pas à le tourmenter. La toux est légère mais fréquente, les crachats sont assez abondants, aqueux, ténus ou légèrement visqueux. Les signes physiques sont très analogues à ceux de la congestion pulmonaire : la sonorité est diminuée, la respiration est faible, peu profonde, quelquefois soufflante, et à chaque inspiration on entend dans les deux côtés du thorax, surtout à la base, des bouffées de râles qui produisent une sorte de bouillonnement à petites bulles. La durée de cette forme d'œdème peut être très longue, persister plusieurs semaines et même plusieurs mois. Sa gravité dépend de la cause primitive qui lui a donné naissance.

Diagnostic. — La marche rapide et subite de l'œdème actif peut simuler un œdème de la glotte, mais dans cette affection les signes thoraciques font complètement défaut.

Il n'en est pas de même de certaines affections aiguës des bronches et des poumons. Ainsi la bronchite capillaire offre tout le tableau clinique de l'œdème actif. Cependant ce catarrhe suffocant est accompagné d'une hyperthermie, et en outre survient le plus souvent chez les jeunes enfants comme complication d'une rougeole, d'une coqueluche ou d'une grippe.

Dans la phtisie aiguë, les signes physiques sont constatés surtout au sommet des poumons. En outre le tuberculeux est fébricitant et a maigri depuis quelque temps : cette fièvre, cet amaigrissement et d'autres troubles prodromiques de la granulie n'existent pas dans l'œdème pulmonaire.

Cette dernière affection ressemble peu à l'asthme dont on la distinguera facilement.

L'observation clinique permettra toujours de bien diagnostiquer l'œdème passif à marche lente, qui ne pourrait être confondu qu'avec la broncho-pneumonie chronique. Mais, dans cette dernière affection, il existe des troubles généraux et locaux très accentués, phénomènes qu'on ne retrouve pas dans l'œdème pulmonaire.

Anatomie pathologique. — L'œdème peut occuper une partie des poumons ou être étendu à toute leur surface et leur profondeur.

A l'autopsie des individus atteints d'œdème pulmonaire, on observe fréquemment de l'hydrothorax. Le volume des poumons a pour ainsi dire augmenté. Ces organes ne s'affaissent pas quand on ouvre le thorax et peuvent même faire saillie au dehors. Le tissu pulmonaire est pâle ou grisâtre et traversé par des lignes rougeâtres régulières. La surface garde l'empreinte du doigt, comme dans les cas d'œdème cutané. Quand on y pratique des sections, il s'écoule une sérosité abondante, mêlée d'air, légèrement rougeâtre quand l'œdème est lié à une congestion, d'un blanc grisâtre quand il dépend d'une maladie hydropigène. Les fragments de tissu ne surnagent pas et tombent rapidement au fond de l'eau.

Au microscope on observe de nombreux globules blancs et des fragments d'endothélium qui plongent dans les alvéoles. Les capillaires sont gorgés de sang. Les lymphatiques sont développés et remplis de cellules blanches. La muqueuse des bronches est altérée.

Traitement. — On utilisera à peu près la même thérapeutique que dans la congestion pulmonaire. Tout en songeant à la maladie causant l'œdème, on combattra ce symptôme lui-même, localement, par des applications répétées, sur tout le thorax, de ventouses sèches, de cataplasmes sinapisés, de badigeons à la teinture d'iode, de vésicatoires volants.

Pour faciliter l'expectoration, on prescrira des capsules de créosote ou de térébenthine ou d'eucalyptol, ou bien encore on ordonnera des potions renfermant du kermès ou de l'oxyde blanc d'antimoine, aux doses conformes à l'âge et au tempérament du malade. Les eaux sulfureuses peuvent rendre des services identiques.

Contre la dyspnée et les suffocations on emploiera les stimulants diffusibles : éther, acétate d'ammoniaque, etc.

Dans les cas d'œdème pulmonaire causés par les maladies hydropigènes, il faudra faire appel aux diurétiques : le lait pur ou additionné de lactose (30 grammes par litre), la tisane de queues de cerises additionnée par litre de 4 grammes de nitrate de potasse, la digitale (50 centigrammes en infusion avec 30 grammes de sirop de stigmates de maïs, à prendre une fois par jour), le vin diurétique de la Charité.

Les purgatifs de toutes sortes sont souvent utiles comme adjuvants, pour exercer une action dérivative sur l'intestin.

Enfin on combattra les troubles vasculaires par des doses variées d'iodure de potassium et l'on calmera les phénomènes nerveux par l'administration des bromures.

S. BERNHEIM, de Paris.

CHAPITRE III

EMBOLIE PULMONAIRE

Définition. — L'embolie de l'artère pulmonaire est caractérisée par l'oblitération brusque de ce vaisseau par un corps quelconque charrié par le sang. Ce corps oblitérant, qui s'appelle *embolus*[1], est un caillot, un corps étranger quelconque ou spécifique.

La thrombose du cœur, des veines phériphériques et de l'artère pulmonaire se caractérise par la coagulation sanguine dans l'intérieur de ces vaisseaux pendant la vie. Ce caillot, qui s'appelle *thrombus*, quelquefois reste dans le point où il a pris naissance, portant le nom de *thrombus authigenés*[2]; d'autres fois il se détache en totalité ou en partie, entraîné par le courant sanguin et entre dans l'artère pulmonaire comme embolus.

Historique. — Gallien est le premier qui a donné l'idée de l'embolie (ἔμφραξιν[3]) chez un malade atteint d'affection du cœur et qui était mort subitement par suffocation. Van Swieten et autres montrent qu'ils ont eu l'idée de son existence. Cependant c'est à Virchow que revient l'honneur d'avoir montré, par ses expérimentations, le mécanisme du processus embolique et le rôle important qu'il joue dans la pathogénie des maladies métastatiques.

En France, Lasègue et autres firent vulgariser les idées de Virchow, et aussitôt notre maître Charcot et Ball publièrent le premier cas de mort par embolie pulmonaire, survenue chez une malade

---

[1] Le mot *embolus*, signifie ce qui se pousse dans l'intérieur.

[2] Les médecins emploient le mot *autochton* donné par Virchow. Nous faisons l'observation que dans la langue grecque ce mot signifie des choses vivantes, pour les choses inanimées existe le mot *authigenés*.

[3] Gallien a nommé l'embolie ἔμφραξιν, oblitération (*loc. aff.*, ch. iv).

qui avait un abcès du ligament large gauche. Depuis les connaissances microbiologiques la pathogénie de l'embolie est entièrement changée, grâce aux travaux des jeunes médecins, qui ont montré que la coagulation du sang dans les veines est due à des corps spécifiques. Dès lors sont publiés plusieurs ouvrages, parmi lesquels nous citons les beaux travaux de MM. Duguet, Balzer, Marfan, etc.

Etiologie. — Les causes de l'embolie pulmonaire se divisent en trois groupes. Les unes sont dues à des corps spécifiques, qui entrent par une plaie quelconque ou par la respiration dans le système veineux périphérique ; ils provoquent l'inflammation des veines, la coagulation du sang dans ces veines et l'embolie de l'artère pulmonaire. Les autres sont dues à des corps étrangers, qui s'absorbent ou s'accumulent dans l'intérieur des veines, après sont entraînés et obturent les vaisseaux capillaires de l'artère. Les derniers sont dus au coagulum du sang, qui se forme plus souvent dans le cœur et dans les veines périphériques et rarement dans l'artère pulmonaire par un fait mécanique ; il subit la désagrégation de ces parties, qui sont entraînées par le courant sanguin dans l'artère pulmonaire.

Dans le premier groupe, il faut ranger la thrombose des veines périphériques par des corps spécifiques, qui sont :

1. *Les streptocoques pyogènes*, qui entrent dans les veines de l'utérus des femmes accouchées, pendant les deux premières semaines après la couche, et d'autre fois dans d'autres veines, près d'une plaie ou d'une fracture, se portent dans les veines iliaques ou crurales, provoquent l'endophlébite, qui a le nom de *phlegmatia alba dolens d'origine puerpérale ou traumatique*, d'où des caillots se détachent et sont entraînés dans les branches de l'artère pulmonaire. M. Vidal conclut que les streptocoques pyogènes produisent l'inflammation de la veine périphérique, l'embolie de l'artère pulmonaire et quelquefois les abcès du poumon.

2. *Les microcoques de l'endocardite ulcéreuse et végétante*, quand ils arrivent sur l'endocarde du cœur droit, produisent l'inflammation de l'endocarde, d'où ils se détachent avec des fragments de végétations et se portent dans l'artère pulmonaire.

3. *Les microcoques de la grippe*. — Pendant la dernière épidémie d'Athènes, M. le professeur Délyannis a observé deux cas de *phlegmatia alba dolens d'origine grippale*, occupant l'un après l'autre

les quatre extrémités ; dans un de ces cas, il avait remarqué l'embolie de l'artère pulmonaire.

4. *Les bacilles d'Eberth*, qui produisent, pendant la convalescence de la fièvre typhoïde, la thrombose des veines et l'embolie de l'artère pulmonaire. M. Hoffman a trouvé quinze fois des infarctus sur deux cent cinquante cas, c'est-à-dire 6 p. 100, et M. Burkart sept fois sur quatre-vingts cas, ou 8,5 p. 100.

5. *Les bacilles de Koch*, qui se transportent par le courant sanguin dans les capillaires de l'artère pulmonaire et produisent, par embolie, la granulie ou la phtisie pulmonaire, et très rarement l'embolie de l'artère par un caillot, qui se détache de la phlegmatia alba dolens d'origine tuberculeuse.

6. *Les microcoques enfin du paludisme*, dont quelques-uns entrent dans les corpuscules du sang (par phagocytisme) et constituent les hématozoaires de Laveran ; la plupart charriés par le sang, s'accumulent dans les capillaires (de la rate, du foie, de l'encéphale, des poumons) avec des granulations pigmentaires ; et on attribue les embolies aux granulations pigmentaires de Frerichs [1].

On peut ranger ici les microbes du cancer, quoiqu'ils ne soient pas encore connus ; on suppose par comparaison avec les autres maladies qu'ils existent, se transportent dans les veines périphériques et produisent dans les derniers jours de la vie du malade l'embolie pulmonaire. De même les aspergillus, les hydatides et autres entozoaires, qui peuvent être portés très rarement par la circulation veineuse jusqu'au poumon.

Au deuxième groupe, appartiennent les embolies par :

1. L'*air*, qui entre dans les veines pendant les opérations sur le cou. La description de ces embolies ressort de la chirurgie.

2. La *graisse*, qui s'accumule dans l'intérieur des vaisseaux, pen-

---

[1] Le professeur Délyannis d'Athènes a conclu que les corps kystiques ou hématozoaires de Laveran ne sont pas les causes des maladies paludéennes, parce qu'il a montré plusieurs fois à nous tous que, dans le sérum des malades atteints des fièvres intermittentes ou pernicieuses, comme dans l'exsudat des pleurésies paludéennes, existent un grand nombre de petits cocci (les microcoques du paludisme), qui ont un mouvement très vif, forment par ce mouvement les corps kystiques de Laveran ; quand ils sont entrés dans les corpuscules du sang, ils deviennent immobiles, en colonies, en un quart d'heure et ne diffèrent pas des granulations pigmentaires. Ces microcoques sont la cause de ces maladies.

dant la chylémie ou s'introduit dans les veines pendant le cours des affections osseuses et chez les diabétiques ; dans ces cas, elle obstrue les vaisseaux capillaires du poumon, détermine la fluxion collatérale, l'œdème pulmonaire et quelquefois la mort.

3. Les *intoxications* par le chloroforme, l'éther, le sulfure de carbone, le chlorate de potasse, le nitrite d'amyle, etc., qui dissolvent l'hémoglobine et provoquent la thrombose des veines et l'embolie de l'artère.

Dans le dernier groupe se rangent les embolies mécaniques, qui sont :

1. Par *compression*, dans les myômes utérins, les kystes de l'ovaire, qui amènent la thrombose de la veine iliaque et de l'artère, dans les tumeurs du médiastin, les anévrysmes de l'aorte ; la sclérose pulmonaire et la pleurésie provoquent plus rarement la thrombose authigenès de l'artère pulmonaire et l'embolie de ce vaisseau.

2. Par *dilatation*, dans les varices des membres inférieurs, du cordon spermatique, des grandes lèvres, du rectum, etc., et plus souvent dans les affections mitrales, le rétrécissement aortique, les myocardites et les péricardites, qui favorisent la dilatation du cœur droit, la coagulation du sang et amènent l'embolie.

Dans tous ces cas, les caillots sanguins, les corps spécifiques ou étrangers, qui sont entrés ou formés dans le système veineux, frappés constamment par le choc de la colonne sanguine, se mobilisent et se dissocient ; alors les fragments de ces corps, charriés par la circulation, arrivent dans la veine cave inférieure ou supérieure, dans l'oreillette droite, dans le ventricule droit et dans l'artère pulmonaire qu'ils oblitèrent. De même peuvent amener la mobilisation de ces corps les mouvements brusques, les efforts de toux, de vomissement, de défécation et la malaxation de la région où ils siègent.

Altérations pathologiques. — Les fragments de ces corps, quand ils se détachent, oblitèrent par l'analogie de leur volume, soit le tronc de l'artère pulmonaire ou les deux artères pulmonaires droite et gauche, soit une seule ou plusieurs grosses branches de la même artère, soit enfin un rameau ou plusieurs rameaux du lobe inférieur, qui est plus large, et plus souvent à droite, où il est plus gros.

L'embolus, quand il est récent, n'oblitère pas complètement le vaisseau, mais pour l'oblitérer il se modifie par des *coagulations secondaires*, qui sont les unes corticales, les autres terminales, au milieu desquelles on peut reconnaître le corps ou le caillot migrateur primitif.

Cet embolus, quand il oblitère le tronc ou les grosses branches de l'artère pulmonaire, entraîne une suppression subite et complète de la fonction respiratoire (l'*asphyxie*), parce que les ramifications de l'artère pulmonaire sont terminales, n'ayant pas d'anastomoses ni avec des rameaux collatéraux ni avec des rameaux de l'artère bronchique, et ils ont la fonction respiratoire, à l'inverse des artères bronchiques qui ont la fonction de la nutrition. Quand il oblitère un petit rameau de l'artère pulmonaire, il détermine, au commencement une stase dans les capillaires et un œdème du poumon, comme dans la bronchopneumonie ; après cela il se fait une rupture de ce vaisseau au point où il s'est arrêté et une hémorragie en foyer plus ou moins grande (*infarctus hémoptoïque de Laennec*).

Les infarctus sont variables en nombre et en volume et prennent les noms de lobaire, lobulaire, multilobulaire et acineux ; ils ont la forme d'un lobule ou d'un agrégat de lobules. Les infarctus sous-pleuraux ont une forme pyramidale, dont la base est périphérique et le sommet regarde le hile ; les infarctus profonds ont une forme ovoïde, ils siègent presque toujours en bas et en arrière et ils ont une couleur noirâtre ou violacée.

Si l'infarctus est récent, la coupe laisse écouler un liquide noirâtre, non spumeux ; s'il est ancien, la coupe est sèche et dure ; et dans cette coupe on peut distinguer trois zones, une centrale, rouge noir, une moyenne, rouge clair, et une périphérique, rouge jaune (Laennec). Si on l'examine au microscope, on voit que les alvéoles pulmonaires sont remplies de globules rouges, de quelques globules blancs enserrés dans un réseau de fibrine et des cellules épithéliales ; à l'examen microbiologique on voit les streptocoques et plus rarement d'autres parasites. Cet infarctus se distingue du noyau de la bronchopneumonie, car dans celle-ci les globules rouges sont moins abondants, les leucocytes plus rares, et par l'examen microbiologique on trouve des diplocoques et quelquefois des streptocoques.

Quand cet infarctus reste quelque temps dans le vaisseau, il commence à subir la *dégénérescence graisseuse ;* la fibrine et les globules s'émulsionnent, l'hémoglobine mise en liberté se transforme en hématoïdine ou en hématine, alors une partie de cette masse est évacuée par les bronches, le reste est résorbé et le lobule devient perméable à l'air. Dans d'autres cas, il se fait une résorption analogue à celle que nous venons de décrire, mais le tissu conjonctif de la paroi du vaisseau s'épaissit, se vascularise, sa cavité s'oblitère par un tissu fibreux et l'infarctus est remplacé par *une cicatrice fibreuse.*

D'autres fois ces infarctus peuvent s'enflammer et suppurer, s'ils contiennent des streptocoques pyogènes, et à leur place existe une cavité pleine d'une masse rouge brunâtre, qui laisse après son évacuation des parois villeuses. Quelquefois ils provoquent la gangrène du poumon. De la même manière se produisent les hydatides, la granulie et le cancer pulmonaire.

Symptômes. — Le malade, à la suite d'un effort ou d'un mouvement brusque, est pris subitement d'une suffocation violente, d'une angoisse précordiale extrême, devient pâle, laisse échapper un sanglot, il tombe et meurt en quelques secondes. Dans ce cas l'embolus, oblitérant le tronc ou la bifurcation de l'artère pulmonaire, arrête le sang qui reflue vers le cœur droit, l'hématose est suspendue et le cœur devient impuissant à lutter contre cet obstacle (*forme foudroyante ou syncopale*).

On interprète la mort subite dans cette forme d'embolie de deux manières. Les uns admettent que le cœur droit est plein de sang; en même temps le système nerveux, privé de son oxygène et surchargé d'acide carbonique, suspend ses fonctions. Les autres pensent que, la veine coronaire ne pouvant plus recevoir de sang, ni se vider dans le cœur droit, il en résulte une anémie cardiaque d'une part et une surcharge de cet organe par l'acide carbonique, d'où mort par syncope.

Dans d'autres cas, quand le caillot oblitère une ou plusieurs branches de l'artère pulmonaire, le patient éprouve tout à coup une suffocation extrême avec sentiment de constriction thoracique; sa face devient pâle et ne tarde pas à se cyanoser; ses yeux proéminent et sortent de l'orbite; ses pupilles se dilatent, les veines jugulaires sont turgescentes et le pouls veineux s'aperçoit; la respiration est très accélérée, les battements du cœur sont violents et tumultueux et bientôt s'affaiblissent, le pouls d'abord ample devient petit, filiforme et intermittent, les extrémités se refroidissent et la mort survient en quelques heures ou en quelques jours par une suffocation progressive (*forme asphyxique*).

Dans cet état quelquefois le malade accuse une violente céphalalgie, se trouve dans une excitation extrême, des convulsions générales apparaissent avec écume à la bouche, il délire, mais le plus souvent l'intelligence est conservée.

Dans une troisième variété, quand l'embolus oblitère le rameau principal d'un lobe, le sujet est pris brusquement de dyspnée et de suffocation d'une moindre intensité, il éprouve une douleur thoracique profonde ou obtuse, puis il est en proie à la toux et bientôt on voit apparaître une expectoration sanguinolente, spumeuse et très rarement une hémoptysie. La percussion donne de la submatité quand l'infarctus est un peu gros; à l'auscultation on constate d'une part l'absence du murmure vésiculaire dans un point circonscrit du thorax, d'autre part des râles crépitants ou sous-crépitants autour de ce point limité à cause de l'œdème, et quelquefois un souffle bronchique.

Dans ce cas parfois la dyspnée augmente, on observe la cyanose et la mort survient en quelques jours par l'asystolie. D'autres fois l'hémoptysie diminue, les crachats se décolorent, le murmure vésiculaire reprend de la force, la respiration devient libre et le malade guérit. D'autres fois enfin on voit survenir une nouvelle hémoptysie, une augmentation de la dyspnée et des signes d'induration pulmonaire (*forme hémorragique*).

Les conditions qui font varier la symptomatologie de ces formes sont en rapport avec le siège, le volume, le nombre des embolus, et aussi avec l'obstruction complète ou incomplète des vaisseaux. Ainsi un gros caillot peut s'arrêter dans les branches de l'artère pulmonaire sans déterminer des signes très graves; au contraire plusieurs petits corps peuvent produire, comme un caillot volumineux, de la suspension de l'hématose et déterminer tout à coup la mort quand ils obturent exactement les vaisseaux. M. Luzzato ajoute que les anomalies dans la symptomatologie de ces formes proviennent aussi des lésions consécutives à l'embolie, des affections antérieures du poumon et de l'état du système nerveux qui, chez les personnes cachectiques, est plus ou moins déprimé.

Il y a encore une autre variété, quand l'embolus spécifique oblitère les petits vaisseaux acineux ou capillaires de l'artère pulmonaire. Beaucoup de ces cas passent inaperçus; dans d'autres le malade est pris d'un accès de dyspnée avec besoin d'air, rappelant les accès d'asthme, il a une hémoptysie légère, un peu d'irritation de la plèvre sans signes physiques; en quelques jours la circulation se rétablit et la santé revient; d'autres fois on voit apparaître des petits abcès du poumon annoncés par la fièvre (*forme latente*).

Diagnostic. — Quand chez un individu, qui est affecté d'une thrombose veineuse appréciable, apparaissent subitement une dyspnée spéciale et l'ensemble des symptômes précédemment indiqués, on doit songer à une obstruction embolique de l'artère pulmonaire.

Dans les affections cardiaques, le diagnostic présente des difficultés et l'embolie se distingue :

1° *De la syncope*, qui ressemble à la forme asphyxique, par la perte de connaissance, la pâleur, l'absence de pouls ;

2° *De la rupture du cœur*, par la tendance à la syncope et par l'absence de suffocation ;

3° *De l'angor pectoris*, par la douleur à la pression des premier, deuxième et troisième espaces intercostaux du côté gauche qui l'accompagne souvent.

La forme hémorragique diffère du rétrécissement mitral par la brusque disparition des accès, par l'absence de douleur thoracique et d'expectoration sanglante ; de l'hémoptysie tuberculeuse par les signes physiques et microbiologiques et par l'histoire du malade.

Traitement. — La prophylaxie dans cette maladie est bien nécessaire. Quand un malade présente de la phlébite, des végétations polypeuses du cœur, il faut lui conseiller les règles suivantes :

1° Eviter tout effort, toute fatigue, tout mouvement brusque ; ne quitter le lit et ne pas retourner à ses occupations ordinaires avant la disparition de tout symptôme inquiétant de coagulation dans le système veineux ;

2° S'abstenir de toute manœuvre imprudente d'exploration, de toute malaxation du membre affecté ; prendre des soins minutieux pour l'application et le renouvellement des pansements, pour le changement des linges, pour le transport du malade d'un lit à un autre ;

3° Entourer d'un pansement ouaté et immobiliser le membre affecté ;

4° Désinfecter la chambre et renouveler l'air plusieurs fois par jour.

Mais si, malgré l'exécution de ces règles, la phlébite affecte tout le membre, le médecin doit ordonner :

1° D'envelopper la surface libre du membre affecté de cataplasmes chauds souvent renouvelés, ou de compresses chaudes imbibées d'une solution faible de chlorhydrate d'ammoniaque dans une décoction de têtes de pavots (1 p. 25);

2° De badigeonner avec soin cette même surface avec la pommade mercurielle, deux fois par jour;

3° D'administrer les toniques et stimulants avec des antiseptiques (quinquina, vin, etc., salicylate de soude), pour rétablir la circulation du sang dans l'extrémité et faire résorber l'œdème.

Les alcalins (bicarbonate de soude, eau de Vichy, carbonate d'ammoniaque), proposés par quelques auteurs pour obtenir la dissolution du caillot et rétablir le cours du sang dans la veine obturée, sont suivis plutôt d'effets fâcheux et l'usage en est complètement rejeté.

Dans la forme syncopale, si le médecin se trouve près du malade, il conseille la position horizontale, la flagellation du thorax avec un linge trempé dans du vinaigre, des sinapismes sur le cœur et immédiatement il fait une injection sous-cutanée d'éther ou d'huile camphrée (solution de camphre dans l'huile d'olive à 1/10) toutes les cinq minutes, jusqu'à ce que le pouls se relève et le cœur commence à battre (Œder); après ça il administre du cognac et du lait d'ammoniaque anisé ou du musc.

Dans la forme asphyxique, il faut ouvrir les fenêtres et recourir à la respiration artificielle, conseillée par Gerhard, aux inhalations d'oxygène; aussitôt on conseille des révulsifs cutanés (ventouses sèches, sinapismes sur le thorax, marteau de Mayor) et la caféine.

Dans la forme hémorragique et latente, on combattra la dyspnée et la toux par les injections de morphine, et si l'hémoptysie persiste on prescrit les hémostatiques (perchlorure de fer, infusion de seigle ergoté), quoiqu'il soit rare de la voir assez abondante pour être obligé de l'arrêter.

Assimis, *d'Athènes,*

Professeur à l'Ecole de Médecine.

CHAPITRE IV

APOPLEXIE PULMONAIRE

On désigne sous cette dénomination l'hémorragie qui a son siège dans le parenchyme pulmonaire et qui survient par rupture d'un vaisseau ou d'un capillaire de cet organe.

Nous ne discuterons pas ici sur l'exactitude du terme d'apoplexie qui est donné aux ruptures vasculaires du poumon. C'est Laënnec qui l'a reçu des auteurs anciens et qui en a le premier écrit l'histoire. Il a démontré que l'hémorragie pulmonaire était le plus fréquemment consécutive à une embolie, qui provoque la congestion passive de l'organe et l'infiltration sanguine du tissu pulmonaire voisin du vaisseau oblitéré. Cette forme de l'apoplexie du poumon s'appela *infarctus hémoptoïque*.

Après Laënnec de nombreuses études et d'intéressantes communications furent faites sur cette lésion hémorragique locale par Cruveilhier, Bouillaud, Virchow, Rokitansky, Ball, Lancereaux, Duguet, Balzer, etc.

Virchow, en 1846, montra l'analogie fréquente qui existait entre l'embolie et l'apoplexie du poumon et pendant quelque temps on sembla les confondre. Puis on remarqua que des perturbations nerveuses violentes, des hémorragies cérébrales, des méningites tuberculeuses, des traumatismes craniens étaient capables de provoquer des épanchements dans le parenchyme pulmonaire (Charcot, Vulpian, Brown-Séquard, etc.). On sépara donc les deux affections *embolies* et *apoplexies* du poumon, tout en reconnaissant que l'apoplexie pulmonaire était très fréquemment produite par une embolie des vaisseaux qui irriguent l'organe respiratoire (Duguet).

Étiologie. — Quelles sont donc les causes déterminantes de l'apoplexie du poumon?

L'hémorragie peut tenir à une augmentation de la tension vasculaire dans le système de la petite circulation ; ou bien à une altération du liquide sanguin ; elle peut dépendre aussi d'une lésion de la tunique vasculaire ou enfin être sous la dépendance de troubles du côté du système nerveux central.

G. Séc, Talamon et Marfan adoptent une division qui nous paraît très rationnelle. Ils classent les apoplexies pulmonaires d'après leur étiologie en apoplexies : 1° survenant dans les affections cardio-vasculaires ; 2° dans les maladies infectieuses ; 3° dans les maladies nerveuses.

1° *Apoplexies pulmonaires d'origine cardio-vasculaire.* — Ce sont là les plus fréquentes. Jusqu'à ces dernières années on pensait que les affections cardiaques de l'orifice mitral étaient le plus souvent responsables des embolies et par suite des apoplexies pulmonaires qui en étaient la conséquence. Cette théorie a été soutenue par Cruveilhier, Bouillaud, Walske, Duguet, Jaccoud, Balzer, etc. Mais les travaux de Bucquoy et de Lancereaux (1882) ont montré que l'athérome du système artériel causait bien plus fréquemment l'embolie que la phlébite ou la thrombose consécutive à une lésion initiale.

Périvier, dans sa thèse (1891), est du même avis et constate que l'apoplexie pulmonaire est plus fréquente dans les affections aortiques que dans les affections initiales. Ce fait est vrai, paraît il, surtout dans les affections aortiques liées à de l'artério-sclérose, dans ce qu'on appelle la maladie de Hogdson ; et qui est constituée par une plaque d'endartérite noueuse située sur la partie ascendante de la crosse aortique.

Le professeur Renaut, de Lyon, admet une forme d'apoplexie pulmonaire survenant sans embolie préalable par le seul fait d'une congestion intense d'une partie du poumon, congestion existant assez souvent dans le cours des cardiopathies et pouvant produire ainsi la rupture des capillaires et l'épanchement sanguin diffus dans le tissu pulmonaire.

Les maladies initiales peuvent assurément provoquer l'embolie et à sa suite l'apoplexie pulmonaire, quoique ce fait soit moins fréquent que dans les maladies aortiques. Les lésions de la valvule mitrale s'accompagnent bien souvent de dilatation des cavités droites, condition éminemment favorable pour la production de caillots qui, lancés dans l'artère et les vaisseaux du poumon, iront obturer une ramification ultime de ce système circulatoire. Mais cette tuberculose est un accident relativement tardif de la cardiopathie.

Dans l'artério-sclérose et les affections aortiques, l'apoplexie pulmonaire peut survenir d'une façon brusque, même avec une lésion moins avancée. Là, ce ne sont pas les ramifications de l'artère pulmonaire, mais les vaisseaux bronchiques qui sont intéressés par la sclérose. L'athérome envahit le système artériel. Or, l'artère pulmonaire n'a d'artère que le nom, c'est en somme une veine au point de vue anatomique. Les vaisseaux bronchiques sont au contraire les vraies artères nourricières de l'organe respiratoire et ce sont eux que l'artério-sclérose intéresse, les rendant fragiles et cassants, ainsi que les capillaires des alvéoles.

La sclérose est une cause prédisposante ; elle prépare donc le terrain où doit se faire la rupture vasculaire, celle-ci reconnaissant pour cause véritable une stase d'origine cardiaque.

2° *Apoplexies pulmonaires dans les maladies infectieuses et toxiques.* — Dans cette classe d'hémorragies du poumon, on doit incriminer surtout l'état d'altération dans lequel se trouve le liquide sanguin. C'est ainsi que l'apoplexie pulmonaire se produit dans l'ictère grave, le purpura, le scorbut, la fièvre jaune, la variole, la rougeole, la scarlatine, la diphtérie, la fièvre typhoïde, affections dans lesquelles les éléments du sang sont profondément altérés. De même on constate l'apoplexie pulmonaire dans les asphyxies par les gaz acide carbonique et oxyde de carbone, ou dans les autres intoxications et principalement quand on a remarqué que l'asphyxie a été brusque. Tardieu a bien décrit ces formes et les a nommées ecchymoses sous-pleurales, faisant constater qu'elles ne sont aucunement dues à un traumatisme.

Le phosphore, l'arsenic, l'alcool, la tartre stibié sont aussi susceptibles de modifier la composition du sang et d'altérer les vaisseaux (stéatose), les rendant plus friables, ce qui permet la production d'infiltrations sanguines dans des points du poumon.

3° *Apoplexies pulmonaires de cause nerveuse.* — Des expériences de physiologie faites par Longet, Claude Bernard, Brown-Séquard, ont montré que la section des nerfs pneumogastriques faite chez le chien, produisait des apoplexies dans le poumon. Une lésion nerveuse pouvait donc amener des hémorragies. Le mécanisme de ce phénomène fut diversement interprété. On reconnut enfin que les centres cérébraux tiennent sous leur action constante la circulation au moyen des filets vaso-moteurs et que toute altération de ceux-ci, soit centrale, soit périphérique, pouvait amener une dilatation vasculaire, de la congestion et des hémorragies.

La section des pneumogastriques agissait de même qu'une lésion bulbaire, tumeur, fracture, etc. Toute excitation des nerfs vagues peut amener de la congestion et de l'apoplexie des poumons. C'est ainsi que cela arrive dans l'hémorragie cérébrale (Charcot), dans la méningite tuberculeuse des enfants (Rilliet et Barthez), dans le ramollissement cérébral étendu, dans les tumeurs et fractures du crâne, dans la paralysie générale (Klippel), dans les vésanies (Calmeil). La lésion apoplectiforme du poumon occupe alors le côté opposé de la lésion cérébrale cause du mal et cela concorde encore pour démontrer combien est admissible et certaine l'hypothèse faite pour expliquer ainsi l'apoplexie pulmonaire d'origine nerveuse.

C'est ce qui se produit dans l'ivresse et le froid, qui s'associent pour agir sur les centres vaso-moteurs et les paralyser, amenant tout à coup une congestion pulmonaire et des hémorragies du poumon. Marfan cite encore parmi les apoplexies d'origine nerveuse, les épanchements sanguins du poumon qui s'observent chez les animaux enduits de vernis de même que chez les gens affectés de brûlures étendues et chez les nouveau-nés atteints de sclérème ; les centres nerveux lésés par la suppression des fonctions de la peau provoquent ces congestions avec hémorragies.

Symptômes. — L'apoplexie pulmonaire n'a pas toujours la même allure. Tantôt elle est lente, survenant dans le cours d'une affection grave, dont elle n'est qu'un épiphénomène, tantôt au contraire, survenant avec brusquerie, elle emporte le malade en quelques heures, parfois même en quelques instants. Dans le premier cas, il s'agit d'une apoplexie se produisant dans le cours d'une fièvre éruptive par exemple, ou d'une cardiopathie chronique dans son évolution. Le début est alors insidieux, obscur, le malade, déjà atteint d'une autre maladie grave, ressent une douleur subite dans le côté, douleur assez intense, à la suite de laquelle sa dyspnée augmente, de la toux se produit, toux d'abord sèche, puis accompagnée de crachats muqueux, enfin d'une hémoptysie.

L'hémoptysie ou crachement de sang est en effet le symptôme principal et dominant de l'apoplexie pulmonaire à forme lente. Quelquefois au début de l'hémoptysie, le sang, ainsi rendu, est rouge vif, mais cela dure peu et bientôt les crachats sont rouge très foncé, presque noirs, on les compare aux crachats d'une personne qui a sucé du jus de réglisse.

Le sang rejeté dans ces hémoptysies est rarement très abondant à la fois, mais cela se prolonge longtemps. Grisolle a vu des hémoptysies apoplectiques durer jusqu'à quinze jours et même davantage.

A l'examen du poumon, on constate au point où s'est produit l'épanchement sanguin, l'absence du murmure vésiculaire avec des râles circonscrits en foyer, souvent de la matité au tout au moins de la submatité et du souffle se produisant dans les bronches obstruées par les mucosités et les crachats hémoptoïques. Il n'est pas rare non plus de constater concurremment avec ce foyer d'infiltration sanguine, surtout quand il siège à la périphérie du poumon, de la pleurésie qui se révèle par l'abolition des vibrations. De même aussi il se produit des zones d'emphysème dans les parties voisines des foyers hémorragiques et même en des points éloignés. Cette altération serait une conséquence de l'action nerveuse qui a produit la lésion apoplectique. Le poumon entier de ces individus est en état de dystrophie, les bronches elles-mêmes sont épaissies et rigides, si l'on examine leur muqueuse on la trouve violacée.

Dans la seconde forme de l'apoplexie pulmonaire, à marche foudroyante, on a affaire à des embolies d'origine cardiaque ou périphérique, consécutives à une lésion valvulaire ou à une maladie infectieuse, à un état cachectique : c'est ce qui se produit dans les affections mitrales, les endocardites végétantes ulcéreuses du cœur droit, la phlegmatia alba dolens d'origine puerpérale, cancéreuse ou autre, dans les phlébites variqueuses ou traumatiques.

La résultante de toutes ces affections est la formation d'un caillot qui, se détachant brusquement, arrive au cœur droit, s'y forme, et de là est lancé par l'artère pulmonaire dans la réserve de la petite circulation.

Le malade est subitement pris d'une angoisse épouvantable, d'une dyspnée intense ; il suffoque véritablement, un flot de sang lui vient à la bouche et il succombe plus ou moins rapidement à l'asphyxie. Si l'infarctus siège près de la surface externe du poumon, la plèvre peut être rompue et le sang s'échapper dans cette cavité, la distendre et produire, outre une anémie rapide, une gêne respiratoire énorme, due à la présence de cette pleurésie hémorragique abondante qui comprime le poumon et l'arrête dans ses fonctions.

La mort est fatale quand l'apoplexie pulmonaire se produit ainsi; elle survient d'une façon plus ou moins rapide, mais rien ne peut la conjurer, et le patient succombe avec tous les symptômes d'une anémie profonde, facies pâle, exsangue, extrémités froides, muqueuses décolorées, syncope.

Diagnostic. — L'apoplexie pulmonaire devra être distinguée de la tuberculose et de la pneumonie. L'hémoptysie est, en effet, un symptôme commun à la phtisie et à l'hémorragie du poumon, et il importe de reconnaître dans ces cas avec laquelle des deux affections on aura à lutter.

Le crachement de sang ne présente pas les mêmes caractères dans l'apoplexie et la tuberculose. Dans la première de ces maladies, le sang est plutôt foncé, noirâtre ; il est rendu successivement et pendant une période assez longue, tandis que l'hémoptysie du tuberculeux est composée de sang rutilant, spumeux, rendu à flots, et persiste moins longtemps. Cependant, ces différences ne sont pas toujours aussi tranchées qu'on peut l'espérer, et, devant un malade atteint d'hémoptysie, le médecin devra toujours songer à l'une et à l'autre de ces possibilités et apporter à son examen le plus grand soin, ausculter attentivement le poumon et le cœur.

La pneumonie peut, dans certains cas, produire une expectoration rouillée, qui fait penser aux crachats hémoptoïques de l'apoplexie. Mais, tous les signes de la pneumonie sont différents de ceux de l'hémorragie pulmonaire, et pour n'en citer qu'un : la fièvre, qui est caractéristique dans l'hépatisation par sa marche, son élévation, sa défervescence, tandis qu'elle est nulle, ou à peu près, dans l'infarctus hémorragique.

Il est cependant un cas où la confusion est possible, c'est quand l'apoplexie s'accompagne de pneumonie secondaire, quand de la péripneumonie se développe autour des foyers hémorragiques.

Duguet conseille alors de repasser dans sa mémoire l'histoire de l'affection, il sera aisé de se souvenir que l'hémoptysie a précédé de quelques jours le début de la fièvre.

Pronostic. — Lorsque l'apoplexie n'est pas due à une embolie, qu'elle se fait peu à peu, le pronostic n'est, en somme, pas désespéré, et à moins que l'infarctus qui se produit soit multiple ou très étendu, la vie du malade n'est pas en danger immédiat. Cependant, on ne doit pas perdre de vue la possibilité de la production d'accidents de gangrène ou d'inflammation secondaire, ce qui est une complication assez grave. Quant à l'apoplexie brusque survenant à la suite d'une embolie, on en conçoit toute la gravité, et il est, dans ces cas, peu d'espoir de sauver le malade, le temps, d'ailleurs, fait défaut au praticien : il est impuissant en face d'un individu qui asphyxie et succombe à une hémorragie interne considérable.

Anatomie pathologique. — L'apoplexie pulmonaire, ainsi que nous l'avons vu, peut affecter diverses modalités. Quand elle est lente, elle infiltre peu à peu une partie restreinte du poumon, c'est ce que Laënnec appelle l'infarctus hémoptoïque. Dans ce territoire frappé par l'hémorragie on observe une extravasation sanguine plus ou moins étendue. Si cette lésion occupe la partie superficielle de l'organe, elle a l'aspect d'une ecchymose très colorée, tandis que si elle est située plus profondément, elle est aperçue par transparence à travers le tissu sain et prend une teinte rougeâtre violacée spéciale ; au toucher on sent à ce niveau une induration manifeste.

Comme forme, l'infarctus a la disposition d'un lobule, c'est-à-dire d'un territoire irrigué par une même branche de l'artère pulmonaire, celle où s'est produite l'embolie. Cette forme est pyramidale, le sommet tourné du côté du hile, la base tournée vers la périphérie. Quand l'hémorragie a eu lieu profondément, le territoire frappé a plutôt la forme ovoïde que pyramidale, à cause de la disposition serrée des lobules qui se compriment et se déforment mutuellement.

Quand on fait une coupe du foyer hémorragique on remarque des granulations de ce tissu pulmonaire, des grumeaux noirs qui remplissent les alvéoles, le tout est très dense et plonge au fond de l'eau quand on l'y jette. Ces grumeaux qui occupent les alvéoles sont formés de sang plus ou moins altéré ; on y rencontre des globules rouges et blancs, de la fibrine, des cristaux d'hématoïdine et quelques cellules d'épithélium. Quelquefois on observe tout autour de ces infarctus un foyer de pneumonie d'aspect granité et laissant écouler à la coupe un peu de sérosité fibrineuse rougeâtre.

Renaut, de Lyon, a décrit l'infarctus diffus festonné qui est causé par la congestion qui fait rompre quelques petites ramifications alvéolaires de l'artère pulmonaire ; le foyer hémorragique est alors très peu intense et présente la forme de la petite terminaison vasculaire rompue, d'où l'aspect en dentelle qu'on observe dans ce cas.

Enfin, l'apoplexie peut présenter une vaste infiltration sanguine succédant à la rupture d'une artère importante et occupant alors une partie considérable du poumon, un lobe tout entier. La lésion peut aussi dans ce cas intéresser la plèvre et amener un épanchement sanguin dans l'intérieur de cette cavité, toutes lésions qui se retrouveront à l'autopsie.

Traitement. — En présence d'un malade qui est atteint d'apoplexie pulmonaire le médecin devra d'abord parer à l'éventualité la plus pressée et faire tous ses efforts pour arrêter l'hémoptysie.

On prescrira le repos absolu, le silence, on aura soin que la température de la chambre, où reposera le malade, ne soit pas élevée, plutôt fraîche que chaude. On se trouvera bien de lui faire tenir dans la bouche et sucer quelques petits morceaux de glace, par intervalles assez rapprochés, surtout au début.

Lui administrer des boissons glacées ou acidulées telles que de la limonade sulfurique et de l'eau de Rabel :

R Eau de Rabel . . . .   4 grammes
    Sirop de ratanhia   40   —
    Eau   120   —

A prendre par cuillerées à bouche toutes les heures.

On peut également lui faire prendre quatre à six des pilules suivantes dans les vingt-quatre heures :

R Extrait de ratanhia. . . . .   4 grammes
    —   de seigle ergoté   3   —
    —   de jusquiame. . . . . , .   25 centigrammes
    Poudre de digitale.   50   —
       Pour 20 pilules.

L'hémoptysie, se prolongeant d'habitude quelques jours, sera calmée de la sorte par cette médication.

Si malgré tout le crachement de sang ne diminuait pas, et dans les formes graves ne pas hésiter à pratiquer une injection sous-cutanée d'ergotine.

Marfan conseille de donner dans ces cas 10 centigrammes d'ipéca tous les quarts d'heure et de faire de la révulsion sur la poitrine, même au besoin si le sujet est pléthorique de recourir aux émissions sanguines.

Ces pratiques ont en outre l'avantage de combattre la dyspnée qui accompagne toujours l'apoplexie pulmonaire.

En Allemagne on a l'habitude d'appliquer des compresses d'eau froide et même des ballons de glace au niveau de la lésion. Je crois que c'est un moyen dangereux, car par cette application on décongestionne les parties superficielles, la peau, et tout le sang reflue vers les viscères. Je préfère de beaucoup faire la révulsion à l'aide d'une application large et répétée d'un grand nombre de ventouses sèches, des badigeonnages à la teinture d'iode, ou même une friction à l'huile de croton tiglium qui produit une révulsion sérieuse et rapide.

Le malade devra également être soigné en vue de l'affection générale qui a été la cause de son infarctus. Si c'est une cardiopathie on lui administrera suivant les besoins de la digitale et de la caféine et surtout de l'iodure de potassium, afin de soutenir et de régulariser les fonctions circulatoires ; si au contraire l'apoplexie survient dans le cours d'une maladie générale, fièvre typhoïde, variole, etc., une affection débilitante, on devra ne pas négliger de recourir aux stimulants et aux toniques pour réconforter le malade et lui permettre de réparer sa lésion.

Contre les complications possibles de gangrène ou de suppuration pulmonaire on utilisera le traitement de ces formes spéciales de maladie : désinfection, antisepsie interne, expectorants et stimulants.

S. Bernheim, de Paris.

CHAPITRE V

PNEUMONIE AIGUË

Synonymie. — Péripneumonie (Hippocrate et Arétée) ; Péripneumonites (Cilius-Aurelianus et Alexandre de Tralles) ; Pneumonie (Stool) ; Fièvre pneumonique (Hoffmann) ; Pulmonie (Fernel) ; Pulmonie ou pneumonie franche, fibrineuse, croupale, infectieuse ou lobaire (Auteurs contemporains).

Historique. — Hippocrate (400 ans avant J.-C.) confondait la pneumonie aiguë avec d'autres maladies à localisation thoracique. Comme il possédait au suprême degré la science médicale connue avant lui, il y a lieu de supposer que ses prédécesseurs en médecine n'ont pas eu une meilleure idée que lui de ce terme pathologique.

Arétée et Célius-Aurelianus (IIe siècle de notre ère) ne font aucune distinction entre la péripneumonie, dénomination conservée d'Hippocrate par le premier de ces deux auteurs, la péripneumonite, terme employé par le second, et la pleurésie, bien que ce dernier les traite dans des chapitres séparés.

Les célèbres cadres cliniques de ces deux auteurs ne peuvent servir pour établir un diagnostic différentiel de ces deux maladies dans lesquelles il existe, d'après eux, une expectoration sanguinolente ; ils attribuent la douleur seulement à la pleurésie et ils appuient le pronostic sur des idées qui n'ont aucun fondement. Alexandre de Tralles (VIe siècle) n'en dit pas davantage que les précédents, et les médecins arabes dont parlent Rhazès (IXe siècle) et Avicennes (XIe siècle), loin d'éclaircir le sujet, l'obscurcissent de plus en plus par leur idéalisme oriental.

Les médecins de la Renaissance restent fidèles à l'opinion de leurs collègues de l'antiquité et les médecins réformateurs des XVIIe et XVIIIe siècles et du premier tiers du XIXe, déclarent avec

Boerhaave, Van Swieten (1747), Borsieri (1790), J.-P. Frank (1794), Sprengel (1796), de même qu'avec A.-G. Richter (1821), E.-S. Vogel (1828), C.-G. Neuman (1832), Hufeland (1836), postérieurs à Laennec, que : « Quand une fièvre inflammatoire est accompagnée d'une douleur intense et fixe, aiguë ou compressive dans le thorax, avec une respiration très difficile, une toux violente et expectoration, nous appelons cette maladie une inflammation de la poitrine ou une phlogose des poumons, sans admettre la différence ordinaire entre pleurésie et péripneumonie, acceptée depuis les temps de Dioclés (Springel). Il paraît donc clair et incontestable qu'entre ces deux maladies (pleurésie et péripneumonie), il n'existe aucune différence et que toutes les deux peuvent et doivent être désignées sous le nom de péripneumonie (G.-P. Frank). » Tous les autres auteurs cités, et presque tous leurs contemporains, pensent de même et expriment la même opinion.

La découverte de la percussion par Avenbrugger, de Vienne (1760), et les essais d'application au diagnostic des maladies du poumon faits par le même auteur, ainsi qu'à celui des maladies du cœur, faits plus tard par Corvisart, ont été complètement impuissants pour détruire les anciens errements, parce que ces investigations n'ont pas été complétées par des recherches anatomo-pathologiques. Mon savant ami, le professeur Moliner (de Valence), dans son *Traité clinique de la pulmonie infectieuse* (Valence 1891), cite un ouvrage de Charles Strach, imprimé en 1786 et intitulé : *Nova theoria pleuritidis veræ*, dans lequel son auteur décrit la pleurésie comme une maladie entièrement distincte de la pulmonie, donnant sur l'une et sur l'autre des indications très analogues à celles que plus tard devait établir Laennec ; mais il est certain que c'est à ce colosse de la clinique, à lui seul, qu'on doit la création du diagnostic des lésions broncho-pulmonaires, cardiaques et pleurétiques, tant par sa découverte de l'auscultation, que pour le talent avec lequel il a su l'appliquer immédiatement et par l'interprétation des bruits anormaux assidument cherchée et trouvée sur la table de l'amphithéâtre anatomique.

Laennec publia son *Traité de l'auscultation médiate*, en 1819, et depuis lors, non seulement les champs anatomiques et syndromiques thoraciques de la pneumonie et de la pleurésie restèrent déterminés, mais aussi la distinction entre les maladies du thorax fut bien établie ainsi que les localisations thoraciques des maladies générales.

Il va sans dire que les vieilles idées incarnées dans Broussais, ne quittèrent pas sans lutte le domaine de la science; il est certain que l'idée fausse de l'inflammation à laquelle participa Laennec lui-même, conduisit à la thérapeutique de la pneumonie par le procédé regrettable des saignées causant la syncope et de la diète presque absolue; il est également certain que l'exclusivisme anatomique, s'appuyant sur l'exploration thoracique, abandonna l'étude purement clinique de la maladie. Mais on ne peut nier que les travaux de Grisolle, des anatomo-pathologistes, tels que Rokitanski, Rindfleisch, Cornil et Ranvier; des stéthoscopistes, tel que Skoda; des thérapeutes, tel que Dietl; des thermométristes, tels que Vunderlich et les travaux d'ensemble de Trousseau, Peter, Jaccoud et de beaucoup d'autres, ont réalisé un progrès gigantesque dans la connaissance de la pneumonie. Hufeland et Laennec, au point de vue de leurs idées, paraissent être séparés de leurs contemporains par plusieurs siècles; Laënnec et les pathologistes actuels, bien que séparés en réalité par trois quarts de siècle, paraissent être de la même époque.

Mais la percussion et l'auscultation n'expliquent pas tous les faits morbides du processus pathologique et prêtent à confusion : elles n'expliquent pas non plus la marche cyclique de la maladie, ni le manque de relation fréquente entre le syndrome thoracique et la gravité du mal, ni ses diverses terminaisons, ni les lésions disséminées dans tout l'organisme. De même elles ne peuvent déterminer la nature des divers processus pulmonaires, ni la pathogénie des bruits respiratoires. Les cliniciens se reportèrent à l'opinion ancienne soutenue par Hoffmann, qui était que la pneumonie est une maladie générale. L'école de Montpellier fut la première à soutenir cette thèse. Grisolle lui-même (1841), malgré son organicisme, ne peut méconnaître les épidémies de cette maladie; et Marotte (1855), Parrot (1871), Bernheim (1876) et Fürgensen (1885), établissent l'analogie entre celle-là et les maladies infectieuses.

Klebs, en 1887, entrevit un chyzophite chez les pneumoniques de l'épidémie de Prague; Eberth, en 1881, découvrit des microcoques ronds dans les fausses membranes pleurétiques du cadavre d'un pneumonique. Koch, la même année, découvrit des microcoques ovales, rencontrés dans les capillaires du poumon et des reins, dans un cas de pneumonie secondaire.

En 1882, Friedlaender rencontra des bacilles de forme elliptique, réunis deux par deux ou par leurs extrémités en chaînette, dans l'exsudat alvéolaire et dans les lymphatiques pulmonaires de huit sujets morts de pneumonie. Leiden et Gunter confirmèrent sur le champ du microscope les observations de Friedlaender en extrayant de l'exsudat pulmonaire, au moyen de la seringue de Pravaz, quelques-uns de ces bacilles. Matruy, en 1883, rencontra le même microbe dans l'expectoration pneumonique et décrivit pour la première fois la capsule qui l'enveloppe. Salvioli et Zaustein parlent de microbes dans le sang, dans les crachats et dans la sérosité des vésicatoires ; Friedlaender cultiva avec des résultats positifs son « *pneumobacillus capsulatus* » et démontra son action pathogène par l'inoculation pulmonaire. Talamon fit connaître un pneumococcus lancéolaire sans capsule, que l'on rencontra plus tard. L'étude expérimentale de Talamon et de beaucoup d'autres expérimentateurs, donna aussi des résultats pathogéniques, quoique ceux-ci se présentassent sous de formes diverses et avec des variations constantes. Hanassiews décrit trois espèces de microorganismes dans l'exsudat pneumonique, mais sans donner aucune importance à la capsule de Matruy et Friedlaender ; qui sont : les grands micrococques, les petits et les orvidés. Fraenkel, en 1886, admet deux microbes générateurs de la pneumonie : le capsulé de Friedlaender, le lancéolaire de Talamon, qui serait très analogue à celui de la septicémie salivaire de Pasteur ; Veichlsebaum et Pipping confirment les assertions de Fraenkel. cet auteur finit par refuser une action pathogénique au microbe de Friedlaender, l'attribuent seulement au « lancéolaire ». Enfin, la provocation de la pneumonie expérimentale par l'inhalation de ce microbe, soutenue par Emmérich, Dœnissen et Mattei, jusqu'en 1891, paraît mettre fin à cette question. Néanmoins, nous allons voir maintenant comment une semblable simplicité « d'étiologie et de pathogénie » ne nous explique pas tous les faits de la clinique.

Au reste, les opinions continuent à être divisées sur la généralisation primitive du processus morbide ou sa localisation pulmonaire, soit primitive, soit persistante pendant son complet développement.

Tel est l'état de la question.

Définition. — *La pneumonie aiguë est une maladie générale infectieuse, occasionnée par un état de décadence permanente ou accidentelle du sujet et par l'action efficace sur le poumon et sur le reste de l'organisme de divers microbes phlogogènes, parmi lesquels le « microcoque lancéolaire » de Talamon est le plus fréquent. Elle est caractérisée en anatomie pathologique par l'inflammation des alvéoles pulmonaires d'une portion considérable du viscère, avec exsudat fibrineux, altération du sang et lésions irritatives disséminées dans l'organisme. En clinique, elle est caractérisée principalement par la brusque apparition initiale des phénomènes fébriles*

*et leur persistance, par la dyspnée, la toux, l'expectoration rou-
geâtre, la douleur de côté et la marche rapide et cyclique de la
maladie.*

La définition que je viens de donner sera justifiée par l'étude surtout clinique et thérapeutique que je vais faire de cette maladie.

Étiologie. — Dans le *Traité de médecine* publié sous la direction
de Charcot, Bouchard et Brissaud, tome IV, page 860 (Paris, 1893),
Netter dit : « Les conditions étiologiques de la pneumonie peuvent
être rangées sous trois rubriques : 1° causes efficientes : arrivée du
pneumocoque ; 2° causes occasionnelles : fixation dans le poumon ;
3° causes prédisposantes : préparation de l'organisme. » Telle est,
en effet, l'expression des idées actuelles sur la genèse de ce processus pathologique, idées avec lesquelles je ne suis pas tout à fait
d'accord. En premier lieu, de par la *loi universelle de l'indétermination causale*, la forme de l'effet n'est pas fonction de l'énergie
influente, mais de l'énergie influée, qui seule détermine ladite forme ;
par conséquent, toutes les causes morbides sont occasionnelles, c'est-
à-dire occasion pour que le sujet influé détermine sa maladie. Lui
seul a la propriété, ou la vertu, ou la capacité, ou l'efficience de
vivre, et lui seul, par conséquent, a la propriété, ou la vertu, ou la
capacité, ou l'efficience de devenir malade.

Nommer cause efficiente de la pneumonie l'agent qui la provoque,
c'est appeler cause efficiente de la respiration et de la nutrition pulmonaires l'air atmosphérique ; ce serait aussi indiquer les aliments
comme étant la cause efficiente de la digestion et des sécrétions
gastro-intestinales ; et comme causes de la pensée, les images
sur lesquelles celle-ci se repose ; c'est en résumé ignorer ce que c'est
que l'efficience.

En second lieu, si, comme l'affirme Netter, et, avec lui, tous les
microbiologues, le pneumococcus peut exister dans la bouche et
dans le pharynx vingt ans et plus, arriver au poumon, y passer
sans provoquer la pneumonie, il doit reconnaître, malgré lui, que
le principal, l'efficient dans la détermination de la pneumonie n'est
pas le pneumococcus ; ce sont plutôt les conditions organiques qui
lui permettent de provoquer l'irritation initiale.

En troisième lieu, les causes *prédisposantes* pouvaient être accep-
tées, il y a quelques années, mais aujourd'hui l'éminent professeur
Letamendi nous a enseigné dans son *Cours de pathologie générale*
(*Madrid*, 1889) que la prédisposition à être malade n'a aucun sens biologique, et que, ou bien elle n'existe pas, ou c'est une maladie positive,

parce que la vie n'a pas ces moyennes de normal et d'anormal. État normal et santé sans ombre de prédisposition à la maladie, ou état anormal et maladie sans ombre de santé : voilà les deux seules façons de vivre possibles. Le malade affaibli est-il prédisposé à se laisser influencer par les agents infectants, ceux de la pneumonie, par exemple? Eh bien, que l'on appelle son état *maladie prédisposante à la pneumonie*, mais que l'on n'aille pas appeler causes prédisposantes celles qui occasionnent la maladie première; que l'on recherche et découvre cette maladie avant de s'occuper des microbes qui, sans elle, sont inoffensifs.

Cette simple critique, dont le lecteur appréciera la portée éminemment clinique et thérapeutique, place la question étiologique des maladies infectieuses en général, et de la pneumonie en particulier, sur le véritable terrain scientifique d'où elle est sortie aujourd'hui; et un raisonnement analogue à celui que je vais exposer serait applicable à chacune des maladies mentionnées. Dans le cas où le lecteur n'apprécierait pas la portée de cette critique, je suis tout disposé à le convaincre en lui en montrant l'évidence.

S'il existe un fait démontré en médecine, ce fait, reconnu par tous les savants s'occupant de clinique, c'est que la pneumonie aiguë attaque les individus faibles ou affaiblis par une cause quelconque. L'hérédité, le manque et l'excès d'aliments, leur impureté et les poisons introduits dans l'alimentation par fraude ou vice, les changements brusques de température, les climats variables ou rigoureux, les excès ou défauts des fonctions génitales, l'influence des milieux psychiques, les excès ou défauts des fonctions cérébrales, le travail physique annihilant ou la vie sédentaire atrophiante, le défaut d'hygiène en résumé, les maladies antérieures, les vices, les passions, quand toutes ces causes n'occasionnent pas des lésions, comme celles qui sont étudiées en anatomie pathologique, ou des maladies, comme celles qui sont décrites dans les traités de pathologie, il y a lieu de croire qu'elles n'ont aucune influence, ou que tout au plus elles affaiblissent sans rendre malade. Néanmoins, il est à remarquer que les individus soumis à leur action sont les dégénérés, les vieillards de vingt ans et les décrépits de cinquante, quand ils ne sont pas tués par une infection accidentelle, car ce sont ces individus qui sont *les uniques victimes* des infections.

J'ai été le premier à décrire et à enseigner [1] cet état pathologique

----

[1] Cours de Clinique médicale correspondant à l'année académique de 1892-93, à la Faculté de médecine de Madrid (en espagnol).

sous le nom de « *vejer prematura* » faisant de lui une espèce morbide qui est la maladie prédisposante par excellence à la pneumonie, et qui en est, dans le plus grand nombre de cas, la cause première.

Certainement, beaucoup d'autres maladies ou leur convalescence en sont aussi des causes, par la même raison et par le même mécanisme. La fièvre typhoïde, les fièvres éruptives, la grippe, la diphtérie, les rhumatismes, le paludisme, la maladie de Bright, le diabète, etc., sont souvent accompagnés ou suivis de pneumonie *lobaire* bien caractérisée; mais les pathologistes actuels l'expliquent par une augmentation de virulence du pneumocoque et par son accompagnement par d'autres, comme si l'énergie diminuée du malade était un élément pathogénique négligeable.

En toute infection, il faut voir une lutte entre des êtres vivants ; les agresseurs sont vainqueurs quand ils sont les plus puissants, mais ils sont vaincus quand le sujet attaqué leur est supérieur en énergie. Sans nier l'augmentation réelle de la force ou du pouvoir pathogène, soit par le nombre des agresseurs, soit par leurs qualités acquises en dehors ou en dedans de l'organisme, il me paraît plus positif d'admettre l'augmentation d'efficacité des microbes par la diminution d'énergie du sujet attaqué. Au moins, cette diminution arrive par l'action de toutes les causes qui ont été nommées occasionnelles de la pneumonie infectieuse.

Quelle que soit la fréquence avec laquelle l'*impression du froid* coopère à la provocation de la pneumonie, l'influence de cet agent qui a une action morbigène, peut seule occasionner une congestion pulmonaire compensatrice de l'anémie cutanée, ou un état irritatif direct ou réflexe. Dans l'un et l'autre cas, l'asthénie de l'organe est évidente pour qui a pu se débarrasser des idées anciennes sur l'irritation, négligeant de la considérer comme une suractivité vitale. La normalité circulatoire et nutritive d'un organe engendra toujours son maximum de *tonus*. L'anormalité circulatoire et l'irrégularité nutritive, existant nécessairement en toute irritation, produiront toujours une faiblesse, une *atonie*. L'inflammation est, en tout cas, un processus atonique.

Les *traumatismes* sur le thorax, l'inhalation de *gaz irritants et fétides, de poudres minérales ou végétales dures* agissent de la même manière, mais il n'entre pas dans le caractère de ce livre de donner de plus amples explications. Le lecteur qui désirera connaître complètement ce point de pathogénie, trouvera des explications détaillées dans la *Pathologie générale* de Letamendi que j'ai citée plus haut.

Revenons au prétendu agent spécifique de la pneumonie aiguë; nous allons examiner et résoudre ces questions d'un très haut intérêt clinique et thérapeutique.

Le pneumococcus de Talamon et de Fræenkel est-il l'unique et nécessaire provocateur de la pneumonie aiguë, *lobaire* ou infectieuse ?

Cet agent infectieux de la pneumonie est-il si spécifique qu'il ne puisse provoquer autre chose que cette maladie?

La pneumonie est-elle une maladie locale, tel que l'est un traumatisme avec généralisation possible des phénomènes morbides, ou est-ce une maladie générale dès le commencement?

Le pneumocoque, isolé par Talamon et étudié par Fræenkel, est une bactérie très petite, de forme ovale, solitaire ou réunie deux à deux, ou en chaîne de trois ou plus. Enveloppée d'une capsule albumineuse, colorable, la bactérie elle-même est colorable par les couleurs d'aniline, et résiste à la méthode de Gram. Elle se cultive à une température supérieure à 24° sur la gélose nutritive, légèrement alcaline, et alors elle perd sa capsule, qu'elle conserve quand on la cultive sur un bouillon ou une sérosité solidifiée.

Pour Netter, cette bactérie est l'unique et exclusif agent déterminateur de la pneumonie lobaire légitime. Mais Weichselbaum, Jurgensem, Finkler et Klein ont rencontré, en outre, dans les poumons et dans les crachats des pneumoniques, les bacilles capsulés de Friedlaënder ou pneumobacillus de Weichselbaum, les streptocoques pyogènes, les staphylocoques pyogènes et un bacille spécial. Ils ont démontré expérimentalement que ces microbes, comme ceux de Talamon, sont pathogènes et que, introduits dans les poumons, ils provoquent la pneumonie aiguë. Ils ont vu enfin que, si ces derniers sont quelquefois accompagnés par les autres, il n'en est pas moins vrai qu'ils sont aussi rencontrés seuls.

Netter n'a pas été convaincu par ces faits; il ne reconnaît pas toujours aux investigateurs susmentionnés leur compétence expérimentale et, d'accord avec Barth, nomme pneumonies pseudolobaires ou pseudopneumonies toutes celles qui ne présentent pas de pneumocoques, quelle que soit leur identité clinique : c'est une assez drôle de manière de résoudre la question.

En ce qui me concerne, je m'attache aux notions expérimentales et cliniques, en attendant de nouveaux éclaircissements, principalement parce qu'il y a lieu de réduire cette spécificité si pondérée jusqu'à la rendre égale à zéro. Puisque l'hydrophobie du chien, du loup, du chat, du cheval, de l'âne et de celle du cochon, transmises à l'homme.

sont une hydrophobie unique, et puisque la noix vomique et la fève de Saint-Ignace produisent le même strychnisme, il y a lieu de chercher la spécifité des causes infectieuses dans le poison ou le venin et non dans l'espèce animale ou végétale d'où ils proviennent.

Et pour ce qui a trait à la spécificité des lésions locales, comme celles-ci sont dépendantes du degré d'irritation et sont les produits complexes de l'action causale et de la puissance d'énergie du sujet, il n'y a pas lieu d'attribuer cette spécificité à un seul agent. *J'ai vu des tuberculoses sans bacilles de Koch*, mais avec d'autres bactéries; et comme je les ai vues, je n'apporte aucune attention aux clameurs universelles des bacillomanes. Si je montre des préparations démonstratives, ils les nommeront des pseudo-tuberculoses, parce que le *pseudo* est un argument secourable. Il est clair que je ne nie pas la tuberculose bacillaire ni la pneumonie pneumococcique; au contraire, je soutiens que ce sont les plus fréquentes, que peut-être les autres sont rares, très rares, mais assez nombreuses pour tuer l'exclusivisme étiologique. Il ne faut pas oublier non plus les produits solubles du microbe, son venin, et, enfin, le sujet empoisonné ou envenimé.

Il résulte de différentes études que le pneumocoque de Talamon peut passer par le poumon, en le lésant ou sans le léser, provoquant une pleurésie, une endocardite, une méningite, une otite, un empyème, une péritonite, une hépatopathie, un infarctus splénique, une arthrite suppurée, une suppuration du tissu cellulaire ou une métrite, de la même manière que n'importe quel autre microbe pathogène. Nous dirions qu'il s'agit, si ce n'était absurde, d'une *pneumonia sine pneumonia* comme cette *variola sine variola* dont parlait Trousseau. A ce point de vue aussi il y a impossibilité d'une spécificité microbienne quoique ne tenant aucun compte de la spécificité correspondant à l'individu qui a des plèvres, un endocarde, des oreilles, un péritoine, des articulations, un ou tissu cellulaire spécialement faible pour se laisser attaquer par la horde d'envahisseurs, que le sujet fort noie et expulse sans qu'ils altèrent sa santé.

Pour le reste, prétendre que la pneumonie qui éclate avec de violents frissons et de la fièvre à un haut degré, avec une commotion pathologique de tout le sujet attaqué, sans bouleversements pulmonaires encore appréciables, avec lésion du sang dès le premier moment et autres lésions de caractère irritant disséminées, est une maladie locale, serait bien hasardé; car toute microbienne que l'on veuille, elle n'est pas clinique ni même médicale. Un coup de fusil ou un coup d'épée traversant le poumon, une contusion plus brutale encore du thorax qui occasionne une abondante hémorragie pulmonaire, ne provoquent une telle réaction générale, ni des lésions semblables. La gravité de la pneumonie n'est pas toujours en raison directe de l'extension et du degré des lésions pulmonaires, mais, à égalité de conditions du sujet, elle est en raison directe de l'intensité de l'infection générale. Ceci ne se peut démontrer avec des planches et des préparations microscopiques, mais s'apprend en soignant des malades. C'est à des médecins qui observent des malades que je m'adresse.

Cette bonne doctrine ainsi établie, il n'y a pas d'inconvénients à accepter comme démontré : 1° que le pneumocoque réside inoffensif dans la bouche et le pharynx jusqu'à ce qu'il se trouve en état d'exercer son office de cause morbide; 2° que si la pneumonie persiste, c'est une cause de récidive sans le contact d'un autre malade ; 3° que c'est l'agent ordinaire de la transmission habituelle de pneumonies, transmission qui s'opère par propagation et par contagion directe ayant pour véhicules les crachats et autres sécrétions desséchés, et aussi d'autres corps tels que : aliments, boissons et la poussière atmosphérique ; 4° que certaines conditions météorologiques, encore mal déterminées, augmentent ou diminuent sa virulence et peuvent expliquer la grande fréquence du mal au printemps et à l'automne.

Description d'une pneumonie aiguë type. — *Symptômes et lésions dans sa genèse et son évolution.*—Un individu avec antécédents rhumatismaux, herpétiques, un sujet névropathique, alcoolique, diabétique, valétudinaire ou ayant eu d'autres maladies, ou simplement un certain degré d'obésité confondue souvent avec la vraie bonne santé, ayant ressenti des langueurs ou des malaises diffus et mal déterminés, sans cause appréciable durant quelques heures ou jours, se voit subitement pris d'un frisson général violent avec tremblement rythmique des extrémités à peine dominable par la volonté, claquements de dents, refroidissement des parties les plus éloignées du cœur : pieds, mains, nez et oreilles, et quelquefois avec abaissement général de la température à l'aisselle, à l'anus. Puis survient la fièvre, la céphalalgie, un malaise affligeant, des nausées, des vomissements, et des vertiges, surtout si le malade essaie de se mettre sur pieds ou de marcher, alors que tout l'oblige à se coucher.

Voilà le syndrome le plus commun par lequel débute la pneumonie aiguë; syndrome très semblable et analogue à celui de la fièvre intermittente paludique.

Ce frisson et les phénomènes qui l'accompagnent durent une

heure, une heure et demie, deux, et jusqu'à trois heures; il est remplacé aussitôt par une élévation rapide de la température périphérique montant jusqu'à 39 à 40 degrés à l'aisselle, accompagnée de tous les désordres des fièvres intenses, et de quelque chose de spécial qui lui imprime un cachet caractéristique : prostration, douleurs erratiques, congestion de la peau, marquée surtout aux joues et s'accentuant quelquefois plus sur l'une d'elles; fréquence des mouvements respiratoires avec une plainte sourde à l'expiration, pouls précipité et dur, avec irrégularités possibles dans le rythme, avec constantes irrégularités dans le ton, c'est-à-dire que quelques pulsations sont plus dures que d'autres. Du côté de l'appareil digestif apparaît l'état saburral et la sécheresse de la langue, la rougeur de sa pointe et de ses bords, la sensibilité exagérée de l'épigastre, l'anorexie invincible, la soif ardente et, c'est la règle, la constipation. Il peut y avoir des sueurs chaudes et irrégulières, les urines sont peu abondantes, rougeâtres et provoquent une sensation de brûlure à la miction. Il y a insomnie et, dans quelques cas, se déclare un délire précoce.

Durant les douze premières heures de fièvre, il est de tout point exceptionnel que dans l'appareil respiratoire le malade ne ressente pas des désordres accentués, ni que dans l'examen physique le plus détaillé, on ne puisse apprécier un changement quelconque dans la sonorité thoracique, ni dans les bruits respiratoires, comme s'il existait déjà un catarrhe bronchial : de gros ou petits râles, qui disparaissent après une crise de toux, avec expectoration. L'infection générale est un fait et la preuve est que, si l'on examine le sang à ce moment-là, on y trouve des modifications infectieuses : augmentation de fibrine, altérations régressives des globules rouges, diminution de l'albumine, excès de substances extractives et, ce qui est décisif, *ce sang injecté aux animaux est pathogéno-infectant.*

Les lésions locales de ces commencements morbides ont été peu étudiées et se déduisent mieux des lésions périphériques des foyers irritatifs qui peuvent seulement être appréciés plus tard.

Douze, seize, vingt-quatre heures et même plus, après les frissons, apparaissent *la dyspnée, la toux et le point de côté.*

La dyspnée est plus inspiratoire qu'expiratoire; l'aspiration est courte et contenue par suite du point de côté; de 16 à 18 par minute qui est l'état normal chez l'adulte, elles s'élèvent au nombre de 30 ou 40, et les sterno-cléido-mastoïdiens et trapèzes se contractent avec énergie.

Furgensen a fait de l'absence de relations entre l'accélération des mouvements respiratoires et ceux du pouls un symptôme presque pathognomonique de la pneumonie. Le phénomène est, en effet, presque constant, mais commun à diverses affections, notamment dans les maladies cérébrales. Physiologiquement, les inspirations sont avec le battement artériel dans la relation de 1 à 4,5, et dans la pneumonie cette relation est de 1 à 2,8 ou 2,9 ou de 1 à 3. Avec la dyspnée, coïncide une parole entrecoupée, la faiblesse de la voix.

La toux est quinteuse, courte et fatigante, sèche ou accompagnée d'expectoration muqueuse au commencement, lançant des crachats de notable viscosité et rouillés, sanguinolents, avec filets de sang, sanguins, couleur de safran, comme le jus de pruneaux, ou purulents plus tard, c'est-à-dire vers les troisième, quatrième, cinquième ou sixième jour de la maladie. Le malade fait tout ce qu'il peut pour éviter la toux parce que cela accentue la douleur du point de côté bien plus que l'inspiration.

Le point de côté siège le plus communément dans un espace limité par une ligne horizontale qui passe un peu au-dessus du bout du sein, par le bord du sternum en dedans, par la ligne axillaire postérieure en dehors, et en bas par la ligne oblique et courbe qui va de l'articulation sternale du cartilage de la sixième côte au dixième intervalle intercostal, dans la proximité de la colonne vertébrale.

Il est aigu, lancinant ou térébrant ; le malade croit se soulager en se couchant sur le côté douloureux, le comprimant et instinctivement courbe la colonne vertébrale pour diminuer le mouvement de la partie affectée. Cette douleur correspond fréquemment à l'endroit des lésions pulmonaires, mais il n'y a pas de règle sans exceptions ; on observe de ce côté et même au côté opposé que la pneumonie est sans relation avec elle.

Précédés des symptômes de percussion, les accompagnant aussitôt et coïncidant avec l'apparition des crachats visqueux et adhérant au fond du crachoir, apparaissent les phénomènes morbides d'auscultation et de palpation.

A la fin du premier jour, bien souvent seulement quelques heures après les frissons, si l'on percute le thorax avec méthode et si l'on a l'ouïe un peu habituée, on rencontre toujours une zone plus ou moins étendue dans laquelle se développera le processus anatomique, qui rend un *son tympanique* plus que normal et qui augmente jusqu'à l'apparition des crachats visqueux, c'est-à-dire jusqu'à la fin du troisième jour de la maladie. Après, il va diminuant ; il y a des heures pendant lesquelles dans la zone, auparavant tympanique, le son ne diffère absolument en rien de celui du poumon sain, jusqu'à ce qu'apparaisse la submatité, bientôt après le son franc de la matité, mais cependant jamais comme celui de la pleurésie, c'est-à-dire que jamais il n'arrive à être *tanquam percussi femoris*.

En supposant que la pneumonie n'ait pas été précédée d'un catarrhe bronchique aigu ou chronique qui, avec ses râles à gros et petits bouillonnements, masque l'origine et la provenance des phénomènes d'auscultation appartenant à la lésion pulmonaire, l'ouïe la plus fine, dans l'immense majorité des cas, ne pourra entendre rien d'anormal dans la zone tympanique, à moins que ce soit un murmure vésiculaire exagéré, pour la perception duquel il est nécessaire d'avoir beaucoup d'acuité et de savoir bien ausculter. Je ne l'ai bien perçu que lorsque j'ai commencé à me servir du stéthoscope biauriculaire de Camman ; j'ai constaté que cela dure presque toujours plus d'un jour et demi. Ensuite apparaît le râle crépitant en un point, même en plusieurs ; bientôt après le sous-crépitant, toujours dans le même ou dans les mêmes points qui s'entourent d'une périphérie où apparaissent les crépitations ; plus tard cesse tout bruit dans la zone primitivement crépitante ; cette disparition se produit plus ou moins vite, toujours entourée d'une zone dans laquelle s'entendent les râles sous-crépitants et les crépitations. Alors au murmure vésiculaire et aux râles morbides, dans le centre du foyer pneumonique, succèdent le souffle tubaire et la bronchophonie.

C'est seulement lorsque le son est franchement mat, et lorsque disparaissent les bruits respiratoires normaux et anormaux, qu'on perçoit avec évidence par la palpation, l'augmentation des vibrations thoraciques.

La fièvre continue, persiste, se manifestant avec des rémissions matinales d'un demi-degré et oscillant entre 39° et des dixièmes à 40° et des dixièmes ; par moments le thermomètre marque 41° et j'ai vu deux cas avec 41°,5 où l'un des malades mourut le même jour et où l'autre, à une température égale, atteint une guérison très rapide. Il apparaît des vésicules herpétiformes à la commissure des lèvres, à l'orifice nasal, aux paupières et aussi en quelques autres parties de la peau qui n'ont aucune signification pronostique. La prostration s'accentue, la couleur rouge de la peau prend une teinte cyanotique plus visible aux lèvres et aux joues. Quelquefois le point de côté, diminue un peu mais non la dyspnée ; la toux devient plus facile et plus douce, l'expectoration plus abondante ; la soif et la sécheresse de la bouche continuent, ainsi que l'état saburral et la sensibilité du ventre avec constipation, ou la diarrhée. La rate et le foie sont *toujours douloureux à la pression et augmentés de volume*. L'urine conserve sa rougeur et contient quelquefois de l'albumine ; il y a subdélirium lorsque le malade cherche le sommeil, quelquefois délire franc ; et alors arrive le moment des grands embarras circulatoires et les troubles cardiaques : Le pouls se fait faible, irrégulier, par instants mou, très souvent pouvant donner jusqu'à 130 pulsations et plus par minute.

Avec ce tableau on arrive au cinquième, sixième, septième, huitième ou neuvième jour, sauf localisations irritatives plus intenses et plus étendues qui compliquent le cas et dont je m'occuperai avec le plus grand soin possible.

Maintenant vient la période finale de la pneumonie aiguë qui peut présenter quatre formes : la critique, la litique, le passage à la chronicité, l'état agonique ou mortel.

La *crise* s'annonce par l'irrégularité du rythme du pouls qui diminue de fréquence, conserve sa force et devient doux et large. Peu d'heures après se présente une augmentation de température suivie de sueurs abondantes et chaudes ; le visage pâlit et en une demi-journée, du matin au soir ou du soir au matin, la température redevient normale, le malade se sent soulagé, évacue d'abondantes et sédimenteuses urines ; la toux est molle, l'expectoration facile et décroissante, la douleur a disparu, la respiration sans dyspnée se rapproche du type physiologique et un sommeil profond, réparateur et prolongé, est la conséquence de cette cure rapide. Quand le patient se réveille, au dire des auteurs, il est en pleine convalescence. Ce n'est pas la convalescence, mais c'est la fin de l'état infectieux ; la victoire définitive du sujet envahi par la horde de ses envahisseurs, qui lui laissent les blessures reçues dans la lutte. Les variations favorables de l'état local ne commencent à se noter qu'après la crise. Ce même jour ou le suivant, on perçoit dans le centre du foyer pneumonique le râle sous-crépitant de retour, avec crépitations et bruits de petits ou gros bouillonnements dans les points envahis ; bientôt après, on entend le râle crépitant et la diminution des râles périphériques ; après le murmure vésiculaire diminue. Cette évolution tarde à se réaliser ; des jours et des semaines, même des mois après avoir souffert d'une pneumonie, il y a encore submatité du thorax à la percussion, dans le point qui correspondait au foyer pneumonique.

La *lisis* ne diffère de la crise que par la lenteur de la disparition des phénomènes morbides. La fièvre descend par rémissions matinales plus accentuées et par exacerbations de la soirée chaque fois moins intenses ; tous les autres symptômes suivent la même diminution graduelle, jusqu'à ce que vienne l'apyrexie nocturne au sixième, huitième ou dixième jour après qu'a commencé l'amélioration.

Dans le passage à l'état chronique, beaucoup plus rare que les deux antérieurs, s'établit, après une amélioration apparente, une espèce de *statu quo* des phénomènes morbides. Il persiste une fièvre rémittente avec tous les caractères de la fièvre hectique ; il reste de la toux, l'expectoration se fait purulente, quelquefois surviennent les signes d'un abcès pulmonaire (vomique) de son ouverture et conséquemment de la perte de substances ; quelquefois survient la gangrène du foyer pneumonique, avec tous ses symptômes ; quelquefois la sclérose et aussi pour quelques observateurs, la caséification de l'exsudat et du poumon dans le lobe envahi est possible. Cette possibilité anatomique paraît plutôt liée à un processus tuberculeux consécutif qui est un fréquent compagnon des autres états pathologiques chroniques du poumon.

La mort survient par différents mécanismes à divers moments de l'évolution du mal ; tantôt par suite d'une adynamie révélatrice d'une bioptose générale, signe de la débâcle de l'organisme empoisonné par un grand nombre et par la virulence des microbes infectants ; tantôt comme conséquence de grands troubles cérébro-spinaux qui accusent des lésions intenses et étendues de l'encéphale et de la moelle ; tantôt la mort est occasionnée par l'extension de la lésion pulmonaire qui provoque de l'asphyxie ; tantôt par l'asthénie cardio-vasculaire qui se traduit par cyanose, orthopnée, subdélirium, petitesse et irrégularité du pouls, sueurs froides, carphologie et prostration extrême ; quelquefois aussi elle survient d'une manière foudroyante par paralysie subite du cœur. Les deux derniers cas sont les plus fréquents et c'est la raison pour laquelle le clinicien, devant un cas de pneumonie, aussi léger qu'il paraisse, doit prêter attention très spécialement à l'état du cœur et des vaisseaux. Tant que la circulation est énergique, l'espérance de guérison est fondée, quels que soient les phénomènes morbides.

Nous venons d'étudier au lit du malade, un cas typique de pneumonie croupale ; maintenant il est indispensable d'examiner ce qu'on voit à l'autopsie et sous le couvre-objet du microscope ou seulement ce qu'expliquent la raison et les relations entre ceci et cela, si nous avons envie de comprendre les variations du tableau syndromique que nous offre la clinique, établir les bases du diagnostic, trouver

les sources du pronostic et les fondements sérieux de la thérapeutique.

Parmi les lésions anatomiques découvertes chez les pneumoniques,
il y en a quelques-unes que nous devons considérer comme propres
à la maladie typique et d'autres comme plus ou moins fréquentes dans
leur cours, capables, à un certain degré d'intensité, de donner
origine à des formes cliniques du processus déviées du type pathologique.

A la première catégorie appartiennent les altérations du sang
déjà mentionnées dans l'étiologie, auxquelles se joint la leucocytose
si bien décrite par Hayem et Grancher et qui est en raison directe
de la fièvre; l'infiltration séreuse et l'hypérémie de l'encéphale et de
la moelle; l'engorgement du foie et de la rate, le catarrhe gastro-
intestinal, la tuméfaction des plaques de Peyer et des follicules
isolés; la néphrite parenchymateuse diffuse et légère, des lésions
du poumon et de la plèvre.

A la seconde catégorie correspondent les pleurésies avec épanchement, les péricardites et endocardites, les méningites suppurées,
les otites, les péritonites, les néphrites intenses, les métrites, les
lésions de la glande thyroïde, les parotidites, les arthrites, les suppurations du tissu cellulaire, etc., etc.

La généralisation des lésions de la première classe, abstraction
faite de celles relativement inconstantes de la seconde, à part les
faits exposés dans l'étiologie du processus infectieux dont je m'occupe, doit toujours faire maintenir l'idée ancienne de ce que la pneumonie dite aiguë est une maladie généralisée et non localisée
dans le poumon, quoique ce soit dans ce viscère, qu'existent, et ce
n'est pas toujours le cas, ses troubles les plus graves. Cette doctrine
est celle des bons cliniciens contemporains comme Fürgensen et Molinier, et quoiqu'il soit impossible de démontrer maintenant que
ces lésions soient en relation de dépendance avec celles du poumon,
cela est la vraie doctrine.

De plus, si l'espèce morbide, pneumonie aiguë infectieuse, devait
se maintenir par la spécialité des lésions pulmonaires, il faudrait la
nier sans hésitation. Il n'y a qu'à lire le récit des expériences de
Sommerbrodt, introduisant une dissolution de perchlorure de fer
dans les alvéoles pulmonaires, récit fait et expériences répétées par
Fürgensen, pour rester convaincu que les lésions pulmonaires de la
pneumonie infectieuse peuvent être provoquées par un agent irritant
quelconque, agissant de la même manière. Fürgensen se déclare
contraire à cette identité, mais les faits sont plus éloquents que

toutes les subtilités mises au service d'une opinion préconçue et
les faits proclament cette identité parfaite.

L'espèce morbide se fonde sur la spécificité de la cause infectieuse
qui n'est pas précisément le microbe a, ni le microbe b, ni le microbe c, mais un produit x du conflit entre un organisme malade en
opportunité d'infection et l'action de divers microbes, produit repré-
senté par des modifications mécaniques et chimiques, celles-ci
résultant de formations liquides ou gazeuses impossibles à retenir
en un territoire organique pendant qu'il y a vie, capillarité et circulation dans les organismes. Cette localisation d'actions est impossible pendant que l'unité organique existe et que le système nerveux la maintient. L'espèce morbide est constituée par l'ensemble
des troubles généraux et locaux toujours démontrables à travers
les variations et les accidents.

La localisation des maladies d'un être vivant, système unitaire de
forces, est toujours une convention nécessaire pour désigner les
affections dont les lésions locales font oublier les constantes relations
de l'organisme qui dominent les légères anomalies généralisées
de ses fonctions, lorsque le trouble, qui localisa l'action physico-
chimique de la cause en un point limité, cesse ; mais ce n'est pas
le cas pour les infections et ne peut l'être, et la preuve, c'est que
lorsque la pneumonie ou le typhus se terminent par crises, ses
lésions localisées ne se terminent pas par crises mais elles disparaissent par un travail toujours lent, toujours litique.

D'autre part, je n'ai jamais compris la raison qui a déterminé les
anatomo-pathologistes à rester enfermés dans les trois célèbres
périodes anatomiques de Laennec pour pneumonie aiguë : engorgement, hépatisation rouge et hépatisation grise. Dans les autopsies,
que j'ai faites sur les cadavres des pneumoniques, au moins plus de
cent, j'ai vu rarement les caractères de l'engorgement sans autres
lésions appréciables d'une partie du poumon, c'est-à-dire sans l'infiltration séro-sanguinolente, sans la coloration rouillée ou rouge
brique semée de taches noires ; mais quand j'ai observé l'hépatisation rouge, avec la dureté, la couleur rouge foncé, le manque
de crépitation à la pression, l'aspect granuleux des coupes dans
un point donné à la périphérie existait encore une zone d'engorgement simple, crépitant encore, non granuleuse sur les coupes,
de couleur plus claire ; et lorsque j'ai vu une portion avec hépatisation grise (décoloration de l'exsudat, régression des éléments anatomiques, suppuration) celle-ci était entourée d'hépatisation rouge,
entourée d'une autre zone d'engorgement simple. Ces degrés des

lésions existent simultanément aussi dans la suppuration en foyer, et la gangrène. Où sont les périodes anatomiques ? Et comment les anatomo-pathologistes ont-ils pu découvrir que l'engorgement inflammatoire, comme ils le nomment, est la lésion première? De l'autopsie du cadavre? Mais ce n'est pas une façon convenable d'étudier le processus de l'inflammation, parce que le cadavre ne s'enflamme pas; ils ne peuvent pas prétendre que les données de l'expérimentation sur les organismes vivants, capables de subir des inflammations expérimentales, soient lettre morte pour former le concept de l'inflammation du poumon humain.

D'après cette expérimentation, on voit que, quelle que soit la nature de l'agent irritant ou phlogogène, le cycle irritatif dont l'inflammation n'est plus que l'état de parésie maxima que peut atteindre l'être vivant sans passer à la mort, commence par l'impression antipathique à laquelle répond l'organisme par un mouvement spasmodique, suivi de la déchéance vitale organique avec exsudats et avec une activité chimique non prévue par les lois vitales. Si la cause disparaît et si l'organisme conserve l'énergie nécessaire pour se remettre en son état normal, on se trouvera en présence du cosmos correcteur de la perturbation; elle peut se terminer par la mort moléculaire et la suppuration provoquée par les noxas pyogènes accidentels ou circulatoires, ou encore se terminer par la gangrène provocatrice du cycle irritatif éliminateur, ou encore par la mort totale; enfin le mal peut se constituer en état chronique.

De sorte que, en tout cycle irritatif, le premier acte vital est le spasme et ensuite la première lésion provocatrice du spasme est le résultat immédiat de la lutte entre l'agent morbide et l'organisme en un point précis. En quoi cela consiste-t-il? En un traumatisme (lésion physique), en une diaphtora (lésion chimique), en un changement de la disposition moléculaire ou de la composition vitale, insaisissable au microscope et que ne rend pas évident le réactif, mais que le raisonnement devine et que l'expérience déduit des phénomènes subséquents et corrélatifs de ces lésions premières.

Tout cela paraîtra de la philosophie arriérée aux fanatiques de l'empirisme, industriels qui nous rapetissent. Mais si l'engorgement, l'augmentation de densité du poumon est la lésion première, qu'ils nous expliquent, eux, le son tympanique, clair, creux, de moindre densité pulmonaire dans le foyer pneumonique, lorsque commencent les lésions de l'infection pulmonaire aiguë. Ce son répond en effet à une moindre densité des viscères par suite du

spasme, du rapetissement de tous les éléments anatomiques du
foyer qui va s'enflammer, quoiqu'à ce moment-là il ne soit pas
encore enflammé.

La fièvre même est le résultat du spasme vaso-moteur clonique
caractérisé par l'accélération du pouls, l'altération de son rythme
et la perturbation nutritive; le tout avec tendance à renforcer le
moto-reflexe propre d'une lésion (Letamendi, *l. c.*, t. II, p. 764),
lésion qui dans la pneumonie infectieuse est généralisée et multiple.

Je regrette que les exigences de l'éditeur ne me permettent pas de
donner plus de détails sur ce point; mais si nous avons à apprendre
quelque chose de la pathogénie, il est nécessaire d'accepter l'unité
réactive de l'organisme, l'unité de l'irritation et du cycle irritatif qui
ne diffère plus en chaque cas localisé que par le degré.

Partant de cette théorie à laquelle obligent toutes les données expérimentales, le processus pneumonique, avec ses variantes individuelles, ses anomalies et ses complications, non seulement est clair,
mais encore il s'impose.

Voici l'explication de tous les faits anatomiques et syndromiques
de ce processus : arrivée aux alvéoles pulmonaires des bactéries
pathogènes; impression physique insignifiante comparée avec celle
de certaines poudres minérales accidentellement inspirées et qui,
cependant, ne provoquent pas de réaction locale notable hors
quelques crises de toux et réaction générale nulle. Les bactéries
continuent à vivre, prolifèrent et il est presque sûr qu'elles se
répandent par les voies lymphatiques ou sanguines, puisqu'on les a
trouvées dans ces liquides organiques et en différents organes ; de
toute manière, va s'unir à elles la sécrétion de toxines impressionnant
les alvéoles pulmonaires, les autres organes où sont allées les bactéries dans leur diffusion, et l'organisme entier spécialement l'arbre
circulatoire par l'absorption des toxines produites dans les nids bac-
tériens ou dans la circulation même; spasme général du système circulatoire, fièvre, frissons, comme phénomènes fébriles, tremblement
spasmodique des extrémités, anémie spasmodique périphérique,
céphalalgie spasmodique, nausées et vomissements de même origine,
vertiges par l'anémie cérébrale toujours par un mécanisme identique.

Après, par fatigue, viennent les spasmes locaux de la périphérie
au centre, ou en raison inverse du degré d'irritation pour chaque
région ou organe; la température périphérique s'élève, il y a prostration générale orgastique ou parétique, la peau se congestionne

par parésie vaso-motrice, puis apparaissent les douleurs erratiques
par pénurie nutritive des nerfs sensitifs et par leur irritation directe,
le spasme clonique général du système circulatoire persiste, ce qui
est une cause de fièvre et une conséquence de la continuation des
actions irritantes infectieuses sur le cœur et les vaisseaux.

L'accélération des mouvements respiratoires, à cette période, a une
double origine : elle est due d'une part à la fièvre et à sa tendance
spasmodique générale, et d'autre part au réflexe de l'irritation pulmonaire qui commence. L'état saburral de l'appareil digestif, l'anorexie,
la soif, la constipation, le peu de quantité et la rougeur des urines
dépendent également de l'hypérémie de l'appareil digestif et uri-
naire, de même l'insomnie et le subdélire précoce, quand il existe,
sont le résultat de l'hypérémie cérébrale par la parésie de ses
vaisseaux.

Bientôt viennent la dyspnée, la toux et le point de côté. La dyspnée,
ressentie surtout à l'inspiration, ne dépend ni de la congestion
pulmonaire qui, au début, n'existe pas, et encore moins du rapetissement du champ respiratoire par les exsudats qui n'existent pas
non plus ; elle est encore un phénomène spasmodique-fébrile et spas-
modique-réflexe de l'irritation pulmonaire. Plus tard, elle sera mécanique. La toux sèche ou muqueuse du début est aussi irritative-
réflexe par spasme et non irritative-réflexe par l'action mécanique de
l'exsudat comme il l'est plus tard. Et quant au point de côté, il a
été attribué par quelques-uns à une pleurite rapprochée ou non du
foyer pneumonique ; par d'autres à une myosite, par d'autres à une
névrite ; ces trois altérations peuvent tenir et être de plus, en
certains cas, sympathiques ou réflexes de la lésion pulmonaire.

Et nous arrivons enfin à nous rendre compte de la genèse et du
processus des lésions pulmonaires, et de leur relation avec les symptômes de percussion, d'auscultation, d'expectoration, et de l'analyse
micrographique des crachats.

La pneumonie attaque plus fréquemment le poumon droit que le
gauche, et les lobes inférieurs des deux plus souvent que les supérieurs, ainsi que le lobe moyen du droit. La disposition anatomique
de l'arbre bronchique, et à droite la direction rapprochée du courant
d'air inspiré conducteur de l'agent infectant explique cette grande
fréquence. La localisation ordinaire en un seul foyer obéit, sans
doute, à une moindre résistance de cette partie des viscères, ou à
son arrivée à elle, avec exclusion des autres, du premier groupe de
bactéries. L'action pathogène physico-chimique, et surtout chimique,
de ces microbes commence. Les cellules épithéliales réagissent, se

contractant de même tout le parenchyme, ainsi que tous les vaisseaux, constituant un obstacle réel positif à la petite circulation et à la respiration. Le cœur redouble sa force déjà excitée par le contact des toxines absorbées; il y a dyspnée, toux sèche ou muqueuse, expulsant le mucus semi-normal des bronches non affectées par le processus. On ausculte alors le thorax et rien d'anormal ne s'entend, si ce n'est l'exagération du murmure vésiculaire procédant des petites bronches et des alvéoles élargies. La percussion dénote le son tympanique correspondant à la diminution de densité des viscères. Au spasme réactif suit l'orgasme, la parésie; les éléments anatomiques se dilatent passivement, les liquides interstitiaux les envahissent, les produits de leur propre désassimilation ne sont pas expulsés et l'exsudat intra-cellulaire se constitue. Les auteurs, qui ont trouvé les cellules de revêtement des alvéoles sans lésion, n'ont pas bien vu. La pneumonie fibrineuse, disent d'autres, est une maladie de superficie, mais si elle est de superficie, pourquoi le poumon perd-il de sa consistance, et pourquoi bientôt se laisse-t-il déchirer presque comme une chose putréfiée, dès l'hépatisation rouge? Continuons. Les vaisseaux fonctionnels et nourriciers vont se paralysant, le sang afflue à eux et les dilate, les conditions osmotiques se pervertissent, les interstices vasculaires s'élargissent et secrètent, premièrement, la sérosité coagulable par la fibrine qu'il contient et après livrent passage aux globules blancs qui s'introduisent, grâce à leurs transformations amiboïdes, par les étroites ouvertures intercellulaires, et aux globules rouges, lorsque lesdites ouvertures les égalent ou les surpassent en diamètre. L'air inspiré, pénétrant encore dans les alvéoles et agitant ce liquide visqueux, produit le râle crépitant, puis le sous-crépitant, d'abord quand il pénètre moins et pour finir l'exsudat augmente, se coagule en masse et rend impossible semblable pénétration : il y a manque absolu de râles. Parallèlement, dans le mouvement orgastique progressif, à partir du spasme, on comprendra qu'il vient vite un moment dans lequel la percussion donne un son normal, la densité pulmonaire étant normale, pour laisser passage à la submatité et à la matité en relation avec la condensation ultérieure.

C'est le moment de la dyspnée mécanique, de la cyanose, de la toux avec crachats visqueux, rouillés ou sanguinolents qui sont des fragments d'exsudat arrachées par la toux et mêlés aux sécrétions bronchiales, pathologiques également. Dyspnée, cyanose et toux sont intimement en relation avec l'extension du foyer pneumonique.

Dans les crachats visqueux on peut voir au microscope en outre des globules blancs et rouges, le réticulum de la fibrine ; fibrine procédant des vaisseaux ou des transformations albuminoïdes dans les alvéoles et les cellules épithéliales altérées ; les bactéries énumérées et décrites ailleurs dans cette étude. Les capsulées de Friedlaender et Talamon disparaissent vite pour laisser la place aux non capsulées et plus spécialement pyogènes.

L'orgasme est arrivé à son maximum, l'inflammation a tous ses caractères ; un point en moins et c'est la résolution ou le passage à l'état chronique ; un point de plus, et la suppuration ou la gangrène est imminente. Tout est question de persistance de la cause et résistance individuelle. Il est bon d'ajouter que dans la périphérie du foyer, il y a toujours des degrés orgastiques moins avancés qui sont des lésions comme celles décrites dans le foyer et qui quoique retardées dans leur évolution donnent aussi les mêmes symptômes.

Les bactéries peuvent se corrompre et mourir. L'organisme peut les noyer, les leucocytes nés en excès les prendre et les digérer; enfin l'énergie vitale élimine les toxines par les émonctoires ordinaires ou pathologiques. Les éléments anatomiques du poumon conservent-ils assez de vitalité ? Si ces conditions existent, la crise surviendra rapidement.

Mais les lésions pulmonaires se régénéreront toujours lentement; l'exsudat par les transformations naturelles de la fibrine morte deviendra peu à peu liquide et dans le foyer apparaîtra le râle souscrépitant de retour; le crépitant bientôt après, puis enfin le murmure vésiculaire diminué. La dyspnée diminuera jusqu'à disparaître, la toux douce et facile expulsera l'exsudat que les lymphatiques et les veines déjà en possession de leurs fonctions absorbantes absorbent et conduisent à d'autres voies éliminatrices.

La suppuration et la gangrène sont des lésions mésorgastiques ne dépendant presque plus déjà du processus infectieux provenant de l'intensité mortelle de l'irritation devant suivre un processus long et hasardeux.

Encore sans elles l'organisme, et plus spécialement l'organe malade, peut rester dans un état d'infériorité ou sub-inflammatoire, car pour se rétablir il lui manque l'énergie nécessaire, et le mal devient chronique ou se termine par le mort.

Et en l'absence de causes antérieures, la mort peut survenir par le mécanisme que j'ai énuméré en décrivant le syndrome du mal.

Il n'y a pas lieu d'étudier les lésions d'autres localisations que celle

du poumon. Lorsque la cause est la même, l'évolution identique
doit parcourir les mêmes phases, ou seulement les premières, ce
qui est par bonheur le plus commun, et les symptômes, qui se
produiront, correspondent à la perturbation fonctionnelle des organes où les lésions s'établissent. — En plusieurs de ces lésions
l'action des bactéries pyogènes et la suppuration sont plus fréquentes
que dans les lésions pulmonaires et que dans celles dépendant de
la toxine pneumonique.

Formes cliniques anormales. — Positivement il y a autant de
formes cliniques de pneumonie aiguë que de malades pneumoniques. Par cela le nombre des dites formes peut se multiplier
comme l'on veut et paraître mesquines : Eichhorst en étudie 12,
Laveran 13, Desnos 19, Barth 19 et Moliner 20. De plus, après tant
d'efforts pour analyser tous les cas possibles, il résulte que chaque
malade est un cas nouveau et que les prétendues formes cliniques
restent réduites au plus modeste rang de sous-types pathologiques.
Ces formes, soit dit entre parenthèses, ne sauront jamais expliquer
la flambante bactériologie, sans la considération première et proé-
minente de l'individu malade.

Sans prétendre pourtant comprendre tous les cas possibles en
cette étude, je procède à l'examen des sous-types pathologiques
(formes cliniques des auteurs), qui, par leur fréquence, par leur
signification pronostique ou par les indications thérapeutiques particulières méritent d'être spécialement connus.

Je prends dans l'ouvrage cité du professeur Moliner le tableau
suivant qui, à part quelques exagérations dans la description de
sous-type ne différant guère du type décrit, est méthodique et ins-
tructif. Je le compléterai avec les formes cliniques étudiées par
d'autres auteurs qui me paraissent dignes de mention.

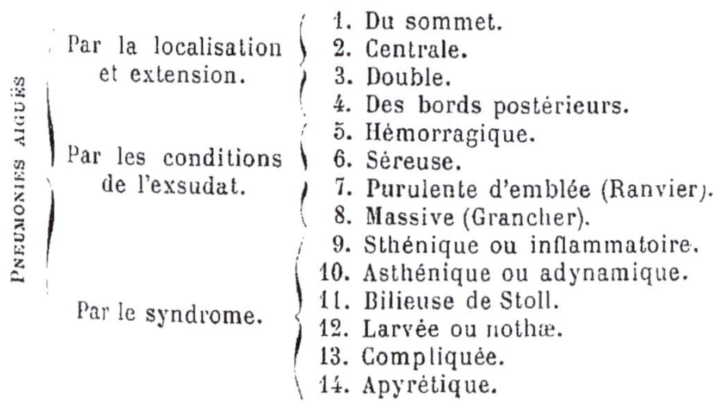

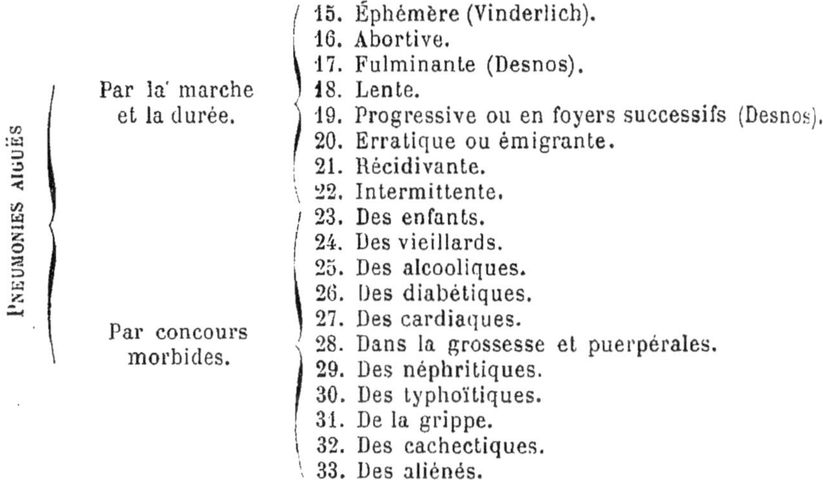

Pneumonie du sommet. — La localisation du processus anatomique pulmonaire en l'un ou en les deux lobes supérieurs du poumon, ne modifie pas par lui-même le type pathologique. Chez les enfants et les adultes qui conservent certaine vigueur, elle peut évoluer d'une manière complètement régulière; mais chez les sujets très irritables, par état préexistant, l'infection provoque une réaction générale violente avec délire d'action et suffocation spasmodique réflexe. L'importance plus grande de ce sous-type se fonde en ce que les malades qui en souffrent, deviennent consécutivement tuberculeux, avec localisation initiale de la néoplasie dans le foyer pneumonique antérieur. Bon nombre de pneumonies du sommet apparentes ne sont pas autre chose que la première manifestation d'une tuberculose.

Pneumonie centrale. — Si, entre le foyer pneumonique et la périphérie du poumon reste une enveloppe assez grosse de tissu pulmonaire sain, les phénomènes de percussion, palpation et auscultation sont inappréciables et il peut ne pas exister de point de côté.

Parfois la pneumonie centrale existe seule au début, gagnant bientôt la périphérie; en ce cas les phénomènes mentionnés peuvent s'apprécier tardivement, c'est-à-dire au sixième ou septième jour. C'est la forme qu'on rencontre le plus fréquemment chez les vieillards et les alcooliques.

Pneumonie double. — Les deux poumons étant affectés du processus anatomique pneumonique, la gravité de la pneumonie croît, *cæteris paribus*, en raison directe de l'extension. Et comme cela se conçoit, les troubles respiratoires et circulatoires sont plus accentués. Dans cette forme la mort est fréquente par paralysie du cœur.

Pneumonie des bords postérieurs. — Cette forme ne mérite pas une mention particulière, car il est sous-entendu qu'il faut toujours examiner le thorax dans toutes ses régions; on la cite seulement à titre de localisation plus fréquente de la pneumonie larvée hypostatique ou nothæ.

Pneumonie hémorragique. — L'expectoration sanguinolente, sanguine ou accompagnée d'hémoptysies légères, caractérise cette forme occasionnée toujours par une faiblesse extraordinaire des vaisseaux pulmonaires. Cette faiblesse peut être antérieure à la maladie, comme chez les hémophiliques, les alcooliques, les cardiaques, ou être produite par l'intensité de l'inflammation pneumonique.

Dans l'un ou l'autre cas, l'hémorragie, peu abondante dans le cours de la pneumonie, n'est pas le symptôme révélateur d'un état grave. Wunderlich parle d'un cas qui évolua sans fièvre.

Pneumonie séreuse. — L'exsudat séreux ou séro-albumineux, sans tendance à la coagulation, contenant un grand nombre de leucocytes et donnant origine à une expectoration écumeuse transparente et très fluide, est la caractéristique anatomique de cette forme. Pareil exsudat provient d'une anémie évidente. Il apparaît toujours en clinique chez les individus exténués, cachectiques ou affectés d'une autre infection grave; cette pneumonie séreuse est très grave, car une issue fatale est commune, même dans les premiers jours de son cours.

Pneumonie purulente d'emblée (Ranvier). — Elle ne diffère de la précédente que par la rapidité de l'hépatisation grise et par l'expectoration purulente, qui apparaît dans les premiers jours, accompagnée des symptômes classiques de percussion et d'auscultation. Ce sous-type est mortel.

Pneumonie massive (Grancher) pseudo-pleurétique de Desnos. — Au dire des auteurs qui l'ont décrite, il y a en elle une abondante production d'exsudat coagulable, qui, remplit non seulement les alvéoles pulmonaires, mais aussi les bronches moyennes et grosses et se coagule en masse. Cette disposition anatomique de la lésion obscurcit ou annule très promptement les râles, le son à la percussion est d'une massivité extrême et par la palpation on perçoit les vibrations thoraciques diminuées : symptômes tous très semblables à ceux de la pleurésie avec épanchement, de laquelle il est parfois difficile de la distinguer.

L'asphyxie mécanique, l'asthénie cardiaque ou la syncope conduisent fréquemment à la mort.

Pneumonie sthénique ou inflammatoire. — Par ces deux seules dénominations synonymes se commet l'erreur la plus funeste dans la pratique. L'inflammation comme la maladie n'est jamais sthénique: la force maxima seule peut être dans la santé parfaite et toutes les données de l'expérience et de la raison proclament cette vérité irréfutable. Pour le reste, cette pneumonie est celle décrite comme type pathologique, avec cette réaction fébrile intense et cette évolution de phénomènes locaux qui furent l'origine de ce nom de pneumonie franche.

Pneumonie asthénique ou adynamique. — Ce sous-type est plus justifié. Il naît de la prédominance absolue de l'infection générale sur les lésions localisées dans le poumon, prédominance occasionnée par la faible résistance du sujet envahi. On l'observe par conséquent dans les places assiégées, dans les quartiers pauvres, durant les époques de grande misère, ou dans d'autres conditions d'entassement et d'antihygiène analogues : dans ces cas, c'est l'épidémie ; il en est de même chez les individus tourmentés par de grandes souffrances morales, affaiblis par les vices ou par les excès de travail. Son commencement peut être franc, mais il est plus fréquemment insidieux, débutant par un malaise général : bouleversements gastro-intestinaux dans lesquels domine la diarrhée, frissons petits et répétés, une fièvre élevée, épistaxis, prostration extrordinaire des forces, expression typhique ou d'ivresse du visage. Peu après apparaissent les fuliginosités des gencives, la langue sèche et noirâtre, l'engorgement énorme du foie et de la rate, de l'ictère, de l'albuminurie, du pouls faible et irrégulier, des sueurs visqueuses, une inégalité notable dans la distribution de la température périphérique, du subdélirium, du tremblement des extrémités supérieures, manifeste surtout au moment des mouvements volontaires.

Avec tout cela les phénomènes locaux peuvent être si insignifiants, qu'ils passent inaperçus. La toux est rare, la dyspnée peu
notable, l'expectoration peu abondante et plus purulente que rouillée,
le point de côté n'existe pas ou existe si atténué, que le malade
s'en plaint seulement au moment de pratiquer la percussion. Celle-ci
peut accuser la matité d'une vaste zone pulmonaire, et l'auscultation peut accuser les bruits caractéristiques ou la disparition
de ces mêmes bruits et du murmure vésiculaire, suivant la période à
laquelle se fait l'exploration. La mort survient dans une profonde adynamie ou subitement par paralysie du cœur, en n'importe
quel moment du cours de la maladie même lorsque les accidents
principaux paraissent conjurés au point de rendre la convalescence
assez prochaine. La règle est que les malades meurent du troisième au septième jour.

A l'autopsie, on trouve des lésions irritatives et bien souvent la
suppuration dans les centres nerveux, les plèvres, le péricarde,
l'endocarde, les intestins, les reins, la vessie, etc., c'est-à-dire dans
tous les organes et régions qui peuvent être lésés par quelqu'autre
infection.

Pneumonie bilieuse de Stoll. — C'est une forme atténuée de la
précédente dans laquelle, sans qu'il y ait autant d'adynamie, les
troubles gastro-hépatiques dominent : l'état caburral, l'engorgement du foie, l'ictère, la diarrhée verdâtre et quelquefois des
vomissements opiniâtres. Les symptômes locaux se rapprochent
davantage du type pathologique et la gravité est quelque peu
moindre que celle de l'adynamique.

Pneumonie larvée ou nothæ. — Propre aux vieillards ou aux
prématurément vieillis. Son état caractéristique est le manque de
symptômes ou son atténuation extraordinaire. C'est que la sénilité
naturelle ou anticipée est un état de demi-mort incapable de réaction ou de défense. Les décrépits meurent, mais à peine peuvent-ils
être plus malades qu'ils ne le sont déjà. Hourmant, Dechambre,
dit Netter, ont insisté sur ces vieilles femmes de la Salpêtrière qui
se lèvent, font leur lit, se promènent, mangent comme à l'ordinaire,
puis se sentant un peu fatiguées, se penchent sur leur lit et expi-
rent; et à leur autopsie on trouve une hépatisation grise très
marquée. Le médecin fera bien, en tout cas, au moindre signal de
fatigue et malaise des vieillards de sa clientèle, d'examiner longuement la poitrine.

Pneumonie compliquée. — Si dans le cours d'une pneumonie aiguë qui se rapproche plus ou moins du type pathologique, apparaissent les bouleversements révélateurs d'une lésion localisée en un endroit distinct du poumon et si grave que, par eux seuls, ils peuvent mettre en danger la vie du malade et aussi le tuer, un semblable état se nomme pneumonie compliquée. Lesdits bouleversements sont ceux qui correspondent à une bronchite capillaire, à une congestion pulmonaire, à une pleurésie avec épanchement séreux ou purulent, à une péricardite, à une endocardite végétante ou ulcéreuse, à une myocardite, à une asthénie cardio-vasculaire, à une thrombose ou une embolie de diverses localisations, à des hémorragies superficielles ou parenchymateuses, à une méningite, à une apoplexie suivie ou non d'hémiplégie; à des arthrites avec tendance à la suppuration, à abcès dans le tissu cellulaire sous-cutané ou profond, à une parotidite, à une métrite, etc., etc., troubles qui se trouvent décrits en lieux opportuns, dans ce livre, et pour lesquels je ne dois pas répéter ici leur étude. Ils se confondent avec les accidents classiques de la pneumonie aiguë, et bien souvent, par eux-mêmes réclament toute l'attention du praticien.

Pneumonie apyrétique. — Certains auteurs affirment son existence. Eichhorst l'admet et Wunderlich en cite un cas. Je ne l'ai jamais vue et me borne à la citer, comprenant qu'elle peut exister.

Pneumonie éphémère. — Cette maladie se réduit à une fièvre de vingt-quatre à trente-six heures, les phénomènes locaux sont rudimentaires, la crise et la convalescence sont rapides.

Pneumonie abortive. — Même principe que le type pathologique: mêmes phénomènes jusqu'au troisième ou quatrième jour et crise. Telle est la pneumonie abortive, qui, comme dit très bien Moliner, est à la pneumonie ordinaire ce que la fièvre typhoïde abortive et le *typhus levissimus* de Hildebrand sont à la fièvre typhoïde et au typhus exanthématique.

Pneumonie fulminante. — Réellement ce n'est pas un sous-type pathologique, ni une forme clinique, parce que les causes et les mécanismes de la mort avant le cinquième jour (ainsi distinguée par les auteurs) sont variés et sont compris déjà dans le type pathologique et dans les autres sous-types.

Pneumonie lente. — Son nom suffit pour la reconnaître. Deux, trois, quatre semaines de durée; symptômes atténués ou non, de développement tardif, de disparition plus tardive encore, de terminaison par le lisys sans impliquer une plus grande gravité, sauf complication, que la forme ordinaire du procès. C'est tout ce que l'on puisse dire d'elle.

Pneumonie progressive (Eichhorst), des foyers successifs (Desnos). — Sans que réapparaisse dans le foyer primitif un état normal de la percussion, de la palpation et de l'auscultation, la zone en laquelle s'apprécient un jour les symptômes locaux par ces procédés d'investigation, va s'étendant jusqu'à comprendre une partie considérable du poumon. La durée du processus se prolonge un peu, sans autres phénomènes groupés, que ceux propres à la grande extension des lésions pulmonaires. C'est un sous-type dangereux par lui-même et parce qu'il atteint toujours des sujets très faibles.

Quand il ne tue pas, il peut se terminer par la chronicité ou la tuberculose; mais la guérison n'est pas exceptionnelle.

Pneumonie erratique, migratrice, érysipélato-phlegmoneuse de Trousseau. — Celle-là donne lieu à une véritable pomme de discorde entre pathologistes et cliniciens. C'est le fait qui commence avec le syndrome clair et net de la pneumonie ordinaire, non seulement en ce qui est relatif aux troubles généraux mais aussi aux lésions locales. Les symptômes du foyer pneumonique apparaissent en temps voulu, et continuent jusqu'au cinquième ou sixième jour, mais sans arriver au manque absolu de râles, raison pour laquelle on dit que la lésion anatomique ne dépasse pas la période de l'engorgement. Ensuite les bruits anormaux diminuent en ce foyer, et finissent par disparaître pendant qu'ils apparaissent en un point voisin plus ou moins étendu, pour souffrir le même sort et être remplacés par ceux d'un nouveau foyer. De cette manière les lésions peuvent parcourir tout un poumon et même les deux, se maintenant un peu en un état général de demi-gravité avec fièvre rémittente, qui peut durer un, deux ou trois mois, exposée à toutes les complications et contingences de la pneumonie ordinaire, se terminant quelquefois par la suppuration pulmonaire diffuse ou en un foyer par l'adynamie et la mort. Waldenburg l'a comparée à un érysipèle ambulant, et Trousseau l'a appelée pneumonie érysipélateuse, parce qu'elle coïncide avec l'érysipèle et parce qu'elle le suit quelquefois aussi. Bruzelius et Vaillard, se fondant sur la coïncidence fréquente de ce sous-type avec le rhumatisme articulaire aigu, et pour présenter le même caractère migrateur, inclinent à la considérer de nature rhumatismale. Barth suppose que l'agent causal de cette pneumonie est un streptocoque et enfin Netter et les actuels bactériologistes la déclarent broncho-pneumonie migratrice à streptocoques. Ce sera ce que l'on voudra, mais sous l'aspect purement clinique c'est une pneumonie aiguë avec tous ses caractères généraux et locaux, et avec la seule note différentielle de la migration ou changement de place des lésions qui lui sont communes avec d'autres sous-types, comme la pneumonie progressive et la pneumonie récidivante, dont la nature pneumonique légitime n'a été mise en doute par personne. D'autre part, c'est l'occasion de répéter ici que le rôle de l'agent exclusif de la pneumonie légitime, attribué au pneumocoque capsulé de Talamon et Frankel, appartient aussi, à la rigueur, aux autres espèces microbiennes et, pour moi, il ne me suffit pas de l'analyse des crachats ou de l'exsudat, pour nier une espèce morbide, et en établir d'autres nouvelles, parce qu'après tout l'émigration des lésions dans quelques cas, la progression des mêmes dans d'autre, la récidive du mal dans quelques-uns, leurs formes éphémères, abortives ou communes dans presque tous, ne s'expliquent pas par la différence non démontrée de virulence microbienne, mais bien par la différence démontrée de la résistance du sujet envahi. Semblable distinction par l'espèce bactérienne n'a pour terme aucune transcendance pathologique, ni clinique ni thérapeutique. Pneumonie légitime ou pseudo-pneumonie, les indications thérapeutiques naîtront du sujet pneumonique et non du microbe.

Pneumonie récidivante. — C'est une pneumonie aiguë terminée par crise, et quand sont établies l'apyrexie et la convalescence, le rétablissement de la santé paraît immédiat, un grand frisson ou divers petits répétés annoncent le commencement de la récidive de la maladie confirmée sous peu par les signes locaux dans le foyer antérieur ou dans un autre. La gravité de la répétition n'a rien à voir avec celle de l'attaque antérieure ; mais étant donnée l'asthénie générale produit par celle-là, le nouveau processus doit être regardé comme plus propice à l'irrégularité du cours, à l'adynamie et aux complications dangereuses.

Pneumonies intermittentes et rémittentes. — Dans les pays où le paludisme est endémique et quelquefois dans ceux où il est seulement accidentel s'observe une pneumonie semblable à la typique en tout, moins dans la marche de la fièvre, qui est intermittente ou rémittente, plus fréquemment rémittente. Mais si l'on examine la poitrine dans les intervalles d'apyrexie ou de rémission, on trouve que les phénomènes locaux ne suivent pas les oscillations des phénomènes généraux. L'analyse microscopique des crachats faite par Massalongo, et celle du liquide pulmonaire par Marchiafava et Guarneri, avec la découverte du pneumocoque, établissent la légitimité de cette pneumonie selon le critérium bactériologique ; et cependant le sulfate de quinine fait des merveilles, qu'il ne peut obtenir dans les autres formes. Si cette indication n'est pas remplie avec opportunité, la lenteur de l'évolution, l'adynamie et les autres complications occasionnent avec fréquence la mort, qui survient aussi quelquefois par les lésions pulmonaires.

La confusion avec la fièvre *pernicieuse pneumonique de Morton* est possible ; mais dans celle-là les localisations pulmonaires sont limitées à la congestion et tout ce qui reste d'elles disparaît dans l'apyrexie. J'ai vu bien des fois dans cette fièvre le crachat rouillé, la toux et le point de côté. Dans l'un et l'autre cas, l'administration de la quinine à forte dose est le premier devoir du médecin, quand il a observé la première rémission de la fièvre maintenir l'évolution du mal, pendant lequel la crise n'est pas probable.

Pneumonie des enfants. — Les lésions pulmonaires s'établissent généralement dans les sommets, et ont de particulier le manque d'expectoration, parce que l'enfant ne la détache pas ou parce qu'il l'avale, la violence des troubles généraux, principalement ceux d'origine nerveuse, et les localisations irritatives intenses dans les méninges encéphaliques et dans l'encéphale. La dénomination de *pneumonies cérébrales*, donnée par Rilliet et Barthez à celle de l'enfant, est un barbarisme charmant, qui prouve une fois de plus la généralisation du processus, que la localisation pulmonaire peut être négligeable et que l'infection proprement dite ou les autres localisations sont les plus importantes. Depuis tous les auteurs s'en sont tenus à la description de ce sous-type, faite par les auteurs cités, le divisant en deux variétés : l'éclamptique et la méningitique. Dans la première, les convulsions générales ou partielles seraient les phénomènes dominants ; dans la seconde, ces derniers seraient la céphalalgie, le délire, les vomissements et la constipation. Mais, dans la pratique, journellement on observe des cas, et j'en ai vu assez, dans lesquels cette séparation des variétés est impossible, car les symptômes sont mélangés. Netter croit qu'il manque dans la pneumonie de l'enfant la raideur de la nuque et le strabisme de la méningite aiguë ; mais je les ai observés plusieurs fois aussi accentués que dans cette dernière maladie. De toute manière et sans que l'on puisse dire que les lésions pulmonaires et l'infection n'occasionnent la mort quelquefois, le plus grand danger provient du cerveau et de l'hyperthermie.

Pneumonie des vieillards. — C'est le revers de la médaille de la précédente. Réaction fébrile mimine, à peine quelques crises de toux, sans dyspnée notable, avec manque fréquent du crachat rouillé, sans point de côté ; cette pneumonie, il faut la soupçonner et la chercher, et la bien chercher par les symptômes de percussion, d'auscultation, spécialement aux bords postérieurs des poumons. Germain Sée a fait connaître les formes apoplectiques et hémiplégiques qu'il suffit de nommer, et Lépine a démontré qu'elles procèdent de l'anémie cérébrale avec ou sans ramollissement consécutif. Si l'enfant peut mourir, le vieillard ne peut pas vivre, et c'est la pneumonie aiguë qui, le plus fréquemment, met fin à sa vie.

Pneumonie des alcooliques. — Il est question dans ce cas de vieillards prématurés, des plus intoxiqués continuellement par l'alcool qui exerce une action notable, régressive et perturbatrice sur le système nerveux. Le syndrome de leur pneumonie correspond à ces conditions de vie. Début insidieux, quoique quelquefois on observe le frisson unique, la fièvre intense, symptômes suggestifs du côté de la poitrine, atténués ou nuls ; peu après le *délirium tremens* éclate : délire d'action, avec hallucinations terrifiantes, agitation continuelle, tremblement des extrémités supérieures, parole bruyante mais bégayée, regard brillant et épouvanté. Quelques jours ou quelques heures après, cet état d'exaltation conduit à un état de dépression complète : expression indifférente du visage, regard éteint, abattement, mouvements lourds et tremblants, sans délire, carphologie et mort dans le coma, lorsque quelqu'autre accident ou complication n'avance pas la terminaison funeste. Ces troubles n'ont pas de relation avec la lésion pulmonaire, quelquefois grande d'autres fois minime, toujours avec tendance à la suppuration. A l'autopsie on trouve fréquemment les méninges encéphaliques en suppuration.

Tel est le sous-type extrême ; mais il y a des formes moins graves dans lesquelles les perturbations encéphalico-nerveuses n'arrivent pas à ce degré ; les lésions pulmonaires évoluent plus régulièrement et la guérison est possible. La mortalité dans la pneumonie des alcooliques, selon les meilleures statistiques, arrive au chiffre énorme de 55 p. 100.

Pneumonie des diabétiques. — La marche rapide, la gravité extrême, la suppuration et la gangrène précoces du poumon, le délire intense, la prostration, la fin précoce et mortelle presque constante sont les traits de la maladie lorsqu'elle attaque un diabétique. Ces malades *doivent toujours choisir* les pneumocoques les plus virulents, du moins c'est l'explication principale de la mortalité donnée par les bactériologues, mais en attendant la preuve, continuons à attribuer la gravité et la mort principalement à la dystrophie préexistante, c'est-à-dire au diabète.

Pneumonie des cardiaques. — Étant données les mauvaises conditions dans lesquelles se trouve toujours la circulation pulmonaire, chez les cardiaques : par anémie, lorsque les lésions résident dans les cavités droites ; par congestion chronique, lorsqu'elles résident dans les cavités gauches, ce qui est le plus fréquent, la pneumonie ne peut manquer d'être, chez eux, très grave. La mortalité, selon Füngensen, atteint 77 p. 100. L'orthopnée, la cyanose précoce, les phénomènes d'asystolie ou mieux d'asthénie cardio-vasculaire, la congestion pulmonaire étendue sont les modifications du tableau typique que les cardiaques nous offrent.

Pneumonie des femmes enceintes et des accouchées. — Pendant la grossesse, la pneumonie ne se montre modifiée que par sa grande gravité, quoiqu'elle ne soit pas toujours mortelle, par la fréquence avec laquelle elle entraîne l'avortement ou l'accouchement avant terme. La transmission de l'infection au fœtus avec localisations dans les poumons, plèvres, péricarde et méninges cérébro-spinales, paraît démontrée par les observations de Netter, Levy, Vitty et autres. Pendant la puerpéralité, la gravité et la fréquence des complications sont la conséquence de l'état faible et de demi-infection de la femme récemment accouchée. Ordinairement la sécrétion lactée est supprimée.

Pneumonie des néphritiques. — En dehors de la fréquence de la pneumonie, signalée par Bright, Grégory, Rayer, chez les néphritiques et spécialement chez ceux qui souffrent de néphrite parenchymateuse et à part la possibilité d'avoir chez eux la forme latente, ce

qu'a de particulier cette pneumonie, c'est la tendance à la suppuration et à la gangrène, découverte par Mac Dowel, qui arrive à
affirmer que la pneumonie ne suppure ni ne devient gangreneuse,
s'il n'existe en même temps une lésion rénale.

Pneumonie des typhoïdés et pneumo-typhus. — Je laisse la
parole à Netter : « La pneumonie lobaire, dit-il (*loc. cit.*, t. IV, 1893),
peut compliquer la fièvre typhoïde à ses différentes périodes. Son
apparition aggrave certainement le pronostic en ajoutant une source
de débilitation nouvelle à celle qui résultait déjà de la maladie première. La mortalité serait de 7/8 pour Grisolle, de 56 p. 100 pour
Beske. Griesinger insiste sur ce fait, que beaucoup de ces pneumonies se terminent d'une façon favorable. Leur évolution dans ce cas
est tout à fait semblable à celle de la pneumonie primitive, avec cette
seule particularité que l'expectoration manque le plus habituellement.

« Dans certains cas bien décrits par Stokes, la pneumonie paraît à
la fin de la première semaine ou au début du second septénaire. Dès
son apparition elle occupe le premier plan et l'on voit disparaître les
signes classiques de l'infection typhique. La pneumonie évolue d'une
façon régulière et se termine par la défervescence classique. Il
semble que l'infection surajoutée soit venue à bout de l'infection
première. L'antagonisme des microbes a fait l'objet de travaux divers
qui, s'ils ne sont pas directement applicables à ces cas, indiquent du
moins une interprétation possible.

« Les cas qui ont soulevé le plus de discussions sont ceux dans
lesquels la pneumonie paraît en même temps que les premiers symptômes de la fièvre typhoïde. Ces cas ont été bien décrits en 1855 par
Dietl dans les termes suivants :

« Il est des fièvres typhoïdes qui, dès les premiers jours, du troisième au cinquième, se présentent sous l'aspect de pneumonies dans
lesquelles les phénomènes intestinaux et cutanés sont insignifiants
ou nuls. Ces pneumonies occupent presque toujours les lobes inférieurs; leurs lésions, leurs signes physiques sont ceux de la pneumonie fibrineuse.

« Ce sont les véritables pneumo-typhoïdes dont le diagnostic ne
s'établit que par la présence d'un exanthème, l'état de la rate, les
phénomènes typhiques, et peut rester encore en suspens au moment
de l'autopsie.

« Gerhardt, en 1878, appelle l'attention sur ces faits et montre que
la pneumonie, au lieu de se terminer par crise, est suivie des signes
habituels de la dothiénentérie.

« Cette pneumo-typhoïde a été par certains auteurs considérée comme une maladie résultant de la localisation première du bacille typhique sur le poumon. Nous avons déjà vu que les travaux récents ne permettent pas cette interprétation.

« Dans la pneumo-typhoïde il y a pneumonie à pneumocoques. Ceux-ci ont déterminé une infection nouvelle, infection qui peut, on le conçoit, précéder, accompagner, suivre l'infection par le bacille d'Eberth.

« Ce que nous avons dit de la pneumonie dans la fièvre typhoïde peut également s'appliquer à la pneumonie lobaire des autres affections typhiques : typhus exanthématique et typhus récurrent. Dans ces deux maladies la pneumonie lobaire est plus fréquente que dans la fièvre typhoïde et l'examen microbiologique a montré également qu'il s'agit d'une infection pneumococcique surajoutée. » Après cette exposition on comprendra bien de quelle manière les infections se combinent, comment un même agent microbien peut, par les conditions du sujet envahi et l'endroit de l'implantation, provoquer différentes lésions et syndromes, et comment il est démontré que plusieurs de ces agents agissant en un même organe, provoquent des syndromes et lésions identiques.

Pneumonie dans la grippe. — Je déclare qu'après avoir assisté à diverses épidémies de grippe, je ne saurais trouver une analogie quelconque entre la forme thoracique de cette maladie et la pneumonie aiguë au point de vue clinique.

Il est clair que je ne parle pas des cas de pneumonie aggravées quelquefois par le génie épidémique, et que j'ai vues, comme tous les observateurs, pendant une épidémie de grippe. Je ne parle pas non plus des cas rares qui peuvent coïncider chez un même sujet avec la grippe, la compliquant; mais de ces cas restant toujours diagnosticables, par leurs traits principaux, quoique aggravés par ce concours morbide.

La forme thoracique de la grippe consiste en une broncho-pneumonie spéciale, quelquefois avec exsudat coagulable progressif et envahisseur, qui arrive à remplir les deux poumons et à tuer par asphyxie; d'autres fois avec exsudat hémorrhagique moins coagulable et plus localisé dans un foyer. Dans le premier cas, la dyspnée domine tout le syndrome de la poitrine; il y a peu ou pas du tout de toux, peu ou pas d'expectoration, pas de point de côté, la fièvre est rémittente et par la percussion et l'auscultation on peut suivre la solidification progressive des poumons de la base au sommet et la disparition également progressive du murmure vésiculaire précédé de râles muqueux, de gros et petits râles crépitants et sous-crépitants. Dans le second cas, la toux et l'expectoration sanguinolente ou sanguine, la massivité et les bruits crépitants en quelque partie bien limitée, sont tous les symptômes que donne la poitrine.

Ces manifestations thoraciques sont toujours précédées ou accompagnées du syndrome grippal, de petits frisssons initiaux, de fatigue extrême, de douleurs musculaires généralisées, de fièvre rémittente, d'anorexie invincible. Il ne suffit pas qu'il y ait inflammation du poumon pour dire qu'il y a pneumonie aiguë, fibrineuse ou lobaire, car alors les tuberculoses aiguës le seraient aussi.

La bronchopneumonie grippale serait occasionnée, selon les bactériologistes, tantôt par des pneumocoques et d'autres fois par des streptocoques, confession précieuse que sanctionne la loi de l'indétermination causale, exposée en m'occupant de l'étiologie du processus pneumonique.

Enfin, la grippe est une maladie bien distincte de la pneumonie infectieuse, car les symptômes groupés en syndrome servent à distinguer les maladies au chevet du malade, en attendant que la clinique se change en une espèce d'astronomie à l'envers, et dont nous ayons à acquérir les notes seulement au moyen du microscope.

Pneumonie des cachectiques, pneumonie de staroaction de Lépine. — Elle est absolument analogue à celle des vieillards et passera bien des fois inaperçue quand on ne fera pas avec soin l'exploration thoracique.

Pneumonie des aliénés. — Fréquente, insidieuse, avec peu ou pas du tout de fièvre, et presque toujours mortelle.

Diagnostic. — Aucun symptôme de la pneumonie aiguë ne lui appartient exclusivement, chacun d'eux, décelant la présence de pneumocoques dans les crachats peut correspondre à d'autres maladies : c'est-à-dire que ni elle ni les autres n'ont de symptômes pathognomoniques. Ce qui est véritablement pathognomonique en tout cas, c'est le syndrome, et nous avons déjà vu combien il est incomplet dans quelques formes du processus et combien il est compliqué en d'autres, pour nous rendre compte des difficultés du diagnostic en pareille circonstance.

Au contraire, les cas qui se rapprochent du type pathologique sont facilement diagnosticables, quoiqu'il y ait des symptômes communs avec la congestion pulmonaire, la broncho-pneumonie, la bronchite aiguë, la tuberculose et la péricardite.

La *congestion pulmonaire* ressemble à la pneumonie par la dyspnée, par une certaine massivité à la percussion, par la toux, et encore par l'expectoration sanguinolente ; mais elle n'est pas accompagnée de fièvre, ni de point de côté, ni de râles crépitants ; son expectoration sur les côtés du crachoir n'est ni visqueuse ni adhérente.

La *broncho-pneumonie* donne aussi la dyspnée, la toux, l'expectoration fibrineuse et la fièvre ; mais la toux est plus continue, plus fatigante, il n'y a pas de point de côté, l'expectoration ne contient pas de sang, la fièvre commence par petits frissons et est rémittente : à l'auscultation, l'on perçoit des râles sifflants mais non crépitants, disséminés et non en foyer, et la sonorité de la poitrine à la percussion est normale.

La *bronchite aiguë* des bronches moyennes et grosses, avec oppression douloureuse sous-sternale, par son expectoration muqueuse et ses râles disséminés de gros et petits globules, sa fièvre franchement rémittente, n'offre presque rien de commun avec la pneumonie.

La *tuberculose aiguë* n'est jamais si aiguë que la pneumonie ; ses antécédents sont des signes différentiels de premier ordre et, par l'analyse microscopique des crachats dans les cas douteux, on peut résoudre la question.

La *pleurésie* ne suscite pas de toux ou, si elle la suscite, celle-ci est sèche. En principe, il n'y a pas de changement de sonorité dans la poitrine, ni de râles ; ils sont remplacés par le bruit de frottement isochrone avec les mouvements respiratoires. Plus tard apparaît le son complètement massif, correspondant à l'épanchement dans les parties déclives et allant en augmentant ; mais précisément alors, il y a moins de fièvre, les vibrations thoraciques disparaissent et l'unique phénomène d'auscultation, en plus de la disparition du murmure vésiculaire dans la région massive, est le souffle bronchique dans ses limites supérieures. Pour la différencier en tout cas de la pneumonie massive, il reste la ponction exploratrice avec la seringue de Pravaz faite dans la partie postérieure du septième au huitième espace intercostal.

Pour terminer, la *péricardite*, hors de la douleur inconstante, n'a aucun autre symptôme commun avec la pneumonie.

A ces différences se joint le cachet général pneumonique qui se connaît mieux qu'il ne se décrit.

Mais, dans quelques formes cliniques du mal, les difficultés du diagnostic sont très grandes et quelquefois, quoique rares, vraiment insurmontables, comme il arrive par exemple avec la pneumonie centrale sans expectoration dans le cours d'une fièvre typhoïde ou chez les vieillards.

Voici les groupes syndromiques qui établiront le diagnostic, quoiqu'ils soient accompagnés de troubles nerveux, comme chez les enfants et les alcooliques, de phénomènes ataxo-adynamiques, ou d'atténuation, ou même sans réaction fébrile :

1° Frissons initiaux, fièvre élevée et continuelle, massivité précédée du son tympanique en une région limitée de la poitrine, râles crépitants et sous-crépitants précédés d'une exagération du murmure vésiculaire, augmentation des vibrations thoraciques, toux, quoiqu'il n'y ait pas d'expectoration caractéristique, marche aiguë ;

2° Fièvre élevée et continuelle, quoiqu'elle n'ait commencé que par un frisson unique ; toux, expectoration rouillée avec ou sans pneumocoques, dyspnée et manque de relation entre le nombre d'inspirations et celui des battements cardio-artériels quoique les râles ne puissent se percevoir.

3° Dyspnée, son massif, râles crépitants ou sous-crépitants, marche aiguë, sans antécédents tuberculeux.

L'examen de la poitrine dans toute sa périphérie, et spécialement de la région axillaire, est indispensable et la meilleure manière d'éviter l'erreur est de le faire quand il y a de la fièvre ou quelque autre trouble de la respiration, quelque insignifiant qu'il paraisse.

Pendant l'auscultation, on demandera au malade qu'il fasse des inspirations profondes, parce qu'elles révèlent des désordres qui seraient inappréciables avec la respiration ordinaire.

Pronostic. — Une seule circonstance est, selon mon expérience, la source principale, et j'irai jusqu'à dire unique du pronostic de la pneumonie aiguë, à savoir : l'état des forces du sujet envahi au moment de contracter la maladie.

Si l'on examine avec l'esprit de critique les statistiques de mortalité publiées, mon opinion sera confirmée. Chez les enfants de la clientèle civile régulièrement constitués, la véritable pneumonie lobaire est une maladie légère, mortelle seulement par accident ; au contraire, dans les hospices, elle est très grave par elle-même et par les complications méningitiques et encéphaliques. La même chose se remarque chez les enfants scrofuleux, rachitiques, affaiblis ou simplement affamés, quelle que soit leur position sociale.

Chez les adultes, la santé relative antérieure décide clairement de la marche du mal, à moins qu'elle ne soit troublée par une thérapeutique irrationnelle.

Mais la preuve la plus concluante de ma thèse, c'est la gravité constante et la mortalité énorme chez les vieillards, les exténués, les alcooliques, les diabétiques, les cardiaques, les néphrétiques, les typhoïdiques, les grippés, les cachectiques et les aliénés.

Il est clair qu'à égalité de circonstances la pneumonie est d'autant plus grave que les lésions sont plus étendues; il est clair aussi que la pneumonie double est plus grave que la simple; mais une issue fatale peut survenir dans l'adynamie et dans le coma, avec lésions pulmonaires très circonscrites, lorsque la débilité du sujet le convertit en terrain favorable pour que l'infection générale développe toutes ses actions pathogènes. La petitesse et l'irrégularité des battements cardiaques et du pouls, la tendance à la défaillance sont des phénomènes précurseurs de mort par paralysie du cœur.

Les symptômes qui manifestent une marche défavorable de la maladie sont la fièvre soutenue à 40°,5, 41°, et même plus élevée quoiqu'elle soit transitoire, l'orthopnée ou la dyspnée exagérée, l'expectoration peu abondante couleur de jus de pruneau ou purulente, non aérée, la sensibilité exagérée du ventre avec tympanisme et grands engorgements du foie et de la rate, le délire violent, le subdélirium à l'état de veille, les attaques apoplectiformes et hémiplégiques et les sueurs froides.

Une température qui ne dépasse pas 40° avec rémissions matinales de 1° à 1°,5 dizièmes, la toux avec expectoration rouillée ou sanguinolente abondante, une dyspnée modérée, qui dans sa relation avec le pouls ne dépasse pas de 1 à 3, la mollesse de l'abdomen et son peu de sensibilité à la pression, l'absence de délire et encore le subdélirium nocturne, l'énergie des battements cardio-artériels, sont des preuves que le mal marche vers une terminaison favorable.

Chez les vieillards et les exténués, je répète, qu'avec les symptômes alarmants ou sans eux, la mort peut survenir au moment où l'on s'y attend le moins.

Hors des conditions individuelles mentionnées dans la plus grande partie des épidémies meurtrières dont je tiens compte, je ne sais quel rôle attribuer à l'excès de virulence de l'agent infectant, excès de virulence qui serait le fondement de ce que les anciens nommaient *génie épidémique*.

Thérapeutique. — 1° TRAITEMENT PROPHYLACTIQUE. — C'est une mauvaise habitude d'inscrire la prophylaxie des maladies dans leur thérapeutique. La prophylaxie qui prévient la maladie, en évitant l'arrivée de l'agent infectant à l'organisme, ou en lui conférant l'*immunité artificielle*, est l'affaire de l'hygiène et de l'hygiéniste. La thérapeutique, qui appartient au clinicien, suppose la maladie existante ; s'il est vrai que l'hygiéniste et le clinicien doivent coexister chez le médecin, comme il doit avoir aussi les qualités de l'anatomiste et du physiologiste, pourtant il n'a pas à étudier dans un livre de médecine pratique l'anatomie ni la fonction normale qu'il suppose connues de ses lecteurs. Mais la coutume le veut ainsi et, quoique protestant contre elle, je la suis.

Au contraire, il y a une autre prophylaxie des formes infectieuses de la pneumonie qui est la propriété exclusive du clinicien ; celle qui est oubliée par tous les auteurs contemporains, à savoir : le rétablissement de l'*immunité naturelle* par le rétablissement de la santé parfaite, avant que l'agent infectant vienne chez les individus soumis aux soins médicaux. Si la décadence vitale du sujet envahi est la première cause de l'infection, cette décadence est la première condition qu'on doit supprimer.

Pour cela il est nécessaire que la Société reconnaisse et demande au médecin une autre mission que celle reconnue et demandée aujourd'hui, en lui confiant la direction de la vie, sans attendre, pour l'appeler, que la douleur soit insupportable, l'inflammation et la fièvre paralysantes et hasardeuses, que la tumeur ou l'ulcère aient produit des lésions définitives, que la dystrophie ait ruiné la santé, que l'atrophie ou les dégénérescences soient irréparables, comme cela arrive malheureusement quelquefois pour les lésions locales, contre lesquelles ni la science ni l'art ne pourront jamais rien.

Je me limite à indiquer le grand air, l'alimentation saine et abondante, les exercices hygiéniques, le lactophosphate de chaux, l'huile de foie de morue, le protochlorure de fer, et tous les moyens dirigés contre les décadences vitales, comme prophylactiques de la pneumonie, car ils combattent le rachitisme, la scrofule, l'anémie, moyens certes aussi efficaces et plus sûrs que les efforts, sans doute, louables tentés aujourd'hui pour détruire les espèces microscopiques peuplant la terre, l'eau et l'air.

Mais comme tout cela ne s'exécute pas ou se fait d'une manière très incomplète, et comme l'humanité est, pour la plus grande partie, en opportunité d'infection, il est bon de prendre autant de mesures que possible, pour supprimer les agents infectants. Leur destruction sera toujours, si on peut le faire, une précaution élémentaire, attendu que nous ne saurons jamais, d'une façon certaine, quand nous posséderons l'immunité suffisante pour résister à l'action des microorganismes.

Il faut recevoir les crachats pneumoniques dans un crachoir, où ils sont stérilisés par le sublimé corrosif ou mieux encore par l'ébullition; traiter les autres excrétions par les liquides microbicides avant de les jeter dans les égouts, et désinfecter le linge, les vêtements qui ont été en contact avec le malade, à la chaleur humide à 120 degrés. Il faut de même désinfecter la bouche et le pharynx du convalescent et des personnes qui l'ont soigné, parce que dans la bouche et le pharynx peuvent nicher les pneumocoques susceptibles de provoquer une récidive ou une contagion aussitôt qu'ils rencontrent des conditions individuelles convenables.

Maintenant surgissent deux questions d'actualité que je dois formuler d'une manière précise:

1° Peut-on espérer éviter la pneumonie en inoculant des cultures de pneumocoques atténuées ou en inoculant les toxines qu'elles contiennent ?

2° Peut-on espérer modifier favorablement le cours de la pneumonie, en inoculant des cultures atténuées de pneumocoques ou en inoculant ses toxines ?

La première question est prophylactique, la seconde thérapeutique, et toutes deux sont la préoccupation et l'objet d'une expérimentation universelle digne d'une meilleure cause.

Je crois que pour éviter une maladie par l'inoculation du virus atténué qui la provoque, il est de toute nécessité que cette maladie prise une fois, confère l'immunité définitive, car on ne comprend pas d'inoculation plus efficace que l'action pathogène de l'agent infectant.

La pneumonie loin de donner l'immunité augmente la prédisposition à la prendre de nouveau ; elle récidive à terme court, quand l'action vaccinante du pneumocoque, s'il existait, devrait exister au maximum. L'action vaccinante, sur la souris, de la salive du pneumonique, après la crise, obtenue par Netter, celle du sérum sanguin extraite au même moment par les frères Klemperer, celle du jus pulmonaire stérilisé par la filtration ou par la chaleur selon le procédé de Foa et d'Emmerich, ne prouvent rien.

La provocation de l'immunité artificielle, par le procédé d'inoculation unique du virus atténué, est impossible puisque la maladie elle-même ne *donne pas cette immunité.*

L'unique choix possible serait une espèce de *mithridatisme,* par l'injection de doses répétées et croissantes, et nous ignorons si le mithridatisme est une loi biologique et un procédé innoffensif de préservation. Sachant cela, nous nous demandons s'il y aurait un homme assez fou qui, pour s'éviter la possibilité très éloignée d'une maladie légère, comme généralement l'est la pneumonie, consentirait à s'empoisonner quotidiennement durant des années entières.

Je réponds à la première question : que l'on ne peut espérer la préservation de la pneumonie par l'inoculation du virus pneumonique atténué ou de ses toxines.

Pour m'occuper de la seconde question et ne pas la traiter d'absurde et d'irrationnelle, j'ai besoin de me souvenir que j'écris en français et que le grand Pasteur est Français. Prétendre qu'un organisme attaqué par un million ou mille millions d'envahisseurs robustes et aguerris, ou empoisonné par un gramme ou plusieurs grammes de venin, peut lutter avec plus de chances de succès en lui introduisant un demi-million de plus des mêmes microbes à moitié morts, c'est-à-dire atténués, ou quelques centigrammes de plus de poison dilué, c'est s'inscrire en faux contre toute raison humaine. Le grand retentissement de Koch a dû refroidir complètement ceux pour lesquels les malades de l'hôpital sont *anima vili.* Les Klemperer, les Foa, les Scaria et les Janson doivent retourner à leurs lapins, sinon nous permettons de douter si le cas mortel de Sanson (voir Netter, *l. c.,* t. IV, p. 901) fut provoqué de par la maladie ou de par l'inoculation, car nous sommes convaincu que les cas non mortels, dans lesquels on pratique l'injection ne prouvent absolument rien, sinon que l'abaissement de la température obtenu est l'effet d'un empoisonnement. Et ainsi j'ai répondu à la seconde question.

Je sais bien qu'en expérimentant l'on rencontre des choses que l'on ne cherche pas. Je sais que les alchimistes cherchant la pierre philosophale trouvèrent le phosphore et autres corps réputés simples par la chimie; peut-être de ces atténuations de virus et de ces inoculations thérapeutiques (je ne parle pas des préservatifs qui sont rationnels en beaucoup de cas), surgira quelque découverte utile; mais ce que l'on prouve d'abord d'une manière concluante, bientôt on l'interprète d'une autre manière, parce que les faits apportés jusqu'à ce jour ne sont pas assez probants et manquent de critérium scientifique.

2° TRAITEMENT CURATIF. — Je laisse de côté la triste histoire de la thérapeutique de la pneumonie, où se sont donné rendez-vous toutes les erreurs, et dont les procédés, ayant leur point de départ dans des idées systématiques préconçues, ont causé plus de tort que de révolutions. Broussais et Napoléon Ier furent de dignes contemporains, tous deux aussi grands que funestes. Entre Rasori et César Borgia, compatriotes, je ne sais lequel des deux exerça le mieux la toxicologie ; l'expectation passive élevée en nouveau système par Dietl (de Vienne) fut une protestation éloquente contre les témérités thérapeutiques et servit à démontrer combien ces témérités augmentaient la mortalité de la pneumonie, déclaration expresse de l'inutilité de tout traitement uniforme du mal.

Nous ne possédons pas encore aujourd'hui de remèdes efficaces pour faire avorter une seule pneumonie commencée, de même que nous n'en avons pas pour faire avorter la variole ou la rougeole.

Je ne nie pas qu'ils ne puissent se découvrir dans l'avenir ; aujourd'hui nous ne les avons pas, et l'indication fondamentale, par conséquent, est encore de *conserver le malade en conditions de pouvoir vaincre sa maladie.*

Dans les cas où aucun des symptômes n'arrive à une intensité alarmante, où le sujet, jeune encore, conserve une certaine énergie relative, où la fièvre ne dépasse pas 39 degrés le matin ni 40 degrés le soir, où la dyspnée ne dépasse pas de 25 à 30 inspirations par minute, où la toux détache facilement les crachats, que ceux-ci sont alors franchement rouillés et aérés, où le délire ne se présente pas ou ne dure pas, et où le cœur bat avec force de 90 à 110 pulsations par minute, réellement l'intervention du médecin doit se borner à prescrire l'installation du malade dans une pièce grande et aérée, l'alimentation lactée, en quantité de deux ou trois litres par vingt-quatre heures, et, de plus, à conseiller une application de 12 à 18 sangsues, ou de 6 à 12 ventouses scarifiées sur l'endroit de la douleur, symptôme qui fait le plus souffrir le malade, mais que soulagera sûrement la petite émission sanguine locale, quoique nous soyons aussi peu fixés sur sa façon d'agir que sur l'origine de la douleur. Semblable conduite n'est pas l'expectation passive et systématique, c'est l'expectation vigilante et armée, prompte à accourir où le danger s'annonce, intervenant avec cette activité suffisante, sereine, réfléchie et propre au clinicien consciencieux.

120 grammes de looch blanc pectoral avec 30 de sirop de polygala, à prendre par cuillerées à bouche toutes les deux heures, peuvent se prescrire à titre de médicament suggestif, lorsque la fièvre et

la dyspnée diminueront. Ce traitement facilitera l'expectoration en rendant la toux moins pénible. Avec cela on arrivera à la crise et à la terminaison favorable du mal, dans les cas d'évolution régulière.

Dans les cas graves, voici les origines du danger qu'il y a à éviter. Le spasme réactif initial peut être excessif, prolongeant le frisson, occasionnant une dyspnée spasmodique exagérée, durant laquelle on ne peut percevoir, dans aucune région de la poitrine, ni massivité ni râles, mais une toux sèche et quinteuse ; la fièvre appréciée prise au rectum peut dépasser 40 degrés, le pouls est dur, petit et à 90 ou 100 pulsations par minute. Ce tableau arrive à tel point que le malade peut mourir par syncope ou par hémorragie cérébrale. Il est indispensable de diminuer cette contraction spasmodique, tonique en quelques régions, clonique en d'autres. Pour remplir cette indication quand les troubles n'arrivent pas à une intensité extrême, je ne trouve rien de meilleur que l'*antimoine diaphorétique lavé* à doses de 2 à 3 décigrammes chaque deux heures, pouvant se mêler au looch en quantité de 1 à 2 grammes. Si après les trois premières cuillerées on n'observe pas d'amélioration dans l'état du malade, c'est-à-dire l'apparition de la chaleur périphérique, l'ampleur du pouls et la diminution des autres phénomènes morbides, on doit mettre le sujet dans un bain tempéré de 30 à 32 degrés pendant vingt minutes ou une demi-heure et le répéter si c'est nécessaire, jusqu'à ce qu'on ait obtenu l'effet désiré.

A partir de ce moment (commencement du troisième jour) le danger apparaît principalement par les mécanismes suivants : 1° congestion pulmonaire et exsudat très abondant, provoquant l'asphyxie ; 2° asthénie cardio-vasculaire provocatrice de la paralysie circulatoire ; 3° hyperthermie avec troubles nutritifs, débilitation du cœur, et perturbation nerveuse ; 4° adynamie ou ataxo-adynamie par intensité excessive de l'infection, par suppuration ou gangrène pulmonaires, par infections secondaires ; 5° localisations irritato-inflammatoires dans d'autres organes ou régions que le poumon.

L'extension de la congestion, de l'engorgement et de l'hépatisation pulmonaire, s'apprécie directement par la percussion et l'auscultation, et son danger excessif se manifeste, de plus par la couleur cyanotique des lèvres et des joues, par l'orthopnée et le battement désespéré du cœur. Les moments sont précieux, *que ce soit un malade faible ou robuste*, sa vie dépend de la pointe de la lancette. L'orthopnée et la cyanose, d'origine congestive, et le pouls tumultueux et régulier, demandent une saignée, et le médecin qui ne la fait pas, à mon avis, n'accomplit pas son devoir. Que les troubles mentionnés diminuent, et après il sera temps de penser si le malade est faible ou fort pour prendre la détermination suivante. S'il est faible, son cœur atonique et ses vaisseaux débiles sont inefficaces et ne servent à rien pour faire circuler le sang qui remplit ses poumons ; s'il est fort, il cessera de l'être, se noyant. Ou l'indication se présente, ou elle ne se présente pas ; si elle se présente chez l'enfant, le vieillard, le robuste, le cachectique, l'alcoolique, le diabétique et même le typhique, il est nécessaire de les saigner. L'unique chose qui, en ces circonstances, devra varier, sera la quantité de sang à extraire et la manière de l'extraire. Pour un enfant, il suffira de 3 à 6 sangsues appliquées au côté ; pour un vieillard, une saignée de 180 à 200 grammes ; pour le diabétique ou le typhique, la même quantité au moins ; pour le malade relativement robuste, on pourra arriver jusqu'à 300 grammes et encore pourra-t-on répéter la saignée.

La saignée est-elle antiphlogistique, est-elle seulement anticongestive? Pour moi, elle n'est ni l'une ni l'autre. Elle est simplement déplétive du système circulatoire et, de cette manière mécanique, elle aide le malade à se décongestionner, voilà tout.

Un pouls faible, dépressible, irrégulier, de 110 à 120 pulsations et de plus, accompagné de grande prostration et de délire et sous-délire continuel, est la manifestation d'une asthénie cardio-vasculaire très dangereuse qui indique l'administration de la *digitale* pour tonifier le cœur. La meilleure forme médicamenteuse est l'infusion de 2 grammes de feuilles de digitale dans 120 ou 200 grammes d'eau bouillante, à prendre une cuillerée à bouche toutes les deux heures. En attendant que ce remède, qui tarde un peu à réaliser ses effets toniques, agisse, on peut recourir à l'injection sous-cutanée d'un décigramme de citrate de caféine ou de 2 grammes d'éther, répétées autant de fois qu'il sera nécessaire. D'autres fois, l'urgence de l'indication obligera l'administration, par la voie sous-cutanée, d'un milligramme de *digitaline amorphe*, ou d'un quart de milligramme de *digitaline cristallisée*. L'emploi de la digitale ne doit jamais se prolonger plus d'un jour et demi, pour éviter les effets de l'accumulation et les actions dépressives contraires à celles que nous nous proposons d'obtenir.

Simultanément avec elle, et en le continuant après, on administrera l'*alcool* qui concourt à remplir la même indication, étant de plus un puissant auxiliaire de l'antihyperthermisme et de l'antiadinamysme. Le bon vin de Xérès, à la dose de 50 grammes toutes les deux heures, est la meilleure manière de le donner ; mais, à défaut de vin de Xérès, on aura recours à l'eau-de-vie de vin à la dose de 25 grammes, dans une demi-tasse de thé, en observant les mêmes intervalles, ou au cognac à égale dose. Todd va jusqu'à ordonner 600 grammes en vingt-quatre heures; cette dose me paraît excessive.

Si la température matinale de l'aisselle se conserve à près de 40 degrés, et si celle de la journée dépasse ce chiffre, l'indication antipyrétique existe. Le *sulfate de quinine*, à la dose de 50 centigrammes répétée deux, trois, et jusqu'à quatre fois dans la matinée, à intervalle d'une demi-heure ou d'une heure, reste le meilleur antipyrétique. Dans le même but on a conseillé l'emploi de la *vératrine* (Arasd), l'antipyrine et même la digitale, qui ne peuvent se continuer longtemps, et qui ont d'autres inconvénients. La *vératrine* provoque des irritations gastro-intestinales, l'antipyrine déprime trop les forces du malade, ainsi que la digitale prise en excès. Ce que l'on ne peut obtenir avec le sulfate de quinine, il faut le demander aux *bains froids* prolongés et répétés, si c'est nécessaire, jusqu'à obtenir la descente de la température au-dessous de 39 degrés.

Liebermeister, Fismer, Leber, Jurgensen, Barth et beaucoup d'autres, ordonnent les bains froids depuis 5 à 20 degrés ou 25 degrés, selon le degré d'hyperthermie, leur attribuant de plus des effets toniques sur le cœur et le système nerveux.

Je suis moins enthousiaste de ce moyen auquel je reconnais cependant une action puissante et des indications précises, lorsqu'il est bien dirigé. Je me limite, dans les cas qui ne peuvent être modifiés par le sulfate de quinine, à prescrire un ou deux bains par jour, de quinze à vingt minutes de durée et à 25 degrés de température, sans abandonner l'antipyrétique cité et en donnant en même temps l'alcool. L'ataxo-adynamie réclame l'usage soutenu de l'alcool, de la quinine, des bains courts et répétés, à quoi l'on peut adjoindre la désinfection intestinale par le moyen du *naphtol*, du salicylate de bismuth ou du charbon iodoformé. Lorsque l'expectoration est peu abondante et que la dyspnée persiste, lorsque les crachats prennent une couleur grisâtre, *un ample vésicatoire camphré* au côté produit de très bons effets.

Les localisations irritatives en d'autres organes devront se traiter comme celles de n'importe quelle autre infection, c'est-à-dire en évitant les moyens d'action locale, un peu moins qu'inutiles, et en espérant tout du traitement général.

La cause microbienne de la pneumonie connue, on a fait des tentatives de destruction des microbes dans la première période de la maladie, en agissant sur le poumon malade. Molinier attribue aux révulsions *loco dolenti* et aux saignées locales pendant cette première période, une action microbicide par un mécanisme qui tient plus de l'imagination que de la réalité, et il espère que l'on trouvera un antidote fabriqué par le pneumocoque ou par un autre microbe qui servira pour tuer, dans son germe, l'agent infectieux.

En se fondant sur les essais de Lees, qui conseille de refroidir la poitrine au moyen de la glace parce que les cultures pneumocoques retardent et restent au-dessous de 25°, et parce que ces bactéries ne vivent pas dans les milieux acides, il croit que les inhalations d'acide acétique, ou d'acide camphorique sont bonnes, et il va jusqu'à supposer que les effets profitables de l'alcool pourraient s'expliquer par l'élimination par le poumon qu'il acidifie. Il veut, suivant Bouchard, Davaine, Lépine, Sée, Truc, Smit, Gougenheim, Riva, etc., faire la désinfection pulmonaire par des inhalations de gaïacol ou de créosote, à la pression atmosphérique ordinaire ou à plus forte pression selon le procédé de G. Sée, par injections intra-laryngées de liquides antiseptiques, par injections interstitielles de sublimé à 1 pour 2,000 (Gougenheim), ou d'une solution éthérée d'iodoforme à 1 pour 5 (Smit) dans le poumon même, par inhalations d'oxygène, d'air froid et saturé d'essences antiseptiques, par des injections rectales d'acide sulfhydrique.

Ce sont des tentatives généreuses et louables en tant qu'elles se soumettent rigoureusement aux exigences de notre conscience : *Primum non nocere.*

Abdon Sanchez HERRERO, *de Madrid,*

Professeur de clinique médicale à la Faculté.

CHAPITRE VI

PNEUMONIE CHRONIQUE [1]

Synonymie. — Pneumonie fibrineuse. — Pneumonie chronique (Vanlair).
Pneumonie suppurée (Jaccoud).

Cette maladie, lorsqu'elle ne provoque pas de gangrène, a été confondue jusqu'à présent même, avec diverses autres, entre autres la tuberculose, sous la dénomination générale de *phtisie*.

Définition. — La pneumonie chronique, suivant les auteurs contemporains qui la décrivent, est une maladie presque toujours consécutive à des processus inflammatoires aigus du poumon, mais elle peut être primitive et occasionnée par des irritations de l'organe malade; elle est caractérisée en anatomie pathologique par la suppuration des vésicules pulmonaires, et cliniquement par la toux,

[1] A mon avis, sous le nom de pneumonie chronique, on devrait décrire les états organiques appelés « *inflammation chronique des poumons* », et les terminaisons des mêmes états, par suppuration diffuse ou en foyer, par gangrène en foyer ou diffuse, et par prolifération conjonctivo-interstitielle et induration scléreuse. Les auteurs contemporains ont fait une espèce morbide de *l'abcès pulmonaire*, une autre espèce de *la gangrène du poumon*, une autre de *la sclérose*, quelques autres auteurs une autre espèce de *la caséose des viscères*. D'autres enfin ont formé des espèces des irritations chroniques provoquées par des poussières dures, venues dans le poumon avec l'air inspiré, donnant à ces irritations le nom de *pneumokonioses*. Il ne reste pourtant pas à la pneumonie chronique un champ plus vaste que celui des affections chroniques avec suppuration infiltrée, quoique celles-ci provoquent celles-là et soient occasionnées à la fois par les pneumokonioses. Je ne suis pour rien dans le projet de ce livre; on me demande séparément, en plus de la pneumonie aiguë et de la broncho-pneumonie, l'étude de *la sclérose du poumon et celle des pneumokonioses*. Par conséquent, cette spécification dont je ne discute pas la valeur, arrive préjugée. Je dis seulement que je donne ce que l'on me demande; et juste dans l'ordre dans lequel on me le demande.

la dyspnée, l'expectoration muco-purulente, la fièvre hectique, l'amaigrissement et une évolution lente.

Étiologie. — Elle survient, dit Vanlair, comme suite de la pneumonie aiguë, surtout chez les emphysémateux, les tuberculeux et les scrofuleux, et j'ajoute qu'on l'observe quelquefois chez les cachectiques, les cardiaques et les vieillards, sans avoir été précédée de phénomènes révélateurs d'une pneumonie aiguë.

A la débilité constitutionnelle et locale provoquée par de semblables états, se joint l'action des bactéries pyogènes appartenant à un nombre d'espèces plus que suffisantes pour discréditer la spécificité pathogène de chacune.

Description d'un type de pneumonie chronique. Symptômes et lésions dans leur genèse et évolution. — Un pneumonique qui a éprouvé tous les symptômes de la pneumonie aiguë sous n'importe laquelle de ses formes, arrive au neuvième jour sans grandes modifications de l'état de son poumon et sans rémission notable des symptômes généraux. Alors la fièvre commence à baisser le matin, descendant à 38° et même à 37° pour monter de nouveau dans la soirée à 39° et même à 40°, quelquefois avec de petits frissons. Le point de côté a disparu, mais le malade tousse et expulse des crachats grisâtres ou jaunâtres, peu adhérents au crachoir, et qui contiennent une partie demi-solide qui se précipite dans un autre liquide. Quelquefois ils sont rouillés ou traversés par des filets sanguinolents. Le malade n'a aucune sensation de mieux, son sommeil est court, agité et accompagné de rêves; il est dyspnéique quoiqu'il ne le paraisse pas à première vue, et la dyspnée se fait surtout sentir par les mouvements. Il suffit d'un simple changement de position dans le lit pour qu'elle augmente. L'état saburral des voies digestives continue quoique la langue ait pu devenir humide et avoir perdu la coloration rouge de sa pointe et de ses bords. L'anorexie continue, et à la constipation ont succédé des évacuations diarrhéiques peu fréquentes. Le pouls, faible, suit les oscillations de la fièvre, et une sueur abondante apparaît dans les premières heures du jour. Les forces continuent à décroître de plus en plus, l'amaigrissement fait des progrès, la peau et les muqueuses pâlissent surtout aux heures de la rémission fébrile; et le malade présente l'aspect d'un tuberculeux à la dernière période.

L'examen de la poitrine montre deux états anatomiques qui ont servi, sans assez de fondement selon mon opinion, pour établir deux formes cliniques du processus. Dans la première il y a un son mat, manque de murmure vésiculaire et de râles dans le foyer pneumonique, souffle tubaire et augmentation des vibrations thoraciques. Dans le second, submatité, râles sous-crépitants et crépitants de retour, et gros et petits ronchus. Quelquefois on entend un véritable râle caverneux ; en ce cas il est possible d'avoir de la pectoriloquie. Les vibrations thoraciques sont peu ou pas augmentées.

Cela provient, selon Jaccoud, de ce que les lésions pneumoniques ont subi une détente dans leur évolution, dans la période de coagulation de l'exsudat et de l'hépatisation rouge, lorsqu'on apprécie ces premiers symptômes locaux, et dans laliquéfaction de l'exsudat et l'hépatisation quand on observe les derniers. Mais les deux syndromes peuvent s'observer successivement chez le même malade pendant la marche retardée d'une même lésion, et il n'y a pas de raison pour les séparer, en faisant des variétés du processus morbide.

La genèse et l'évolution des troubles mentionnés, cliniques et anatomiques, trouvent toujours leur explication dans l'état de débilité du malade, auquel a fait faute l'énergie nécessaire pour obtenir la *restitutio ad integrum* de ses lésions pulmonaires, se laissant infecter en même temps par les microbes pyogènes toujours disposés à empoisonner par leurs toxines.

Malgré le danger imminent dans lequel se trouve le malade pendant des semaines et des semaines encore, dévoré par la fièvre, exténué par l'expectoration et les sueurs, et sans alimentation suffisante pour se remettre, en raison de sa répugnance pour les aliments, on a observé des cas de guérison radicale. Cette fin heureuse s'annonce au bout de quelques mois par la diminution de la fièvre, le retour de l'appétit et d'un sommeil tranquille et réparateur, la diminution de la toux, de l'expectoration et la dyspnée, avec laquelle coïncide la disparition graduelle des symptômes de percussion et d'auscultation, pour entrer ainsi par lysis en pleine convalescence. Mais malheureusement pareille évolution est exceptionnelle, et sans compter les patients que les lésions pulmonaires et la consomption fébrile peuvent tuer et tuent fréquemment, les malades meurent aussi par anorexie, par infection purulente ou par adynamie ; ils sont exposés à toutes les complications locales des suppurations internes prolongées, à l'asthénie cardio-vasculaire et à l'asystolie, à la tuberculisation rapide et rapidement mortelle.

Les sous-types pathologiques déviés du type décrit peuvent seulement se baser sur les complications d'une autre localisation, et dans ce qu'il n'existe pas d'antécédent de pneumonie aiguë. Pour les premiers, il faudrait étudier tous les organes et les fonctions dont la perturbation est possible. Je crois qu'il suffit d'indiquer cette possibilité. Pour les seconds, c'est-à-dire ceux qui n'ont pas d'antécédents de pneumonie aiguë, ils ne diffèrent pas cliniquement du type pathologique.

Diagnostic. — La pneumonie chronique ne peut plus se confondre avec aucune autre maladie sinon avec la tuberculose; dans la pratique, ces deux maladies se fusionnent et se combinent de telle manière que leur distinction existe seulement dans l'organe. Cependant, il y a quelques cas rares dans lesquels la distinction clinique est presque possible, et malgré son incertitude, elle est aussi importante pour le pauvre malade que le rayon d'espérance l'est pour le condamné à mort. Cette presque possibilité, on ne peut la garantir que par l'examen microscopique des crachats, répété de temps en temps ; cet examen seul peut démontrer avec l'absence constante du bacille de Koch, si nous pouvons laisser entrevoir un rayon d'espérance.

Les terminaisons heureuses qu'on cite appartiennent, dans l'immense majorité des cas, à des pneumonies aiguës terminées par lysis un peu prolongée; mais dans celles-ci le malade s'est senti soulagé en son temps, et les phénomènes morbides généraux et locaux vont diminuant graduellement jusqu'à disparaître; chose bien distincte du *statu quo* et de l'aggravation progressive de la véritable pneumonie chronique, qui dure toujours plusieurs mois, à compter de la terminaison de l'état aigu ou depuis l'apparition des symptômes qui la caractérisent.

Traitement. — L'indication fondamentale dans la pneumonie chronique est d'améliorer l'état général du malade, parce que c'est la meilleure, la plus directe et la plus facile manière d'influer favorablement sur l'état de son poumon. Augmenter l'assimilation, diminuer les désassimilations et combattre la fièvre, doivent être le premier but du clinicien. Après et en second lieu, viennent les actions thérapeutiques locales, *toujours inefficaces, sans les générales*, mais qui avec celles-là coopèrent à la réalisation du but proposé.

Pour augmenter l'assimilation, il est nécessaire d'augmenter les aliments; mais cette augmentation est peut-être le problème pratique le plus difficile à cause de la répugnance du malade et de l'incapacité fonctionnelle de son appareil digestif. En outre, pour obtenir en définitive l'augmentation de l'assimilation, il y a à lutter avec la faiblesse du système hématopoiétique, avec l'insuffisance de l'hématose, et avec le vice de nutrition des éléments anatomiques. Comme on le voit, s'il est facile de savoir ce qui manque, il est difficile et bien des fois impossible de l'acquérir.

De toute manière, ce qu'on n'obtient pas par la diète lactée, la purée de lentilles, et surtout le kéfir comme boisson usuelle en quantité aussi grande que possible, mais pas trop pour qu'elle ne se puisse ingérer, rien ne l'obtiendra. Trois litres de lait bicarbonaté à 2 p. 1,000 dans les cas de digestion difficile, trois assiettes de purée de lentilles et trois tasses de peptone de viande de mouton, constituent l'aliment souverain de beaucoup de cachectiques. Et si à cela l'on joint une bonne batterie de boutcilles de kéfir de trois jours, dans lequel il s'est déjà formé une bonne quantité d'alcool, le clinicien peut être sûr d'avoir accompli tout ce qu'il est humainement possible de faire dans ce sens. Il est clair qu'à mesure que le malade recouvre l'appétit, on peut donner de la viande, ou faire un régime mixte avec précaution et prudence.

La désassimilation diminue avec l'administration de 50 centigrammes à 2 grammes, par jour, d'iodure de potassium, donnés en dissolution, en trois doses, pendant la journée. Rarement il y aura véritable indication d'augmenter la quantité de ce médicament. 50 ou 75 centigrammes de sulfate de quinine, pris en une seule fois le matin, réduiront la fièvre à des limites moins préjudiciables.

Pour combattre l'anhématose, le meilleur serait de faire respirer au malade l'air des vallées, mais à défaut de cela deux séances par jour d'inhalation d'oxygène, de 30 à 40 litres chacune, peuvent être prescrites, quoiqu'elles ne donneront qu'imparfaitement les mêmes résultats. L'eau oxygénée, surtout quand le malade ne boit pas de kéfir, doit être la boisson habituelle; les lotions à l'éponge avec du vinaigre, dans les moments de grande fièvre, en même temps qu'elles abaissent la température, augmentent la respiration cutanée.

Quelquefois les ferrugineux sont indiqués par la décoloration de la peau et des muqueuses. En ce cas je donne la préférence au sirop de protoiodure de fer, à la dose de deux cuillerées à bouche après chaque repas. Quand on suspecte l'existence d'une diathèse herpétique, au lieu du fer, l'arsenic tonifiera davantage et mieux.

Cela fait, on pensera aux vésicatoires appliqués sur les parois thoraciques, mais petits, maintenus en suppuration par des papiers épispastiques et répétés avec insistance.

Peut-être une cuillerée de sirop d'opium pour calmer la toux, de sirop d'ipécacuanha ou de polygala pour faciliter l'expectoration, ou de sirop de baume de tolu pour modifier un peu la superficie bronchique, rencontreront-ils des indications transitoires. J'ai peu de confiance en de pareils moyens. Il me semble préférable, pour obtenir le même résultat, de joindre aux inhalations d'oxygène les vapeurs d'iodoforme, d'essence de menthe ou de thymol, ou en tout cas d'administrer le gaïacol et l'iodoforme par la voie hypodermique, car je ne crois pas beaucoup à l'antisepsie pulmonaire directe.

Abdon Sanchez HERRERO, *de Madrid,*

Professeur de clinique médicale à la Faculté.

CHAPITRE VII

BRONCHO-PNEUMONIE

Synonymie. — Péripneumonie notha (Sydenham). — Péripneumonie spuria ou
pituitose (Boerhaave). — Péripneumonie fausse (Morgagni et Huxham). —
Catarrhe suffoquant (Laennec). — Pneumonie catarrhale. — Pneumonie lobulaire. — Pneumonie diffuse (auteurs contemporains).

Historique. — On dit qu'Ezio de Amida (500 ans avant J.-C.) soup-
çonna déjà l'existence de cette maladie, la distinguant de la pneumonie franche ou fibrineuse; mais ce qui est certain, c'est que des
descriptions anciennes, et même de celles relativement modernes de
Sydenham, Boerhaave, van Swieten, Morgagni, Huxham et de tous
les autres jusqu'à Laennec, il résulte qu'ils ne surent pas faire de différence entre la broncho-pneumonie et la pneumonie lobaire. Laennec même considéra la première comme un catarrhe. Il est nécessaire d'arriver aux médecins français du second tiers de ce siècle
pour trouver cette différenciation au point de vue clinique et anatomo-pathologique. La description de Rilliet et Barthez passe avec
justice pour classique, surtout en ce qui a rapport à la maladie chez
les enfants.

Postérieurement les investigations ont eu pour terrain la pathologie expérimentale et la bactériologie, où l'on doit citer les noms de
Cornil, Massalongo, Veraguth, Foa et beaucoup d'autres.

Définition. — La broncho-pneumonie est une maladie presque
toujours conséce à une utivbronchite, quelquefois coexistante avec
elle, occasionnée par des agents irritants de diverse nature, agissant
sur les bronches et les alvéoles pulmonaires; caractérisée en anatomie pathologique, par un processus exsudatif et proliférant, avec
régression des épithéliums dans les petites bronches et vésicules du

poumon; et en clinique par un commencement insidieux, fièvre rémittente, toux, expectoration séro-muqueuse ou muco-purulente peu abondante, dyspnée, sans changements notables dans la sonorité de la poitrine à la percussion, et par une marche bien plus qu'aiguë et suraiguë.

Etiologie. — La broncho-pneumonie est plus fréquente chez les enfants, les vieillards, les gens affaiblis par n'importe quelle cause, chez les rachitiques, ceux qui souffrent de difformités de la caisse thoracique ou de maladies chroniques des bronches et des poumons. Elle est ordinairement consécutive à la bronchite aiguë, et à la chronique d'origine commune, et à celles qui surviennent au cours de la rougeole, de la diphtérie, la coqueluche, la grippe, la variole, l'érysipèle, la scarlatine, la fièvre typhoïde, le choléra, etc. La localisation de la broncho-pneumonie dans les bases et les bords postérieurs du poumon, dans ces états pathologiques, est due aussi à la position en *decubitus supinus*.

Babès a rencontré dans l'exsudat pulmonaire l'agent spécifique de la rougeole, Chantemesse et Vidal celui de la fièvre typhoïde ou bacille d'Eberth, d'autres bactériologues celui de la grippe, de la diphtérie et ceux des autres infections. Mais ces agents microbiens seraient toujours associés, selon Netter, au streptocoque pyogène ou à quelqu'un des autres qui logent dans la bouche en qualité d'hôtes inoffensifs jusqu'à ce qu'ils rencontrent des conditions pathogéniques chez le sujet. Il semble que ces conditions peuvent être provoquées par l'action brusque ou prolongée du froid humide, par les infections citées et par celles non citées.

On considère certains agents microbiens comme provocateurs de la broncho-pneumonie parce qu'on les a rencontrés dans les lésions pulmonaires ou dans les crachats, et de plus parce que, en les introduisant dans le poumon des animaux, la maladie expérimentale se développe avec tous ses caractères anatomo-pathologiques; ces microbes sont les suivants par ordre de fréquence :

Pneumocoque lancéolé, encapsulé;
Streptocoque pyogène;
Pneumo-bacille encapsulé;
Staphylocoques pyogènes;
Bacillus pneumonicus agilis, de Schou;
Bacilles de la septicémie du lapin;
Bacillus pneumoniæ de Klein;
Bacterium coli communis.

Mais, d'autre part, tout le monde admet que la broncho-pneumonie peut être occasionnée par l'inhalation de substances irritantes qui agissent soit chimiquement comme le chlore, l'ammoniaque, soit d'une manière physico-chimique comme les particules alimentaires qui peuvent se glisser par la glotte, soit mécaniquement comme les poussières charbonneuses, ou d'autre nature, qui abondent dans l'atmosphère des édifices destinés à certaines industries. Cornil a vu survenir la maladie à la suite d'injections sous-cutanées de cantharidine, il l'a provoquée expérimentalement avec Trasbot, au moyen d'inhalations d'ammoniaque ; Massalongo avec celles d'essence de térébenthine, Sommerbrodt avec celles de perchlorure de fer, Veraguth, Quinquaud et Piogey, avec celles de nitrate d'argent, et Foa avec celles d'extrait de cantharide. Enfin on provoque la broncho-pneumonie expérimentalement par la section du pneumogastrique, quoique cette section, analysée et interprétée par Traube, semble seulement affaiblir le poumon et le convertir en terrain de culture pour les microbes préexistants dans le poumon même, dans les voies aériennes ou dans la bouche.

Il y en a qui prétendent assigner la même valeur aux causes irritantes physico-chimiques mentionnées ; mais les épidémies de broncho-pneumonies qui frappèrent les ouvriers employés au broyage des scories provenant de la déphosphoration de l'acier à Nantes (France), Middlesborough (Angleterre) et Saint-Inghbert (Allemagne) ne permettent pas de rayer du tableau des causes de la broncho-pneumonie, celles provenant de cette origine.

De cette étiologie, qui est reconnue et acceptée par tous les observateurs et qui, mieux que toute autre, s'appuie sur la pathologie expérimentale, découlent deux enseignements d'une très grande importance pratique :

1° *La broncho-pneumonie attaque de préférence les individus déjà malades* et débilités. Nous verrons que le degré de cette débilitation décide de l'importance et de la terminaison du processus.

2° *La broncho-pneumonie n'a pas une cause spécifique*, et par conséquent appartient au groupe chaque jour plus nombreux des processus rendant évidente la non spécificité des causes et confirmant la loi de l'indétermination causale.

Cette maladie ne se prête pas à la description d'un type pathologique syndromique. Elle est des mieux connues, et, lorsque toutes le seront comme elle, aux types on substituera les *séries pathologiques*

de troubles généraux et celles des appareils organiques, plus conformes à la variété infinie de la nature et de la réalité pratique.

Pour cette raison, je dois m'occuper, avant de faire la description
de la broncho-pneumonie, de son anatomie pathologique.

Anatomie pathologique. — Les lésions qui peuvent s'observer sur
les cadavres de ces sujets sont essentiellement les mêmes que celles
qui s'observent dans l'inflammation expérimentale, précédées sûrement du spasme initial de toute irritation pathologique. Ce qu'elles
ont de spécial, c'est leur distribution et les changements qu'elles
occasionnent dans la structure du poumon.

Ces lésions sont communément bilatérales, en foyers multiples,
de grandeur variable, isolés ou confluents; à première vue, on
peut apprécier divers degrés organiques. Dans quelques foyers, le
tissu est bleu foncé ou brunâtre ; il est tuméfié et ne crépite pas
à la pression ; c'est ce qu'on nomme splénisation pulmonaire par
excès de congestion paralytique et par les exsudats interstitiels
bronchiaux et alvéolaires ; dans d'autres foyers, ce tissu est rouge,
dense, et il est diminué de volume ; c'est l'atélectasie par manque
d'air dans les bronches et les vésicules, provoquée en partie par la
congestion compensatrice. Dans les parties relativement saines, on
peut observer l'emphysème alvéolaire et interlobulaire. La splénisation domine à la base et aux bords postérieurs des poumons, pendant que l'atélectasie et l'emphysème dominent au sommet et aux
parties antilatérales.

Sur les coupes apparaissent les bronches et les alvéoles dilatées
et pleines d'exsudats, de caractère varié ; souvent il est séro-muqueux,
transparent ; d'autres fois muco-purulent et opaque, et d'autres fois
encore coagulé et concret jusqu'à revêtir l'aspect des fausses membranes. La membrane muqueuse de l'arbre bronchial est épaissie,
congestionnée, et même l'on peut voir des ulcérations. Sur les coupes
on voit des îlots rouges, grisâtres ou gris, qui donnent à la section,
quand ils sont petits, l'aspect granuleux de petites collections de pus.
Au toucher, ces îlots sont durs, formant des nodules péribronchiques.

A l'examen microscopique, on voit l'exsudat composé de sérosité,
avec ou sans réticulum fibrineux, dans lequel nagent un plus ou
moins grand nombre des globules blancs, quelquefois des globules
rouges en petite quantité, et toujours des cellules épithéliales grossies, granuleuses ou dégénérées.

Les épithéliums bronchiaux et alvéolaires sont aussi épaissis,
granuleux et en prolifération. Les éléments conjonctifs intersti-

tiels et ceux appartenant à la tunique adventice des vaisseaux présentent des modifications semblables ; les vaisseaux paralysés sont
pleins de sang, et tous les interstices organiques imbibés de l'exsudation pathologique. Dans cette exsudation, et plus spécialement
dans celle qui occupe les vésicules et les petites bronches, on peut
observer, par les procédés technico-bactériologiques convenables, les
différentes classes de bactéries déjà énumérées. De loin en loin, on
peut également observer, dans le centre des nodules péri-bron-
chiaux, les petites collections de pus déjà mentionnées, ordinairement en communication avec une petite bronche.

En résumé : spasme, poussées congestive, exsudative ou proliffé-
rante, suppuration et dégénérations nécrobiotiques, telles sont les
phases par lesquelles passent les foyers irrités par l'agent morbide,
phases appréciables en un même nodule péribronchique de la périphérie au centre, exactement semblables aux phases qui sont observées dans le nodule d'irritation expérimentale développé dans le
mésentère du chat ou sur la membrane interdigitale de la grenouille.

Si les morceaux du poumon splénisé ne surnagent pas dans l'eau,
et s'ils ne sont pas insufflables ; si les parties atélectasiées ne surnagent pas non plus et peuvent s'insuffler ; si d'autres fragments, parce
que le poumon n'est pas complètement condensé, sont insufflables à
demi sans aller au fond et ne restent pas à la surface comme ceux du
poumon sain ou emphysémateux ; si l'on provoque l'emphysème
aigu compensateur et les dilatations bronchiques, tout cela, si on
connaît le mécanisme du processus et la structure des viscères,
s'explique de soi-même ; et, sans l'avoir vu, on peut affirmer qu'il
en est ainsi. De même qu'il n'est pas étrange non plus que ces lésions,
par continuité ou contiguïté des tissus ou par émigration de la
cause irritante, soient accompagnées d'une pleurésie, d'ecchymoses
sous-pleurales, de péricardite, etc., ou que l'intensité de l'irritation
conduise à la gangrène des foyers broncho-pneumoniques, ou que
la persistance d'un degré orgastique quelconque laisse s'établir la
chronicité avec toutes ses évolutions funestes et avec toutes ses conséquences et complications fatales.

Description clinique de la broncho-pneumonie. — Si cette maladie
était primitive au lieu d'être consécutive, comme elle l'est ordinairement, non à une bronchite, comme il a été dit, mais à un état pathologique constitutionnel qui favorise la bronchite, quand elle ne
l'engendre pas : état général diathésique, dystrophique, isché-
mique, toxico-hémique ou infectieux, état dont la broncho-pneu-

monie peut être un épisode morbide, on ne pourrait établir la série
clinique de ces désordres fonctionnels, étant donné que l'importance de ses lésions anatomiques, localisées dans le poumon, correspond à l'importance des symptômes locaux et généraux que l'on
assigne à tel épisode. Mais il est clair qu'étant donné ce caractère
épisodique, il y aura à tenir compte, pour juger définitivement de
la marche et des dangers de la broncho-pneumonie dans chaque
cas particulier, de la curabilité, de l'incurabilité, de la rapidité de
l'évolution, des accidents, complications et dangers de la maladie
primitive dont celle-ci dépend.

De semblables problèmes de pratique ne peuvent se synthétiser;
et ce n'est pas peu de chose que de les exposer dans un livre,
parce qu'ils ne peuvent se résoudre qu'au chevet du malade. Et
puisqu'il faut, de toutes manières, dans le livre, faire œuvre d'abstraction, il me sera permis de séparer tout ce qui, en chaque cas
concret, ne correspond pas à la broncho-pneumonie, et d'étudier la
série clinique de celle-ci, comme si c'était une maladie primitive et
isolée. Ainsi je suis le chemin tracé par tous les auteurs, anciens et
modernes; mais avec l'avantage, pour moi, d'avoir indiqué les causes
rendant graves et même mortelles les broncho-pneumonies qui,
par leurs lésions propres, devraient être légères et devraient se terminer par la guérison.

PREMIER TERME DE LA SÉRIE. — *Broncho-pneumonie latente des
auteurs.* — Elle est commune à tous les âges, quoique plus fréquente chez le vieillard. Sa symptomatologie se réduit à bien peu
de chose et est masquée par celle de la bronchite préexistante. Une
augmentation de la toux et la difficulté d'expectorer; des crachats
muqueux perlés, sans grande signification, une grande dyspnée,
surtout dans les mouvements; il peut y avoir aussi une diminution
ou perte de l'appétit, un peu de fatigue, un peu de tristesse, apyrexie
ou léger mouvement fébrile nocturne, que l'on doit rechercher au
thermomètre; amaigrissement progressif. Ce dernier symptôme
décide les malades ou leurs familles à appeler le médecin, et, si
alors celui-ci ne fait pas un examen attentif de la poitrine, le diagnostic restera inconnu. Il n'est même pas toujours facile, après cet
examen, de faire le diagnostic.

Normalité du son thoracique à la percussion, râles muqueux disséminés, quelques sibilations diffuses, voilà ce que devra rechercher
le médecin au premier examen; mais, en somme, tout cela appartient à la bronchite des grosses et petites bronches et non à la

broncho-pneumonie. Seulement, en auscultant, sans se hâter, la région des bases pulmonaires et des bords postérieurs, c'est-à-dire entre la septième côte et la huitième, le dixième espace intercostal, par derrière, sur les côtés et dans les canaux vertébraux, on surprendra des crépitations très circonscrites ou disséminées correspondant aux foyers broncho-pneumoniques.

Ce terme de la série a une durée très variable ; bien des fois, il guérit sans avoir été diagnostiqué ; d'autres fois, le malade meurt de la maladie primitive, et on découvre la broncho-pneumonie à l'autopsie ; d'autres fois, il se diagnostique, et avec un traitement convenable on le domine facilement, si l'état pathologique constitutionnel ne s'y oppose pas ; d'autres fois, enfin, il passe au terme suivant de la série ou à l'état chronique, avec sclérose et rétraction pulmonaire, ou se complique de tuberculose.

DEUXIÈME TERME DE LA SÉRIE. — *Broncho-pneumonie suraiguë, lente, lobulaire, en foyers*, selon les auteurs contemporains. — Toujours, dans le cours d'une bronchite aiguë ou chronique, dépendant ou non d'une infection de celles qui ont été citées dans l'étiologie, le malade ressent des petits frissons accompagnés de fièvre modérée ; si avant il était apyrétique ou avec exacerbation fébrile, si sa maladie antérieure avait déjà provoqué la fièvre, il peut se faire que la température, le soir, monte à 40° et dixièmes, pour descendre dans la matinée de près de deux degrés. Avec l'augmentation de température coïncide une coloration rouge des joues, et une teinte violette des lèvres ; une dyspnée provoquant trente à quarante inspirations par minute chez l'adulte et le vieillard, et de quarante à cinquante chez l'enfant, sans que ni les uns ni les autres mettent en jeu les muscles respiratoires supplémentaires ; le pouls de ces malades est très rapide, petit et faible ; ils peuvent demeurer couchés en décubitus dorsal ; ils se plaignent quelquefois d'une douleur bilatérale aux parois thoraciques, compressive et très tolérable ; ils ont des accès peu fréquents de toux avec expulsion de crachats muqueux, perlés, séro-muqueux, muco-purulents, quelquefois avec filets de sang ; ils passent des nuits agitées, avec insomnie ou somnolence troublée par des cauchemars. Tous ces symptômes diminuent d'intensité lorsque la fièvre baisse le matin, pour revenir au même degré que celle de la veille, le dépasser au nouvel accès de fièvre du soir et de la nuit suivante.

A l'examen de la poitrine, on trouve la sonorité normale à la percussion, tout au plus une submatité localisée en divers points des lobules inférieurs des deux poumons, et plus fréquemment par derrière. A l'auscultation, on perçoit des râles disséminés, rauques, de gros et petits ronchus sibilants et stridents, formant l'ensemble de ce que l'on a appelé râles de tempête. Si ce râle ne l'empêche pas, on entend, en quelques endroits, pas très nombreux, des râles coïncidant avec la submatité, là où celle-là existe, et aussi les sous-crépitants et le souffle tubaire beaucoup moins clairement que dans la pneumonie lobaire. Ces phénomènes n'ont pas une fixité aussi constante que ceux qui correspondent à la pneumonie ; un jour ils sont plus marqués en un endroit, d'autres jours en un autre, et d'autres jours encore ils apparaissent où ils n'existaient pas auparavant, diminuant ou disparaissant là où ils avaient déjà été entendus.

Ainsi, avec des alternatives de mieux et de plus mal, avec anorexie complète, soif très vive, dénutrition progressive, le malade passe deux, trois et jusqu'à quatre semaines au bout desquelles il n'est pas rare que les rémissions fébriles matinales se rapprochent graduellement et arrivent à l'apyrexie ; les redoublements de fièvre du soir se font moins intenses et plus courts, en même temps que les autres phénomènes morbides vont en diminuant.

La toux devient humide, l'expectoration facile et abondante, de couleur grisâtre ou verdâtre d'abord, muqueuse ensuite, pour diminuer et disparaître à la fin, s'il ne reste pas un point faible dû au catarrhe bronchial qui peut persister. Cette lysis très lente, unique forme par laquelle le malade revient à la santé, dure encore une, deux et jusqu'à trois semaines.

La chronicité et la tuberculose sont des complications fréquentes. *La parenté qui existe entre la broncho-pneumonie et la tuberculose au point de vue clinique, est tellement immédiate que la moitié au moins des broncho-pneumoniques deviennent tuberculeux tôt ou tard.* J'appelle sur ce fait de ma propre expérience l'attention des médecins praticiens pour lesquels j'écris ces chapitres.

L'asystolie, la syncope, la pleurésie avec épanchement, les péricardites, les myocardites et les endocardites, les méningo-encéphalites, etc., sont aussi possibles quoique très rares.

TROISIÈME TERME DE LA SÉRIE. — *Broncho-pneumonie aiguë, broncho-pneumonie diffuse, broncho-pneumonie suffocante,* selon les auteurs. — Avec bronchite préexistante ou sans elle, apparaît chez des individus débiles un malaise général augmenté bien vite par des frissons intenses et répétés ; la fièvre s'élève à 40 ou 41° ; ou bien ces frissons et cette hyperpyrexie troublent la marche d'une maladie antérieure. Aux premières heures apparaît une dyspnée progressive qui va en un, deux ou trois jours, jusqu'aux dernières limites de l'orthopnée. Les malades ne peuvent pas se coucher parce qu'ils asphyxient et restent assis, mettant en action toutes leurs forces respiratoires ; ils s'inclinent en avant et se cramponnent aux objets immédiats pour rendre plus efficaces leurs efforts pour dilater leur poitrine, quoique cette dilatation leur soit doulou-reuse. Ils sentent une douleur constrictive de tout le thorax, toussent avec peine pour arracher un petit crachat de caractère variable, ou pour ne rien arracher; la figure se violace, les lèvres deviennent cyanotiques foncées, presque noires ; par instants les malades se couvrent de sueurs chaudes ou froides; ils se sentent mourir en somme et assistent à leur martyre avec une intelligence éveillée et vive.

Les enfants arrivent à faire quatre-vingts respirations par minute; les adultes et les vieillards cinquante ou plus ; le pouls est chez ceux-là incomptable, chez ceux-ci il peut aller jusqu'à cent cinquante battements par minute. Ils regardent de tous côtés, atterrés, avec l'expression du naufragé qui cherche une planche de salut; ils sont inquiets, leur voix est éteinte, leur parole brève et pénible ; ils délirent la nuit sans dormir; ils demandent constamment de l'eau pour mouiller leur gorge sèche et calmer leur soif ardente.

Quelquefois pendant quelques heures de la matinée, les deux ou trois premiers jours, il semble qu'ils vont mieux, la fièvre diminue d'un degré ; mais cet état d'amélioration fictive ou apparente n'est réellement que la fatigue de la souffrance et bientôt le tableau horrible se rétablit; l'enfant luttant contre la mort par une ou diverses attaques de convulsions, tombe asphyxié; l'adulte, lui, ne lutte plus, il se couvre de sueurs froides, son regard s'éteint, il est indifférent, comme le vaincu résigné ; il respire avec moins de fréquence et avec des râles trachéaux agoniques, il ne tousse pas; trois ou quatre inspirations bruyantes, prolongées, suprêmes, marquent chez lui la fin de la vie, illuminée jusqu'à la dernière seconde par l'intelligence ; le vieillard lutte moins et se rend plus tôt; ses artères cérébrales athéromateuses, son appareil circulatoire fatigué, ses éléments anatomiques tous parésiques, tombent dans l'atonie totale et le coma, qui est l'expression clinique du congé vital, précède de plusieurs heures l'asphyxie et quelquefois tue avant par une hémorragie cérébrale ou par une paralysie du cœur.

Ces tortures durent de cinq à dix jours, rarement moins, jamais

plus, quand ce terme de la série est primitif, et pendant tout
ce temps l'examen de la poitrine a donné les mêmes symptômes :
son normal à la percussion, râles de tempête de toutes parts, dans
lesquels dominent des sifflements très aigus et des crépitations rudes.
Rien de plus.

QUATRIÈME TERME DE LA SÉRIE, lequel pourrait s'appeler : *broncho-
pneumonie algido-apnéique*. — Frisson initial qui ne quitte pas le
malade, froideur de marbre qui, commençant par les extrémités, en
deux ou trois heures, s'étend sur toute la superficie du corps, couvert de sueur visqueuse et glacée ; orthopnée premièrement, et apnée
bientôt, inquiétude et anxiété extrêmes, agonie et mort · avec les
mêmes phénomènes locaux observés que dans la forme précédente et
le tout en vingt-quatre, trente-six ou quarante-huit heures. Tel est
l'épouvantable tableau de cette attaque brutale.

Le premier cas que j'ai rencontré de cette forme clinique, dans les
débuts de ma carrière, ce fut chez un sujet jeune, de santé délicate,
ébranlée par une maladie intestinale des pays chauds. Je crus à un
empoisonnement et je demandai à faire l'autopsie pour m'assurer de
la cause de la mort. A part le sang asphyxique, des ecchymoses cérébrales, gastriques et intestinales, je ne trouvai pas d'autres lésions
macroscopiques que celles du poumon. La surface de celui-ci avait
exactement le même aspect que la peau couverte de variole, bleui
quoique mou, il était parsemé de petites pustules pleines de pus. Sur
les coupes apparaissaient en abondance des nodules, quelques-uns
rouges, grisâtres ou gris pour la plus grande partie ; des grisâtres,
le pus ne coulait pas par section ou ponction ; les gris se vidaient
facilement. Je ne pus faire l'examen microscopique.

Diagnostic. — Le diagnostic, comme on l'a vu, présente de grandes
difficultés par lui-même dans les termes extrêmes de la série. Une
augmentation de la fièvre quand elle existe déjà, une fièvre rémittente, la dyspnée, la fatigue et la toux, sont les symptômes qui,
réunis ou séparés, exigent un examen attentif de la poitrine.

Même dans le cas où par suite de cet examen on ne découvrirait
pas des signes bien clairs de broncho-pneumonie, ces symptômes
conservent leur valeur parce que *la bronchite aiguë* des grosses
bronches accompagnée de fièvre rémittente, toux et expectoration
muqueuse, ne provoque pas la dyspnée qui est le phénomène dominant de la broncho-pneumonie.

L'*asthme*, qui donne la dyspnée, ne donne pas la fièvre ; l'apparition de la difficulté respiratoire éclate subitement dans la nuit ou pour un motif futile et l'accès dure peu. Les *maladies du cœur* se reconnaissent par leurs symptômes locaux et sont aussi apyrétiques ; et dans la peu fréquente *congestion pulmonaire* des enfants, la fièvre et la dyspnée apparaissent brusquement, les symptômes locaux de matité ou submatité, avec diminution du murmure vésiculaire et avec peu de râles, ne ressemblent pas à ceux de la broncho-pneumonie. Cette congestion communément unilatérale, est peu grave et d'évolution rapide. On dira ce que l'on voudra : le diagnostic différentiel entre la broncho-pneumonie et la pneumonie lobaire est toujours facile, à moins qu'il ne soit question d'hybridismes ou de combinaisons des deux maladies, chose possible surtout chez les typhoïdiques, les cachectiques et les vieillards.

La fièvre rémittente, la dyspnée graduelle, ni spasmodique, ni congestive, c'est-à-dire non accompagnée de grands spasmes, avec son tympanique d'une région circonscrite au commencement, avec son massif aussi limité après, la diffusion pulmonaire des phénomènes stétoscopiques, l'insignifiance constante de ceux de la percussion, correspondent à la broncho-pneumonie et sont bien différents de la fièvre continue, la dyspnée spasmodique initiale avec son massif également réduit à une région pulmonaire, la localisation en un foyer des phénomènes stéthoscopiques, les râles crépitants et sous-crépitants, dans ce foyer et seulement en cet endroit, suivis de l'abolition de tout bruit respiratoire, correspondant à la pneumonie lobaire. Cela sans compter les caractères différentiels presque constants des crachats.

Où les difficultés du diagnostic différentiel sont en tout point insurmontables, c'est dans la distinction de la broncho-pneumonie et des formes aiguës et subaiguës de la tuberculose avec localisation pulmonaire prédominante. Ni les antécédents tuberculeux de famille, ni les antécédents scrofuleux du malade n'excluent la possibilité de la broncho-pneumonie ; le manque de ces antécédents n'exclut pas non plus la tuberculose. *Les symptômes généraux et locaux sont exactement les mêmes dans les deux maladies* et partant ne peuvent servir à établir la différence. L'unique note différentielle positive, selon les idées courantes, peut être donnée par l'analyse bactériologique des crachats ; mais si on ne rencontre pas le bacille de Koch, cela n'autorise pas non plus à exclure la tuberculose. J'ajoute *que la présence de quelques bacilles de Koch dans les crachats, peut coexister avec une broncho-pneumonie sans tuberculose* et le jour où l'analyse microscopique de toutes les expectorations se fera avec le même soin que se fait celle de l'expectoration des tuberculeux diagnostiqués, on me donnera raison. Et dans le cas où on ne me donnerait pas raison, comme ce sont des faits que j'ai découverts et observés bien des fois, je continuerais quand même à les affirmer, parce qu'en résumé, la tuberculose broncho-pulmonaire est une broncho-pneumonie néoplasique et la broncho-pneumonie peut se convertir n'importe quel moment en une tuberculose. Si le bacille de Koch agit de quelque manière, c'est en provoquant une pneumonie, et s'il est nécessaire à la transformation en tuberculose de la broncho-pneumonie engendrée par d'autres causes, il abonde trop pour manquer au banquet que lui offre un poumon assaisonné à son goût. La broncho-pneumonie et la tuberculose sont des formes de l'effet dépendant de l'énergie influée et non de l'énergie influente, comme dit la loi universelle de l'indétermination causale. *La broncho-pneumonie et la tuberculose pulmonaire sont des formes de lésions dépendant du malade et non du microbe causal*, qui ne peut faire qu'une chose : irriter plus ou moins celui qui est plus ou moins irritable.

Tel est mon jugement absolu sur le problème du diagnostic différentiel entre la broncho-pneumonie et la tuberculose; s'il contredit les doctrines actuelles, l'avenir lui appartient et je suis tranquille.

Après avoir formulé, comme il convient, une conviction établie sur les faits, je ne vois pas d'inconvénient à déclarer que, lorsque le bacille de Koch apparaît dans les crachats, on doive diagnostiquer une tuberculose. L'erreur ne sera pas fréquente et, après tout, n'aura pas grande importance.

Est-ce qu'il peut y avoir quelque importance pratique à diagnostiquer l'espèce microbienne, agent causal de la broncho-pneumonie? On dit que celle qui est provoquée par le streptocoque pyogène est moins grave que celle qui est provoquée par le pneumocoque de Talamon et Fraenkel. J'en ai dit assez pour faire connaître mon opinion. Je proteste contre de semblables sources de pronostic et je nie leur importance.

Pronostic. — La broncho-pneumonie est toujours une maladie très grave et très fréquemment mortelle. Le terme moyen de la mortalité accusé par les statistiques, citées par Netter, est de 330 morts pour 497 malades; ou soit 64,4 p. 100, égal aux deux tiers. Ce terme moyen me paraît encore d'un optimisme évident. Dans chaque cas concret les signes pronostiques favorables sont : l'état relativement bon des forces du malade, le peu de diffusion des symptômes stéthoscopiques et leurs degrés minimes, et le peu d'intensité de la dyspnée. Chez les cachectiques, les exténués, les enfants peu âgés et les vieillards décrépits, la maladie est presque toujours mortelle. Le râle de tempête généralisé, les nombreux foyers de sifflements aigus et de crépitations ou sous-crépitations et l'orthopnée font prévoir sûrement la terminaison fatale.

Thérapeutique de la broncho-pneumonie. — 1° TRAITEMENT PROPHYLACTIQUE. — Je répète à ce propos ce que j'ai dit en m'occupant de la prophylaxie de la pneumonie aiguë. Considérant comme premiers moyens prophylactiques ceux d'une hygiène et d'une thérapeutique efficaces pour combattre les déchéances vitales ou les maladies connues, base étiologique de la broncho-pneumonie : l'antisepsie de la bouche et du pharynx où peuvent nicher les microbes pathogènes, et l'isolement des malades, la destruction parfaite de leurs excrétions pathologiques, spécialement des crachats, sont aujourd'hui des mesures indispensables pour le médecin. Sachant combien la position prolongée en décubitus dorsal ou toute autre position invariable prédispose les malades à la broncho-pneumonie par la stase veineuse qui se produit, on doit conseiller le changement fréquent de place et, si c'est possible, faire lever et marcher le malade ou tout au moins le faire asseoir quelques heures par jour.

2° TRAITEMENT CURATIF. — Par l'étude attentive de l'anatomie pathologique et du syndrome de la broncho-pneumonie, on comprend sans effort que le grand danger est l'insuffisance de la respiration pulmonaire, que la cause presque constante de la mort est l'asphyxie.

Pour cela, les deux indications thérapeutiques fondamentales sont de combattre cette insuffisance respiratoire, de pourvoir d'air pur et condensé le malade, et de maintenir cet air dans ces conditions par un renouvellement continuel.

Mais l'insuffisance respiratoire a, dans la broncho-pneumonie, un mécanisme très complexe qu'il est indispensable d'analyser pour arriver aux indications concrètes et pour aboutir aux moyens dont nous disposons pour les remplir.

Déjà la fièvre, avec ses troubles circulatoires et les altérations du sang, qui sont ses conséquences immédiates, est une cause d'anhématose. Ensuite la faiblesse préexistante des malades occa sionne le ralentissement de la respiration par le manque d'énergie des muscles qui exécutent les mouvements respiratoires. Par suite le processus irritatif en foyers disséminés et le catarrhe antérieur diminuent la capacité absorbante et exhalante de la membrane de revêtement des petites bronches et des vésicules pulmonaires, et concourent au même but. Plus tard, les exsudats qui remplissent les bronches et les alvéoles et qui s'y coagulent, soustraient mécaniquement une partie de la superficie hématosique : collapsus ou atélectasie en quelques foyers, congestions, exsudats interstitiels, proliférations conjonctives et épithéliales, suppuration ou dégénération dans d'autres, emphysème dans quelques-uns, tout cela contribue à diminuer la surface de l'hématose et, de plus, à paralyser les muscles de Reissesen et inutiliser les épithéliums vibratiles, agents les plus efficaces pour l'expulsion des exsudats libres.

De manière que les indications thérapeutiques concrètes dans la broncho-pneumonie sont les suivantes :

1° Combattre la fièvre en la réduisant à un minimum peu préjudiciable, puisque son extinction complète est impossible pendant que subsistent les lésions la provoquant ;

2° Tonifier les malades par tous les moyens reconnus efficaces ;

3° Contrarier le processus irritatif local ;

4° Favoriser l'expulsion des exsudats libres ;

5° Exercer localement des actions contre le collapsus pulmonaire et contre les congestions ; favoriser la réabsorption des exsudats interstitiels ; s'opposer aux proliférations conjonctives et épithéliales et aux dégénérescences ; faire sortir le pus déjà formé et les éléments anatomiques morts et éviter les progrès de l'emphysème.

Tout cela est à faire. Mais, malheureusement, il nous manque les moyens assez efficaces pour le réaliser dans l'immense majorité des cas et nous devons nous borner à employer ceux qui ont une action reconnue utile pour le but que nous poursuivons, qu'ils y arrivent ou non.

Dans cette maladie la *quinine* à la dose de 2 décigrammes à 50 centigrammes pour les enfants, selon leur âge, et de 75 centigrammes à 1 gramme pour les adultes, prise en une seule fois, le matin, *et les bains tempérés* de 25 à 30°, en en prenant un ou deux par jour, de quinze minutes de durée, dans les moments de grande fièvre, sont les meilleurs moyens de la diminuer ; les bains ayant en plus l'avantage de tonifier le cœur et les vaisseaux et d'augmenter la respiration cutanée.

L'alimentation lactée, la farine lactée, les œufs crus ou à la coque, les purées de lentilles, de fèves, et la poudre de viande, lorsqu'ils sont tolérés, sont les toniques par excellence. Si le malade éprouve de la répugnance pour cette alimentation, on doit recourir à la sonde gastrique pour l'ingestion des aliments en les accompagnant d'eupeptiques, tels que le sirop de peptone pepsique, la pepsine amylacée (1 à 2 grammes), la papaïne, etc. Le vin de Xérès, à la dose de 15 à 20 grammes pour les enfants, répétée toutes les trois ou quatre heures, et à la dose de 60 à 80 grammes pour les adultes, avec les mêmes intervalles, ou bien l'eau-de-vie de vin au tiers des doses antérieures, sont des médicaments d'épargne et de stimulation nerveuse dont l'usage ne sera jamais assez recommandé. Dans les cas extrêmes, j'ajoute trois doses journalières d'un demi-centigramme de sulfate de strychnine pour les adultes, d'un demi-milligramme ou même d'un milligramme pour les enfants.

Quant à enrayer le processus local irritatif dans son ensemble, la première indication serait d'annihiler la cause qui le provoque, lorsque l'on suppose qu'elle persiste; mais il est certain que contre les agents microbiens logés dans le poumon nous n'avons pas encore aujourd'hui de procédés de destruction directe, et les moyens indirects pour les détruire sont les toniques mentionnés et ceux que je vais indiquer tout de suite.

L'expérience des siècles et les faits observés journellement, sanctionnés par la loi *des équivalents végétaux* (voyez Letamendi, *Pathologie générale*), démontrent la légitimité et l'efficacité de la médication révulsive contre les processus irritatifs. Je ne comprends pas pourquoi il y a des auteurs qui y renoncent.

Pour ma part, je n'hésite pas à conseiller à mes lecteurs ce que je prescris sans hésiter dans ma pratique, c'est-à-dire *une vive et intense révulsion* au moyen de *vésicatoires cantharidés,* de l'*huile de croton* ou de la *teinture d'iode* en application sur les parois thoraciques, spécialement sur les canaux vertébraux et les régions correspondant aux bases des poumons. Il me paraît oiseux de rappeler que les vésicatoires doivent être camphrés pour éviter la dysurie et de dire que la teinture d'iode doit s'appliquer sur une superficie grande comme la paume de la main jusqu'à obtenir l'effet, sans occasionner l'iodisme par absorption. Après, l'on peut varier d'endroit successivement en passant sur toutes les parois thoraciques.

La liquéfaction et l'expulsion des exsudats libres est favorisée en faisant respirer au malade une atmosphère humide, chose que l'on obtient en ayant de l'eau en ébullition dans la chambre et avec l'administration des médicaments expectorants et émétiques.

Les meilleurs expectorants sont le polygala et l'ipécacuanha. Je prescris l'infusion de polygala à 10 p. 100, édulcorée avec 30 ou 60 grammes de sirop d'ipéca. Quelquefois, lorsque la dyspnée progresse et que la toux est inefficace pour expulser l'exsudat, il faut prescrire un vomitif; je préfère la poudre d'ipécacuanha à la dose de 1 à 2 grammes. On doit bien rechercher l'indication de ce remède, et ne pas le donner à la légère, parce que le vomitif apporte avec lui une dépression de forces considérable.

La manière la plus efficace pour éviter le collapsus ou l'atélectasie pulmonaire, c'est de maintenir la toux et l'expectoration et de recommander les changements fréquents de posture. Lorsque la toux déchoit, l'acétate d'ammoniaque à la dose de 8 à 10 grammes dans 120 d'infusion de menthe, pour prendre une cuillerée à bouche toutes les heures, ou le chlorhydrate d'ammoniaque à une dose trois ou quatre fois moindre feront recouvrer à la toux ses forces efficacement expulsives. Contre les congestions en foyer, pour favoriser la résorption des exsudats interstitiels et s'opposer aux proliférations conjonctives et épithéliales, je ne connais rien qui puisse se comparer à l'application des vésicatoires coup sur coup et à l'administration de *la créosote de hêtre*. Six à 10 gouttes dans 90 grammes de vin alcoolisé, répétées trois fois par jour : c'est une forme médicamenteuse dont je me sers fréquemment. Les capsules d'huile de foie de morue créosotée sont aussi une bonne préparation. La sortie du pus déjà formé et des éléments anatomiques morts est facilitée par les expectorations.

Aux moyens antérieurs, on doit ajouter une hygiène parfaite et spécialement un air pur, plutôt froid que chaud, c'est-à-dire à 15 ou 20 degrés, renouvelé continuellement, sans exposer le malade à des courants atmosphériques perceptibles. Tout cela employé opportunément, et dans les cas nécessaires avec énergie, donnera pour résultat la guérison de la broncho-pneumonie dans les cas aujourd'hui guérissables.

Abdon-Sanchez Herrero, *de Madrid*.

Professeur de clinique médicale à la Faculté.

CHAPITRE VIII

SCLÉROSE DU POUMON

: Synonymie. — Pneumonie interstitielle chronique. — Cirrhose du poumon.

Historique. — Cayol, cité par Laennec, découvrit en 1808. étant encore étudiant en médecine, la broncho-ectasie et l'endurcissement du tissu pulmonaire périphérique aux dilatations bronchiales. Laennec décrivit peu après les deux lésions anatomiques, les faisant dépendre de l'accumulation du mucus dans les bronches. Andral attribue la broncho-ectasie à l'altération des parois des bronches. Reynaud (1835) fait intervenir dans la genèse de la même lésion, la pression atmosphérique dans l'inspiration; Stokes signale l'importance de la diminution de l'élasticité des fibres longitudinales des bronches, la paralysie de leurs muscles circulaires ou de Reisessen et la parésie des cellules vibratiles; Williams attribue la broncho-ectasie aux altérations nutritives des bronches, à la stagnation des sécrétions anormales et à l'effort expiratoire réalisé par la toux.

Corrigan (1838) fut le premier qui, laissant de côté les théories pathogéniques des dilatations bronchiales antérieures à lui, étudia principalement la sclérose pulmonaire et expliqua ces dilatations par le rétrécissement du tissu sclérotique. Hasse et Rokitansky non seulement expliquèrent bientôt les modifications anatomiques coïncidant avec la sclérose du poumon, mais ils étudièrent aussi la relation des lésions pulmonaires avec d'autres lésions localisées dans le cœur ou en d'autres organes; et spécialement Rokitansky fit une étude clinique du processus pleine de bon sens. Biermer (1864) récapitule les travaux de ses prédécesseurs. Après Biermer, les écrits les plus notables sur la sclérose sont ceux de MM. Charcot-Balzer (1878) Lancereaux, Regimbeau (1889), Barth et Letulle (1890).

Définition. — La clérose du poumon est une maladie presque toujours consécutive à des processus irritatifs des bronches et des vésicules pulmonaires, ou à des troubles circulatoires de la petite circulation ; mais elle peut être aussi une manifestation pulmonaire primitive d'une maladie constitutionnelle, plus fréquemment la syphilis que n'importe quelle autre ; elle peut être causée de plus par des actions irritantes directes sur le stroma pulmonaire ; elle est caractérisée en anatomie pathologique par la prolifération du tissu conjonctif interstitiel du poumon, avec transformation fibreuse et rétrécissements consécutifs ; et en clinique par un cadre syndromique local, différent selon la disposition et l'extension des lésions essentielles et des lésions accessoires ; et par un processus tisiogène progressif et des phénomènes cardiopathiques.

Étiologie, pathogénie et lésions anatomiques de la sclérose du poumon. — Les faits étiologiques d'observation et d'expérience, acceptés par tout le monde médical, sont les suivants :

1° La sclérose du poumon succède à la pneumonie aiguë. unique ou récidivante, et est la terminaison fréquente des pneumonies lobaires des paludéens ;

2° La sclérose du poumon succède à la broncho-pneumonie et est la terminaison fréquente des broncho-pneumonies qui naissent et évoluent dans le cours des infections comme la fièvre typhoïde, la rougeole, la variole, etc. ; c'est la terminaison fréquente des broncho-pneumonies qui naissent et évoluent chez les sujets débilités par n'importe quelle cause, comme les rachitiques, ceux qui souffrent d'une entérite chronique, les chloro-anémiques, les artério-scléreux, les paludéens, les alcooliques. les diabétiques, les syphilitiques, les phtisiques, etc. ; c'est la terminaison fréquente des broncho-pneumonies des enfants et des vieillards ;

3° La sclérose du poumon compliquée, la pleurésie sèche ou avec épanchement en est la conséquence ; fréquemment la sclérose accompagne ou suit les pleurésies puerpérales ou purulentes ou les pleurésies qui naissent et évoluent dans le cours de n'importe quelle autre infection.

4° Quoique ce dernier fait ne soit pas accepté par tout le monde médical, les observations de Laennec, Andral, Heschl, Eppinger, Worochinin, Ackermann, Marchanol, Wagner, etc., ces observations et le bon sens autorisent à reconnaître que la sclérose du poumon peut naître sans pneumonie lobaire, ni broncho-pneumonie, ni pleurésie préalables, par l'action de n'importe quel autre agent irritant qui arrive au tissu interstitiel d'un poumon prédisposé à réaliser le degré irritatif correspondant à la sclérose. Tel est le cas de la sclérose chez les cardiaques.

Des faits exposés, il résulte bien clairement que la lésion ou les lésions anatomiques connues sous le nom de sclérose du poumon ont pour causes toutes celles qui provoquent la pneumonie lobaire, la broncho-pneumonie et la pleurésie (je prie mes lecteurs de s'en rapporter aux chapitres correspondants), à condition qu'elles s'exercent sur un sujet faible ou affaibli. Et il résulte de plus, que la sclérose naît et évolue par l'action de causes irritantes qui arrivent aux interstices conjonctifs du poumon sans avoir exercé leur action à sa surface, à condition que ces interstices soient irritables, en relation avec l'action causale, dans le degré nécessaire pour engendrer les lésions en question.

D'autres fois apparaît l'équation pathogénique éternelle : l'action causale indifférente, c'est-à-dire simplement irritante, et la réaction individuelle déterminatrice de la forme de lésion immédiate ou consécutive, parce que *quidquid recipitur ad modum recipientis recipitur*.

La prolifération cellulaire du tissu conjonctif et de ses dérivés immédiats ou de ceux qui s'en rapprochent le plus en degré d'organisation, est une phase ou période de l'orgasme irritatif, comme on peut le voir dans le processus d'inflammation expérimentale, et les éléments de nouvelle formation, atoniques comme ils doivent l'être, ne peuvent avoir plus de deux évolutions ; si l'atonie est chez eux extrême, leur évolution sera la dégénération et la mort prochaine; si elle ne l'est pas autant, ils arriveront à s'organiser en tissu conjonctif de variété moins vive, toujours avec tendance à la diminution de leur masse organisée, à se constituer en tissu demi-mort se laissant infiltrer par les substances organiques ambiantes. Ce dernier mode est le cas de la sclérose dans tous les organes. Prolifération organique du tissu conjonctif; infiltration de ses éléments embryonnaires, atoniques, globulaires ou fusiforme; organisation des mêmes en tissu, bien plus que fibreux, cicatriciel; rétrécissement par atrophie progressive, survenant par suite du peu de vitalité du tissu néoformé; compression, strangulation et destruction des autres tissus emprisonnés par la trame du nouveau; infiltrations salines dans celui-ci : telle est la lésion anatomique essentielle du processus sclérosique dans son évolution et dans sa fin; telle est la lésion anatomique essentielle de la sclérose pulmonaire.

On peut observer aux autopsies des troubles évolutifs distincts de cette lésion ; on peut également observer des lésions accessoires ou concomitantes procédant de la maladie primitive, ou des transformations pathologiques du tissu sclérosé ; on peut observer aussi divers aspects microscopiques, selon l'extension, la distribution et le moment évolutif de la lésion essentielle, accessoire et concomitante.

Des portions de poumon, rouges par la congestion, violacées par la stase, de couleur rose pâle par l'anémie commençante, encore molles et susceptibles d'insufflation incomplète ; indurations qui crient sous le scalpel, jaunâtres, anémiques, grises, ardoisées par l'infiltration de substances colorantes du sang ou procédant de l'extérieur ; surface des coupes lisse et de couleur d'ardoise, verdâtre, brune ou noire, lorsque la lésion coexiste avec une anthracose ; sur cette surface on peut voir les parois alvéolaires grossies, les alvéoles rétrécies et contenant des pelotons de cellules épithéliales englobées dans une masse granulo-graisseuse avec leurs épithéliums pavimenteux encore en place, transformés en cubiques ou globuleux ; quelquefois il y a dans ces alvéoles des éminences de végétations sclérosiques polypiformes ; sur cette section se voient d'autres fois des cavernes ou des ulcères, par transformation régressive et suppuration du tissu sclérosé, ou des dilatations bronchiales pleines de muco-pus, ou des nodules péri-bronchiques, résidus de la broncho-pneumonie originale, ou des plaques d'infiltration calcaire ou ferrugineuse, ou une teinte générale noire donnée par l'anthracose.

Tout cela coïncide avec le rapetissement grand ou petit de l'organe selon l'extension et la période évolutive des lésions, avec le déplacement du poumon sain, affecté fréquemment d'emphysème, le déplacement du cœur et des organes abdominaux qui ont à remplir le vide produit par le rétrécissement du poumon et la déformation, parfois très notable, de la caisse thoracique.

Sont fréquentes l'hyperthophie et la dilatation cardiaques avec les lésions aortiques et valvulaires, et pas rares du tout les lésions de la néphrite interstitielle de l'artério-sclérose.

Série clinique de la sclérose du poumon. — PREMIER TERME DE LA SÉRIE. — *Sclérose du poumon en foyer unique. Sclérose lobaire du poumon. — Sclérose du sommet chez les vieillards.* — La sclérose circonscrite du poumon peut apparaître à la fin de la période aiguë, ou mieux à la fin de la période d'infection générale de la pneumonie aiguë, moins fréquemment après une broncho-pneumonie ou une bronchite, avec ou sans persistance de celles-ci ; d'autres fois, beaucoup plus rarement, en se constituant d'une manière insidieuse, sans phénomènes révélateurs des maladies que je viens de citer.

On voit persister ou apparaître les symptômes locaux d'une condensation pulmonaire en foyer : matité, exagération des vibrations thoraciques, souffle tubaire, diminution ou abolition du murmure vésiculaire, peut-être quelques râles crépitants ou sous-crépitants et bronchophonie. Dans le reste des poumons peuvent exister des symptômes de bronchite diffuse, ainsi que dans quelques régions de l'emphysème.

Il persiste ou apparaît une fièvre dans la soirée, de haute ou basse élévation thermique, suivie de sueurs nocturnes et d'apyrexie matinale. Les malades sont anorexiques et souffrent de troubles dyspeptiques gastro-intestinaux avec ballonnement possible et diarrhée.

Ils toussent peu et expectorent moins ; leurs crachats sont muco-purulents ; ils ne sont pas plus dyspnéiques que lorsqu'ils font de l'exercice, et les douleurs thoraciques ne sont pas communes chez eux. Ils maigrissent progressivement.

Cet état se prolonge des semaines et des mois avec alternatives de mieux et de plus mal. Pour un temps, la fièvre disparaît sans que les symptômes de percussion et d'auscultation varient de beaucoup ; l'appétit renaît, les fonctions digestives se rétablissent et la nutrition générale se modifie favorablement, et tout porte à croire que le malade entre en convalescence. Et, en effet, cela arrive quelquefois. Peu à peu vont en diminuant les bruits pathologiques de la respiration et il ne reste plus qu'un foyer de cicatrisation pulmonaire, dans lequel est éteint le murmure vésiculaire et qui donne les autres symptômes de solidification pulmonaire déjà décrits. Mais, d'autres fois, et bien plus fréquemment, reparaissent les phénomènes morbides avec leur première manière d'être ; la consomption progresse ; quelquefois apparaissent les signes cavitaires ou bien ils existaient avant ceux de la condensation ; quelquefois apparaissent aussi les symptômes locaux du terme suivant de la série et les malades meurent par les progrès de la cachexie ou par asphyxie. Il n'est pas non plus rare que la fin funeste soit accélérée par une gangrène du poumon, un œdème aigu ou une asystolie.

Deuxième terme de la série. — *Sclérose diffuse du poumon; sclérose broncho-pulmonaire.* — Sous le nom de sclérose diffuse du poumon, les auteurs confondent deux états morbides qui, au moins au point de vue clinique, sont complètement différents; ils confondent la sclérose diffuse péri-bronchiale, consécutive aux bronchio-ectasies des catarrhes chroniques, avec la sclérose diffuse péri-bronchique, péri-alvéolaire, péri-vasculaire et interstitielle proprement dite. La première est un épiphénomène de la bronchite chronique et de la broncho-ectasie; elle offre les symptômes de ces maladies et ne se découvre qu'à l'autopsie. La seconde est une véritable pneumonie interstitielle diffuse, caractérisée par des phénomènes propres quoiqu'ils soient accompagnés de dilatations bronchiques. Dans la première, la sclérose est subordonnée, dans ses commencements, à la broncho-ectasie, quoiqu'elle puisse après l'aggraver, et même se convertir par exception en véritable sclérose diffuse du poumon; mais cette seconde, une fois constituée, est indépendante des dilatations bronchiques et ordinairement se constitue avant ou en même temps que les dilatations bronchiques, *pouvant exister sans elles.* Dans l'étiologie des deux processus anatomiques les différences persistent. La sclérose péri-bronchique est propre aux vieillards broncho-ectasiques et emphysémateux; la vraie sclérose interstitielle diffuse est plus propre aux enfants et aux adolescents qui ont souffert d'une broncho-pneumonie, surtout si cette broncho-pneumonie a été occasionnée par la grippe, la coqueluche, la rougeole, la fièvre typhoïde ou n'importe quelle autre infection.

C'est la véritable pneumonie interstitielle diffuse ou en foyers multiples, que je considère comme le second terme de là série sclérosique du poumon.

Volontairement je fais abstraction des symptômes locaux et généraux qui correspondent à la bronchite chronique avec broncho-ectasie quoiqu'ils soient presque constants chez les malades qui ont cette forme de sclérose. Le lecteur les trouvera décrits dans le chapitre correspondant. Cette division marquera mieux les traces syndromiques dues exclusivement à la sclérose diffuse.

Pour l'oreille exercée, la poitrine en général, sauf en certaines régions emphysémateuses, a moins de sonorité à la percussion qu'à son état normal, et même pour une oreille non exercée il y a des zones étendues de submatité thoracique. Dans ces zones principalement et quelquefois hors d'elles on perçoit par l'auscultation des râles crépitants et sous-crépitants. Les vibrations vocales sont augmentées, mais rarement on entend le souffle tubaire et la bronchophonie.

Le malade tousse par quintes et l'expectoration dépend en quantité et en qualité de la bronchite, de la broncho-ectasie ou de la broncho-pneumonie coexistantes. Un phénomène fonctionnel constant, c'est la dyspnée qui augmente beaucoup au moindre exercice actif. Bientôt apparaissent les signes de l'anhématose : cyanose, pouls fréquent et dur, œdème des paupières et des extrémités.

La fièvre existe toujours, rémittente, nocturne, ectique, irrégulière, avec augmentation de temps en temps du degré de température et de la durée des accès. La nutrition déchoit d'une manière progressive, et l'aspect des malades est semblable à celui des tuberculeux dans la période d'ulcération.

S'il ne survient pas de complications congestives, inflammatoires aiguës, ulcéreuses ou gangréneuses du poumon qui accélèrent la mort (complications étudiées dans le chapitre de la broncho-ectasie), apparaissent bientôt les difformités thoraciques, produites par le rétrécissement des poumons; et soit avant, soit après que ces déformations sont établies, apparaissent les symptômes de dilatation des cavités droites du cœur et ceux d'insuffisance tricuspide et sigmoïdo-pulmonaire; survient l'hydropisie générale avec troubles hépatiques, gastro-intestinaux, troubles des reins, et le malade meurt alors cachectique, asphyxié, asystolique ou avec un syndrome typhoïde adynamique final. La mort par hémorragie cérébrale, pulmonaire, gastrique, intestinale et même vésicale a été observée quelquefois.

La terminaison par la mort est la plus fréquente et, en ce cas, la durée totale du processus dépasse rarement un an.

On cite des cas de guérison et j'en ai moi-même observé quelques-uns ; mais il faut se défier de ces guérisons, parce que presque toujours elles ne représentent pas autre chose que des périodes de compensation pulmonaire et cardiaque, dont la terminaison fatale sont les insuffisances. Le tissu sclérosé est permanent et irrégressible et sa production occasionne toujours la mort d'un et organe; lorsqu'il est question du poumon, elle occasionne aussi la mort de l'individu.

TROISIÈME TERME DE LA SÉRIE. — *Sclérose totale d'un poumon. Sclérose d'origine pleurale. Pneumonie chronique pleurogène* (mieux vaudrait dire pleurophile). — Le plus souvent ce terme de la série est consécutif à une pleurésie avec épanchement compressif et irritant du poumon par action mécanique, ou par une autre cause en relation avec la nature de l'épanchement. Mais si l'épanchement pleurétique compressif n'est pas indispensable, parce que certaines pleurésies dites malignes occasionnent la sclérose pulmonaire, la pleurésie puerpérale et la pleurésie purulente sont dans ce cas. Les agents qui les occasionnent apportent l'irritation au poumon par la voie lymphatique, sanguine ou *conjonctive*, et le processus sclérotique commence, continue et se rend indépendant de la pleurésie.

Les symptômes locaux de percussion et d'auscultation sont ceux d'un foyer de sclérose qui occupe tout un poumon ; on les trouvera décrits dans le premier terme de cette série clinique. Apparaît bientôt la déformation thoracique qui consiste en somme dans l'enfoncement du côté correspondant, descente de l'épaule, dislocation de l'omoplate et courbures latérales de la colonne vertébrale avec la concavité dirigée vers le côté sain. Tout est produit par le rétrécissement et l'atrophie du poumon malade.

Les organes abdominaux montent jusqu'au thorax et on peut observer des cas où la sonorité stomacale commence à se noter au niveau de la cinquième côte. Le cœur se dévie du côté gauche quand la sclérose est de ce côté et du côté droit dans la sclérose de droite.

Le poumon sain se prend d'emphysème compensateur.

La toux est peu de chose ou nulle; l'expectoration n'existe pas, quand il n'y a pas de bronchites ou d'alvéolites concomitantes; mais la dyspnée est progressive et les phénomènes de dilatation cardiaque, d'asthénie cardio-vasculaire et d'insuffisances valvulaires droites suivent de près le rétrécissement du poumon.

La fièvre a les mêmes caractères que dans le terme précédent de la série, la dénutrition est égale et il y a peu de différence dans les terminaisons; seulement la durée de la sclérose totale d'un poumon est moindre que celle de la sclérose diffuse, elle n'atteint jamais un an, et le cas de Tapret, cité par Regimbeau, qui dura huit ans, doit être considéré comme une rareté, s'il n'était pas question d'une sclérose en foyer unique étendue et non de la sclérose totale d'un poumon.

Les complications qui peuvent accélérer la fin funeste sont aussi les mêmes que dans la forme antérieurement décrite.

Quatrième terme de la série. — *Sclérose totale des deux poumons. Pneumonie interstitielle aiguë et double. Pneumonie interstitielle asphyxique.* — Au début ce sont les phénomènes initiaux d'une pneumonie lobaire double; puis fièvre rémittente et moins accentuée, expectoration abondante, fluide et sanguinolente; symptômes locaux de condensation pulmonaire généralisée et croissante, avec râles variés ; dyspnée rapidement convertie en orthopnée ; cyanose progressive et asphyxie finale ; tel est le tableau de cette forme toujours mortelle, qui se déroule en une ou plusieurs semaines.

Diagnostic. — La sclérose du poumon peut se confondre avec toutes les autres condensations des viscères : kystes à échinocoques, cancer, gommes syphilitiques, tubercules, parce que les signes locaux sont les mêmes.

La localisation des *kystes à échinocoques* dans le poumon est très rare ; il n'y a pas, dans ce cas, d'antécédents d'une maladie pulmonaire, tandis qu'il y en a presque toujours dans la sclérose ; à l'analyse microscopique des crachats on peut trouver les crochets de la tête ; les phénomènes généraux sont plus lents, moins prononcés et peuvent être même inappréciables durant une longue période dans les kystes, tandis que dans la sclérose ils sont toujours importants depuis le commencement du mal. Les kystes volumineux forment une tumeur qui peut être perceptible extérieurement ; de toute manière, il y a diminution des vibrations locales à ce niveau.

Le *cancer du poumon* primitif est de tous points exceptionnel, et ses antécédents, son début, son évolution et la cachexie sont différents de ceux de la sclérose.

Dans les gommes syphilitiques, les autres phénomènes antérieurs et actuels de l'infection suffiront pour le diagnostic différentiel.

Mais ce n'est pas ce qui a lieu avec la tuberculose, dont le tableau syndromique local et général est en beaucoup de cas semblable à celui de la sclérose, la coexistence des deux maladies étant fréquente.

L'analyse microscopique des crachats n'a pas non plus une valeur si absolue qu'on le prétend. Si on n'y trouve pas le bacille de Koch, cela n'autorise jamais à nier la tuberculose, et si on le trouve on ne peut non plus affirmer absolument que le sujet soit tuberculeux. Cette dernière affirmation est aujourd'hui une hardiesse qui contredit les idées universellement admises ; car, après l'avoir émise, le praticien peut diagnostiquer toujours une tuberculose lorsqu'il y a dans les crachats des bacilles de Koch ; il pourra se tromper quelquefois, mais presque toujours il sera dans le vrai.

Les déformations thoraciques, les rémissions quelquefois longues des symptômes généraux, le commencement d'une lésion cardiaque ou la tendance à la guérison ou au *statu quo*, parlent en faveur de la sclérose du poumon et contre la tuberculose.

Pronostic. — La sclérose pulmonaire est une maladie incurable. Le tissu sclérotique est permanent par sa propre nature et les régressions, suppurations et ulcérations même qui peuvent l'affecter par de nouvelles causes irritantes, ne font plus qu'aggraver le processus et créer un nouveau tissu sclérotique dans la périphérie des foyers primitifs ou élargir la toile primitive. L'unique chose à laquelle on puisse aspirer dans les cas de lésions limitées qui laissent le poumon suffisamment sain pour les nécessités de l'hématose, est de paralyser le processus envahisseur de la prolifération conjonctive. Le malade continuera à être un malade qui pourra vivre un certain nombre d'années et même à arriver à un âge avancé au milieu de plaintes, de malaises et de dangers, pour mourir enfin comme un phtisique ou comme un cardiaque.

Thérapeutique. — 1° TRAITEMENT PROPHYLACTIQUE. — Le traitement prophylactique de la sclérose du poumon est le traitement des maladies primitives ou secondaires à laquelle elle doit presque toujours son origine, redoublant son énergie lorsque la durée de ces maladies fait craindre leur terminaison par l'état chronique. Ce serait une répétition inutile d'insister ici sur les détails de ce traitement que le lecteur trouvera exposés dans les chapitres correspondants.

2° TRAITEMENT PALLIATIF. — Avant tout il est nécessaire de réduire à un minimum ou à rien l'orgasme proliférant, et cette indication seule peut être remplie avec les *révulsifs énergiques* sur les parois thoraciques et avec la suralimentation. Pour mettre cela en pratique, je vous renvoie à ce qui a été dit dans l'article de la thérapeutique de la bronchopneumonie. La suralimentation est toujours indiquée ; mais l'action bienfaisante des révulsifs sur la poitrine cesse lorsque cesse la fièvre. J'emploie un moyen ancien dont je suis satisfait : j'applique un petit vésicatoire à la partie externe du bras gauche et je le maintiens en suppuration avec les papiers épispastiques des mois entiers.

On dit que l'iodure de potassium s'oppose aux proliférations conjonctives, mais je n'ai obtenu de leur emploi dans la sclérose que des insuccès, même lorsqu'elles paraissent provoquées par la syphilis.

Eviter toute cause d'irritation pulmonaire en prescrivant le séjour dans un climat uniforme plutôt froid que chaud et d'atmosphère pure, en prohibant l'usage du tabac et en conseillant l'usage du gilet de flanelle sur la peau.

Eviter avec diligence tout refroidissement, si insignifiant qu'il soit, combattre au moyen de la digitale, la caféine, le strophantus

ou la spartéine, les premiers troubles atoniques de la circulation;
rétablir l'expectoration, lorsque sa diminution ou son absence s'accompagnent d'une augmentation de dyspnée, au moyen de l'ipécacuanha à doses nauséeuses; modérer la toux sèche avec les opiacés :
voilà tout ce que le médecin peut et doit faire contre la sclérose du
poumon en même temps qu'il insiste sur les remèdes contre la pneumonie, la bronchopneumonie, la bronchite chronique avec ou sans
bronchectasie, les suppurations ou la gangrène du poumon et la
pleurésie, tant que ces maladies persistent.

Abdon Sanchez HERRERO, *de Madrid*,
Professeur de clinique à la Faculté.

CHAPITRE IX

PNEUMOKONIOSES

Synonymie. — Infiltration purulente des poumons. — Pneumonies profession-
nelles. — Anthracoses. — Sidéroses. — Chalicoses. — Mal de Saint-Roch. —
Phtisie des tailleurs de pierre. — Sidéro-chalicose. — Infiltration gypseuse. —
Tabacosis. — Byssinosis, etc., etc.

Ramazzine, en 1777, découvrit les maladies broncho-pulmonaires
des tailleurs de pierre et des statuaires. Pearson, en 1813, déter-
mina la nature charbonneuse des taches noires du poumon. Traube,
en 1860, les nomma *anthracose*. Zenker, en 1867, découvrit les
lésions de l'infiltration pulmonaire de la poussière d'oxyde de fer
et les nomma *sidérose*. Postérieurement d'autres auteurs ont observé
des maladies analogues provoquées par l'inhalation d'autres poussières minérales, végétales et animales, résumées par Proust dans
son *Traité d'hygiène*. Charcot, Regimbeau, Balzer et Carrieu ont
publié des travaux très estimables sur les pneumokonioses.

Chaque pneumokoniose n'est pas une maladie en raison de la
différente nature physico-chimique de sa cause agissant dans toutes
comme agent physique. En les considérant comme des maladies
distinctes, on démontre l'absurdité à laquelle conduit la spécification
pathologique fondée *exclusivement* sur la nature des causes morbides.

Si une bronchite, une broncho-pneumonie ou une sclérose du poumon occasionnées par la poussière de silice sont des espèces morbides ou des maladies différentes de la bronchite, la bronchopneumonie et la sclérose occasionnées par la poussière de charbon, si on
considère comme des maladies différentes, celles occasionnées par un
coup de couteau en acier et celles occasionnées par un coup de couteau
en argent, et encore celles produites par une balle de plomb de celles
produites par une balle de fer, nous allons directement et sûrement
au ridicule.

Les causes conservent un peu de spécificité, quand elles agissent comme agents chimiques ou comme agents physiques; mais cela n'est pas le cas pour les poussières provocatrices des prétendues pneumokonioses dont l'action est purement physico-traumatique.

Si chaque pneumokoniose n'est pas une maladie, sera-ce une maladie que l'ensemble de toutes les pneumokonioses? Non. Ni les lésions pneumokoniosiques, ni le syndrome par lequel elles se manifestent, ni l'évolution du processus anatomique, ni celles du processus clinique, ni leurs terminaisons, ni, si vous voulez, leur thérapeutique proprement dite, ne peuvent servir de fondement à la création de semblables maladies.

Au point de vue étiologique, on n'étudie rien moins que les dix-huit pneumokonioses comprises dans le tableau suivant :

PNEUMOKONIOSES PAR INFILTRATIONS DE POUSSIÈRES DE :		
Oxyde de fer.	*Sidérose.*
Silice.	*Chalicose.*
Oxyde de fer et silice.	*Sidéro-Chalicose.*
Silice et alumine.	
Cinabre.	
Sulfate de chaux.	*Infiltration gypseuse.*
Charbon.	*Anthracose.*
Tabac.	*Tabacosis.*
Coton.	*Byssinosis.*
Lin.	
Bois.	
Blé.	
Farine.	
Laine.	
Soie.	
Cheveux et poils.	
Plumes.	
Nacre de perle.	

Elles sont contractées principalement par les ouvriers employés dans les ateliers mal ventilés où ces poussières existent dans l'atmosphère, dégagées par les substances qui sont employées dans ces ateliers.

Mais les lésions anatomiques de toutes et de chacune de ces pneumokonioses peuvent être et sont en chaque cas celles d'une bronchite chronique des grosses bronches, celles d'une bronchite capillaire, celles d'un emphysème consécutif, celles d'une broncho-pneumonie, celles de la sclérose du poumon, celles des ulcérations, parfois celles de la gangrène pulmonaire, quand elles ne se compliquent pas de tuberculose ou de cancer. Comment faire une seule maladie de tant de lésions?

Il ne suffit pas pour les unifier de la couleur noire, ou en taches, ou en nappe de diverses portions du poumon, de la plèvre ou des ganglions lymphatiques dans l'anthracose ; ni la couleur rouge ou rougeâtre avec la même distribution dans la sidérose ; ni la couleur blanchâtre, grisâtre ou jaunâtre des organes dans la chalicose ; parce que, outre que ces couleurs s'observent bien des fois mêlées par le procédé des infiltrations mixtes, on les observe aussi dans les bronchites, les broncho-pneumonies, emphysèmes, scléroses, ulcérations et gangrènes d'autre origine. Les infiltrations pulvérulentes sont compatibles *iusqu'à un certain point* avec l'exercice presque normal de la fonction respiratoire et quand, par le concours d'une autre cause quelconque d'irritation pulmonaire, les lésions pulmonaires apparaissent, elles peuvent être prises pour des lésions pneumokoniosiques sans l'être.

De toute manière, la broncho-pneumonie, la bronchite et l'emphysème diffèrent suffisamment pour que personne ne soit autorisé à les confondre sous une dénomination commune.

Qu'aux symptômes des diverses maladies de poitrine l'on ajoute l'expectoration négro-carbonneuse, cela ajoutera un adjectif de plus aux noms déjà donnés à ces maladies et nous les appellerons anthracosiques ; si l'on découvre dans les crachats l'oxyde de fer ou la silice, nous serons en présence d'une maladie sidérosique ou chalicosique ; nous dirons de même des autres provoquées par les autres infiltrations pulvérulentes.

Nous ne parlerons pas de la détermination de la forme du mal, ni de sa marche, parce que celles-ci sont fonctions du sujet.

Nous ne parlerons pas non plus de la différence thérapeutique, parce que la prophylaxie et l'indication causale qui consistent à annuler l'action des agents morbides avant de se réaliser ou après s'être réalisée en partie sont générales et applicables à toutes les maladies. Le traitement de lésions provoquées dans le poumon par les poussières minérales, végétales ou animales, ne diffère en rien du traitement des mêmes maladies provoquées par d'autres agents, les microbiens inclus.

En résumé, chaque pneumokoniose n'est pas une maladie parce qu'elle en a occasionné d'autres selon l'endroit de l'appareil respiratoire où la poussière s'infiltre, la quantité infiltrée, la résistance du sujet et les causes concomittantes possibles. Toutes les pneumokonioses ensemble ne sont pas une seule maladie parce que toutes et chacune occasionnent, selon les cas, une trachéite, une bronchite aiguë ou chronique des grosses bronches, une bronchite capillaire, un asthme symptomatique, un emphysème consécutif, une broncho-pneumonie, une sclérose du poumon, une ulcération ou une gangrène pulmonaires, qui ne peuvent se confondre au point de vue anatomique, pathologique ou clinique.

Les pneumokonioses ne sont pas des maladies, ni une seule maladie. Les poussières dures infiltrées dans le poumon sont une cause de diverses maladies.

Après avoir réduit les pneumokonioses à leur véritable signification de causes morbides, je nie qu'il puisse y avoir des pneumokonioses physiologiques. Quelles que soient la fréquence ou la constance des taches noires charbonneuses du poumon humain, que suffisent à produire l'inhalation de la fumée de nos foyers ou des lumières par combustion, quelles que soient la fréquence ou la constance des autres infiltrations, que produisent facilement les poussières suspendues dans toute l'atmosphère, le poumon n'a pas été créé pour être un dépôt de poussières, et à l'infiltration pulvérulente du poumon succède, comme l'effet suit la cause agissante, un cycle irritatif dont le terme est l'inflammation, la parésie, la destruction définitive. Si nous ne savons pas découvrir cette lésion chez le vivant, ce n'est pas la faute du poumon.

C'est peut-être parce que les infiltrations pulvérulentes du poumon sont si fréquentes que les maladies pulmonaires sont également si fréquentes.

Abdon Sanchez HERRERO, *de Madrid*,
Professeur de clinique médicale à la Faculté.

CHAPITRE X

GANGRÈNE DU POUMON

Bayle en 1810, dans son *Traité de la phtisie*, a le premier décrit, d'une façon claire et distincte, la gangrène ou sphacèle du poumon ; il l'appelait phtisie ulcéreuse.

Vint ensuite Laënnec qui, en 1827, suivant ces idées, eut des tendances à rattacher à la phtisie le processus gangréneux pulmonaire, tandis que Brierre de Boismont et Andral en faisaient une des conséquences de la pneumonie chronique.

Depuis cette époque, de nombreux auteurs ont examiné et décrit cette lésion, en ont établi la pathogénie et les caractères différentiels institué un traitement et démontré la nature contagieuse et microbienne de la gangrène du poumon. Parmi eux, nous citerons dans l'ordre chronologique, Corbin, 1830 ; Cazeaux, 1833 ; Fourmet, Rilliet, et Barthez, Rogée, 1840 ; Briquet, Hersent, Boudet, Dittrich. En 1852, Cruveilhier s'occupe de cette forme de nécrose du tissu pulmonaire. Traube, en 1853, Virchow, Lasègue en 1857, Charcot, Trousseau, Bamberger, Oppolzer en 1859, Leyden, Jaffé, Banks, Alcock, Lancereaux en 1873, Lebert Rinflerch, Raddohr en 1878, Liandier, 1883, Martin, Jaccoud en 1890, apportent chacun d'intéressantes observations qui peu à peu élucident l'histoire de cette affection et en établissent les principaux caractères.

Étiologie. — On sait aujourd'hui que la gangrène pulmonaire est une maladie infectieuse due à la présence dans le poumon de diverses sortes de germes saprogènes qui y pénètrent à la faveur de conditions étiologiques multiples.

Virchow constate dans le magma qui encombre les bronchioles et les alvéoles gangrenées la présence de parasites, analogues aux sarcines. En 1866, Leyden et Jaffé, en traitant par l'iode les crachats des malades atteints de cette redoutable affection, découvrirent des bactéries et des filaments qu'ils dénommèrent *leptothrix pulmonalis*. Kannenberg, en 1879, outre ces premiers éléments figurés, signale des infusoires qu'ils nomment *monas lente* et *cescomonas*. Les récentes expériences et les préparations faites avec les produits expectorés et les débris du poumon des gens atteints de gangrène de cet organe ont montré que l'on ne peut attribuer à un seul microorganisme la production de la nécrose pulmonaire.

On rencontre, en effet, plusieurs sortes de germes dans les exsudats (Leyden, Jaffé, Jaccoud, etc.)

Ce sont : le leptothrix de la bouche, le staphylocoque, le streptocoque, deux sortes de bacilles encapsulés, le micrococcus tetragenus le proteus vulgaris, etc.

Ces microorganismes se rencontrent à l'état normal dans la salive humaine, du moins la plupart d'entre eux, et l'expérimentation a prouvé que la salive prise chez l'homme et inoculée dans le poumon des animaux leur communique presque sûrement la gangrène. Il est donc admissible que cette affection se produit par *auto-infection* dans un grand nombre de cas, quand les conditions étiologiques, que nous allons maintenant énumérer, ont préparé le terrain à l'évolution du microbe.

Les germes pathogènes susceptibles de faire naître la gangrène dans le poumon peuvent s'introduire dans cet organe en suivant la voie respiratoire ou les vaisseaux ou encore à l'occasion d'une plaie de poitrine ou d'une perforation de l'œsophage.

Ils trouvent là un tissu pulmonaire dont la vitalité a été amoindrie au préalable, soit par une inflammation, une pneumonie, soit par la tuberculose, ou encore par le contact de corps ou de gaz irritants, et les microbes pullulent dans ce terrain tout préparé pour les recevoir.

On peut dire que la cause efficiente de la gangrène pulmonaire est la présence dans le poumon de germes saprogènes variés, mais que ces derniers agissent à la faveur de causes prédisposantes et occasionnelles multiples.

Toutes les fois qu'un poumon ou une partie de cet organe sera insuffisamment irrigué par le sang, ce territoire ischémié pourra être frappé de sphacèle : cela se produira quand un foyer hémorragique, infarctus métastatique, une caverne viendront mettre obstacle à la circulation du sang en un point du parenchyme pulmonaire Une embolie survenant dans le cours d'une maladie typhoïde ou d'une rougeole provenant d'une eschare due au décubitus, ou bien produite dans un foyer de suppuration osseuse causée encore par des lésions puerpérales ou du noma ou de la gangrène buccale des fractures du maxillaire inférieur ou une carie du rocher, ainsi que l'a observé Volkmann, peut produire une ischémie en un point quelconque du poumon et préparer un terrain à l'évolution gangréneuse. Un abcès ou un cancer de l'œsophage peut amener le même résultat en charriant dans le sang des produits septiques et des embolies qui seront la cause d'infarctus du poumon.

Quand le sang est altéré, quand le sujet est débilité par une maladie dénutritive telle que le diabète ; quand ce malade est intoxiqué lentement par l'alcoolisme, il est en bonne disposition pour faire de la gangrène du poumon et l'affection se produit en effet, assez fréquemment dans de tels cas.

Enfin lorsque le tissu pulmonaire est irrité directement par le contact de corps ou de gaz irritants, ainsi que cela a lieu chez les vidangeurs par exemple, le sphacèle peut aussi se produire.

En général, toute inflammation de l'organe respiratoire prédispose à la gangrène; le catarrhe chronique des bronches plus que tout autre, ainsi que l'ont remarqué Bard et Charmeil, de Lyon ; même remarque pour l'emphysème pulmonaire.

L'origine infectieuse de la gangrène pulmonaire est nettement prouvée par les faits de contagion et d'épidimicité qui ont été observés à Lemberg en Gallicie par Mosing (1842), il y eut soixante-deux malades et quatorze morts en quelques mois, à Lieblein en 1846, à Bordeaux, en 1885, etc.

Mais ainsi que nous l'avons dit, il faut pour que la contagion se fasse une affection existante des voies respiratoires, créant là un *locus minoris résistentiæ.*

Symptomatologie. — L'affection gangréneuse n'a pas toujours la même marche et son début varie suivant la cause qui la produit.

Quand elle survient dans le cours ou au déclin d'une pneumonie ou d'une broncho-pneumonie, elle est naturellement masquée et ce n'est que peu à peu que l'on s'aperçoit de son existence, les symptômes propres à cette affection s'accusent chaque jour davantage, tandis que si la gangrène survient assez brusquement après un traumatisme, par contagion le début est plus net.

Quoi qu'il en soit, le malade ressent d'abord un malaise général il semble qu'il commence une bronchite, il tousse, il a de la fièvre, quelques frissons, de la douleur dans le côté et il rend une expectoration assez abondante. Mais si l'on fait attention à chacun de ces signes fournis par l'observation on leur reconnaît des particularités assez remarquables.

La toux est quinteuse, pénible, longue, les accès durent de 5 à 15 minutes, elle produit l'insomnie, réveillant le malade qui commence à s'assoupir. La fièvre n'est pas très forte, elle est en moyenne de 30° et quelques dizièmes, sauf à la fin, où elle peut atteindre 40 à 41°.

Les frissons n'ont rien de bien spécial, ils sont petits, répétés, mais la douleur qui est ressentie dans le côté n'a pas l'apparence d'un point. Elle est diffuse, violente, déchirante. Bientôt le malade prend un aspect caractéristique, il est abattu, comme prostré, son faciès est altéré, livide, anxieux, les pommettes sont cyanosées, les extrémités froides, les lèvres fuligineuses, la langue sèche, fendillée. La dyspnée qui accompagne cet état est intense, les sueurs sont abondantes, le pouls petit, concentré, misérable (Jaccoud).

A ces caractères il faut ajouter la fétidité de l'haleine, qui a une odeur vraiment épouvantable, à tel point que toute une salle de malades dans laquelle est couché un individu atteint de gangrène pulmonaire est incommodée par l'odeur des crachats et de l'haleine de ce malheureux.

Béhier et Hardy ont noté un symptôme qu'ils ont rencontré presque toujours, et dès le début, dans cette affection, c'est l'aphonie, la voix est éteinte ou tout au moins légèrement rauque.

L'expectoration rendue par ces malades est horriblement fétide, elle répand une odeur infecte, et parfois est franchement hémoptoïque (crachats lie de vin). Elle est assez abondante, granuleuse, puis sanieuse, composée de sérosités, de particules solides, mousseuse à la surface. Quand on les abandonne au repos, les crachats se séparent en trois couches. Au-dessus, une couche muco-purulente, un peu épaisse par conséquent, au milieu une couche liquide, séreuse, enfin au fond du vase une partie épaisse, composée de détritus granuleux, plus ou moins fins, au milieu desquels on rencontre des débris de poumon, des fibres élastiques, des granulations de pigment sanguin, des cristaux d'acides gras et plus spécialement d'acide margarique.

Au microscope on y découvre de nombreux bacilles et spores, mais jamais à l'état de pureté, car il n'y a pas de germe spécialement capable de causer la gangrène pulmonaire et seulement cela. Nous avons énuméré les diverses espèces microbiennes qui se trouvent dans l'expectoration des poumons gangrenés, aucun n'y est à vrai dire plus fréquent que les autres.

L'odeur repoussante des crachats, comparée par Béhier et Hardy, à celle de la morue en putréfaction, est due à la présence dans ces crachats de nombreux acides organiques et volatils. Leyerck y a trouvé des acides butyrique, propionique, formique, acétique, caprylique, valérianique. Ce dernier surtout dégage une odeur épouvantable. Neukomm et Lebert ont constaté la présence de butyrate de baryte, Jaffé y a rencontré de la leucine, de la glycérine, etc.

Ces crachats, rougeâtres au début, deviennent dans la suite grisâtres, puis noirs. Quels sont les signes physiques que fournit l'examen direct de la poitrine ?

L'inspection ne nous donne aucun renseignement précis, le thorax ne subit pas de déformation spéciale dans la gangrène pulmonaire. La percussion peut être plus instructive, en ce sens qu'on ne perçoit parfois une légère submatité au point de la lésion.

L'auscultation faite dans les premiers jours de la maladie permet de constater une diminution du murmure vésiculaire, des signes de bronchite diffuse et des points plus localisés d'induration. Râles muqueux, à bulles plus ou moins grosses, râles ronflants, disséminés mais plus spécialement se produisant à l'inspiration, puis en quelques endroits souffle et râles sous-crépitants. Bientôt avec les progrès de la maladie on a la sensation d'une cavité qui se creuse dans le parenchyme pulmonaire, les râles prennent un timbre caverneuleux, on a de la pectoriloquie et du gargouillement.

Très souvent, quand la lésion est située sur les bords du poumon, la plèvre viscérale qui est voisine subit un commencement d'inflammation par propagation, à sa surface on trouve des fausses membranes, quelquefois des adhérences unissent les deux feuillets et un peu d'épanchement se produit entre les deux lames séreuses. L'oreille perçoit alors à l'auscultation quelques signes de frottement et de la voix égophonique, coïncidant avec de la matité à la percussion. Quant au liquide pleural il est très variable, dans cinq cas observés il a été reconnu trois fois être séreux, tandis que dans deux cas c'était du pus verdâtre avec des grumeaux noirs et répandant une odeur fétide.

Diagnostic. — Dans le plus grand nombre des observations de gangrène qui ont été prises il a été relativement facile de faire le diagnostic : l'odeur fétide de l'haleine suffit pour éclairer le praticien et si l'on joint à cela les caractères physiques des crachats expectorés la marche et l'évolution de la maladie on pourra assez aisément établir le diagnostic.

La bronchite fétide peut donner lieu à une haleine et à une expectoration d'odeur repoussante, mais cela n'approche pas de l'odeur spéciale de la gangrène pulmonaire.

Cette dernière est tout à fait insupportable, analogue à celle des matières fécales ou de la viande de poisson en putréfaction; dans la bronchite fétide, l'odeur est plutôt alliacée et aigrelette.

Un autre caractère pour ainsi dire pathognomonique est tiré de l'examen microscopique des crachats : ceux-ci dans le sphacèle du poumon présentent des morceaux de parenchyme pulmonaire et des fibres élastiques, ce qui n'a pas lieu dans la bronchite fétide.

Cependant il est des cas, rares à la vérité, où l'odeur spéciale dont nous avons parlé n'existe pas ou presque pas, et il n'y a rien d'étonnant dès lors à ce que l'on arrive à confondre une telle affection avec une inflammation ordinaire, pneumonie ou broncho-pneumonie.

L'examen des crachats qui montre le processus destructif de l'organe est là pour trancher la difficulté.

Cette même observation des produits d'expectoration fera le diagnostic entre une caverne tuberculeuse à parois gangrenées et une simple gangrène, sans intervention du bacille de Koch.

Une lésion néoplasique de l'œsophage pourrait s'étendre aux parties voisines et adjacentes du poumon et amener le rejet de produits gangreneux, mais on aura dans de tels cas des symptômes de cachexie ou de perforation qui pourront mettre sur la voie de la lésion.

Pronostic. — La gangrène pulmonaire n'aboutit pas fatalement à la mort, il est des cas assez nombreux où la lésion de sphacèle s'est peu à peu éliminée sans causer le décès du malade, mais dans tous les cas, le pronostic est grave et doit être réservé.

Les statistiques donnent 26 morts sur 32 cas (Lebert), 22 morts sur 32 (Huntington), 14 morts sur 62 cas (Mosing); on ne peut donc dire que la maladie est toujours grave et mortelle, mais bien souvent elle a une terminaison funeste.

Sa durée moyenne est de quinze à vingt jours, dans la forme aiguë; au bout de ce temps la guérison se fait par cicatrisation fibreuse englobant le point sphacélé, à moins que la mort ne survienne généralement par infection généralisée, suite de résorption des produits gangreneux pulmonaires.

Il existe en effet de ces abcès métastatiques gangréneux survenant dans un autre point de l'organisme consécutivement à une gangrène du poumon.

Kirmisson a observé un cas semblable à la cuisse chez un homme ayant du sphacèle du poumon.

D'autre part le noma, la gangrène vulvaire peuvent déterminer des métastases gangreneuses allant se fixer dans le poumon et y produire un foyer de sphacèle. On voit donc toute la gravité possible de cette affection.

Anatomie pathologique. — Quelle est la lésion pulmonaire de la gangrène, quel aspect et quel siège a-t-elle habituellement?

Elle peut présenter trois formes spéciales : 1° la gangrène est diffuse, a la forme d'une pneumoniemassive; 2° elle occupe une vaste étendue, mais l'a transformée en caverne; 3° elle est au contraire circonscrite, en forme de foyer.

Quelle que soit la forme spéciale du développement de la gangrène du poumon, on observe au début des phénomènes de catarrhe chronique, de bronchectasie dans le point où va se faire la lésion. Une prolifération cellulaire intense, de la desquamation épithéliale se produisent dans la paroi bronchique, tandis qu'à sa surface poussent de petites végétations villeuses, et que son intérieur se remplit d'un pus jaunâtre et fétide. Si l'on racle la muqueuse qui tapisse le canalicule bronchique, on la trouve rouge, violacée, de consistance molle et pulpeuse, s'enlevant avec facilité et laissant apercevoir au-dessous du tissu embryonnaire. La bronche se laisse dilater et le processus envahit les parties voisines du parenchyme pulmonaire; celui-ci devient donc semblable à un noyau de pneumonie, puis bientôt se ramollit, se réduit en une bouillie grise et brunâtre, absolument putrilagineuse; il se forme une excavation à la place de ce tissu nécrosé, une véritable caverne, les parois alvéolaires qui la tapissent sont déchiquetées et cette caverne contient cette masse bourbeuse, noire, fétide, formée des détritus pulmonaires et bronchiques, de globules de pus et de sang, de cellules épithéliales pavimenteuses dégénérées, de graisse, de nombreuses bactéries, etc.

Lancéreux et Troisier qui ont inoculé à un lapin un peu de ce magma de la caverne gangreneuse ont tué l'animal en moins d'un jour.

Cette lésion de la gangrène pulmonaire a une sorte de prédilection pour les lobes inférieurs du poumon, et parmi ceux-ci pour les parties postérieures. Cette prédominance, qui tient sans doute à la pesanteur qui fait aussi descendre les produits septiques, est assez marquée; en outre, le poumon droit est plus souvent atteint que le gauche. Sur 18 cas rapportés par Liandier, on trouve la gangrène cinq fois à gauche et dix fois à droite. Dans trois observations, elle existait des deux côtés. Le tissu pulmonaire sphacélé est friable;

quand on le coupe, il en sort un liquide sanieux et fétide, et le parenchyme est teinté en rouge livide, ou en vert noirâtre quand la lésion est à un stade plus avancé.

Les alentours de cette lésion de sphacèle présentent de l'inflammation plus ou moins nette, et quand la gangrène est circonscrite, cette zone forme autour d'elle une véritable coque.

Ces foyers sont très variables comme dimensions, quelquefois ils ont la grosseur d'un œuf ordinaire, tandis qu'ils peuvent être bien plus du double de cet objet.

La plèvre peut être adhérente et participer à la gangrène quand elle atteind des parties périphériques de l'organe, dans ce cas on observe à sa surface des fausses membranes et parfois un épanchement séreux ou purulent.

Les ganglions bronchiques sont tuméfiés et envahis parfois par des grains calcifiés graisseux, la rate légèrement augmentée de volume, Liandier a noté de la rougeur de la muqueuse gastro-intestinale.

Traitement. — On devra, pour tâcher d'enrayer la gangrène pulmonaire, prendre des précautions antiseptiques et prophylactiques. Jaccoud résume ainsi les indications thérapeutiques de cette affection : 1° désinfecter l'air ; 2° soutenir les forces du malade ; 3° faire de l'antisepsie interne. Pour remplir la première indication, il sera utile d'isoler le malade atteint de gangrène pulmonaire des autres malades de la salle, et surtout si parmi ceux-ci se trouvent des individus atteints d'inflammations chroniques des voies respiratoires. Bard et Charmeil ont montré que les deux malades qui prirent la gangrène pulmonaire et en moururent, pour avoir couché dans la même salle qu'une personne atteinte de cette affection, étaient les seules de toute cette salle qui fussent atteintes de catarrhe chronique des bronches avec emphysème.

On se trouvera bien de pulvériser dans la salle ou dans la chambre où sera couché le malade une solution d'acide phénique (Jaccoud), et de faire gargariser fréquemment les gens qui y sont appelés pour le service ou qui y ont leur lit, si c'est une salle d'hôpital.

L'alcool est un des meilleurs moyens de soutenir les forces des malades atteints de gangrène du poumon, et de lutter contre les tendances à la prostration et à l'abattement qui se manifestent si fréquemment dans le cours de cette affection.

L'antisepsie interne a été faite de plusieurs manières, au moyen de médicaments variés ; on ne doit pas désespérer si le traitement ne produit pas un effet immédiat et continuer longtemps.

Bucquoy conseille l'essence d'eucalyptus sous forme d'alcoolature à la dose de 3 à 4 grammes par jour.

Lancereaux préconise l'hyposulfite de soude, 4 à 5 grammes par jour dans une potion. Jaccoud fait prendre au malade, afin de faire disparaître la fétidité de l'haleine, 4 grammes de liqueur de Labarraque dans un julep. Il arrive ainsi à diminuer dans de notables proportions la puanteur si redoutée de l'haleine gangreneuse et à rendre supportable pour ses voisins le séjour d'un tel malade dans une salle d'hôpital.

Jaccoud donne en outre chaque jour un cachet de 50 centigrammes d'acide salicylique, espérant ainsi modifier localement la lésion. A ces médications spécialement internes nous ajouterons les procédés thérapeutiques chirurgicaux mis en usage par Bull, Mosler, Küneberg, Truc, Delagenière. On a d'abord essayé d'injecter directement dans le point sphacélé du poumon un liquide antiseptique, de l'acide phénique par exemple, puis devant les insuccès nombreux dus à ce que l'on allait un peu au hasard, on s'est décidé à recourir à la pneumotomie, ouverture du foyer gangreneux, nettoyage et drainage de la cavité sphacélée.

Diverses observations sont assez concluantes et ont occasionné une guérison rapide, entière et durable; mais là encore pour opérer il faut déterminer exactement le point de l'organe qui est affecté par la gangrène, choisir un moment où le malade ne soit pas trop abattu, ni trop tourmenté par la fièvre, ce qui fait que l'intervention chirurgicale n'est pas toujours possible; même contre-indication quand la lésion sera disséminée, et malgré toutes les promesses que semble donner le procédé opératoire, on ne devra pas négliger les moyens médicaux.

S. Bernheim, de Paris.

CHAPITRE XI

PHTISIE PULMONAIRE

Dans un chapitre précédent nous avons fait une description générale de la tuberculose qui a été étudiée au point de vue de l'étiologie, de l'anatomie pathologique, de la bactériologie et même du traitement. Cela nous évitera donc de revenir sur ces données, et nous décrirons dans ce chapitre spécialement les côtés cliniques et thérapeutiques de la question. Nous serons forcé néanmoins de dire en quelques mots pourquoi les granulations tuberculeuses ont une préférence pour les poumons et particulièrement pour les sommets, et de décrire aussi l'apparence des lésions bacillaires localisées au niveau des poumons.

En étudiant cette localisation anatomo-pathologique, nous verrons que la tuberculose présente trois formes anatomiques bien distinctes. A ces trois formes anatomiques correspondent exactement trois modalités cliniques qui doivent être étudiées dans des chapitres différents : 1° la phtisie aiguë ou granulie; 2° la phtisie subaiguë ou phtisie galopante; 3° la phtisie commune ou chronique.

Avant de faire l'étude clinique de ces différentes formes nous sommes en droit de nous demander pourquoi le bacille, toujours identique par sa forme, par sa reproduction, son évolution, provoque avec tant de caprices tantôt la tuberculose aiguë, tantôt la phtisie chronique.

Dès qu'on a pu distinguer ces différentes modalités de la tuberculose pulmonaire, on s'est posé cette question et les théories n'ont pas manqué. Pour les auteurs anciens la phtisie aiguë n'est qu'une conséquence de la phtisie chronique :

« Il est beaucoup plus commun, dit Laënnec, de trouver une excavation de quelques tubercules créés, déjà avancés dans le sommet des poumons et le reste de ces organes, encore crépitants et sains d'ailleurs, farci d'une multitude innombrable de très petits tubercules miliaires demi-transparents, et dont presque aucun ne présente encore de point jaune central. Il est évident que ces tubercules miliaires sont le produit d'une éruption secondaire et fort postérieure à celle qui avait donné lieu aux excavations. Très souvent on trouve dans le même poumon des preuves évidentes de deux ou trois éruptions secondaires successives, et presque toujours alors on peut remarquer que l'éruption primitive, occupant le sommet du poumon, est déjà arrivée au degré d'excavation ; que la seconde, située autour de la première et un peu plus bas, est formée par des tubercules déjà jaunes, au moins en grande partie, mais peu volumineux encore ; que la troisième, formée de tubercules miliaires créés avec quelques points jaunes au centre, occupe une zone plus inférieure encore, et enfin, que la base du poumon et son bord inférieur présentent une dernière éruption de tubercules miliaires tout à fait transparente, dont on trouve en outre quelques vues çà et là dans les intervalles laissés par les éruptions précédentes. »

Buhl, Niemeyer, Vulpian et Pidoux trouvent une autre explication à la granulie. Suivant ces auteurs, la phtisie aiguë se produit par la résorption d'un produit caséeux (ganglion tuberculisé ou tumeur blanche). Un ganglion ramolli, mis en présence d'un vaisseau, peut laisser échapper de la matière caséeuse qui, entraînée dans la circulation, deviendrait l'origine et la cause d'une granulie.

Il est certain qu'on a observé un certain nombre de cas de granulie qui sont survenus immédiatement et à la suite d'opérations chirurgicales pratiquées pour des affections tuberculeuses. L'ablation de ganglions bacillaires, une résection de tumeur blanche, une opération de fistule anale ont quelquefois provoqué subitement l'éclosion d'une phtisie aiguë. Dans ces cas, la matière caséeuse a dû être entraînée dans le torrent circulatoire. Néanmoins de nombreuses autopsies, faites avec le plus grand soin, ont prouvé dans certaines granulies l'absence de tout foyer caséeux. On doit donc renoncer à cette explication.

On possède aujourd'hui en médecine vétérinaire des observations cliniques aussi exactes et peut-être plus précises qu'en médecine humaine. Dans cet art tout peut être contrôlé. Aussi croyons-nous devoir faire une comparaison entre la phtisie miliaire provoquée par l'expérimentation et la phtisie chronique gagnée spontanément par l'animal. Suivant la culture plus ou moins virulente qu'on injecte, suivant la porte d'entrée de cette inoculation, suivant l'âge et la résistance vitale de l'animal, ou cause une phtisie aiguë, subaiguë ou une phtisie chronique. Dans la plupart des cas de tuberculose spontanée des animaux, la marche de l'affection est lente et chronique. Que pouvons-nous conclure de cette observation? C'est que la virulence du bacille, l'âge du sujet inoculé, la façon dont ce bacille pénètre dans l'organisme ont une influence considérable sur la marche ultérieure de la maladie.

Et de fait, la granulie est très fréquente dans le jeune âge. On peut observer chez les enfants, exactement comme chez l'animal inoculé, certains prodromes caractéristiques, tels que : l'inappétence, la tristesse, l'amaigrissement, la tendance à l'isolement, etc., etc. Puis au bout de quelques jours, ou bien au bout de quelques semaines, la maladie, qui a d'abord suivi une marche insidieuse, éclate avec une violence extrême.

On rencontre également la granulie chez les individus affaiblis, soit par l'alcoolisme, par la grossesse, par des maladies antérieures (scarlatine, coqueluche, rougeole, fièvre typhoïde, etc.), soit par des excès de fatigue ou de plaisir. Mais ces sujets entrent encore dans le cadre des gens offrant au bacille une moindre résistance.

La phtisie subaiguë est la plus fréquente chez l'adulte. Ce dernier est déjà un champ moins favorable pour la culture du bacille que le jeune enfant, comme nous l'avons vu dans le chapitre de l'étiologie. La contagion ou l'inoculation ne se produisent pas chez tous les individus d'une façon identique. Cette différence d'âge et de contagion imprime une marche spéciale et caractéristique à la tuberculose.

Enfin la phtisie chronique se rencontre surtout chez les sujets arrivés à l'âge mûr et chez les vieillards, individus chez lesquels le tissu scléreux, tissu peu favorable au développement du bacille, est très développé.

Il est certain que les divisions que nous venons d'établir n'ont rien d'absolu. Elles sont exactes d'une façon générale. On peut rencontrer néanmoins exeptionnellement ces trois formes cliniques à tous les âges, dans tous les climats et chez toutes les races humaines.

I

PHTISIE AIGUË MILIAIRE

L'étude de la phtisie aiguë est de date relativement récente. Bayle, le premier, ébaucha la description clinique de cette maladie. Laënnec, qui fut l'observateur si consciencieux de la phtisie chronique, ne considéra la granulie que comme un épiphénomène, une complication terminale de la tuberculose à marche chronique. Cour ne partagea point l'opinion de son illustre maître. Après avoir décrit les symptômes généraux de la phtisie miliaire, il déclare qu'il s'agit d'une maladie infectieuse générale, bien distincte de la tuberculose ; les manifestations anatomiques (granulations transparentes) ne seraient qu'une conséquence de cette pyrexie. Waller, de Prague, fit, dans une monographie, une étude magistrale des phénomènes cliniques de la granulie, mais il est toujours hésitant pour déclarer que c'est la forme aiguë de la phtisie chronique ; du reste, Trousseau, Robers et Beau déclarent, avec Walter, qu'il s'agit d'une maladie aiguë non tuberculeuse. Empis exagéra encore la note de cette version. Mais toutes ces théories séparatistes reçurent un coup fatal, lorsque Willemin prouva par l'expérimentation qu'on pouvait communiquer la tuberculose en inoculant soit une granulation miliaire, soit de la matière caséeuse. A partir de ce jour, il était certain qu'il s'agissait d'une même et seule maladie avec des évolutions différentes.

On doit prévoir facilement que l'observation si variable d'une même affection a dû entraîner de nombreuses et différentes descriptions. Presque chaque auteur, voyant une seule phase de la granulie, en fit un chapitre pathologique personnel, avec divisions et subdivisions. Tous ces tableaux schématiques réunis et fondus ensemble, représenteront la vérité. Pour nous personnellement, nous croyons qu'on ne devrait pas exposer les caractères de la granulie dans un seul et même chapitre, tout en signalant, avec la grande minutie, les moindres détails. Néanmoins, pour la clarté de la question, nous adopterons la division indiquée par Bouchard, et nous décrirons deux formes de granulie : 1° la phtisie miliaire à forme infectieuse ; 2° la phtisie miliaire à forme broncho-pulmonaire. Nous tenons à répéter que cette subdivision est toute schématique et ne se retrouvera pas en anatomie pathologique.

A. — PHTISIE MILIAIRE A FORME INFECTIEUSE

Symptomatologie. — D'une façon générale, la phtisie aiguë se caractérise par sa marche aiguë brutale et incohérente, par sa terminaison presque fatale et par la découverte de nombreuses granulations répandues dans la plupart des organes, granulations grises, qui n'ont pas eu le temps, à cause de la marche rapide de la maladie, d'arriver à la période de ramollissement et de caséification.

La phtisie miliaire peut surprendre un individu en pleine santé ou compliquer une tuberculose chronique. Quelle que soit la prédominance des symptômes qui caractérisent la forme clinique, que la phtisie miliaire prenne un aspect de maladie infectieuse générale ou un aspect local pulmonaire, on peut toujours observer chez le malade les mêmes prodromes. Durant huit ou quinze jours, même quelquefois durant plusieurs semaines, le malade atteint subit une véritable période d'incubation. Dans cet intervalle, le patient se plaint de son état général qui s'affaiblit. Son teint est pâle, son faciès est tiré, ses muqueuses sont décolorées. Sans avoir de la température élevée, il est inquiet, agité, il maigrit, l'appétit est diminué, le sommeil est troublé, le caractère est aigri. Le malade ne s'occupe plus de ses intérêts les plus chers, il s'éloigne de ceux qu'il aimait passionnément ; il recherche l'isolement et l'obscurité, il fuit la lumière, le bruit et la distraction. En outre de ces phénomènes généraux qui n'ont rien de caractéristique ni de précis, Lereboullet a signalé un symptôme que j'ai eu l'occasion de retrouver plusieurs fois chez un enfant de huit ans, qui est mort de granulie. Je veux parler de l'adénopathie bronchique accompagnée d'adénite cervicale. Lorsqu'on peut retrouver au milieu de cet ébranlement général ce signe de Lereboullet, il est de la plus haute importance.

A cet état mixte de santé et de maladie, succède une période brutale de phénomènes généraux et locaux. Le malade est pris de frissons répétés et de fièvre.

Quelquefois la température monte d'un seul coup brusquement comme dans la pneunomie, atteint le premier jour 41°, et se maintient à ce degré pendant tout le cours de la maladie.

D'autres fois la température suit une marche régulière, commence à 38°, augmente progressivement et arrive, au bout de huit à douze jours, à un stade de 41°. Dans cette marche régulière, on a pu observer exceptionnellement des rémissions matinales avec des excerbations nocturnes exactement comme dans la fièvre continue.

D'autres fois encore la fièvre n'apparaît que tous les deux ou trois jours, exactement comme dans la fièvre intermittente. Mais le plus souvent la fièvre est continue. Elle ne suit pas un cycle régulier et exact, elle n'a pas ces rémissions matinales de la dothiénentérie. Elle suit une marche si capricieuse, et il est presque impossible de la décrire d'une façon typique. Elle peut être plus élevée le matin que le soir ou inversement. Elle peut monter et augmenter durant plusieurs jours, et céder ensuite complètement pour se maintenir durant toute une semaine à la température normale et remonter ensuite à une hyperthermie.

A cette ascension fébrile correspond une augmentation de fréquence des pulsations. (Cette concordance des deux symptômes fait souvent défaut dans la fièvre typhoïde.) Le pouls bat 96, 120 et même quelquefois 150 pulsations à la minute. Il est généralement assez régulier si ce n'est sous la forme péritonéale où il est petit et filiforme, et dans la forme méningitique où il est intermittent. Il est dicrote exactement comme dans la fièvre typhoïde.

Quoiqu'il y ait un trouble profond de la circulation en général, on constate rarement des hémorragies au début de la granulie. L'épistaxis, qui est assez fréquente, ne survient que vers le dixième ou le quinzième jour. Il en est de même des hémorragies intestinales ou des hématuries qui apparaissent plus tard encore. Je n'ai jamais eu l'occasion de constater l'existence des taches lenticulaires qui ont cependant été signalées par Waller, Jaccoud et Colin.

Dès le premier jour de la maladie, le patient est sans appétit. Suivant la marche de la température, il a la langue pâteuse et saburrale ou bien rôtie et noirâtre sur le milieu et rougeâtre sur les bords. On peut observer quelquefois des fuliginosités sur les dents et les lèvres. Les vomissements sont assez rares et sont généralement provoqués par des quintes de toux, mais en revanche on remarque des alternatives de diarrhée et de constipation. Dans les selles on constate souvent, surtout vers la période ultime, l'existence de sang noirâtre ou même rouge. Ces hémorragies proviennent de l'ulcération siègeant sur la muqueuse de l'estomac ou de l'intestin. Le palper abdominal est assez pénible, mais la douleur siège surtout dans la région de la rate qui est hypertrophiée, sauf dans les cas de complications abdominales le ventre n'est point ballonné.

Les troubles neuro-musculaires font cortège à la granulie dès le début, et vont en s'accentuant. La céphalée, d'abord légères devient intolérable, surtout vers les derniers jours. Le malade, couché sur le dos, est d'abord plongé dans une somnolence continuelle. Il répond difficilement et avec aigreur mais avec netteté aux questions qu'on lui pose. Dès qu'il se réveille, il pousse des plaintes douloureuses. Plus tard il est plongé dans un état de stupeur et d'hébétude complet, et les plaintes sont plus fréquentes. Un contact même léger avec la peau réveille des douleurs très vives ; presque toute la surface cutanée est hyperesthésiée. Les phénomènes ataxo-adynamiques, avec carphologie et soubresauts des tendons, sont très rares. Il en est de même du délire aigu qui est exceptionnel et qui n'apparaît qu'au moment de la mort. On remarque fréquemment des troubles oculaires, troubles qui s'expliquent facilement par la présence des granulations grises sur la choroïde.

Jusqu'à présent tous les symptômes que nous venons de décrire et que nous déclarons appartenir à la granulie, peuvent tout aussi bien accompagner une maladie infectieuse quelconque, une scarlatine, un érysipèle, une fièvre typhoïde. Ces granulations, qui existent par centaines et par milliers, répandues dans tout l'organisme, ne trahissent-elles pas leur existence en se fixant sur certains viscères importants?

Suivant Germain Sée, les organes sont envahis dans l'ordre de fréquence suivant :

Les poumons 76 p. 100; le foie 82 p. 100; la rate 57 p. 100; les reins 62 p. 100; les intestins 56 p. 100. Les différentes séreuses sont atteintes dans un quart des cas.

Les autres organes, comme le cerveau, le cœur, les os, les organes génitaux de la femme ne sont envahis qu'exceptionnellement. Enfin les glandes salivaires et le pancréas échappent à cette généralisation.

Voyons maintenant comment ces granulations se manifestent au point de vue clinique.

Il n'est pas toujours facile d'affirmer, par les symptômes et l'auscultation, l'existence d'un si grand nombre de granulations dans les poumons. Très souvent la respiration reste normale, malgré l'acuité des phénomènes généraux. On n'entend rien ou quelques râles sibilants ou ronflants dans toute la hauteur des deux poumons.

D'autres fois la respiration s'accélère, les mouvements respiratoires augmentent de nombre et atteignent le chiffre de 30, 40 et même 60 par minute. Cette dyspnée est encore accentuée par des quintes de toux très rebelles et fatigantes. A la suite de ces efforts de la toux, le malade expectore quelques crachats rarement teintés d'un peu de sang ; lorsque cette hémoptysie est observée, elle devient d'une utilité diagnostique très importante. Lorsqu'on a la chance de découvrir le bacille dans ces crachats muqueux ou purulents, la nature de la maladie est bien déterminée.

A l'examen physique du thorax, on n'obtient rien, ou presque rien, par la percussion. Comme nous l'avons dit plus haut, on entend généralement, à l'auscultation, des râles humides dans toute la poitrine. Lorsque les granulations sont localisées surtout au sommet, on entend des symptômes plus significatifs, je veux dire une expiration prolongée et soufflante et quelques râles sous-crépitants. On peut entendre également des bruits de frottement partiels lorsqu'un fragment de la plèvre est envahi par des granulations. Ces dernières peuvent encore se localiser sur la muqueuse du pharynx et du larynx et être découvertes alors à l'aide du laryngoscope.

Le volume du foie et de la rate est exagéré, mais leur surface est régulière. Le palper et surtout la pression de ces organes deviennent douloureux.

On découvre presque toujours dans les urines de l'albumine. Il est vrai que ce phénomène n'est pas d'un très grand secours pour confirmer le diagnostic. On rencontre de l'albumine dans les urines de la plupart des malades atteints d'une affection aiguë ou infectieuse. Dans l'espèce, à quoi est due cette albuminurie? Est-ce à la multiplicité des granulations ou à l'infection bacillaire? On n'a jamais pu le savoir. Un symptôme plus certain, mais bien rare, est la présence des bacilles dans les urines.

Marche, durée, terminaison. — Examinez le tableau clinique de plusieurs observations de granulie : rarement un cas ressemble à un autre. La phtisie miliaire aiguë a l'évolution la plus irrégulière et la plus surprenante. Elle est capricieuse par la marche de sa fièvre et de ses phénomènes, de ses complications et de sa fin. A part les prodromes, qui sont presque toujours identiques, elle débute tantôt par un gros frisson suivi d'une hyperthermie, exactement comme la pneumonie ; tantôt la température augmente régulièrement comme dans la fièvre typhoïde ; d'autres fois encore, le cycle de la température présente encore des soubresauts des plus capricieux.

Il en est de même des autres symptômes qui se représentent rarement identiques chez deux individus. Chez certains malades, la forme méningitique prédomine ; chez d'autres, on remarque surtout des accidents péritonéaux, ou bien encore des complications thoraciques ou intestinales.

La durée de cette affection varie de quinze jours à dix semaines, suivant l'intensité de l'infection bacillaire ou suivant la quantité de granulations. La maladie peut même avoir une rémission complète et se transformer en phtisie chronique.

Dans la plupart des cas, la terminaison est fatale et se traduit par la mort. Le pronostic est donc des plus sombres. On cite cependant des cas de guérison. Lebert rapporte quatre observations où il aurait retrouvé chez des vieillards des lésions de tuberculose aiguë guéries. Jaccoud, Siek ont observé des cas semblables. J'ai moi-même observé chez un enfant de huit ans un cas de phtisie miliaire aiguë qui a cédé à un traitement intensif de l'iodoforme et de l'acide phénique. Cet enfant, quiavait toutes les apparences d'une bonne santé, a succombé, au bout d'une année, d'une méningite tuberculeuse.

Diagnostic. — La seule maladie avec laquelle on puisse réellement confondre la phtisie aiguë à forme infectieuse, c'est la fièvre typhoïde. Il existe cependant des signes distinctifs dans les deux affections. On peut observer des prodromes dans l'une et l'autre maladies. Il est rare cependant de remarquer dans la fièvre typhoïde de l'amaigrissement, l'aspect de chlorose, l'abattement général et cette inappétence qu'on observe presque toujours quelques jours avant la granulie.

Un autre caractère bien significatif est l'irrégularité de tous les symptômes qui s'observent dans la marche de la phtisie aiguë. Tandis que, dans la fièvre typhoïde, la maladie traverse un cycle presque mathématique, la phtisie miliaire aiguë suit une marche incohérente et désordonnée.

Bien que dans la granulie le malade soit atteint fréquemment de diarrhée, il est rare d'observer chez lui un ventre ballonné ou des taches lenticulaires. De même la douleur n'occupe pas le siège de prédilection de la fosse iliaque droite, mais elle est répandue sur toute la surface abdominale.

Un examen ophtalmoscopique révèle quelquefois à la surface de la choroïde la présence de granulations miliaires et tranche la difficulté.

Les phénomènes thoraciques et les complications ganglionnaires peuvent aider bien souvent pour établir avec certitude le diagnostic. Dans le cours d'une fièvre typhoïde, surtout à forme adynamique, les facultés de l'intelligence sont très vite déprimées : le malade perd la mémoire, n'est plus maître de ses idées et se désintéresse de ses affaires et de son entourage. Quoique le malade atteint de granulie ait perdu sa gaieté habituelle, il conserve cependant tout son esprit, presque jusqu'à la fin de sa maladie.

Pour bien établir un diagnostic, on cherche toujours à remonter dans l'histoire d'un malade. Dans tous les cas de phtisie aiguë on peut retrouver sur le corps du patient une trace ancienne d'une lésion tuberculeuse : d'un lupus (MM. Leloir et Chatelain), d'une adénite, d'une tumeur blanche, d'une fistule ou d'une ostéite bacillaire. La découverte de ces lésions anciennes ou récentes est de la plus haute importance.

Enfin, l'état de la peau peut également nous guider : chaude et
sèche dans le cours d'une dothiénenterie, elle est également brûlante, mais souvent couverte de sueurs profuses, surtout pendant le
sommeil, dans le cours d'une granulie.

B. — Phtisie aiguë a forme broncho-pulmonaire et pleurale

Dans un nouveau et même chapitre, je décrirai les différentes
formes cliniques de granulie, où les troubles thoraciques sont prédominants. On peut rencontrer les différentes variétés suivantes :

1º La phtisie aiguë à forme suffocante ;

2º La phtisie aiguë à forme catarrhale ou broncho-pulmonaire ;

3º La phtisie aiguë à forme pleurale.

Nous décrirons dans un chapitre spécial la phtisie pneumonique,
qui établit une transition entre les formes aiguë et subaiguë de la
phtisie.

I. Phtisie aiguë à forme suffocante. — Cette forme clinique est
observée surtout chez les enfants âgés de deux à cinq ans. MM. Colin
et Laveran ont observé également de véritables épidémies dans les
casernes, chez les jeunes soldats.

Elle peut être précédée de tous les prodromes que nous avons
décrits dans la forme typhoïdique et la granulie : amaigrissement,
pâleur des tissus, anorexie, trouble moral du caractère, affaiblissement, etc., etc. Plus rarement les accès de suffocation, qui
caractérisent cette forme, apparaissent d'emblée avec une soudaineté brutale et surprenante.

Quel que soit le début du mal, le patient est pris, dès la période
d'état, de phénomènes thoraciques qui attirent l'attention. Il est
atteint d'une dyspnée qui est violente et continue, ou qui est interrompue et se présente sous forme d'accès paroxystiques. Le nombre
des respirations augmente. Le malade éprouve une gêne si grande
dans l'inspiration, qu'il lui est impossible de rester allongé sur un
lit. Il est continuellement assis, jette les bras en avant, fait les plus
grands efforts pour mieux respirer. Ces efforts peuvent être facilement remarqués sur la cage thoracique, dont les parois se soulèvent
et se dilatent avec violence.

Dès la période d'état, lorsque le malade est pris de gène respiratoire, survient la fièvre qui est cependant moins élevée que dans la
forme typhoïdique. La température atteint 38, 39°, mais rarement
40 ou 41°. Sa marche est des plus irrégulières et des plus capricieuses ; elle n'a aucun rapport avec l'intensité de la dyspnée. Quel-
fois même la température redevient normale, tandis que la gêne de
la respiration persiste et reste menaçante.

Lorsqu'on examine le malade au plus fort des paroxysmes, on est
surpris de l'absence presque complète des signes stéthoscopiques.
La percussion des sommets et de toute la cage thoracique reste généralement normale ; quelquefois la sonorité est légèrement exagérée, comme dans l'emphysème pulmonaire ; rarement on note sur la
ligne médiane antérieure et postérieure une submatité lorsque les
ganglions trachéo-bronchiques sont envahis. Les vibrations thoraciques sont bien transmises. A l'auscultation on entend dans toute
la poitrine des râles sibilants et ronflants, rarement sous-crépitants.
Le bruit vésiculaire est diminué d'intensité et fait même défaut dans
certaines régions ; aucun souffle.

Les mouvements de cette respiration difficile sont interrompus
par une toux légère et sèche, qui est accompagnée d'une expectoration peu abondante, muqueuse, muco-purulente ou légèrement
striée de sang ; l'hémoptysie abondante est rare.

La dyspnée est continue et augmente de violence. Elle est accompagnée d'une soif ardente. Le malade demande à boire continuellement, la langue est sèche et rôtie. Quelquefois on observe des
vomissements ou de la diarrhée infectieuse. Dans tous les cas la
dénutrition est rapide et l'amaigrissement considérable.

La durée de cette affection varie de dix à quarante jours : elle
atteint rarement deux mois.

On peut distinguer facilement la forme suffocante de la granulie,
de l'asthme ou des affections organiques du cœur. Il est exceptionnel, en effet, de constater de la fièvre dans aucune de ces deux dernières maladies ; l'amaigrissement rapide manque également. Enfin,
tandis que dans l'asthme et dans l'asystolie les accès d'étouffement
se succèdent avec intermittence, la dyspnée est continue dans la
granulie suffocante.

II. Phtisie aiguë à forme catarrhale ou broncho-pulmonaire. —
La plus fréquente de toutes les formes cliniques de la granulie.
Beaucoup d'auteurs décrivent deux types suivant que les signes sté-
thoscopiques sont plus accentués du côté des bronches ou du côté

du parenchyme pulmonaire. Je considère cette subdivision comme inutile, d'autant plus qu'on remarque presque toujours dans le cours d'une granulie broncho-pulmonaire, la succession et même la réunion de ces différents symptômes.

La phtisie aiguë catarrhale se manifeste fréquemment à la suite d'une fièvre éruptive, rougeole, scarlatine ou variole, d'une grippe, d'une bronchite, d'un simple refroidissement, d'une coqueluche ou pendant la convalescence d'une autre maladie. Aucune des maladies citées n'est la cause de la granulie dont le développement est favorisé par un terrain affaibli.

Durant la dernière épidémie d'influenza j'ai vu, et mes confrères ont fait des observations identiques, beaucoup de sujets surpris par le mal être atteints au bout de quelques jours de granulie catarrhale. L'éclosion de la tuberculose paraissait brutale et soudaine. Mais lorsque j'interrogeai le malade ou ses parents, j'appris presque toujours que mon patient était déjà mal en train depuis plusieurs jours et même depuis plusieurs semaines, qu'il mangeait peu, qu'il se plaignait de fatigues exagérées, qu'il était triste et surtout qu'il maigrissait.

Sans doute la tuberculose peut éclater subitement sans se faire annoncer par des troubles de la nutrition et du système nerveux; mais c'est la grande exception. Presque toujours elle est précédée des nombreux prodromes que nous avons déjà décrits pour la forme typhoïdique, pâleur, affaiblissement, anorexie, fièvre légère, insomnie ou sueurs nocturnes, amaigrissement, prodromes qui sont le triste témoignage d'une inoculation bacillaire : comme dans l'expérimentation cette inoculation a sa période d'incubation. Survienne une maladie des bronches ou des poumons, ou bien cette inoculation a lieu pendant une convalescence et le mal éclate avec plus de violence; il se manifeste avec plus de tapage et il évolue plus rapidement.

Bien rarement la granulie catarrhale est diagnostiquée ou même soupçonnée au début de l'invasion morbide : ce n'est qu'ultérieurement, lorsqu'on observe les lenteurs de la marche, l'irrégularité de la maladie et sa nature infectieuse qu'on rencontre dans l'histoire du malade et qu'on se rend compte des prodromes. Presque toujours la maladie prend d'abord l'allure d'une bronchite ordinaire ou d'une broncho-pneumonie. Toute l'attention du clinicien est attirée du côté des troubles thoraciques. Le malade tousse fréquemment. Il expectore des crachats abondants muqueux et blanchâtres d'abord, jaunes verdâtres et opaques plus tard. Quelquefois même ces crachats sont nummulaires purulents ou bien encore striés de sang. On ne doit jamais négliger l'examen microscopique. Nombre de fois on décèlera le bacille vers le quinzième ou vingtième jour.

La dyspnée, qui atteint un degré si aigu dans la forme suffocante, existe également dans la granulie catarrhale, mais à un degré beaucoup moindre. Elle existe dès le début, exagérée pour une bronchite simple, va en augmentant pendant tout le cycle de la maladie, et provoque souvent vers la fin des accès tels que le patient succombe dans une véritable crise d'asphyxie. Cette gêne respiratoire est causée autant par l'intoxication des bacilles et des toxines que par les lésions des bronches et des poumons. On constate même souvent à l'autopsie des malades ayant succombé à une granulie catarrhale une disproportion absolue entre les symptômes observés et le petit nombre de lésions.

Ces troubles de la respiration se traduisent par des phénomènes physiques. A l'examen du thorax on voit la poitrine se soulever avec effort, les mouvements de la respiration sont précipités. Les vibrations thoraciques sont normales ou exagérées. A la percussion on obtient une sonorité exagérée ou bien encore une zone submate entourée de régions très sonores. A l'auscultation on peut entendre aux sommets un affaiblissement du murmure vésiculaire, ou bien encore de nombreux râles sibilants, ronflants et sous-crépitants répandus dans les deux côtés de la poitrine. D'autres fois ces nombreux râles ont un siège maximum aux deux sommets ou bien ils se localisent à un seul sommet ou dans un seul côté de la poitrine. Lasègue insistait beaucoup sur la valeur de ce siège unilatéral des bruits morbides : cette localisation établissant pour le savant clinicien un puissant signe de diagnostic. A une période plus avancée de la maladie, les râles deviennent plus fins, quelquefois même crépitants. En même temps la respiration prend un timbre soufflant, sans atteindre toutefois la rudesse du souffle de la pneumonie. Tous ces bruits thoraciques sont mobiles et répartis sans aucune régularité.

La fièvre qui accompagne cette forme de granulie suit une marche irrégulière. Tantôt très élevée dès le premier jour, elle peut disparaître pendant plusieurs jours et réapparaître ensuite avec une intensité plus considérable. D'autres fois le thermomètre indique au début une température peu élevée qui s'accroît progressivement pour disparaître quelques jours avant l'issue fatale. Enfin il existe des cas cas où l'hyperthermie ne se manifeste que peu de jours avant la mort.

Malgré l'absence ou la présence de la fièvre, la peau est très chaude, sèche ou couverte de sueurs profuses. Le malade est inquiet, dort peu, se nourrit mal. Sa langue est rôtie ou couverte d'un enduit saburral. Il est dégoûté de tous les aliments, et lorsqu'il consent à s'alimenter, il est pris de vomissement ou de diarrhée. Une soif ardente l'oblige à boire fréquemment. Il ne supporte pas le moindre toucher, tant sa peau est hyperesthésiée. Au moral, il est triste et affaissé ; il réclame le silence et le repos.

L'examen abdominal révèle également des signes fort précieux. Lorsqu'il existe des granulations dans les méninges, le ventre est creusé en forme de bateau : il est au contraire ballonné lorsque le péritoine est le siège de tubercules. Dans tous les cas on constate au toucher abdominal, fort désagréable pour le malade, une hypertrophie du foie et surtout de la rate.

L'analyse de l'urine décèle fréquemment l'albumine, dont la présence peut être impliquée aux troubles de la circulation ou à l'existence de granulations dans les reins. Il est très rare de découvrir le bacille dans ces urines.

Les troubles de la circulation sont également profonds. Très légers au début, ils s'accentuent avec la marche progressive de la granulie. Ils ne sont nullement proportionnels au degré de la fièvre, mais correspondent surtout au degré de la gêne respiratoire. L'hématose s'exécute mal ; la circulation de retour est arrêtée, le cœur droit se dilate. Les pulsations sont nombreuses, petites et filiformes. A une période avancée, la figure est violacée, les veines abdominales sont gonflées, les extrémités œdématiées et refroidies. Les battements du cœur sont tumultueux et irréguliers. Souvent cette situation est tendue au point que le malade succombe dans une véritable attaque d'asystolie.

Le malade ne se nourrissant pas, luttant d'une façon désespérée contre la gêne respiratoire et circulatoire, perd ses forces et maigrit avec une rapidité prodigieuse.

« Pendant que, disent Dreyfus-Brisac et Bruhl, ces diverses affections phlegmasiques évoluent, isolées ou combinées, suivant des modes éminemment variables, la note infectieuse du processus s'affirme par diverses manifestations : prostration des forces, émaciation rapide, subdelirium, troubles digestifs de tous genres, hypertrophie splénique, albuminurie.

La durée de la granulie catarrhale est absolument indéterminée. Elle varie suivant la puissance du germe pathogène, suivant le nombre des lésions produites, et surtout suivant le terrain. Un sujet est-il robuste, il offre une résistance plus grande à l'invasion bacillaire : un individu affaibli ne résistera pas longtemps à l'intoxication tuberculeuse. Rarement cependant la maladie dépasse une durée de huit semaines.

Il est très difficile d'établir le diagnostic au début de la maladie. A ce moment, dit M. Jaccoud, « la fièvre et la gêne respiratoire sont les mêmes que dans une bronchite capillaire ; les signes stéthoscopiques sont semblables ; à mesure que les râles sibilants et souscrépitants se généralisent, la dyspnée augmente ; la toux et l'expectoration sont identiques ; en un mot il n'y a pas de diagnostic possible pendant les deux premières semaines. Tout au plus serait-on autorisé à formuler une présomption. Si le patient est de constitution débile, s'il a des antécédents de famille suspects, ou bien s'il a subi des maladies qui favorisent la granulose ; rougeole, fièvre typhoïde, coqueluche. La situation est un peu plus nette lorsque les accidents thoraciques sont compliqués d'une diarrhée alarmante et incoercible : ce symptôme est étranger à la bronchite capillaire commune ; d'un autre côté il ne peut, dans l'espèce, être attribué à une fièvre typhoïde en raison de l'absence complète des phénomènes adynamiques : il peut donc être rattaché avec vraisemblance à une tuberculisation des intestins ou du péritoine, et il devient ainsi un signe indirect de la lésion pulmonaire. »

A mesure que l'affection progresse, le diagnostic s'éclaircit. Au bout d'une vingtaine de jours, une bronchite simple ou capillaire s'arrête ou tue le malade. Dans la granulie catarrhale au contraire l'évolution morbide s'accentue et se poursuit. La dyspnée augmente et se complique de troubles profonds de la circulation sanguine. La dénutrition cause un amaigrissement rapide. Tous ces symptômes graves attirent l'attention du clinicien qui remonte alors dans le passé du malade et découvre presque toujours les prodromes que nous avons décrits plus haut. Il remarque aussi une congestion plus active aux sommets du poumon où les râles siègent de préférence dans la granulie. Enfin s'il soupçonne les premiers jours la nature tuberculeuse de l'affection, il peut tenir grand compte de la dyspnée beaucoup plus violente dans la granulie que dans les bronchites inflammatoires, dès le début du mal, et ainsi affirmer le diagnostic.

Après la première quinzaine, on doit toujours faire l'examen des crachats et rechercher le bacille qu'on découvre quelquefois. On doit tenir aussi grand compte de l'état des organes abdominaux : le foie et la rate sont considérablement hypertrophiés ; leur surface,

lisse à la superficie, est sensible à la pression. Enfin la présence ou
l'absence de l'albumine, les troubles de la circulation peuvent
servir également pour faire la lumière.

On ne confondra pas facilement la granulie catarrhale avec la
grippe infectieuse. Dans cette dernière affection les symptômes
thoraciques peuvent être également très accentués. Mais son début
est plus loyal, plus franc, ses troubles cliniques suivent une marche
plus régulière et sa terminaison est plus rapide.

III. **Phtisie aiguë à forme pleurale.** — Pour beaucoup d'auteurs
toutes les pleurésies sont d'origine tuberculeuse. Telle n'est pas
notre opinion. Si le tubercule a une préférence toute particulière
pour les séreuses et surtout pour la plèvre, nous pouvons affirmer
cependant qu'il existe des pleurésies franches, hypérémiques
exemptes de toute infection bacillaire.

La forme pleurale est un mode très fréquent de la granulie. Elle
peut survenir d'une façon insidieuse. Elle est précédée alors dans ce
cas par de nombreux symptômes déjà cités dans les autres formes de
la phtisie aiguë. Ou bien elle se manifeste, d'une façon brusque, par un
frisson, un point thoracique douloureux, l'ascension de la température.
De ces deux modes de début, le premier s'observe le plus souvent.
Généralement avant tout symptôme thoracique, le malade se plaint
depuis plusieurs jours, ou plusieurs semaines, d'une grande lassi
tude, de maux de tête, d'anorexie : il a maigri. Cet état général de
dépérissement, qu'on met sur le compte d'un surmenage, se transforme bientôt, et la maladie s'affirme par des symptômes plus graves,
tels que la toux, la fièvre, l'expectoration et la dyspnée. Ces troubles
attirent l'attention du clinicien sur le thorax où il constate la pleurésie confirmée, soit sèche, soit avec un épanchement.

La granulie pleurale peut revêtir tous les caractères d'une pleurésie séro-fibrineuse simple, affectant un seul côté où elle reste
limitée ou envahissant plus tard le deuxième côté, ou bien frappant
les deux côtés dès le premier jour. Plus tard elle prend un aspect
spécial par la marche particulière de la fièvre, de la dyspnée et, par
la coloration du liquide pleural, par des phénomènes aigus d'intoxication bacillaire et par l'envahissement d'autres séreuses, les méninges
et le péritoine. Cependant ce n'est pas la marche ordinaire de la
granulie pleurale. Dans la plupart des cas, le mal prend dès le début
une allure spéciale, incohérente et se présente avec le cortège des
phénomènes infectieux qui inquiètent tant le clinicien. Presque toujours le malade atteint est déjà affaibli, avant la période d'état, par

les prodromes de la période d'incubation, par une fièvre légère qui le mine, par de la céphalalgie qui l'anéantit, par l'insomnie qui l'attriste, par les sueurs profuses qui l'épuisent. Ayant maigri beaucoup, il présente un facies pâle et tiré.

Que la maladie s'annonce d'une façon brutale ou insidieuse, le clinicien trouve le patient avec de la température, de la douleur thoracique et de la dyspnée. S'il a l'avantage de l'examiner dès le premier jour de l'invasion, il peut constater tous les symptômes de la pleurésie sèche, l'épanchement produit par des granulations de la plèvre ou de la superficie des poumons ne s'établissant presque jamais de suite. Cet épanchement peut même faire défaut complètement et alors on assiste à l'évolution d'une pleurésie tuberculeuse sèche.

La granulie pleurale peut être sèche. Cependant, dans la plupart des cas de typho-bacillose, l'épanchement s'établit et sa caractéristique est d'être très rapide et abondant. En dehors des troubles généraux d'infection bacillaire qui accompagnent toute granulie, on peut alors observer dans la forme pleurale tous les symptômes classiques de la pleurésie séro-fibreuse : la diminution de l'amplitude respiratoire, la suppression des vibrations thoraciques, de la matité qui s'étend avec les progrès de l'épanchement, l'absence du murmure respiratoire, le souffle tubaire caractéristique de l'égophonie et de la pectoriloquie aphone et même, au sommet sous la clavicule, le tympanisme de Skoda. Suivant le côté du thorax où siège le liquide, suivant aussi l'abondance de l'épanchement, on peut observer un abaissement du foie, une déviation du cœur ou une compression des gros vaisseaux. Si le liquide se produit rapidement, sa résorption n'est pas facile. Il a de la tendance à se maintenir, et lorsqu'on l'évacue par une thoracentèse, il se reproduit très vite. Je me rappelle un cas de typho-bacillose pleurale chez une malade qui, en quelques heures, à la suite d'un frisson et d'un point de côté, troubles pour lesquels je fus mandé immédiatement, eut une pleurésie droite. En moins de vingt-quatre heures toute la plèvre droite fut remplie d'un épanchement abondant causant une véritable asphyxie. Quarante-huit heures après le début, je fis la thoracentèse et retirai un litre et demi de liquide trouble. Le liquide se reproduisit très vite, devint rougeâtre d'abord, puis franchement hémorragique. Je fis neuf ponctions successives renouvelées d'urgence tous les trois jours et chaque fois l'épanchement se reproduisit avec une grande abondance : la malade succomba dans une attaque d'asphyxie au bout d'un mois. La recherche des bacilles dans le liquide fut négative. Mais je fis des injections de ce liquide dans le péritoine d'un lapin et d'un cobaye qui moururent tous deux tuberculeux.

Le liquide n'a pas de caractères spéciaux. Il est tantôt clair transparent, tantôt ambré, tantôt louche, d'autres fois encore il est rougeâtre ou hémorragique. Cela dépend beaucoup de la production des néomembranes et du siège des granulations. Il est toujours utile de faire l'examen microscopique qui dé e quelquefois la présence des bacilles.

La durée de la maladie varie de quelques jours à six semaines. Rarement elle dépasse ce terme; quelquefois même le malade meurt subitement (Empis) par suite de l'abondance de l'épanchement dans les premiers jours.

Le plus souvent la granulie pleurale se termine par la mort. Il existe cependant des cas où le malade guérit définitivement, ou encore où l'affection se transforme et devient le point de départ d'une phtisie commune.

A moins de découvrir le bacille dans les crachats ou dans le liquide ponctionné, recherches qu'on doit toujours pratiquer, il n'y a rien de plus difficile de distinguer une pleurésie tuberculeuse d'une pleurésie simple. « Le diagnostic de la pleurésie tuberculeuse, dit M. Widal, est plein de difficultés tant qu'on n'a pu constater les signes de la phtisie pulmonaire. On a répété souvent, après Aran, que la pleurésie spécifique siège presque toujours à droite, mais cette assertion n'est pas d'accord avec les faits, puisque sur 22 cas de pleurésie tuberculeuse, Leudet en a constaté un nombre égal à droite et à gauche. Grancher a réussi dans certains cas à reconnaître à travers l'épanchement l'état sain ou tuberculeux des poumons en se basant sur les indications que voici : lorsque avec un tympanisme sous-claviculaire les vibrations vocales augmentent dans cette région et qu'en même temps la respiration est forte et exagérée, la pleurésie est simple et le poumon sain; si, au contraire, avec ce tympanisme et les vibrations exagérées, la respiration est affaiblie, le poumon est congestionné et partant tuberculeux. Ce signe, dit Germain Sée, n'a de valeur que dans les pleurésies limitées aux régions postéro-inférieures et dans les cas où l'inflammation pleurale est la première manifestation tuberculeuse; dès que la pleurésie occupe la partie sous-claviculaire, du moment que les tubercules ont déterminé l'induration du sommet, on comprend facilement que les caractères symptomatiques changent complètement.

Que l'épanchement soit considérable, il provoque une dyspnée fatale et alors on est forcé de pratiquer la thoracentèse, ou qu'il soit moyen

et n'atteigne pas le sommet de la cage thoracique, on peut toujours
observer dans cette forme de granulie des signes stéthoscopiques qui
peuvent trancher la difficulté du problème. En l'absence momentanée
du liquide qui a été retiré, ou derrière et au-dessus d'une nappe
légère de liquide on peut entendre les signes précis d'une tuberculisation pulmonaire.

Le terrain sur lequel se greffe une pleurésie peut également nous
seconder pour faire la lumière. On sait en effet la fréquence des
épanchements pleuraux chez les rhumatisants, les carcinomateux ou
les brightiques. Il faut donc toujours tenir grand compte des antécédents personnels de chaque malade. La carcinose aiguë de la plèvre
ne survient généralement qu'à un âge avancé et la pleurésie carcinomateuse à marche rapide ne s'accompagne pas de fièvre. Quant à la
néphrite, elle a généralement été constatée par des troubles généraux qui l'accompagnent longtemps avant la manifestation pleurale.
En tout cas ces pleurésies de différentes natures ne s'accompagnent
pas, comme la granulie pleurale, de fièvre, dont la marche ascendante et désordonnée est caractéristique, d'une toux insupportable,
d'expectoration sèche et sanguinolente, de fièvre hectique, de vomissement et de diarrhée, de sueurs nocturnes, d'amaigrissement, en
un mot de tous les symptômes d'une intoxication bacillaire bien
connue aujourd'hui.

II

PNEUMONIE TUBERCULEUSE

Il est inutile, je crois, de revenir sur les discussions oiseuses qu'a
soulevées autrefois la pneumonie caséeuse et les luttes passionnées
entre l'Ecole française et l'École allemande.

Une question reste cependant en suspens et divise encore aujour-
d'hui la plupart des cliniciens. Faut-il laisser cette forme de tuberculose dans le cadre de la granulie ou dans l'espèce de la phtisie
subaiguë? Par ses prodromes, par ses symptômes cliniques, par sa
marche, par sa terminaison, la pneumonie caséeuse a toutes les
allures de la phtisie aiguë : par l'évolution anatomo-pathologique,
les lésions atteignent la transformation caséeuse et provoquent très
souvent une perte de substance du parenchyme pulmonaire, c'est-
à-dire qu'elles causent les mêmes troubles locaux qu'une tuberculose
subaiguë ou une phtisie commune. Pour ce motif j'ai dit que la

pneumonie caséeuse établissait une transition naturelle de la granulie à la tuberculose chronique. Comme je suis en train de décrire les phénomènes cliniques, je réserve un chapitre spécial pour la description de la pneumonie caséeuse que je considère cliniquement comme un mode de phtisie aiguë.

La maladie peut surprendre en plein état de santé ou au moins en apparence d'une santé parfaite. Plus souvent le sujet atteint est dans une situation de débilité, de résistance moindre, de misère physiologique, comme cela arrive chez les alcooliques ou chez les surmenés : depuis quelque temps déjà il est sous le coup de son mal, il mange moins, il est agité, il dort mal, il a maigri. Dans d'autres cas, et ce ne sont pas les moins fréquents surtout dans nos salles d'hôpitaux où peu de mesures d'isolement sont prises et où les sujets atteints de maladies les plus variées habitent côte à côte, l'affection se greffe sur un convalescent de fièvre typhoïde, de bronchite ordinaire, de rhumatisme, de coqueluche, de rougeole. Là, les bacilles, répandus par terre, et soulevés chaque jour par le balayage, ont beau jeu pour acquérir une évolution rapide de pneumonie caséeuse.

Dès la période d'état, la pneumonie caséeuse est accompagnée d'un cortège de phénomènes qui ressemblent de fort près aux signes de la pneumonie franche. La maladie s'annonce par un frisson peu violent, par un point de côté douloureux, sous-mammaire, par une accélération des pulsations, une toux sèche, quinteuse et pénible, de la chaleur de la peau, une soif ardente et de l'inquiétude. La température prise au début même n'est pas très élevée : elle atteint 38°. L'expectoration est aérée ou franchement sanguinolente, mais les crachats n'ont pas la couleur jus de pruneaux et ne sont pas adhérents au vase. Une dypsnée plus gênante que douloureuse survient immédiatement : elle augmente avec la marche de la pneumonie et elle atteint quelquefois de véritables paroxysmes de suffocation. La fièvre peu accentuée au début, peut disparaître durant plusieurs jours, puis revenir dans le courant du deuxième septénaire pour augmenter graduellement et atteindre 40 et même 41°. Presque chaque soir, le malade est inondé de sueurs profuses. Ne se nourrissant pas, ses forces diminuent, l'amaigrissement survient. Lorsque le malade absorbe, par raison, des aliments, il les rejette par vomissements ou bien encore il est pris de diarrhées rebelles. Les battements du cœur sont rapides mais asthéniques : les pulsations sont nombreuses mais faibles. En moins de deux mois, le malade arrive à un degré profond de cachexie.

On peut également suivre, par l'examen physique, la marche de cette affection. Au palper on constate au niveau du lieu envahi une augmentation des vibrations thoraciques. A la percussion on délimite exactement l'étendue de la partie congestionnée : on obtient de la submatité qui s'accuse et arrive souvent jusqu'à la matité. Dans cette résonnance d'un corps plein on perçoit toujours sous le doigt une élasticité des parois, contrairement à ce qui se passe dans les épanchements pleurétiques. On peut avoir sur un même côté du thorax des zones submates ou mates interrompues par des intervalles sonores : cela prouve la présence de lobules saines ou bien distendus par de l'emphysène.

A l'auscultation on entend d'abord des râles purs et secs qui sont bientôt remplacés par des râles sous-crépitants et par des nombreux râles sibilants et ronflants. Le murmure vésiculaire du poumon envahi est obscur. Ces râles sous-crépitants très tenaces, qu'on entend surtout à l'inspiration, sont bientôt couverts ou accompagnées d'un souffle bronchique. Lorsque la maladie se prolonge, on peut constater les signes caractéristiques du ramollissement des masses tuberculeuses : on entend d'abord du souffle cavernuleux, ensuite un vrai souffle amphorique.

La durée de la pneumonie caséeuse varie de quinze jours à deux mois. Elle se termine généralement par la mort. Le pronostic n'est cependant pas absolu. Je me rappelle notamment deux cas qui n'ont pas eu cette issue fatale : une jeune femme de vingt-trois ans, dont le mari est mort de la phtisie cancéreuse, fut atteinte de tous les symptômes de la pneumonie tuberculeuse : elle guérit le trente-deuxième jour de sa maladie, et encore aujourd'hui elle est bien portante. Dans un autre cas, la pneumonie se transforma au bout de deux mois et demi en tuberculose chronique qui évolua lentement et que je pus surveiller pendant quatre ans. Le diagnostic de ces deux observations ne peut être mis en suspicion puisque j'ai recherché et découvert chaque fois des bacilles dans les crachats.

L'examen bactériologique tranche presque toujours la difficulté du diagnostic. Mais on ne découvre les bacilles dans l'expectoration qu'au bout de quinze ou vingt jours. Or c'est au début surtout qu'on désire connaître la vraie nature de la maladie. A cette époque, lorsque la pneumonie tuberculeuse a une allure tant soit peu aiguë et brutale, elle peut être considérée par les symptômes généraux et locaux comme une pneumonie franche. Sans doute il faut tenir un grand compte des prodromes qui précèdent l'invasion de la maladie, et observer avec minutie les détails de l'évolution morbide elle-même « J'insiste d'autant plus sur ce fait, dit M. Jaccoud, qu'il est moins connu ; l'invasion peut manquer à l'acuité franche et soudaine qui la distingue d'ordinaire ; le début est bien fébrile, mais la fièvre est moins haute d'emblée, l'explosion des accidents est moins totale, le développement en est plus traînant, le malade ne présente pas au bout de vingt-quatre heures ou de quarante-huit heures l'état grave qui caractérise à cette période la pneumonie franche. »

On sait que tous les phénomènes généraux et locaux qui affirment le début d'une pneumonie franche ont une note suraiguë et brutale et s'annoncent avec fracas : or ils cessent de la même façon le huitième ou le dixième jour avec une brusquerie typique. Dans les cas de poussées successives de pneumonie franchement lobaire, chacune de ces poussées d'hépatisation est accompagnée de symptômes généraux et locaux caractéristiques. Il n'en est pas de même de la pneumonie tuberculeuse, qui, sournoisement, insidieusement, s'aggrave chaque jour, n'a pas de début franc ni de rémission nette et dont les phénomènes d'intoxication bacillaire se font bientôt sentir.

Il ne faut jamais oublier d'examiner les crachats dans les cas de pneumonie douteuse : on a pu découvrir quelquefois le bacille dès le huitième jour.

La matité de tout un poumon, qui survient quelquefois le huitième ou le dixième jour, a pu faire confondre la pneumonie tuberculeuse avec une pleurésie. Cette erreur, fort rare, ne peut être commise qu'en l'absence de râles sous-crépitants et de souffle. La vérité peut-être rétablie du reste par le simple palper. Dans la pleurésie avec un épanchement moyen ou même capillaire, les vibrations thoraciques ne sont pas perçues : elles sont au contraire exagérées dans le cas d'hépatisation pulmonaire. En outre avec la marche progressive de la pneumonie de petites cavernes se produisent rapidement et donnent la note du souffle caverneuleux.

Il est rare de confondre la pneumonie tuberculeuse avec la gangrène pulmonaire. Dans cette dernière maladie l'odeur des crachats est caractéristique. La gangrène pulmonaire s'accompagne en outre d'une marche suraiguë rapide qui lui est toute personnelle.

Il existe des cas de pneumonie ayant d'abord toutes les allures franches avec marche suraiguë et se prolongeant néanmoins au delà du terme habituel pour se terminer le quinzième ou le vingtième jour par un abcès circonscrit du parenchyme pulmonaire. Chez ces malades l'affection peut revêtir tous les caractères de la pneumonie tuberculeuse ; elle s'en distingue cependant par l'aspect purulent des crachats qui ne contiennent jamais de bacille.

Une autre forme, qui induit facilement en erreur, c'est la syphilis pulmonaire. Les gommes situées autour des bronches et sur le tissu pulmonaire sont moins rares qu'on ne se le figure : j'en ai observé un certain nombre de cas particulièrement à l'hôpital Saint-Antoine dans le service de M. le professeur Dieulafoy. Ces gommes pulmonaires ont un début insidieux, une marche lente, dans la formation de cavernes, et une terminaison souvent fatale. En dehors de l'examen bactériologique très utile, on doit examiner les antécédents personnels du malade, et en cas de syphilis instituer le traitement ioduré et mercuriel, qui est une véritable pierre de touche pour trancher la difficulté du procès.

III

PHTISIE SUBAIGUË

La phtisie galopante ou subaiguë, dont nous allons étudier les modalités cliniques, peut encore se rencontrer dans l'enfance, où elle est cependant plus rare que la granulie. Elle est fréquente surtout chez les adolescents à croissance rapide et à poitrine effilée, chez nos lycéens et chez nos étudiants surmenés, chez nos vigoureux campagnards qui viennent habiter les grandes cités. Il en est du bacille de Koch comme du bacille d'Eberth : la fièvre s'attaque surtout aux jeunes gens qui, venant de la campagne séjourner dans les villes, n'ont pas encore l'habitude de digérer l'eau infectée, qui est souvent inoffensive pour nos citadins déjà acclimatés.

J'ai observé aussi fréquemment la phtisie galopante chez les nourrices mercenaires, ces belles campagnardes qui viennent à Paris allaiter les nourrissons des familles aisées. Ici au facteur de l'air corrompu et du manque de soleil, vient s'ajouter comme cause l'épuisement produit par l'allaitement lui-même.

Par quels signes est caractérisée cette forme de tuberculose? La phtisie galopante est une forme subaiguë de la granulie dont elle possède presque tous les symptômes généraux, tels que fièvre, anorexie, sueurs nocturnes, amaigrissement et marche rapide. Ce qui distingue ces deux états morbides, ce sont les modifications anatomo-pathologiques et les signes cliniques que ces lésions profondes entraînent, Nous avons dit, en parlant de la granulie, que dans la phtisie aiguë, les granulations restent miliaires, presque toujours transparentes, et arrivent exceptionnellement à la fonte caséeuse. Dans la phtisie galopante, au contraire, les tubercules se ramollissent de très bonne heure et causent des excavations, des ulcérations larges et profondes du tissu pulmonaire. Cette transformation caséeuse s'opère dans quelques semaines, dans quelques mois, et c'est cette évolution rapide durant laquelle des ravages profonds se produisent, qui donne un caractère spécial à la maladie et qui nuance la phtisie galopante de la phtisie commune.

Le début de la phtisie subaiguë est rarement brusque. Que l'affection surprenne l'individu encore indemne ou déjà infecté par une tuberculose latente, le malade est déjà mal en train depuis quelque temps. Ses forces physiques intellectuelles ont baissé, son appétit a diminué, son sommeil est agité, son corps a maigri. Puis la fièvre, entrecoupée par des frissonnements, se manifeste, fièvre continue avec exaspération vespérale et qui ne fait qu'augmenter graduellement pour devenir hectique à la fin. La toux survient. Cette toux, qui est l'un des premiers symptômes qui attire l'attention, est d'abord irritante, pénible, fréquente et sèche ; puis elle est accompagnée d'une expectoration muqueuse, blanchâtre et sanguinolente. Plus tard, ces crachats, qui sont abondants, deviennent muco-purulents et même franchement purulents. Le malade respire difficilement, gêné par ces quintes de toux et par une dyspnée pénible qui étreint sa poitrine. Au bout de quelques semaines le mal s'accentue, la fièvre augmente chaque soir, le phtisique ne dort plus, ou lorsqu'il s'endort pendant quelques instants, il se réveille inondé de sueurs profuses qui l'épuisent et le glacent. Ce marasme est d'autant plus profond et arrive plus rapidement, que le malade ne mange pas ou qu'il vomit ses aliments. Il ne mange pas parce qu'il n'a pas d'appétit et qu'il est dévoré d'une soif ardente. Sa langue est sèche, l'abdomen est ballonné et douloureux. Très souvent une diarrhée tenace et rebelle s'établit. « Rapidement, disent MM. Dreyfus-Brisach et Bruhl, la situation s'aggrave, la fièvre acquiert une grande intensité, avec des recrudescences vespérales accusées, précédées de frissonnements et suivies de sueurs profuses qui exténuent le malade ; l'appétit l'abandonne, il maigrit et perd ses forces de jour en jour. Un ou deux septénaires se sont à peine écoulés, qu'il présente à un haut degré le facies du tuberculeux avéré, aux pommettes colorées, aux yeux brillants, au thorax émacié. Alors aussi les troubles fonctionnels et les phénomènes stéthoscopiques sont devenus très nets ; parfois même avant les symptômes généraux réactionnels, ils ont révélé la gravité du mal. La dyspnée est très prononcée, la toux souvent incessante, quinteuse et par suite donnant lieu à de fréquents vomissements. L'expectoration, de plus en plus abondante, se compose de parties solides baignant dans un mucus épais, comme il en est pour les crachats nummulaires de la deuxième période de la phtisie. Le sang y peut apparaître sous forme de stries ou même d'hémoptysies qui parfois se répètent. L'examen histologique y révèle l'existence de fibres élastiques et aussi d'innombrables bacilles de Koch : aussi pourrait-on par ces seuls caractères affirmer déjà la caséification du néoplasme tuberculeux, si l'examen de la poitrine ne permettait pas de suivre la marche du processus. »

Et en effet les symptômes constatés par l'examen du thorax sont révélateurs et sont aussi nombreux que les lésions effectuées dans le sein du tissu pulmonaire sont profondes et rapides. Comme les granulations envahissent de préférence les sommets du poumon, ou entend, dès le début du mal, une diminution du murmure vésiculaire des lobes supérieurs. Puis au bout de quelques jours on perçoit des râles sous-crépitants, des craquements et de la respiration soufflante. De nombreux ronchus sont entendus dans le reste du poumon et dans le poumon du côté opposé. Lorsque la masse tuberculeuse se ramollit et est expulsée, on entend du gargouillement d'abord et plus tard du souffle amphorique et de la bronchophonie.

Au palper les vibrations thoraciques sont exagérées au niveau de la lésion. A la percussion on constate une submatité très nette, qui atteint rarement un son mat.

Très souvent on peut déjà constater, par l'examen thoracique, l'existence d'un caverne siégeant au sommet du poumon, tandis que les lobes moyen et inférieur du même organe sont envahis plus récemment par des tubercules jeunes qui manifestent leur présence par les symptômes d'une tuberculose récente. De même la totalité d'un poumon peut être complètement farcie de granulations ramollies et fondues pendant que le poumon du côté opposé est à peine envahi. On a ainsi chez un même malade atteint de phtisie galopante des signes de début de la tuberculose et de fonte caséeuse, signes qui peuvent s'entendre et se suivre sur le même organe à une petite distance.

Pendant que ces lésions rapides dévastent les poumons, le malade s'affaiblit de plus en plus. Il est épuisé par la fièvre, dont l'intensité augmente avec la résorption des produits septiques. Il est miné par la toux rebelle, par l'expectoration abondante, par les vomissements par la diarrhée colliquative, par l'insomnie et les sueurs profuses.

Alors le facies est amaigri, le ventre se météorise, les régions du foie et de la rate sont soulevées. Chez la femme, les règles sont supprimées. Les extrémités inférieures sont œdématiées. Le muguet apparaît sur la langue et dans l'arrière-gorge. En un mot le malade amaigri, affaibli, succombe dans un état de marasme complet ressemblant en tous points à la période ultime de la phtisie commune.

La maladie dure en moyenne de deux à cinq mois. Cette déchéance organique est quelquefois plus rapide et on a pu voir des lésions profondes (tubercules étendus et en masse, cavernes) s'établir en moins de six semaines et entraîner l'issue fatale soit par hémoptysie abondante, soit par dyspnée.

Le diagnostic de la phtisie galopante est malheureusement facile. Tout au plus pourrait-on la confondre au début avec une bronchite ordinaire. Mais la lumière sera vite faite d'abord par la localisation du mal, qui siège de préférence au sommet du poumon; par la présence de la submatité des craquements ou du souffle cavernuleux ou caverneux très précoces. Enfin l'examen bactériologique des crachats enlèvera le doute, car, dès le dixième jour, on peut y découvrir la présence du bacille.

Il est inutile d'ajouter que le pronostic est très sombre, presque toujours fatal.

IV

TUBERCULOSE PULMONAIRE COMMUNE

Nous suivrons dans ce chapitre une marche toute naturelle : celle de l'évolution tuberculeuse telle que nous l'avons exposée dans le chapitre de l'anatomie pathologique; depuis le moment où se forme au sein du parenchyme pulmonaire le premier nodule, jusqu'à l'époque où le tubercule qui s'est congloméré se ramollit, s'élimine et laisse à sa place une excavation, une caverne. Nous étudierons successivement :

1° La période de germination, période pendant laquelle les tubercules se forment au sein du parenchyme.

2° La période de tuberculisation confirmée, période qui commence au moment de l'apparition du premier signe certain de la présence des tubercules : le craquement.

Pour me conformer à l'usage et pour ne pas compliquer ces choses je nommerai cette période : période de phtisie confirmée. Nous y trouverons trois phases successives :

> Crudité des tubercules ;
> Ramollissement des tubercules ;
> Excavation.

A. — Période de germination

Cette période est constituée anatomiquement par l'évolution dans le sein du parenchyme pulmonaire de nodules tuberculeux discrets sans que l'état local ou général soit influencé par la présence de ces néoformations. La santé générale semble parfaite et cependant la lésion pulmonaire existe déjà et se manifeste par des signes fonctionnels et physiques appréciables. Ces signes sont les suivants :

Modification des bruits respiratoires dans leur :

> Intensité ;
> Tonalité ;
> Rythme, etc.

Modification de la sonorité de la partie atteinte :

> Diminution de la sonorité ;
> Submatité ;
> Résistance plus grande de la paroi à la percussion.

On peut constater d'autre part la présence des phénomènes généraux prémonitoires :

> Anémie, chloro-anémie ;
> Dyspepsie ;
> Fièvre ;
> Amaigrissement ;
> Troubles nerveux, etc.

Enfin cette période présente différents types cliniques par l'assem-

blage, la réunion, la combinaison d'un certain nombre de ces signes.
On peut donc différencier les types suivants :

> Forme chloro-anémique ;
> — dyspeptique ;
> — pseudo-catarrhale ;
> — pleurétique ;
> — hémoptysique, etc., etc.

Ceci rentre dans la première partie de notre étude.

A cette période, ce sont plutôt des particularités que des modifications très accusées qui constituent les signes physiques. Ces particularités ne sont vraiment appréciables que par l'auscultation. Ces seuls signes fournis par ce mode d'exploration peuvent donner la certitude ; ce sont les plus importants : je les étudierai les premiers. Cette auscultation est des plus délicates ; elle doit être pratiquée aux sommets des poumons ; car les signes que nous allons énumérer ne sont pathognomoniques que quand ils occupent les régions supérieures de la poitrine. Ces signes se résument en des modifications du *murmure respiratoire*. Il ne faut pas rechercher ni râles, ni craquements, ni souffle : à cette période ils n'existent pas encore ; il ne faut pas compter davantage sur les modifications de la résonnance de la voix, sur la bronchophonie : ces signes manquent aussi.

Pour pratiquer l'auscultation dans les conditions où nous nous supposons, il faut placer l'oreille dans la zone sous-claviculaire et ausculter, l'un après l'autre, chaque temps de la respiration, à droite et à gauche ; c'est-à-dire que l'on fera abstraction d'abord du second bruit pour ne s'occuper que de l'inspiration. Une fois ce temps bien étudié, on recommence de même pour l'expiration, en ayant soin dans les deux cas de comparer deux points absolument symétriques.

On arrive ainsi à saisir les modifications d'intensité, de rythme et de tonalité des bruits respiratoires.

Pour bien pouvoir juger des modifications des bruits normaux de la respiration, il est indispensable de connaître ces bruits d'une façon parfaite. Il est difficile de les décrire d'une façon satisfaisante: le mieux est de se rendre compte sur un poumon sain de leur valeur exacte. Nous conseillons fortement au praticien d'examiner avec soin des poumons sains aux différents âges pour se faire une idée exacte des bruits normaux ; il possédera ainsi des termes de comparaison indispensables pour l'étude des phénomènes stéthoscopiques de cette première période.

L'inspiration est la première modifiée et ses modifications sont les suivantes. Normalement, le murmure respiratoire est « léger, moelleux, caressant à l'oreille », il possède une certaine tonalité que le praticien doit se mettre dans l'oreille. Le murmure inspiratoire peut être modifié au point de devenir rude et râpeux à l'oreille ; mais il est rare que ce phénomène soit aussi accusé. Du reste, il indique que déjà des nodules tuberculeux assez confluents occupent les parties supérieures du poumon. Aussi, faut-il s'accoutumer à saisir des nuances plus délicates. Dès le début de la tuberculisation du poumon, dès que le parenchyme renferme quelques granulations, quelques points indurés, le murmure respiratoire est modifié, sa *tonalité s'abaisse*, il devient plus grave et sourd. Cette modification est difficile à saisir. On arrive à le percevoir en comparant les régions symétriques des deux poumons. Ainsi donc le phénomène le plus important, en ce sens qu'il existe toujours et qu'il est le premier en date, consiste en un abaissement de la tonalité du murmure vésiculaire qui devient plus sourd et plus *grave*.

Bientôt ce murmure vésiculaire deviendra *rude* par les progrès du développement des tubercules. Cette rudesse de l'inspiration est un signe moins net et moins important : il est plus tardif et est la conséquence d'un état congestif léger des régions malades, il n'est donc pas pathognomonique. Il n'est vraiment bon que quand il existe à un seul sommet et qu'il est *fixe*.

En effet, la congestion si fréquente à la base n'est provoquée au sommet que par la tuberculose : c'est du moins la cause presque exclusive de la congestion de ces régions. De plus les congestions sont passagères et si on assiste à la persistance d'un état congestif il est bien probable que cette congestion est provoquée par une cause *fixe* qui persiste, très probablement par la tuberculisation des sommets.

Le sommet gauche est le plus souvent atteint le premier, c'est là que ces lésions se retrouvent le plus souvent ; cependant le sommet droit peut être aussi atteint le premier et c'est alors par la comparaison des deux sommets qu'on arrive au diagnostic.

En résumé, deux modifications importantes du murmure vésiculaire se rencontrent dans cette première période : *l'inspiration devient grave et rude*. Grancher a insisté sur ce symptôme qu'il considère à juste titre comme le premier en date et comme un signe presque pathognomonique de la période de germination. On voit toute l'importance pour le praticien de pouvoir reconnaître ce signe le plus tôt possible.

Le murmure vésiculaire peut encore être modifié dans son intensité, il est en général *diminué*, cet affaiblissement du *murmure inspiratoire* n'est pas spécial à la tuberculisation pulmonaire, il peut être produit par un épaississement de la plèvre, la congestion pulmonaire, il n'est donc que d'une valeur médiocre dans la circonstance présente.

Les altérations du rythme sont plus importantes à considérer. L'inspiration devient *saccadée*, comme *haletante*, ce symptôme, joint aux modifications de l'expiration, que nous allons passer en revue, prend une valeur séméiologique réelle.

L'expiration a de la tendance à s'élever comme tonalité. Tandis que l'inspiration devient sourde et grave, l'expiration devient haute. Normalement elle est très courte et surtout beaucoup plus courte que l'inspiration. Dans la tuberculisation au début, elle s'allonge, on la dit alors *prolongée*. Bientôt elle deviendra *soufflante* avec les progrès des lésions pulmonaires. Mais à partir de ce moment on est sorti de la période que nous considérons.

Il nous reste à considérer les signes fournis par la palpation et la percussion.

A la palpation rien d'anormal ne peut être constaté. Mais à la percussion on peut, dans quelques cas, trouver une résistance plus grande de la paroi sous le doigt placé au niveau des espaces intercostaux : ce signe est bien délicat pour pouvoir être pris en considération. La sonorité du sommet subit quelques modifications. Il est moins sonore et cette diminution de la sonorité va croissant jusqu'à la submatité. Mais il est un moyen plus pratique de s'assurer de l'induration des parties supérieures du poumon ; c'est le suivant : si l'on applique l'oreille sur la zone sus-épineuse, et qu'avec un doigt on percute la clavicule, si le sommet est normal le son transmis est *sourd et lointain*. Si le parenchyme est induré, ou plus ou moins farci de néo-formations, la résonnance est moindre et la transmission est plus facile. Aussi perçoit-on plus nettement les chocs qui sont plus *éclatants et plus rapprochés de l'oreille*.

Ce mode est très précieux et peut faire saisir des modifications très fines que la percussion ordinaire ne permet pas de déceler.

En résumé voici les signes physiques de cette première période :

Inspiration : *grave, rude, diminuée;*

Expiration : *haute, saccadée, prolongée;*

Sonorité : *diminution, transmission plus nette des chocs frappés sur la clavicule.*

A côté de ces signes physiques existent des signes généraux qui conduisent le médecin à rechercher l'état des poumons, Il est des cas où le phtisique, à la période de germination, conserve une apparence de santé parfaite et c'est alors certains signes locaux (toux, dyspepsie) qui conduisent à examiner l'état du poumon, mais le plus souvent ces malades possèdent un habitus extérieur déjà décrit par Hippocrate et qui constitue un bon signe de présomption. Cet état consiste en ceci : ce sont des jeunes gens issus de parents phtisiques ou non, à la taille élancée, au teint clair, à la peau fine et blanche, aux membres grêles et peu musclés, présentant un aspect de débilité générale. Leur appareil respiratoire est mal développé, le thorax est étroit, les omoplates écartées du tronc (omoplates ailées). Le cou est effilé et long ; enfin les yeux sont vifs et osseux, les cheveux abondants et peu colorés ; leur démarche est lente, leur attitude est apathique et souvent leur taille s'incurve.

Chez de pareils sujets on ne manquera jamais d'examiner le poumon dès qu'il y aura quelques symptômes de ce côté : accès de toux, rhumes fréquents, bronchites à répétition, etc.

De même les sujets qui portent des lésions scrofuleuses, des ganglions suppurés, un lupus (Chatelain), une lésion articulaire et osseuse, sont prédisposés à la tuberculose pulmonaire et souvent, chez ces sujets, on peut surprendre l'évolution de la tuberculose pulmonaire à son éclosion.

En résumé, certains signes mettent sur la voie du diagnostic de la lésion pulmonaire ou mieux dirigent l'examen du médecin du côté des poumons ; je vais les passer en revue :

L'anémie est un de ces signes et peut-être le plus important de tous. Elle est très fréquente au début de la tuberculose pulmonaire, surtout chez les jeunes filles, où elle revêt l'aspect de la chlorose. Il faut toujours se défier de ces chloro-anémies qui souvent ne sont qu'un masque trompeur d'une tuberculose pulmonaire au début.

Cette anémie résiste au traitement ordinaire de cet état distrophique, car on n'attaque que la cause véritable de la maladie. Elle présente les mêmes caractères que l'anémie vulgaire, diminution du nombre de globules, augmentation de la quantité d'eau et d'albumine, abaissement du chiffre normal de l'hémoglobine. Les muqueuses sont décolorées, le visage pâle et décoloré, jaune et terne, la fatigue est rapide et au moindre effort le sujet est courbaturé. Les palpitations sont fréquentes, elles peuvent aller jusqu'à gêner le sommeil et à empêcher tout travail. L'oppression est constante et l'auscultation fait toujours reconnaître au cœur les souffles inorganiques de l'anémie. Ce mode de début de la tuberculose pulmonaire constitue la forme *pseudo-chlorotique*.

A côté de cette forme et à peu près aussi fréquente, se trouve la forme dyspeptique. Le début de la tuberculose s'annonce souvent par des troubles dyspeptiques. Louis et Andral l'avaient indiqué et Bourdon l'a noté. Ces troubles se présentent dans les deux tiers des cas. Il existe des cas où ils occupent à eux seuls toute la scène. On est ainsi induit à combattre des lésions que l'on croit purement locales et dues à un état stomacal. Le traitement échoue régulièrement et bientôt on s'aperçoit que le poumon présente des signes manifestes de tuberculisation. Il faut donc toujours prendre en considération ces états dyspeptiques, tenaces et rechercher s'ils ne sont pas sous la dépendance d'une lésion pulmonaire.

L'appétit est affaibli, irrégulier, capricieux, quelquefois dépravé et bizarre. Après l'ingestion des aliments l'épigastre est ballonné, tendu, douloureux; la digestion, lente et difficile, s'accompagne de régurgitations et d'éructations. Ce sont les signes vulgaires de la dyspepsie. On a souvent noté de la *toux gastrique* et surtout des vomissements.

Ces deux syndromes, anémie et dyspepsie, s'accompagnent d'un amaigrissement assez marqué en général. Rarement le malade garde son embonpoint pendant la première période, plus souvent il n'y a pas de signes d'anémie ou de dyspepsie et le malade subit un amaigrissement rapide qui fait soupçonner une lésion tuberculeuse des poumons et conduit à l'examen de ces organes. Ce dépérissement est surtout marqué quand il y a dyspepsie intense et fièvre.

L'anémie, les troubles dyspeptiques, le dépérissement survenant sans cause appréciable et accompagnés ou non de toux sèche et continuelle, sont les signes les plus appréciables de la première période de la tuberculisation pulmonaire.

La fièvre s'observe exceptionnellement à cette première période. Quand elle existe, l'élévation thermique est faible : c'est plutôt l'accélération du pouls et des troubles vasculaires qui les caractérisent. Le thermomètre ne monte guère qu'à 1 à 1° et demi au-dessus de la normale. La fièvre est plus accusée le soir et disparaît le matin. Elle peut revêtir l'allure de la fièvre intermittente ou rémittente, ce qui peut induire en erreur; mais, dans la phtisie, l'exaspération est vespérale et non matinale comme dans la fièvre paludéenne. La présence de la fièvre dans cette première période nous conduit à admettre un troisième type clinique de début : la forme fébrile à côté de la forme chloro-anémique et de la forme dyspeptique.

A côté de ces symptômes généraux ou localisés dans des organes voisins, existent certains signes pulmonaires, troubles fonctionnels, ou complications qui mettent sur la voie du diagnostic ou ouvrent la scène. Je veux parler de la *toux*, des *bronchites*, des *pleurésies*, et enfin de l'*hémoptysie*.

La toux est un des phénomènes les plus précoces et les plus fréquents de la tuberculisation pulmonaire. Elle existe dès le début; on peut dire qu'elle manque exceptionnellement. Quand, chez un malade qui présente les signes généraux que nous avons énumérés : anémie forme chlorose, dyspepsie, dépérissement, fièvre, on constate la toux avec les caractères que nous allons étudier, et en dehors d'un état morbide manifeste du poumon, on doit soupçonner la tuberculose, et alors l'auscultation délicate des sommets permettra de reconnaître les signes physiques que nous avons étudiés et de faire le diagnostic si important de la tuberculisation pulmonaire à ses débuts.

La toux de la première période est sèche. Elle est constituée plutôt par des *saccades expiratrices*, une ou deux fois, à peine perçues par le malade, qui est tout étonné quand on lui dit qu'il tousse. Elle revient à intervalles irréguliers, surtout la nuit, et au moment où le malade se couche. Elle est provoquée par la sensation subjective d'un petit chatouillement à la gorge. Cette toux persiste longtemps sans expectoration et signes physiques concomitants tels que râles ou des craquements. Il ne faut pas se laisser tromper par son apparente bénignité et la prendre pour une toux nerveuse.

Cette toux deviendra plus fatigante, plus marquée, plus quinteuse à mesure que les tubercules se développeront, et elle se continuera pendant toute la période de la maladie en prenant des allures spéciales à chaque période.

La toux peut exceptionnellement s'accompagner de dyspnée chez les nerveux et les chlorotiques. L'expectoration est nulle à cette période; le malade rend tout au plus quelques crachats muqueux aérés, formés de salive et de mucus trachéal. Ces crachats ne renferment à cette période *aucun bacille*.

On a conseillé d'inoculer ces crachats à des animaux : évidemment il arrive fréquemment qu'on transmet ainsi la tuberculose aux animaux; mais combien faudra-t-il attendre de temps pour connaître le résultat de cette inoculation ? Trois mois en moyenne, et quel temps précieux on aura ainsi perdu pour le malade !

Il existe assez souvent une dysphonie marquée à cette période. La voix *s'enroue* et souvent on peut reconnaître au laryngoscope la présence de lésions manifestement tuberculeuses sur le larynx.

Il est aussi un signe subjectif d'une grande valeur dans la période initiale de la maladie. Je veux parler des points de côté thoraciques et notamment de ceux qui se localisent dans les sommets et sur lesquels Peter a si justement insisté.

En résumé, il faudra toujours se défier de ces toux rebelles et persistantes, de ces lésions laryngées et des douleurs vagues ressenties dans les sommets pulmonaires. On doit songer à la possibilité d'une tuberculose latente et ne pas se laisser aller à une sérénité trompeuse.

Quelquefois le premier épisode d'une tuberculisation pulmonaire est une *pleurésie*, ou mieux le premier symptôme qui attire l'attention est un épanchement pleurétique. Toute pleurésie qui survient sans cause appréciable doit être tenue pour suspecte et en effet elle est très souvent de nature tuberculeuse.

Mais là où il faut se méfier, surtout à cette période, c'est de ces nombreuses formes larvées de la tuberculose pulmonaire qui se masque avec des apparences d'une dyspepsie, d'une dilatation d'estomac ou d'intestin, d'une affection génitale, d'une dysménorrhée, d'une chloro-anémie, et toutes affections qui se produisent trop souvent pendant la période de germination de la tuberculose pulmonaire. De nombreuses et regrettables erreurs sont commises journellement, et lorsque le diagnostic s'impose ultérieurement, un précieux temps, dont le malade aurait profité, est perdu et souvent irrévocablement.

B. — PHTISIE PULMONAIRE A LA PREMIÈRE PÉRIODE; CRUDITÉ

Symptômes fournis par l'appareil respiratoire. — Jusqu'à présent nous n'avons trouvé dans l'exposé des symptômes fournis par les différents organes que des données assez peu précises de diagnostic. Ce n'est que par le groupement des divers symptômes et leur allure clinique que l'on peut arriver à une simple présomption. Maintenant nous allons décrire les symptômes qui permettent de fixer d'une façon précise le diagnostic. Ces signes, nous les trouverons d'une part dans l'auscultation, et ce sera le principal paragraphe de ce chapitre, d'autre part, dans l'examen de l'expectoration, et là alors, ce sera la certitude absolue par la découverte du germe pathogène. Nous diviserons les signes fournis par l'appareil respiratoire

en deux groupes : symptômes fonctionnels et symptômes physiques.
Mais avant je veux étudier, et une fois pour toutes, l'hémoptysie,
ce symptôme si fréquent de la phtisie et qui se présente presque
toujours à cette période où la phtisie déjà confirmée anatomiquement, ne se manifeste pas encore par des signes certains. Elle est, en
quelque sorte comme le trait d'union entre ces deux périodes de la
phtisie; phtisie latente et phtisie confirmée.

Hémoptysie. — L'hémoptysie s'observe à deux périodes de la
phtisie : au début et à la fin. Au début, elle en est souvent le premier signe révélateur; à la fin, elle apparaît dans la période ulcéro-
caverneuse. Elle est assez rare dans la période intermédiaire à ces
deux extrèmes. Cependant on peut l'y rencontrer; mais ces hémoptysies rentrent dans la description de l'une ou de l'autre des deux
hémoptysies que nous allons étudier. Elle ne mérite pas un chapitre
spécial.

Retenons de suite que l'hémoptysie initiale peut constituer à elle
seule le premier symptôme de la tuberculisation pulmonaire; qu'il
existe des phtisies où les hémoptysies se répètent et se multiplient;
qu'il en existe d'autres où jamais ce symptôme ne se montre. Elle
survient au milieu d'une santé en apparence parfaite, cependant, en
allant au fond des choses, on s'aperçoit que le malade toussait depuis
quelque temps; qu'il a vécu avec des parents tuberculeux, qu'il a eu
étant jeune, des signes de scrofule ; que, depuis quelque temps,
sa santé était un peu ébranlée. En un mot, il ne faut plus dire :
ab hemaptoe tabes; l'hémoptysie se produit rarement dans un
poumon déjà tuberculeux. C'est du moins l'opinion admise aujour-
d'hui.

L'hémoptysie se présente sous divers aspects, tantôt ce n'est
qu'une expectoration sanguinolente : des crachats muqueux ou salivaires sont plus ou moins mêlés à du sang. Mais là il faut rechercher
avec soin si ce sang ne provient pas, soit de la bouche du malade
dont les gencives seraient malades, ulcérées, saignantes, soit de la
gorge, à la suite d'efforts de toux considérables. Mais ce n'est pas en
cela que consiste la véritable hémoptysie.

L'hémoptysie vraie débute soudainement, sans prodromes et sans
cause appréciable, quelquefois à la suite d'un effort insignifiant ou
d'une émotion. Le malade ressent à la gorge une titillation, il tousse
légèrement et aussitôt il vomit de 100 grammes à 1 litre de sang
pur, rouge clair, vermeil, rutilant, mousseux et liquide. Pendant
quelque temps encore le malade aura des crachats sanglants, puis

tout rentre dans l'ordre. Quelquefois l'hémoptysie se reproduit une, deux ou trois fois dans les jours qui suivent, puis rien ne paraît plus.

A partir de ce moment on peut voir évoluer une phtisie avec tous ses caractères; quelquefois le malade ne verra jamais aucun signe de tuberculisation. D'autres fois ce ne sera que longtemps, très longtemps après, qu'apparaîtront les premiers signes extérieurs de tuberculisation pulmonaire.

On ne confondra pas l'hémoptysie avec l'hématémèse. Dans cette dernière, le sang est rejeté par des efforts de vomissements, en une seule fois, et présente une coloration noire. Il est souvent acide, car il est mélangé au suc gastrique. Enfin, il est suivi de meloena caractéristique.

Dans l'hémoptysie du début, on a admis un état congestif interne, une diminution de résistance des parois vasculaires, enfin la diapédèse. Aucune de ces explications n'est suffisante. Et la cause vraie de l'hémoptysie est, comme Rindfleish l'a démontré, la suivante : le tubercule en se développant englobe les artérioles pulmonaires ainsi que les capillaires. La néoformation tuberculeuse envahit les tuniques de l'artère et pénètre jusque dans sa lumière qu'elle obstrue. Or, ces artères du poumon sont terminales, c'est-à-dire qu'elles n'ont pas d'anastomoses; si elles sont obstruées, elles ne pourront déverser leur contenu dans les artères voisines et la tension du sang augmentera à leur intérieur. Mais les tuniques atteintes de périartérite tuberculeuse ont subi la transformation embryonnaire et ne présentent plus la même résistance. Un faible excès de tension, un petit effort suffira à rompre cette artère qui a perdu ses tuniques résistantes et, de là, l'hémoptysie plus ou moins abondante suivant le calibre du vaisseau ouvert.

L'hémoptysie est donc postérieure à l'éclosion des tubercules, elle ne provoque pas la naissance des tubercules dans les poumons, elle n'a aucune action nocive ou favorable sur la marche de la tuberculisation.

A la dernière période, l'hémoptysie a une autre signification : elle est due à la rupture dans l'intérieur d'une caverne, d'un anévrisme formé au-dessus d'une artériole de la paroi, ou à la rupture de ce vaisseau lui-même, ulcéré après avoir été envahi par la couche tuberculeuse qui entoure la caverne. Là, plus de discussion possible sur la nature de cette hémoptysie; on connaît parfaitement sa genèse. Cette hémoptysie terminale est plus grave que l'hémoptysie initiale. D'abord elle survient chez un sujet débilité, qui ne pourra que difficilement réparer cette perte, et puis elle est fréquemment foudroyante, chose rare dans l'hémoptysie du début.

Phtisies hémoptoïques. — Examinons les allures cliniques de l'hémoptysie. Nous avons dit qu'il y a des phtisies hémoptoïques et des phtisies non hémoptoïques, c'est-à-dire dans lesquelles il n'y a jamais eu de crachements de sang. Mais parmi les premières, il faut faire des divisions, et toute phtisie hémoptoïque n'a pas la même marche clinique.

Ainsi combien de fois ne voit-on pas des sujets atteints d'hémoptysie ne présenter que dix, quinze, vingt ans après, des signes de tuberculisation! Nous savons même que, malgré une hémoptysie, un malade peut parfaitement ne jamais devenir phtisique. C'est qu'alors les tubercules ont évolué dans le sens de la transformation fibro-calcaire, c'est-à-dire vers la guérison, aidés ou non par une thérapeutique appropriée.

A côté de ces cas heureux il y en a d'autres, et ce sont malheureusement les plus nombreux, dans lesquels la phtisie poursuit son cours, mais d'une façon variable. Tantôt les symptômes ne viendront que longtemps après, c'est ce que nous nommerons les *phtisies hémoptoïques à longue échéance.* Dans ce cas le tubercule, cause de l'hémoptysie, a guéri, et il faut admettre que ce sont de nouveaux tubercules qui, cette fois, ont évolué dans le sens de la caséification de la phtisie.

Chez quelques malades, la première hémoptysie est oubliée quand il en survient une ou plusieurs autres longtemps après qui, celles-là, sont suivies de phtisie.

D'autres fois, après la première hémoptysie, la maladie revêt une allure rapide, la tuberculisation fait des progrès et les hémoptysies se répètent coup sur coup amenant rapidement la mort. Dans ce cas, ces hémoptysies sont dues à la rupture de nombreux anévrismes miliaires placés à la surface d'ulcérations pulmonaires à marche rapide. C'est la *forme hémoptoïque à marche rapide.*

L'hémoptysie peut ne survenir que vers la fin de la maladie à la période d'ulcérations, et souvent dans ce cas, elle clôt la scène : elle est foudroyante. Ces hémoptysies terminales sont beaucoup moins intéressantes que celles des premières périodes. Elles sont rebelles au traitement, elles amènent rapidement la mort, et quand elles paraissent on peut abandonner tout espoir d'arriver à un bon résultat par la thérapeutique quelle qu'elle soit.

Dyspnée. — Quelquefois la dyspnée se montre dès le début de la maladie avant tous les autres symptômes, mais ce fait ne se montre que dans les cas de phtisie aiguë. Dans la phtisie chronique elle est en général minime et le plus souvent elle manque totalement.

La dyspnée est un phénomène rare chez l'homme, elle est plus fréquente chez la femme et surtout chez l'enfant. Mais il faut remarquer que la dyspnée, qui manque en général chez les tuberculeux, même alors que les lésions sont très étendues, devient rapidement très profonde dès qu'il survient au poumon un état phlegmatique qui, à l'état normal, n'aurait rien provoqué de semblable. Ce fait peut, dans quelques cas, éveiller l'attention du praticien.

La dyspnée du tuberculeux se manifeste à l'occasion de la toux au moment d'un travail pénible, d'une course, de l'ascension rapide d'un escalier, après le repas, pendant la digestion, surtout quand la digestion s'accompagne de flatulence et de distension gastrique. Quelquefois la dyspnée du tuberculeux revêt la forme de véritables accès d'asthme, survenant au milieu de la nuit, sous des influences multiples et variables de température ou autres. Il y a donc dans la phtisie des accès de pseudo-asthme qui simulent à s'y méprendre l'asthme véritable.

Forme dyspnéique. — Aussi a-t-on l'habitude de décrire une forme de phtisie chronique, au début de la tuberculose pulmonaire, que les auteurs ont nommé *forme dyspnéique*. Elle est caractérisée avant tout par des accès nocturnes d'oppression présentant tous les caractères des accès d'asthme, même les signes physiques : râles sibilants et sonorité tympanique. Mais l'erreur ne peut être durable, car cette forme n'est jamais une forme de début. Il faut que les tubercules soient déjà assez avancés pour provoquer ces troubles. Il faut surtout qu'il y ait concomitance d'emphysème et de dilatation bronchique, ce qui ne survient que quand les lésions sont déjà anciennes.

Pourquoi la dyspnée est-elle rare chez les phtisiques? Cela tient aux causes mêmes de ce trouble organique. Pour qu'il y ait dyspnée, il faut un rétrécissement considérable et brusque de la surface respiratoire, et d'autre part l'excitation des terminaisons du nerf vague. Or, dans la tuberculose chronique, cette diminution du champ respiratoire est très lente, elle est graduelle. On ne rencontre surtout ce trouble respiratoire que dans la phtisie aiguë, granulique ou pneumonique. De plus les poumons et les extrémités nerveuses s'habituent progressivement à ces parasites et leur fonction n'en est pas exagérée.

Ainsi s'explique la rareté de la dyspnée chez les tuberculeux. Si on la voit survenir chez un phtisique, il faut songer immédiatement, soit à une poussée de granulations confluentes, soit à la formation d'un noyau de pneumonie caséeuse, soit à un accident phlegmasique quelconque du côté de l'arbre aérien : en un mot à une complication intercurrente.

Toux. — La toux est toujours un symptôme très précoce dans la phtisie pulmonaire. Peut-être même est-il toujours le premier en date. Cependant chez quelques malades qui ne toussent jamais elle peut n'apparaître que quelque temps après l'éclosion des premiers tubercules cela est tout à fait exceptionnel. La toux initiale a des caractères particuliers fort bien décrits par Fournet et qui la distinguent des toux produites par une bronchite ou d'autres affections thoraciques. Voici ces caractères : « Elle est brève, sèche, composée d'une seule saccade ou de deux tout au plus, produite sans presque aucun effort et comme naturellement, non accompagnée d'accès, ni de sentiment d'étouffement surprenant quelquefois le malade au milieu d'une phrase ; hors de ce cas elle s'échappe en quelque sorte de la poitrine par un petit mouvement convulsif presque sans que le malade s'en aperçoive. » Cette toux se reproduit à d'assez longs intervalles et surtout la nuit. Il est à remarquer que c'est principalement au moment où le malade se met au lit que cette toux paraît. Elle est alors plus accentuée. Le malade ressent un titillement insupportable à la gorge et a pendant quelques minutes de véritables quintes de cette toux sèche et laryngée, si on peut s'exprimer ainsi. On explique aisément ce phénomène par ce fait que l'excitabilité nerveuse est pendant un instant exagérée au commencement du sommeil pour diminuer ensuite dans le reste de la nuit, ce qui explique pourquoi cette toux disparaît en général pendant le sommeil.

La toux du début de la phtisie ne s'accompagne pas d'expectoration ni de râles d'auscultation : elle est brève et d'un timbre sec, elle a une grande analogie avec la toux hystérique avec cette différence qu'elle n'est pas rythmée et uniformément périodique comme cette dernière. Pour expliquer cette toux il faut admettre une irritation spéciale par les tubercules naissant de certaines terminaisons nerveuses ; peut-être faut-il admettre qu'elle est due déjà à un certain état catarrhal des bronches, état peu accusé mais suffisant pour provoquer cette toux légère. Cette toux reste souvent inaperçue des malades qui finissent par s'y habituer, n'y font aucune attention et ne

s'en plaignent presque jamais. Ils rapportent cette toux à ce chatouillement désagréable gutturo-laryngé.

Dans quelques cas la toux n'est plus brève et courte mais quinteuse et tenace. Elle survient par quintes longues, douloureuses, pouvant aller jusqu'à provoquer des vomissements. Elle a alors beaucoup
d'analogie avec la toux de la coqueluche, dont elle n'a cependant
pas les reprises sifflantes et les expirations si rapprochées. Ces
quintes surviennent la nuit, troublent le sommeil surtout pendant
les premières heures du séjour au lit. Elles s'apaisent ensuite pour
reparaître au réveil et pendant le jour pour le moindre prétexte.

Cette toux est uniquement due à la présence d'un exsudat dans les
bronches et peut-être aussi à une légère adénopathie trachéo-bronchique.

La toux quinteuse provoque souvent des vomissements. Cette toux
émétisante, comme disait Pidoux, était pour Morton un des meilleurs
signes de tuberculisation à la phase initiale. Cette toux provoquant
des vomissements, a encore plus d'analogie que la toux quinteuse
simple avec la toux de la coqueluche.

Les vomissements ainsi produits sont composés d'aliments restés
intacts ou de sécrétions stomacales pures quand ils ont lieu à jeun.
Dans ce cas l'estomac est absolument intact et il n'y a ni dyspepsie
ni trouble de l'appétit. En dehors des quintes il n'y a jamais de
troubles digestifs ni de vomissement. Ici ces vomissements sont
d'ordre purement mécanique. C'est qu'en effet il y a quelquefois au
début de la phtisie de la dyspepsie vraie : nous avons même décrit
une forme dyspeptique du début de la tuberculose.

Aspect de la poitrine du phtisique. — Dès le début de la phtisie
les sommets du poumon se rétrécissent d'autant plus que la maladie
est plus avancée (Hirtz, Thèse de Strasbourg, 1836). Cet auteur ajoute
que la poitrine normalement conique à sommet inférieur devient
cylindrique d'abord, puis conique à sommet supérieur. Ces conclu-
sions ne sont pas admises par tous les cliniciens et Serrailles dans
sa thèse inaugurale (Paris, 1867) admet au contraire :

1° Que chez la moitié des phtisiques, la poitrine est régulièrement
conformée ;

2° Chez l'autre moitié la forme cylindrique est la forme prédominante ;

3° Enfin chez un petit nombre, la poitrine est plus rétrécie à la
partie supérieure qu'à la partie inférieure.

Manifestations extérieures de la phtisie chronique. — Le thorax du phtisique présente les caractères suivants : rétrécissement de la région thoracique supérieure dû à la brièveté des trois ou quatre premiers arcs costaux. Les épaules sont rapprochées, et la distance d'un acromion à l'autre est inférieure à la moyenne. Les clavicules sont courtes et le sternum est comme déprimé à sa partie supérieure. Les moignons de l'épaule ramenés en avant forment au-dessus et au-dessous de la clavicule deux dépressions profondes et marquées, ce sont les fosses sus et sous-claviculaires, souvent appelées salières dans le public. Cette partie du thorax est immobilisée, les muscles intercostaux y sont atrophiés et les espaces profondément déprimés. Le dos est généralement voûté et les omoplates présentent la déformation caractérisée par la dénomination de *scapulæ alatæ*, omoplates en formes d'ailes. D'une façon générale le thorax est moins développé que ne le comporterait la taille du sujet. Les côtes inférieures ou fausses côtes, sont en général relevées et forment un relief, qui tranche avec l'exiguïté des parties supérieures de la cage thoracique.

Ces malformations, quand elles existaient avant le début des tubercules persistent pendant l'évolution de la maladie. Mais par le progrès des lésions pulmonaires, le thorax, même parfaitement conformé, subit des déformations souvent très marquées. C'est surtout à la suite d'une pleurésie qu'un côté du thorax s'affaisse, se contracte, se déprime. A la suite de l'épanchement pleurétique chronique qui accompagne si souvent la tuberculose pulmonaire les poumons comprimés ne reprennent pas leur volume primitif, et par le fait de ce retrait du poumon, de la rétraction et de la transformation fibreuse des membranes, la paroi du thorax s'affaisse et souvent cet affaissement provoque une déformation considérable.

A côté des épanchements pleurétiques, nous trouvons comme cause de la déformation du thorax, la présence de cavernes et surtout des cavernes cicatrisées, on en voit la cicatrisation. La transformation fibreuse des parois de la caverne et du tissu pulmonaire voisin provoque une rétraction cicatricielle du parenchyme, les côtes et les muscles intercostaux s'affaissent et bientôt la déformation est constituée.

Dans ces deux cas les parties atteintes deviennent immobiles. Pendant les mouvements respiratoires elles ne sont plus animées de mouvements alternatifs d'ampliation et de rétraction : ces parties ne fonctionnent plus parce que le poumon, qu'elles recouvrent, ne subit plus les mêmes mouvements successifs d'ampliation et de rétraction.

Nous devons aussi constater que les lésions pulmonaires ne sont pas seules causes des déformations et de l'immobilité de certaines régions thoraciques. Il nous faut faire entrer en ligne de compte d'autres causes : d'abord un amaigrissement prononcé de tous les muscles de la respiration, résultat de l'amaigrissement général du phtisique. A côté de cela les muscles respiratoires du côté malade sont plus atteints que ceux du côté opposé, et cette atrophie peut s'expliquer de deux façons : Ou bien elle est le résultat de névrites périphériques de même nature que la lésion pulmonaire : névrites qui se traduisent tantôt par des lésions atrophiques du muscle, tantôt par de la douleur ; ou bien elle serait une atrophie sympathique analogue à celle que l'on rencontre dans les muscles voisins d'une articulation malade.

Quoi qu'il en soit, le thorax des phtisiques subit des modifications de forme et de fonctionnement très appréciables et que nous devions énumérer ici.

Palpation. — A cette déformation du thorax se rattachent les signes fournis par la palpation et la spirométrie. Si l'on applique les mains à plat sur les deux côtés de la poitrine, on s'aperçoit nettement que du côté où existe une dépression thoracique l'ampliation se fait mal ; le côté semble immobilisé. Mais ce signe, qui n'a rien de spécial à la tuberculose pulmonaire, et qui est dû à l'insuffisance d'élasticité du poumon, insuffisance qui peut dépendre ou d'une pleurésie ou d'une parésie de la paroi, ou d'une rétraction fibreuse du poumon d'origine quelconque, nous arrêtera peu. Il n'en est pas de même des signes fournis par les vibrations thoraciques produites par la voix du malade. En appliquant la main sur le thorax, quand le sujet parle, on perçoit à la main les vibrations vocales plus ou moins nettes suivant les circonstances et les individus. En effet chez la femme et l'enfant qui ont « la voix de tête » les vibrations communiquées au thorax sont peu nettes ; tandis que chez l'homme dont la voix est plus grave, les vibrations sont plus intenses et plus marquées. La résonance du thorax varie suivant que la voix est plus ou moins forte, plus ou moins basse.

Dans la tuberculose pulmonaire, comme dans toute induration du parenchyme de l'appareil respiratoire, il y a *augmentation des vibrations vocales*. A l'état normal, les vibrations vocales sont moins accentuées au sommet du poumon que vers la partie moyenne du thorax ; elles sont plus fortes à droite qu'à gauche. Or, si par la palpation le frémitus vocal est égal en intensité au sommet et à la partie moyenne, c'est que le sommet ne présente pas sa structure normale. A plus forte raison si les vibrations sont plus accusées. De même si ce frémitus est plus marqué à gauche qu'à droite contrairement à ce qui est normal, il faut suspecter ce sommet gauche.

Les vibrations sont supprimées dans le cas d'épanchement pleural au niveau des parties occupées par le liquide : dans le pneumothorax les vibrations sont aussi abolies. Cependant il faut se défier de ce que M. Grancher a nommé les *vibrations propagées*. En effet, toutes les fois qu'un poumon ne fonctionne plus pour une cause ou pour une autre, l'autre supplée. La respiration y prend un caractère spécial, elle augmente d'intensité, prend un caractère soufflant, c'est *la respiration puérile*. En même temps les vibrations y sont augmentées et peuvent se propager par la paroi ou par des adhérences ou membranes fibreuses au côté malade qui normalement ne devait pas vibrer.

En résumé le seul fait que nous devons retenir, c'est qu'au niveau des parties tuberculisées du poumon, c'est-à-dire des parties indurées, *les vibrations vocales sont augmentées.*

Spirométrie. — Le spiromètre de Hutchinson peut, dans quelques cas, rendre des services dans le diagnostic de la tuberculisation du poumon. Par le spiromètre on mesure les capacités respiratoires du poumon. Or, dans toute tuberculose pulmonaire la capacité respiratoire est diminuée et cela dès le début. Des observations ont été relevées où la spirométrie a manifestement montré que ce signe peut être précieux. Mais dans ce cas ce n'est qu'une affaire de comparaison. En effet, on a bien établi une moyenne de la capacité pulmonaire. Or, cette moyenne varie dans des limites étendues suivant la taille, le développement du thorax, le sexe et autres circonstances. On ne peut donc pas se baser sur les expériences physiologiques pour prendre un terme de comparaison. Ce procédé ne peut rendre de vrais services que dans les cas où, ayant à mesurer antérieurement la capacité pulmonaire du sujet, on trouve à un moment donné une diminution notable. Témoin l'observation de cet auteur anglais qui, ayant mesuré la capacité respiratoire d'un athlète, à deux reprises différentes, reconnut à la deuxième expérience, une diminution notable. Or, cet homme mourut peu après de phtisie pulmonaire. La spirométrie ne peut donc fournir des données précises. Cependant, si par la spirométrie on trouve une capacité respiratoire notablement inférieure à celle qu'on serait capable d'attendre du sujet d'après sa taille et l'état de son thorax, on pourra être mis sur la piste d'une lésion encore latente. Peut-être pourrait-on, en faisant entrer davantage le spiromètre dans la pratique, arriver à en tirer des données précises et d'une grande utilité.

Je ne ferai que citer en passant quelques expériences faites avec le pneumographe. Les tracés fournis par cet instrument qui, jusqu'à présent n'a pas quitté le laboratoire, ont montré que chez les tuberculeux, le rythme respiratoire est modifié ; accélération et irrégularité, tels en sont les principaux caractères. La clinique pourrait peut-être tirer des profits de ce genre de recherches, mais jusqu'à présent on ne les a pas mises à contribution.

Nous arrivons à des périodes d'exploration beaucoup plus importantes et qui, à elles seules, permettent d'établir le diagnostic. Je veux parler de la percussion et de l'auscultation.

Auscultation. — Nous avons déjà parlé des signes de la période de germination ; je ne les rappellerai qu'en deux mots :

1° Inspiration rude et basse ;

2° Respiration saccadée et affaiblie ;

3° Légère bronchophonie ;

4° Augmentation des vibrations thoraciques ;

5° Légère submatité ou mieux tonalité plus élevée à la percussion ;

6° Transmission plus nette à tonalité plus élevée des chocs claviculaires.

Tous ces signes sont en général plus marqués d'un côté que de l'autre.

On voit que ce ne sont que des modifications de bruits normaux et qu'il faut un examen attentif et une connaissance parfaite de l'état normal pour percevoir et juger avec fruit ces minuties d'auscultation, comme dit Péter. Minuties si on veut, en tant que phénomènes physiques, mais minuties tellement importantes qu'elles doivent fixer l'attention d'une façon toute particulière.

Dans la phtisie confirmée les signes sont plus palpables et l'on voit apparaître des bruits pathologiques au sens vrai du mot. Ce ne sont plus seulement des modifications de bruits normaux, mais des bruits nouveaux surajoutés et dus à un état morbide nettement déterminé ; nous trouvons d'abord à la période considérée une légère bronchophonie, exagération augmentée du retentissement vocal mais sans articulation. On note aussi un retentissement plus grand de la toux au niveau des parties lésées, c'est-à-dire au sommet dans les régions claviculaires et axillaires. Ces deux phénomènes sont peu accusés mais vont en augmentant à mesure que les lésions se multiplient et que l'induration du sommet se complète. Ils seront très marqués quand le sommet formera un seul bloc tuberculeux.

Quelques auteurs anglais attachent une grande importance à un bruit propagé que l'on entendrait au début de l'induration du poumon ; c'est le bruit propagé des vaisseaux artériels sous-claviculaires. Ils le nomment *bruit artériel propagé*, qui serait la transmission anormale à travers un sommet induré des bruits artériels de la sous-clavière et du tronc innominé. Mais je n'attache que peu d'importance à ce signe très difficilement perceptible, et sur la nature duquel on n'est pas fixé. Est-il dû à une compression légère de l'artère par le sommet induré, ou à la transmission plus facile d'un bruit normalement imperceptible, ou bien encore est-il dû à une modification survenue dans les vaisseaux ? Nous ne pouvons le dire.

De même les bruits du cœur sont transmis d'une façon plus parfaite qu'à l'état normal dans les régions claviculaires, quand le sommet a perdu de son élasticité. Mais il ne faut pas oublier que chez les tuberculeux, les valvules sont souvent modifiées dans leur structure, que le cœur est souvent perverti dans son fonctionnement, qu'enfin l'amaigrissement de la paroi et la disparition des masses musculaires facilitent beaucoup cette transmission plus accusée des bruits du cœur même au niveau d'un sommet sain. Cependant c'est un signe classique qu'il est bon de mentionner.

Dans la tuberculose au début, on peut rencontrer *des râles crépitants*, signes de péripneumonies tuberculeuses. Il n'est pas spécialement dû à la lésion tuberculeuse elle-même, mais il en dépend. Il est alors fugace, très mobile, comme les pneumonies dont il est le signe pathognomonique. Il faut le chercher avec soin et ausculter souvent pour le découvrir.

Pour M. Grancher, ce crépitement ne serait pas forcément dû à la présence de points pneumoniques, mais serait simplement produit par le déplissement des alvéoles situés tout autour d'une granulation tuberculeuse. Il deviendrait donc alors un signe propre et particulier à la tuberculose.

A côté de ces signes vagues ou passagers, nous allons trouver maintenant des signes constants et vraiment pathognomoniques, ce sont :

Les râles *sous-crépitants, les craquements.*

Râles sous-crépitants. — Ces râles sont nettement circonscrits au sommet du poumon. Ils sont produits par un exsudat peu fluide, peu abondant et d'un caractère de sécheresse tout particulier. Peu à peu les bouffées de ces râles deviennent de plus en plus abondantes, empiètent sur l'expiration ; le caractère de sécheresse diminue, ils deviennent humides et se généralisent à toute l'étendue du sommet atteint.

Ce signe est important et son interprétation mérite de nous arrêter. Ce n'est pas, comme on l'a pensé, un signe de ramollissement. Ce serait une grave erreur qui pourrait influencer d'une façon fâcheuse le pronostic. Ces râles sont dus à des congestions plus ou moins étendues du sommet, *congestions périphymiques* qui peuvent facilement être guéries par un traitement approprié. C'est l'indice d'un état congestif ou inflammation pérituberculeuse et non du ramollissement des tubercules. Il faut donc se faire une idée exacte de sa nature surtout quand on voit pour la première fois un tuberculeux. Si l'on n'y prenait garde, on pourrait aisément croire à une phtisie avancée, déjà à la période de ramollissement, alors qu'il n'existe, en fait, qu'un état congestif qui cédera facilement à un traitement approprié. A cette première période il existe aussi des râles muqueux un peu plus volumineux et plus humides, dus à un état catarrhal des bronches, autre râle qu'il ne faudrait pas non plus mettre sur le compte du ramollissement. Cet état catarrhal est très fréquent et accompagne presque toujours la congestion pérituberculeuse du sommet. L'interprétation de la nature de ce râle est délicate, car il est à moins grosses bulles que les râles muqueux ordinaires, mais par contre il n'a pas du tout le timbre métallique du râle caverneuleux ou craquement.

Le *craquement* est pathognomonique de la tuberculose à la période de crudité ou mieux à la période qui précède immédiatement le ramollissement du tubercule. Il est d'abord franchement sec, c'est le craquement sec, le premier qui apparaît. Puis il devient plus humide, c'est le craquement humide ou râle caverneuleux. Nous allons donner de ce signe la description parfaite qu'en a faite Fournet : « Le râle de craquement se présente sous deux formes bien distinctes, dont chacune marque une période de sa durée. Dans le moment où il apparaît pour un certain temps, il donne à l'oreille la sensation du sec et il mérite le nom de craquement sec, puis au bout d'un temps plus ou moins long il passe insensiblement à l'humide. Ce râle n'est pas composé d'un bruit homogène et unique. Il est formé par une série de petits bruits, chacun de ces petits bruits est un craquement et c'est la somme de ces bruits, pendant les deux mouvements de la respiration, qui constitue le râle de craquement. Ces petits bruits successifs ne dépassent pas le nombre de deux ou trois. Ces caractères s'appliquent essentiellement au râle de craquement sec. Quant au craquement humide il est aussi composé de plusieurs bruits successifs en même nombre à peu près, mais ces bruits prennent un peu plus chaque jour la forme des bulles et dès lors ils rentrent dans la description des râles bulleux. Le râle de craquement considéré en général est un râle constant de sa nature; toutefois sa constance et sa régularité augmentent avec la durée de son existence. Un fait, à peu près invariable, est le suivant : le râle de craquement correspond d'autant plus exclusivement à l'inspiration qu'il se rapproche davantage de son moment d'origine et de sa période du sec, et il tend d'autant plus à envahir aussi l'expiration, qu'il s'éloigne davantage de son moment d'origine pour entrer dans la période humide. Cette transformation du râle sec en râle humide s'opère dans l'espace de vingt jours pour la phtisie aiguë; de vingt jours à trois mois pour la phtisie chronique. Le râle de craquement ne correspond à cette phase de la première période de la phtisie pulmonaire qui est représentée par une simple infiltration de tubercule cru dans le parenchyme. Le degré de perméabilité de la portion de parenchyme intermédiaire à l'infiltration tuberculeuse est une des conditions de la production du râle de craquement sec, ou de ses diverses transformations. En effet, sans pouvoir préjuger le mécanisme de formation de ces râles, on conçoit que la ligne de force avec laquelle une colonne d'air ou une multitude de petites colonnes d'air sont formées dans le voisinage de corps étrangers que renferme le tissu pulmonaire doit influer beaucoup sur le degré d'intensité du râle de craquement et de ses diverses transformations.

Telle est l'opinion de Fournet; nous l'acceptons, bien qu'elle soit repoussée par certains auteurs. Nous ne pouvons admettre notamment que ce râle soit simplement un signe de pneumonie partielle périphymique; qu'il n'est qu'une modification du crépitant ordinaire. Nous n'admettons pas davantage que c'est un signe de ramollissement tant qu'il est à la période de craquement sec. L'opinion de Fournet pour cette première période de sécheresse nous paraît la plus conforme à la réalité.

Ces craquements secs ou humides ne sont pas du tout analogues aux crépitements et autres râles sous-crépitants et muqueux ils sont bien particuliers à la tuberculose ; ils ont du reste un timbre métallique qui les différencie nettement de tous les autres.

Quant à la nature des craquements humides, elle est bien établie. C'est le signe du ramollissement de petits amas tuberculeux, l'indice cavernuleux. L'accord est du reste établi sur sa nature : c'est le signe de passage de la période de crudité à la période de ramollissement.

Signe de pleurésie sèche. — A côté de ces bruits intra-pulmonaires, il existe à la première période de la phtisie, très souvent les signes de pleurésie sèche du sommet. Ces signes sont des frottements. Ces frottements revêtent le caractère des râles intra-pulmonaires et spécialement des râles secs, avec lesquels on les confond très facilement malgré les signes distinctifs qu'on a donnés. Ces frottements sont plus superficiels, plus localisés, s'entendent également ment à l'inspiration et à l'expiration. Enfin ils sont d'une stabilité vraiment marquée, tant au point de vue de leur timbre qu'au point de vue de leur siège. C'est par une auscultation suffisamment répétée qu'on arrivera à la certitude sur la valeur des bruits pathologiques rencontrés.

Le *craquement humide*, ou râle cavernuleux, est dû au ramollissement des petites masses tuberculeuses. Il indique le passage de la période de crudité à la période de ramollissement, dont nous allons étudier les signes locaux et généraux.

C. — Phtisie pulmonaire chronique a la deuxième période : ramollissement

La symptomatologie de cette période de la phtisie pulmonaire devient complexe. En effet, au moment où les tubercules du sommet commencent à se ramollir, des lésions nouvelles naissent dans les parties situées immédiatement au-dessous, ces parties nous présenteront alors le signe de la première période en même temps que les sommets présentent déjà les symptômes de la deuxième. De même le sommet voisin est envahi à son tour et en général au moment où l'un des sommets est à la deuxième l'autre présente le symptôme de la première période.

Une autre remarque qui découle des précédentes c'est que la transition est insensible de la première à la seconde période ; les signes locaux de la partie primitivement envahie se modifient peu à peu et il n'y a aucun passage brusque, aucun signe particulier qui marque une limite précise entre ces deux stades du tubercule.

La deuxième période de la phtisie est la période de ramollissement du tubercule ; c'est une période de l'évolution anatomique du tubercule, mais ce n'est pas aussi nettement une période de la maladie. En effet, en clinique, la transition est insensible ; l'apparition du ramollissement des tubercules n'est annoncée par aucun symptôme saillant, aucune modification appréciable dans les signes généraux de la maladie. Ces signes généraux vont s'aggravant de jour en jour et cette aggravation est due plutôt à l'extension des lésions phymiques, qu'au ramollissement de quelques-unes d'entre elles.

Tout au plus peut-on dire que c'est au moment du ramollissement des premières granulations qu'apparaissent les premiers signes de ce qui sera plus tard de la fièvre hectique. Léger frissonnement le soir, élévation de la température, sueurs nocturnes. Mais cette fièvre peut tout aussi bien être mise sur le compte de poussées nouvelles de granulations dans les étages inférieurs du poumon, que sur celui de la résorption des produits d'élimination du tubercule. En un mot, au point de vue clinique, on ne peut trouver qu'un symptôme général, qui indique pour certains auteurs la période du ramollissement, c'est la fièvre vespérale. Et encore combien il est rare de trouver cette fièvre aussi nettement accusée; elle est déjà bien fréquente à la première période et on n'est pas du tout certain que ce soit déjà une fièvre de résorption. Quoi qu'il en soit, le début de cette dernière période sera marqué pour nous d'une façon théorique, pour les symptômes généraux, par les premières manifestations de la fièvre de résorption et nettement en séméiologie par l'apparition de craquement humide ou râle caverneux.

Signes locaux. — A cette période apparaissent en général des modifications dans la voix. La voix est enrouée et change de timbre. Mais ce signe est rare; souvent ces modifications de la voix datent de la première période; quelquefois la voix, primitivement modifiée, reprend son timbre et sa force normale. mais on peut dire, d'une façon générale, que c'est au moment du ramollissement des tubercules que le larynx présente des lésions spécifiques, et que c'est à cette période que la voix commence à subir des modifications notables. Et en effet, quoi de plus naturel que la contagion, l'inoculation possible au larynx de bacilles qui commencent à être mis en liberté en grand nombre au niveau des points ramollis. Ces bacilles sont entraînés par les crachats ; quelques-uns tombent dans les parties sous-jacentes du poumon et y développent des nodules tuberculeux normaux. D'autres, emportés par l'expectoration, viennent en contact avec le larynx. Or, ce larynx, fatigué par la toux, présente toujours des exulcérations plus ou moins marquées, sur lesquelles les bacilles se greffent avec une étonnante facilité. D'autant plus que l'organisme tout entier est à ce moment imprégné des produits solubles des bacilles, qui, on le sait, rendent le sujet beaucoup plus réceptible.

La toux prend des caractères nouveaux. Elle perd le caractère de sécheresse que nous avons décrit pour devenir grasse et expectorante. Les crachats paraissent à cette période, ou, pour être plus juste, les produits de ramollissement du tubercule sont expulsés par des efforts de toux. Car les crachats peuvent exister dès le début, dans certaines formes catarrhales accompagnées d'une expectoration abondante. Mais ce que les crachats présentent de particulier à cette période, c'est de contenir les produits d'élimination des tubercules et surtout des bacilles en nombre considérable. A partir de cette période le diagnostic peut être fait avec les cachats seuls. Le bacille y existe toujours et souvent en grande quantité.

Les crachats sont d'abord blancs, aérés, spumeux et uniquement muqueux ; bientôt ils présentent des stries jaunâtres, formées d'un mucus épais et purulent ; souvent on y voit des stries de sang. Ces caractères vont en s'affirmant de plus en plus et le crachat finit par former une seule masse homogène jaune, verdâtre, franchement purulente, opaque, non aérée, qui, réunie dans un crachoir, prend la forme nummulaire, surnageant dans un liquide.

Les signes physiques fournis *par la palpation, la percussion* sont presque tous les mêmes que ceux de la période précédente. Seulement ils sont plus accusés. A l'inspection du thorax, la paroi, surtout dans les régions supérieures, est fortement amaigrie. Les dépressions claviculaires sont marquées et les omoplates prennent de plus en plus la *forme ailée*. Les espaces intercostaux semblent vides et le thorax tout entier est diminué de volume et amaigri.

Le thorax semble de plus en plus immobilisé. La respiration est surtout diaphragmatique.

A la palpation, les mouvements d'ampliation du thorax sont diminués, surtout du côté le plus atteint, qui est presque immobile. Le retentissement de la voix et de la toux est considérablement augmenté ainsi que les vibrations thoraciques qui sont de plus en plus accusées.

La matité s'accentue et les parties supérieures présentent à un haut degré les signes de l'induration du poumon. La matité est presque complète et l'élasticité de la paroi presque totalement disparue. Inutile je crois d'insister davantage sur ces signes qui montrent tous une induration croissante du poumon qui devient de plus en plus inapte à remplir sa fonction physiologique.

Mais c'est l'auscultation qui va nous donner les signes propres à cette deuxième période ; le principal, le premier en date et en somme le seul pathognomonique du ramollissement des tubercules est le râle cavernuleux ou craquement humide.

RALE CAVERNULEUX DE HIRTZ OU CRAQUEMENT HUMIDE (râle sous-crépitant humide de quelques auteurs). — C'est un râle bullaire, du calibre du râle sous-crépitant, mais qui se différencie de ce dernier par son timbre éclatant et quelque peu métallique. Il est franche-ment humide, dû à l'éclatement de bulles liquides. Ce signe a en somme peu de caractères distinctifs d'avec le sous-crépitant ordi-naire, si ce n'est pour une oreille très exercée. Il prend de l'impor-tance quand il est localisé au sommet du poumon et qu'il est corro-boré par un des symptômes généraux et l'étude de la marche générale de la maladie.

Il apparaît dès que le ramollissement commence et il est d'abord très discret et localisé en un point très limité. Les bulles sont rares et ne constituent pas de véritables bouffées ; elles existent aux deux temps de la respiration. Avec les progrès du ramollissement ce craquement humide est formé par des bulles plus volumineuses et bientôt il prend nettement le timbre métallique de petites cavernules qui sont constituées à la place primitivement occupée par les nodules tuberculeux.

C'est évidemment le signe pathognomonique du ramollissement tuberculeux, c'est l'opinion de Hirtz et nous l'acceptons. D'après cet auteur, ce craquement, d'abord analogue au crépitant de la pneu-monie, prend à cette période un timbre clair, éclatant, métallique, qu'on peut justement comparer au crépitement du sel au fond d'un récipient métallique.

Ce râle cavernuleux devient de plus en plus gros jusqu'à consti-tuer le gargouillement.

A côté de ce signe pathognomonique la tuberculisation arrivée à la période de ramollissement, le poumon présente d'autres signes stéthoscopiques dus à des lésions surajoutées et à certaines compli-cations qui existent toujours plus ou moins accentuées.

Au niveau des lésions tuberculeuses au sein de ce parenchyme induré dont la plupart des alvéoles ne fonctionnent plus, on entend un souffle bronchique qui peut aller jusqu'au timbre tubaire. Mais toujours la respiration est soufflante surtout à l'expiration.

Les signes de pleurésie sèche du sommet viennent se surajouter et ce sont alors des frottements de timbre variable dont il faut reconnaître la signification.

La bronchophonie existe et déjà on peut percevoir de la pectoriloquie aphone dans certains cas.

Enfin on constate dans le reste du poumon et surtout à la base, des râles de congestion et de bronchite ou de catarrhe plus ou moins étendus. Il y a une grande importance à se faire une idée exacte de l'étendue relative des lésions tuberculeuses et de ces lésions banales surajoutées. Joignons à cela que l'emphysème complique souvent la tuberculose déjà à cette période et vient ajouter ses signes à ceux précédemment énoncés. Enfin il faut soigneusement différencier ce qui appartient au poumon de ce qui appartient aux lésions de la plèvre. A cette période le poumon peut être enveloppé d'une couche épaisse de fausses membranes qui modifient beaucoup les signes stéthoscopiques, précédemment énoncés. Mais alors on fera le diagnostic de cette lésion au moyen des caractères suivants : dans la pleurésie formant une coque épaisse au sommet du poumon il y a suppression presque complète des bruits respiratoires sans souffle ni modifications de la voix en concordance avec une telle obscurité de la respiration.

Symptômes généraux. — Ce sont les mêmes symptômes généraux que dans la première période mais plus accusés et compliqués de fièvre. C'est la première ébauche de la fièvre hectique ; fièvre septique due à la résorption d'une part des produits d'élimination des bacilles, d'autre part aux poussées nouvelles de granulations tuberculeuses et aux complications pathognomoniques et pulmonaires, qui deviennent fréquentes et multiples à cette période. J'ai déjà parlé de cette fièvre de ramollissement et je me suis expliqué sur sa nature et sa gravité ; elle existe toujours à cette période de la maladie et va en s'accentuant jusqu'à constituer la fièvre de résorption de la dernière période aboutissant enfin à la fièvre hectique, à la consomption et à la mort.

A ce moment apparaissent des symptômes généraux non plus dus à des troubles fonctionnels *sine materia*, dus à des troubles de l'innervation ou des sécrétions physiologiques, mais produites par de véritables lésions tuberculeuses des divers organes.

Les sueurs nocturnes ou mieux les sueurs du réveil deviennent permanentes et très abondantes, quelquefois profuses. Elles affaiblissent rapidement les malades et provoquent une gêne très préjudiciable à ces malades dont le sommeil commence à être insuffisant. Elles sont généralisées et amènent vite le malade à la consomption.

Les fonctions digestives sont troublées dans les formes dyspeptiques, la nutrition est entravée d'une façon très inquiétante et la maladie fait de rapides progrès. Mais dans toute phtisie arrivée à cette période, les fonctions gastro-intestinales sont troublées, simple trouble dyspeptique. Quelquefois intolérance plus ou moins complète pour les aliments, insuffisance stomacale par troubles sécrétoires et dynamiques. Voilà ce que l'on rencontre en général dans cette période de la phtisie. Mais les troubles peuvent être plus accusés et on a vu souvent l'ulcère simple compliquer la phtisie. La dilatation et l'inertie stomacale sont de règle. Le symptôme dominant et le plus fâcheux est l'anorexie qui existe chez les phtisiques à cette période et souvent en dehors de toute lésion fonctionnelle ou organique de l'estomac. Il y a des malades dont les fonctions digestives restent bonnes jusqu'à la dernière période de la phtisie, ce bon état de la digestion est individuellement du meilleur augure pour le malade, on peut jusqu'à la fin conserver de l'espoir et ce sont ces malades chez qui la phtisie est vraiment curable. D'autant plus que ce bon fonctionnement de l'estomac indique l'absence de fièvre, autre condition favorable.

A côté des troubles gastriques, les troubles intestinaux s'accusent de plus en plus. La diarrhée est la règle et elle est tenace. Quelquefois elle cède à la médication ordinaire des flux intestinaux, mais dans cette période elle est souvent liée à la présence de lésions tuberculeuses du tube digestif, lésions ulcéreuses en général, qui entretiennent cet état diarrhéique et le rendent rebelle à tout traitement. Ces lésions tuberculeuses du tube digestif sont fréquentes et sont très probablement dues à l'inoculation de produits bacillaires avalés avec les crachats ou la salive. Les bacilles, chez un homme sain, ne résistent pas à l'action du suc digestif; mais chez le tuberculeux où les sécrétions de ces organes sont perverties, où le milieu stomacal est le siège de fermentation par diminution d'H. Cl., les bacilles passent sans être incommodés dans le tube intestinal et là développent soit des lésions de la muqueuse, soit des adénopathies mésentériques, soit enfin de la péritonite tuberculeuse.

Les fonctions génitales sont perverties. Chez la femme les menstrues se suppriment après avoir été longtemps irrégulières et diminuées. Ce symptôme est constant et n'entraîne pas de complications, congestions supplémentaires ou complémentaires dans les autres organes. Il semble que ce soit là une suppression providentielle d'un état physiologique auquel la malade ne pourrait plus suffire sans grand dommage pour tout son organisme.

On trouve enfin dans tous les organes des troubles profonds sur lesquels nous reviendrons au chapitre des complications qui sera traité après l'étude de la dernière période de la phtisie.

Il existe un symptôme général de la plus haute importance à cette période : c'est la fièvre. Elle n'est pas fatale. Il y a en effet des tuberculeux qui portent des cavernes et qui sont cependant sans fièvre. Mais la règle est son apparition à cette période. Elle se manifeste par des accès vespéraux, signalés par quelques frissonnements plutôt que par de véritables frissons, avec céphalée, accélération du pouls, et élévation de la température qui atteint 38°,5 à 39°. Cette fièvre, dite frisson de résorption, est augmentée dans le cas où se produisent dans le poumon des phlegmasies plus ou moins étendues. Elle augmente d'intensité et peut devenir continue dans certains cas où une poussée nouvelle de tubercules se développe en un point du poumon. C'est même un signe certain de poussée tuberculeuse nouvelle, qu'une élévation rapide de la fièvre se maintenant pendant quelques jours d'une façon continue au-dessus de 39°. C'est à cette période que l'on voit apparaître les poussées aiguës de tuberculose : pneumonie caséeuse, granulie généralisée qui amènent rapidement le dénouement fatal.

Cette fièvre a une portée pronostique très grande : elle amène rapidement la consomption, supprime l'appétit, le sommeil et les lésions pulmonaires progressent avec une rapidité inquiétante. Nous retrouverons du reste en clinique cette fièvre et son influence sur la marche générale de la maladie.

Les fonctions nerveuses sont fortement atteintes chez les tuberculeux : et dans cette période elles s'accentuent d'une façon notable. Nous avons déjà parlé des névralgies faciales, intercostales, sciatiques, etc... Les douleurs thoraciques ont une importance particulière ; il y a des formes cliniques dont elles constituent le symptôme prédominant. Elles peuvent atteindre une intensité très grande, gênant les mouvements, s'exaspérant par la toux et rendant impossible le décubitus dorsal. Quelquefois ces névralgies intercostales sont spontanées ; mais en général les douleurs ne se réveillent qu'à l'occasion d'un mouvement, d'un effort de toux ou à la pression. Il est des malades chez lesquels il est impossible de pratiquer la percussion : c'est une véritable hyperesthésie et toujours ce symptôme se rencontre du côté de la lésion. Ces douleurs s'irradient quelquefois au cou, à la nuque, aux lombes. Quant à leur nature, elles sont dues soit à des névrites périphériques très fréquentes chez les tuberculeux, soit à des lésions inflammatoires, bacillaires ou

autres, des centres nerveux ou de leurs enveloppes, comme cela a
été relevé dans quelques autopsies.

L'anesthésie est beaucoup plus rare que l'hyperesthésie : elle est
même exceptionnelle. Il faut noter aussi une grande excitabilité de
certains muscles dans quelques cas. C'est ainsi qu'en percutant légèrement mais d'un coup sec, le muscle pectoral du côté malade, on
provoque souvent des contractions fibrillaires énergiques.

Les fonctions intellectuelles sont souvent perverties. On a vu des
cas de manie se développer au cours d'une tuberculose. Mais ces
troubles ont une importance trop secondaire pour que nous nous y
arrêtions longuement.

En résumé, dans cette période, un seul signe pathognomonique : le
râle cavernuleux de Hirtz, qui ne manque jamais. Au point de vue
local encore, l'extension des lésions tuberculeuses qui envahissent les
parties saines jusque-là, et la fréquence de complications phlegmasiques pulmonaires. Au point de vue général, l'aggravation de tous
les symptômes généraux de la première période, l'apparition de
lésions tuberculeuses dans différents organes et la substitution de
troubles organiques à des troubles purement fonctionnels. Enfin, et
c'est le signe caractéristique l'apparition de la fièvre de résorption
plus ou moins modifiée par les poussées inflammatoires, congestives
ou tuberculeuses du poumon : fièvre élevée atteignant 39 degrés et à
type rémittent comme toutes les fièvres septiques ou de résorption,
les fièvres hectiques.

D. — Dernière période : période d'excavation

Pas plus qu'entre la première et la seconde période, il n'existe de
délimitation précise entre la période de ramollissement et d'excavation. C'est par une transition insensible et par une progression continue des lésions, que l'on arrive à la période dite d'excavation.
Cependant cette période est intéressante, et par ses signes physiques
et par ses symptômes généraux qui prennent une importance considérable. C'est l'histoire du mode de terminaison de la tuberculose
pulmonaire et de la façon dont meurent les phtisiques. D'une façon
générale, un phtisique arrivé à cette période guérit rarement, et le
médecin est contraint d'assister presque en spectateur impuissant
aux progrès toujours croissants de la maladie.

La présence de cavernes d'un certain volume imprime à la maladie une allure spéciale que nous allons étudier; ces cavernes ont une symptomatologie particulière longue et des plus intéressantes.

On ne peut rien dire de précis sur l'époque d'apparition des cavernes; cette époque est des plus variables et présente, on peut le dire, autant de variétés qu'il y a de malades étudiés. La rapidité plus ou moins grande de la formation de grandes cavernes dépend d'une foule de considérations chimiques sur lesquelles nous reviendrons. Citons-en deux primordiales : 1° la fièvre, manifestation de l'intolérance de l'organisme; 2° les complications phlegmasiques du poumon, signe de l'intolérance de l'organe. Disons aussi que quelquefois il n'y a pas concordance entre l'existence des cavernes au sein du poumon et la gravité des symptômes généraux. C'est dans ces cas rares que la caverne peut guérir ou rester longtemps sécrétant du pus, simulant une bronchite chronique et permettant au malade de garder une santé relativement suffisante.

En général dans cette période le travail phlegmasique est arrêté et la fièvre ne reconnaît plus qu'une cause : la résorption de produits putrides; aussi son allure est-elle franchement celle des fièvres de suppuration et de résorption.

En résumé, la symptomatologie de cette période est des plus complexes et ses allures cliniques, nous le verrons, sont encore plus nombreuses et plus délicates à décrire.

Signes locaux. — A la percussion, on peut entendre un son mat, un son tympanique, ou un bruit sans caractères spéciaux. C'est qu'en effet à cette période coexistent des lésions multiples et diverses qui les unes donneraient de la matité, d'autres une sonorité exagérée et qui, diversement combinés, donnent toute la gamme des bruits de percussion depuis la matité jusqu'au tympanisme. Il existe souvent à cette période une couche très épaisse de fausses membranes pleurétiques, qui donnent à la percussion de la matité quel que soit l'état du poumon sous-jacent. D'autres fois une caverne très superficielle au sein d'un parenchyme compact donnera un signe tympanique très marqué. Mais en général, vu l'état de pneumonie scléreuse interstitielle (induration ardoisée) des parties lésées, on a de la matité et de la résistance au doigt.

Si sous une mince paroi indurée il existe une caverne étendue, le son ne sera plus mat ni tympanique, mais presque normal. Il est un signe spécial à cette époque de la phtisie et qui se produit dans certaines conditions déterminées, c'est le bruit de *pot fêlé*, bruit analogue à celui que rendrait un vase vide et fêlé. Il se produit dans les cas où l'on a une vaste caverne, vide, sèche, à parois indurées et communiquant largement avec les bronches. Pour obtenir ce bruit, il faut que le malade tienne la bouche largement ouverte. Ce bruit est intermittent et disparait si une des conditions est supprimée, par exemple, si la communication avec les bronches est interrompue momentanément. On l'entend surtout à la région sous-claviculaire au niveau du deuxième espace intercostal. Ce bruit a une grande importance, il indique l'existence d'une vaste cavité intra-pulmonaire. C'est un bon signe diagnostic des cavernes pulmonaires ; il ne se rencontre que dans ces cas. On est même allé jusqu'à dire que ce bruit de pot fêlé marquait la fin du phtisique, constituant comme un glas funèbre, d'après l'expression de Brompton. En effet ce n'est pas la présence d'une caverne même considérable qui provoquera la mort général, mais plutôt l'état des parties voisines. Si le reste du poumon est sain, la portion qui porte la caverne sera facilement suppléée. Au contraire le reste du poumon est-il inapte à remplir parfaitement ses fonctions, le pronostic sera fortement assombri par la découverte de cette vaste ulcération. En un mot il ne faut voir dans le bruit de pot fêlé qu'un signe diagnostique et non un signe pronostique comme l'ont fait quelques auteurs.

Au niveau des cavernes, on trouve toujours un son tympanique que l'on a nommé son amphorique, ce son a la même valeur diagnostique. Il est identique au bruit produit par la percussion d'un vase vide en partie, qu'il soit ouvert ou fermé. Quelquefois ce son amphorique a un timbre métallique et très net ; il faut pour cela une cavité suffisamment spacieuse, au moins 6 centimètres de diamètre, et que cette cavité communique librement avec l'air contenu dans les bronches.

L'auscultation d'une région qui porte une caverne pulmonaire nous révèle quelques signes propres à ces excavations. C'est la *respiration caverneuse et le souffle amphorique*. On imite ce bruit pathologique en soufflant de loin dans le goulot d'une bouteille vide ou dans ses mains réunies pour former une cavité. Cette respiration est quelquefois difficile à différencier du bruit respiratoire normal de la trachée et des grosses bronches ; mais cela ne peut se présenter que pour la région intercapsulaire. A ce niveau, en effet, on trouve la bifurcation de la trachée en deux branches primitives. Or, dans un poumon induré, cette respiration sera transmise à l'oreille et donnera l'impression très nette de la respiration caverneuse. Mais le doute ne peut exister que dans ce point. Partout ailleurs la respiration caverneuse ne peut être confondue avec aucun autre bruit morbide.

Elle est quelquefois un peu rude et se rapproche du souffle tubaire ; aussi l'a-t-on nommée quelquefois souffle tubo-caverneux, dans ce cas ; mais le doute n'est plus possible, car cette respiration est toujours accompagnée de râles caverneux qui font disparaître toute incertitude. Enfin la percussion en donnant un son amphorique et quelquefois de pot fêlé, vient encore aider à fixer la nature vraie de ce symptôme.

Ce signe n'est pas constant et disparaît quand la caverne est pleine de sécrétions ou quand la communication est moins entièrement supprimée avec la bronche.

Lorsque la caverne est considérable ou quand il existe un pneumothorax, on a, à l'auscultation, *le souffle amphorique*. Il faut pour une production une vaste cavité et une surface lisse. Il faut alors songer à établir le diagnostic différentiel entre une caverne et un pneumothorax.

La percussion et la succussion lèvent tous les doutes.

RÂLES CAVERNEUX OU GARGOUILLEMENTS. — Ce râle est l'acolyte presque constant du souffle caverneux. C'est un râle humide, à grosses bulles, nombreuses, inégales, à timbre légèrement métallique, et s'entendant aux deux temps de la respiration. On a pu quelquefois l'entendre à distance. Il est produit par l'air de la respiration passant à travers le contenu liquide d'une caverne. Son intensité et sa nature dépendent de l'état de fluidité du liquide, de la grandeur de la caverne du calibre de la bronche qui communique avec cette cavité. La meilleure condition pour la production des deux signes cavitaires par excellence, le souffle caverneux et le gargouillement, est une caverne volumineuse, à contenu fluide, la remplissant à moitié et communiquant avec plusieurs bronches de façon à ce que le courant d'air la traverse de part en part.

Nous devons rapprocher de ces deux signes un autre signe qui existe quelquefois en même temps que le souffle amphorique : c'est le tintement argentin ou métallique, qui est produit par l'éclat d'une bulle au point d'émergence de la bronche dans la caverne. C'est un râle ordinaire se produisant en un point particulier et bien défini.

Enfin, dans la caverne on entend une foule de bruits très divers et qui n'ont pas reçu de dénominations spéciales. On conçoit la variété infinie des bruits qui peuvent se produire dans ces conditions sans qu'il soit besoin d'entrer dans beaucoup de détails. Ils sont du reste toujours accompagnés des deux signes caractéristiques et, comme ils ne sont d'aucun secours en séméiologie, on peut les négliger.

Il ne faut pas perdre de vue que dans ce poumon porteur de cavernes, il n'existe pas que des signes cavitaires. On y retrouve tous les signes des lésions tuberculeuses à leurs différentes périodes, ainsi que les signes de catarrhe concomitant, de congestion, d'induration, d'emphysème, etc..., signes que nous connaissons: râles crépitants, sous-crépitants, muqueux de tous calibres, sibilants, souffle tubaire, respiration soufflante, diminution du murmure respiratoire, etc., etc. Il faut noter aussi la présence du signe des lésions de la plèvre. On voit quelle est la complexité des signes stéthoscopiques à cette période et qu'il faut une auscultation délicate pour différencier chacun de ces signes, leur donner à chacun sa valeur et trier dans ce chaos une idée précise de l'étendue et de la nature des lésions.

Restent quelques signes cavitaires moins importants que nous allons étudier maintenant, ce sont :

1° La voix caverneuse ;

2° La toux caverneuse ;

3° La pectoriloquie.

La voix caverneuse est un retentissement particulier de la voix au niveau d'une caverne. C'est une sorte de bronchophonie ou du moins il y a grande analogie, et la différenciation est souvent difficile si ce n'était la présence des autres signes énumérés. La toux prend aussi un retentissement analogue et constitue la toux caverneuse dont l'importance diagnostique est nulle, mais il n'en est pas de même de la pectoriloquie. Quand on fait parler un malade, il semble qu'il parle directement à l'oreille et la perception des mots est très distincte. Ce signe dont la valeur a été contestée bien à tort est pathognomoniquement de la présence d'une caverne. Pour qu'elle se produise il faut certaines conditions : une cavité suffisante, des parois sèches et lisses et une large communication avec les canaux bronchiques. Il faut aussi que la cavité soit vide et suffisamment rapprochée de la paroi.

Quand le malade parle à voix basse, la lésion se manifeste aussi. Le chuchotement se transmet parfaitement et il semble que le malade vous parle à l'oreille. C'est la *pectoriloquie aphone*. Ce signe est important, on peut le dire constant, il est d'un grand secours dans les cas d'aphonies marquées où l'on ne peut rechercher la pectoriloquie vraie. La valeur diagnostique est aussi grande que celle de ce dernier signe. C'est un signe cavitaire et des plus importants.

Enfin, il existe des cas où la présence des cavernes ne se révèle par aucun de tous ces signes. Alors leur diagnostic est à peu près impossible. A cette période avancée de la phtisie, les déformations du thorax s'accentuent encore. Nous les avons déjà décrites ; nous n'insisterons que sur celles qui sont spéciales à cette période et parmi celles-là une surtout nous arrêtera : c'est la déformation de la région thoracique qui répond au sommet. Cette déformation est surtout marquée en avant dans la région claviculaire. C'est un enfoncement, un aplatissement de cette région, une saillie exagérée de la clavicule formant comme une arête vive entre deux fosses profondes correspondant aux creux sus et sous-claviculaires. C'est un signe très constant de la phtisie avancée et souvent il frappe tellement l'observateur que son diagnostic est fait à première vue.

A quoi est due cette déformation ? Les côtes sont aplaties, comme affaissées, et les espaces intercostaux semblent vides. Le pectoral a disparu et la peau, très amincie, est comme collée sur la clavicule. La cause première de cet aplatissement de la cage thoracique réside dans le retrait du poumon sclérosé. A une certaine période le poumon creuse des cavernes, présente cet état que nous avons étudié en anatomie pathologique sous le nom d'induration ardoisée, c'est une rétraction cicatricielle, une sclérose et en même temps un affaissement de ce qui reste de poumon, pour combler les pertes de substance. Il en résulte que le sommet est réduit à l'état de moignon sclérosé d'un volume beaucoup inférieur à son volume normal. Or, la paroi thoracique est entraînée avec le poumon et le suit dans son retrait, d'où dépression claviculaire si nette dans les périodes ultimes de la phtisie chronique.

Une conséquence forcée de cet état de choses est la suppression des fonctions de cette partie du poumon, et partant, l'immobilité de la paroi correspondante. On remarque en effet que cette portion affaissée reste absolument immobile, quelle que soit l'étendue de l'inspiration. Le poumon sous-jacent ne se développe plus et la paroi reste immobile accolée à ce bloc inerte.

Les vibrations thoraciques sont augmentées au niveau des parties excavées ; elles sont surtout augmentées dans les points atteints de pneumonie interstitielle, de sclérose, quand la cavité est spacieuse, le poumon peu induré, les vibrations restent normales ou sont même diminuées.

Symptômes fonctionnels. — La dyspnée est toujours marquée à la période que nous considérons. Elle est due à la diminution considérable du champ de l'hématose et par le fait des cavernes, et aussi parce que le reste du poumon est induré, emphysémateux, congestionné, hépatisé, plus ou moins incapable de suppléer dans le phénomène de l'hématose, les parties devenues inutiles. Et l'on peut dire que la cause essentielle de cette dyspnée finale est l'insuffisance de l'hématose due non pas seulement à la présence de cavernes, mais surtout aux autres lésions tuberculeuses ou non qui occupent le reste du poumon.

La toux devient constante, quinteuse, très fatigante pour les malades, qui arrivent à ne plus avoir un moment de repos. L'expectoration est devenue franchement purulente et les crachats prennent la forme nummulaire que nous avons décrite. Ils sont jaunes, verdâtres, arrondis et nagent dans une sérosité claire et filante, sans jamais s'agglomérer. Il ne faudrait pas cependant attacher à la forme des crachats une importance trop considérable. La forme nummulaire pas plus que la couleur et la consistance, ne sont caractéristiques de la tuberculose. Elles se retrouvent dans tous les crachats provenant des lésions catarrhales des bronches; rien ne ressemble plus à un crachat de phtisique que les crachats de la broncho-pneumonie rubéolique par exemple.

On comprend que l'importance de la forme et de la couleur de l'expectoration a complètement disparu depuis la découverte du bacille de Koch. Qu'importent la forme et la consistance d'un crachat quand une minime partie suffit à donner la clef du mystère, avec l'aide du microscope et des réactifs chimiques ! Il vaut mieux négliger l'étude de la composition clinique et histologique du crachat tuberculeux, étude purement spéculative, et s'attacher à acquérir une habileté spéciale dans la recherche du bacille. On arrivera ainsi à un résultat vraiment pratique et avec une simplicité merveilleuse. En effet, le bacille caractéristique existe toujours dans les crachats à cette période. Balmer et Fraenzel l'ont trouvé cent vingt fois sur cent vingt examens de crachats provenant de diverses tuberculoses. Ziehl l'a trouvé soixante-douze fois sur soixante-treize examens et tant d'autres que je ne puis citer ici. Du reste, est-il nécessaire encore aujourd'hui de soutenir une pareille thèse ? Nous avons étudié, en même temps que les procédés techniques de coloration dans un autre chapitre, l'importance de la recherche du bacille aux différentes périodes de la phtisie et ce que l'on pouvait conclure du nombre des bacilles contenus dans une préparation microscopique. Revenons en quelques mots sur ce chapitre.

A partir du moment où le tubercule se ramollit et s'élimine, les bacilles sont très nombreux et leur découverte est des plus simples. Mais alors il est déjà tard, la phtisie est avancée et la vraie période curable est terminée. Aussi serait-ce dangereux d'avoir une confiance trop absolue dans la recherche des bacilles et de négliger les autres moyens d'investigation. On risquerait fort d'attendre trop longtemps et de ne se décider à agir que lorsqu'il serait trop tard.

On devra donc, en même temps qu'examiner les crachats des cas douteux, s'attacher à ausculter de la façon la plus minutieuse les organes respiratoires. De la combinaison de ces deux systèmes d'investigation le praticien tirera le meilleur résultat : un diagnostic ferme et précis.

Notons enfin ce fait important que le bacille tuberculeux n'a jamais été rencontré dans les sécrétions pathologiques du poumon en dehors de la présence des lésions tuberculeuses. S'il est dans les crachats, on peut affirmer que quelque part dans l'arbre aérien, pharynx, larynx ou poumon, existe une lésion spécifique ; à l'auscultation et aux autres procédés d'examen de déterminer alors quel est le siège de cette lésion, quelle est son étendue et sa gravité.

Symptômes généraux. — Les symptômes généraux sont très accusés à cette période de la phtisie. Nous les avons déjà signalés à la période de ramollissement ; ici ils n'ont fait que s'aggraver de plus en plus.

La fièvre est très élevée, continuelle maintenant et toujours avec exacerbations vespérales marquées. L'organisme, miné par cette fièvre intense, se consume rapidement, la cachexie se prépare. La courbe présente toujours de grandes oscillations, le maximum se produit le soir, mais quelquefois c'est l'inverse qui a lieu et l'exacerbation est matinale et non plus vespérale. Il est exceptionnel que la courbe indique une fièvre continue au sens propre du mot. C'est, en effet, une fièvre septique et bien que d'autres facteurs entrent en ligne de compte à ce moment, tels que le travail de dénutrition et les divers accidents phlegmasiques du poumon, sa cause première reste toujours la résorption des produits putrides au niveau des ulcérations du poumon.

Le phtisique meurt à la fois de consomption et d'inanition par le poumon, le cœur et le système nerveux. Il arrive peu à peu au collapsus terminal, après avoir vu les derniers jours la température baisser et descendre quelquefois au-dessous de la normale.

Les troubles de la nutrition se sont encore aggravés ; l'anorexie est complète, la digestion est insuffisante, l'alimentation devient

impossible et la dénutrition est rapide. La langue reste humide e
rosée jusqu'à la fin, sauf les derniers jours de la vie, où elle se
couvre souvent de muguet.

L'aspect général du phtisique devient de plus en plus misérable.
L'amaigrissement est poussé à son degré extrême, les pommettes
sont saillantes et les yeux éteints sont profondément enfoncés dans
les orbites devenus énormes. Les paupières tranchent par leur
coloration bronzée sur la pâleur terreuse générale du visage, livide
et comme bouffi. Le cou amaigri paraît s'allonger et les organes
saillants, comme disséqués, sont recouverts d'une peau amincie et
ridée qui semble collée sur eux. Les os de l'arc scapulaire semblent
absolument décharnés ; les masses musculaires de tout le corps ont
disparu, les os sont saillants et les articulations semblent gonflées.
Les cheveux, la barbe, les cils ont pris un aspect général : rares et
longs, leur volume a augmenté et ils paraissent rigides, collés sur
les tempes et les joues amaigries du malade. On sent une déchéance
totale et absolue de l'organisme.

La dernière phalange des doigts, la phalange unguéale, s'hypertrophie, devient globuleuse et l'ongle s'arrondit par-dessus en prenant une consistance beaucoup plus grande qu'à l'état normal ;
c'est le *doigt hippocratique.*

Il faut remarquer aussi que la phtisie chronique, qui provoque
une telle consomption du malade, n'amène pas une prostration aussi
grande que les maladies aiguës ou rapides. Le malade peut, jusqu'aux derniers jours, marcher, s'occuper ; son intelligence reste
parfaite et par un bienfait providentiel il se fait jusqu'au bout illusion
sur la gravité de son état. Et, au moment où la mort l'étreint déjà,
il parle de guérison et de projets d'avenir.

V

PHTISIE FIBREUSE

La phtisie chronique fibreuse ou scléreuse est la forme la plus
lente de la tuberculisation du poumon. Dans cette forme l'évolution
fibreuse l'emporte sur la transformation caséeuse. La présence dans
le poumon de ces néoformations scléreuses amènent des modifications de structure qui donnent à la maladie une allure toute spéciale. Le malade présente à l'apparence clinique une bronchite chronique toujours compliquée d'emphysème et de bronchectasie. Nous

avons vu, dans l'anatomie pathologique, la genèse et la marche de toutes ces lésions dans cette forme de la tuberculisation pulmonaire, nous n'y reviendrons pas ici.

Au point de vue séméiologique la phtisie fibreuse va donc se présenter à nous sous un aspect assez différent de celui de la phtisie commune, que nous venons de décrire, ou du moins si les débuts sont les mêmes quoique moins accusés, l'évolution ultérieure est modifiée et la symptomatologie diffère. Nous laisserons de côté les signes du début, qui sont les mêmes dans toutes les formes, et nous allons immédiatement décrire la séméiologie propre à la phtisie fibreuse. Nous passerons en revue rapidement les signes diagnostiques que l'on peut tirer de l'état des autres organes et spécialement du cœur.

Signes physiques. — *Palpation :* rien d'anormal.

Percussion : son tympanique ; diagnostic avec emphysème : submatité.

Auscultation : murmure vésiculaire diminué, signes cavitaires, signes de catarrhe.

Les signes physiques de la phtisie fibreuse sont les signes habituels de la bronchite chronique compliquée d'emphysème et de bronchectasie. Quels sont ces signes ?

Pour l'emphysème, à la percussion, nous avons une sonorité exagérée à timbre grave, et si l'on place l'oreille sur la poitrine on constate une diminution notable du murmure vésiculaire. Là les signes sont un peu différents : à la place de sonorité toute spéciale et vraiment caractéristique de l'emphysème, nous avons plutôt de la *submatité* principalement dans les régions supérieures des deux poumons. Si l'on percute sur la clavicule, en plaçant en même temps l'oreille dans la fosse sus-épineuse on perçoit une *transmission assez nette des chocs ;* fait qui n'existe pas dans l'emphysème et qui prouve que le poumon est induré et que s'il y a des parties emphysémateuses elles sont dans un stroma fibreux. L'oreille perçoit non plus une diminution du murmure vésiculaire, cette respiration humée est comme *cotonneuse* de l'emphysème, mais ces modifications notables des deux temps de ce murmure qui est accompagné, voilé par de nombreux bruits pathologiques, que nous allons passer en revue.

La résonance thoracique est augmentée dans l'emphysème, *exagérée.* Les signes de bronchite chronique sont des *ronchus,* des râles sibilants et autres bruits qui pourraient faire croire à une bronchite simple, d'autant qu'ils sont accompagnés de râles bulleux de tout volume, depuis les sous-crépitants jusqu'aux râles caverneux.

C'est qu'en effet il existe toujours de la bronchectasie, aussi rencontre-t-on toujours des signes contraires qui pourraient dès l'abord faire croire à la présence de caverne. Ce sont des gargouillements, et du souffle amphorique ou caverneux.

La respiration est toujours soufflante, mais elle présente exceptionnellement le timbre tubaire, sauf dans les portions limites du poumon où la sclérose est plus marquée.

En résumé nous avons les signes de dilatation bronchique, de catarrhe chronique des bronches et d'emphysème pulmonaire. Aucun signe n'est pathognomonique ; il faut donc s'appuyer, pour se faire une opinion, sur les commémoratifs, sur la marche de la maladie, les symptômes fonctionnels (dyspnée), sur l'examen de l'état des différents organes, notamment le cœur, et surtout sur l'examen bactériologique de l'expectoration, qui, dans ce cas, peut rendre de très grands services.

Accidents. Complications. — Il est très rare de reconnaître chez un phtisique tous les symptômes cliniques dans l'ordre régulier que nous venons de décrire. Nous avons déjà dit, en parlant des formes larvées du début, combien la marche de cette affection est incohérente. De même au cours d'une tuberculose chronique, on observe de nombreux accidents qui donnent à la maladie un aspect incorrect et bizarre, une allure spéciale. Ce sont ces complications si dangereuses dont le praticien doit reconnaître chaque expression clinique, que nous allons examiner suivant leur ordre de fréquence.

Congestion. — Chaque poussée de granulations s'accompagne d'inflammation du tissu au milieu duquel les tubercules se développent. Cette congestion péri-tuberculeuse se traduit par une exagération passagère de la submatité, par une obscurité de la respiration, par l'existence de nombreux râles sous-crépitants, par de l'hémoptysie et une expectoration plus abondante (exsudation). Cette congestion, au lieu d'être légère et peu étendue, peut atteindre des proportions plus considérables, s'accompagner de frissonnements, de fièvre, de dyspnée, de toux. On découvre alors au niveau de la lésion tuberculeuse tous les symptômes de la broncho-pneumonie vulgaire : submatité étendue, râles fins, souffle et bronchophonie.

Pneumonie. — Une complication plus rare, mais bien plus dangereuse pour les tuberculeux, c'est la pneumonie, non pas caséeuse, mais la pneumonie franche, causée par les pneumocoques spécifiques et accompagnée de tous les caractères cliniques de cette maladie aiguë : début brusque et annoncé par un frisson violent, point de côté douloureux, hyperthermie, râles crépitants fins, souffle rude, bronchophonie, submatité étendue, exagération des vibrations vocales, expectoration caractéristique de crachats rouillés, adhérents au vase et renfermant de nombreux pneumocoques. La marche de la température est typique, elle reste élevée pendant une dizaine de jours, atteint 39 ou 40°, et puis cède brusquement pour atteindre la normale. Les autres symptômes ne disparaissent pas avec la même brusquerie que dans la pneumonie ordinaire. Longtemps encore on entend les râles sous-crépitants de retour, le souffle, bruits morbides auxquels succèdent généralement les signes d'une caverne nouvellement formée.

La pneumonie des phtisiques est observée surtout au niveau des sommets pulmonaires, siège de prédilection des tubercules. Elle peut évoluer néanmoins sur les autres lobes et en l'absence de toute granulation. Elle est un coup de fouet dangereux pour les malades et elle peut amener un dénouement rapide et fatal.

Bronchite — A chaque refroidissement intempestif, à chaque écart de régime, le phtisique est atteint d'inflammation des bronches, limitée ou généralisée. Lorsque cette bronchite est peu étendue, lorsqu'elle ne siège que dans les grosses bronches, elle ne provoque chez le malade que des troubles insignifiants, un peu d'exagération de la toux, un peu d'enrouement et une fièvre légère. Quelquefois elle s'étend davantage, elle atteint les plus petites bronches et apparaît sous la forme de la bronchite capillaire. La scène se transforme alors et l'état du malade s'aggrave. A la place de quelques râles et craquements du sommet, on entend dans toute la cage thoracique de nombreux râles secs et humides se déplaçant à chaque mouvement respiratoire. La dyspnée devient très gênante, la respiration est accélérée. La circulation se fait irrégulièrement, la face est cyanosée. La toux, au lieu de se manifester le matin seulement, est continue et très fatigante : elle est accompagnée d'une expectoration abondante, plus aérée, spumeuse et les crachats décèlent la présence des bacilles.

Adénopathies trachéo-bronchiques. — Complication fréquente

mais très difficile à diagnostiquer pendant la vie du malade. A
moins toutefois que les ganglions très hypertrophiés provoquent des
troubles de compression causés par la présence de toute autre
tumeur. Cette compression peut s'exercer sur les poumons, sur les
bronches, sur la trachée, sur les gros vaisseaux thoraciques, sur les
nerfs laryngés ou pneumogastriques.

G. de Mussy, qui a le premier décrit les symptômes cliniques de
cette complication, déclare qu'il existe sur la ligne médiane du
thorax, en avant et en arrière, une submatité, une diminution d'élasticité à la percussion, une augmentation des vibrations thoraciques.
A l'auscultation de ces régions on entend au niveau de la bifurcation
des bronches, un souffle tubaire ou tubo-caverneux, l'inspiration est
également soufflante. Les bruits de la respiration sont diminués dans
les poumons proportionnellement au degré d'hypertrophie des ganglions et de la compression des bronches. Lorsque les nerfs récurrents sont atteints, la voix est altérée, rauque, son timbre est diminué et il existe quelquefois une aphonie complète. La compression
du pneumogastrique cause des troubles cardiaques, des angoisses,
des palpitations, des douleurs diaphragmatiques. L'aorte et la veine
cave supérieure sont elles-mêmes comprimées et traduisent leur
compression par des troubles de la circulation, un souffle systolique
de la base, de l'hémoptysie, de l'œdème des extrémités supérieures et
de la face, et une dyspnée excessive.

L'adénopathie trachéo-bronchique, qui s'accompagne presque toujours d'hypertrophie des ganglions de la région cervicale, des ais-
selles et des aines, peut se terminer par la caséification des organes
tuberculeux et par l'élimination des ganglions suppurés à travers
les cavernes pulmonaires et les bronches avec lesquelles ils sont
en contact, ou bien encore par la mort du malade, causée par la
compression.

Pleurésie. — Comme nous l'avons déjà affirmé, la pleurésie tuberculeuse primitive est assez commune. Mais la pleurésie est encore
plus fréquente, pour ne pas dire constante, dans la plupart des cas
de phtisie commune. Tous ceux qui ont l'habitude de pratiquer l'autopsie des tuberculeux savent qu'il est exceptionnel d'ouvrir une
poitrine de phtisique sans y rencontrer des adhérences de la plèvre.

Que ces adhérences soient inflammatoires ou produites par des
tubercules localisés, elles sont toujours très épaisses, ce qui veut
dire qu'elles sont anciennes. En effet la pleurésie peut compliquer la
phtisie commune dès le début de la maladie. Sa présence, à la pre-

mière période, pourrait expliquer les craquements secs du sommet, de ces saccades de la respiration. A elle aussi doivent être attribuées, suivant Chomel, ces douleurs thoraciques pongitives, dont souffrent les phtisiques, et que la plupart des cliniciens nomment des névralgies intercostales.

Pneumothorax. — Cette complication s'annonce presque toujours avec éclat, d'une façon dramatique. Le malade, à la suite d'une quinte de toux, d'un effort quelconque, est pris d'une violente douleur, semblable à celle d'une épée qui pénétrerait dans ses côtes, douleur qui s'accompagne d'une dyspnée excessive. Il s'assoit dans son lit, se dresse debout, jette en avant ses bras, fait des efforts inouïs pour attraper sa respiration. Bientôt on s'aperçoit de la gêne de la circulation par le gonflement des veines du cou et des extrémités, par la cyanose de la face, par l'irrégularité du pouls qui devient petit et filiforme. Ces symptômes alarmants peuvent tuer le malade en quelques heures.

D'autres fois la perforation du poumon et de la plèvre et leur communication avec l'air extérieur s'établit d'une manière moins brusque, plus lentement, et la dyspnée est moins considérable. Enfin MM. Weill et Germain Sée ont signalé des cas où la communication n'existe pas d'une façon permanente, malgré cette perforation. Il peut se former, au niveau de l'ouverture, une espèce de fausse membrane qui servirait de soupape et empêcherait par instants la pénétration de l'air dans la plèvre.

Quoi qu'il en soit, que cette communication soit continue ou interrompue, le pneumothorax établit toujours un accident très dangereux et par la dyspnée ou la syncope mortelle qu'il cause et par l'épanchement rapide et purulent qui survient. MM. Hérard, Potaux et d'autres auteurs ont cependant cité des cas rares de phtisiques qui ont guéri malgré cette fâcheuse complication.

Laryngite. — La laryngite peut survenir à toutes les périodes de la phtisie commune. Elle se manifeste surtout à la période de crudité et de ramollissement.

Quelquefois la tuberculose du larynx passe complètement inaperçue malgré la profondeur des lésions et ne se révèle qu'à l'autopsie. Plus souvent elle traduit sa présence par un chatouillement désagréable à la gorge, par une toux fatigante, par une dysphonie; un enrouement et une aphonie complète, une difficulté de la déglutition, qui devient très pénible, et une grande douleur des oreilles.

Quoiqu'il n'y ait pas œdème considérable de la glotte, la dyspnée est considérable.

Tous ces troubles fonctionnels s'expliquent facilement lorsqu'on examine le larynx. Les cordes vocales sont le siège d'un œdème, de granulations miliaires, d'érosions ou d'ulcérations. Parfois les lésions sont plus profondes encore et les cordes vocales sont complètement détruites. Dans le cas où le laryngoscope ne décèle aucune altération du larynx, les troubles fonctionnels peuvent s'expliquer par l'existence profonde de gros ganglions trachéo-bronchiques qui exercent une compression sur les nerfs récurrents.

La laryngite est une complication très dangereuse, d'abord à cause des troubles qu'elle cause, ensuite parce qu'elle témoigne presque toujours d'un degré très avancé de la phtisie chronique.

Appareil digestif. — Chez beaucoup de tuberculeux la muqueuse de la bouche et du pharynx reste saine pendant toute la vie. Chez d'autres des granulations et des ulcérations se localisent à la deuxième et à la troisième période sur la langue, la muqueuse des joues, sur le voile du palais et sur le pharynx. Ces lésions provoquent des douleurs intenses à chaque moment de la déglutition, empêchent le malade de se nourrir. A la période ultime, toute muqueuse buccale et pharyngée se couvre de muguet.

Quoique les lésions tuberculeuses soient relativement rares sur la muqueuse stomacale (Marfan), les troubles gastriques se manifestent dès la période initiale. Le malade se refuse de manger, parce que l'appétit est supprimé, ou parce que les aliments absorbés sont digérés lentement et que leur présence dans l'estomac cause de la douleur. D'autres fois ces aliments sont rejetés par vomissement en partie ou en totalité, tels qu'ils ont été absorbés. Lorsqu'il existe sur la muqueuse de l'estomac une exulcération, le phtisique souffre d'une violente douleur au niveau de l'épigastre et de la colonne vertébrale ; dans ce cas on retrouve fréquemment dans les vomissements du sang restant entremêlé avec les aliments.

Que ces phénomènes gastriques soient d'origine réflexe, causés par la toux ou par une lésion tuberculeuse, il faut s'évertuer à enrayer le plus rapidement possible cette complication très grave. Un phtisique, atteint de lésions profondes du poumon, qui se nourrit bien, est un malade qui peut guérir. Au contraire, lorsque l'alimentation est incomplète ou impossible, le malade maigrit, se cachectise, et tout espoir de guérison doit être abandonné.

La rate est hypertrophiée chez la plupart des tuberculeux et la

pression en est douloureuse. Elle ne provoque pas de troubles fonctionnels et le plus souvent on ne découvre les lésions jeunes ou
anciennes qu'à l'autopsie.

Il en est de même du foie, dont les cellules se surchargent de
gouttelettes graisseuses, et dont le tissu scléreux s'hypertrophie. Les
altérations de cette glande ne se manifestent pas durant la vie ou
causent peu de perturbation. Quelquefois les urines prennent une
couleur rouge acajou, et les sclérotiques ont une teinte subictérique.
On observe aussi de l'ascite dans les cas où le volume du foie devient
considérable.

Les fonctions de l'intestin sont troublées profondément par la
tuberculisation, non pas au début mais vers les périodes moyennes
et ultérieures de la phtisie. A la période initiale les crachats ne renferment pas de bacilles ni de streptocoques. Mais plus tard, lorsque
les tubercules sont ramollis, lorsqu'il existe des cavernes et des
foyers de suppuration, les malades avalent ces crachats qui infec-
tent directement la muqueuse intestinale. D'où les nombreuses
lésions tuberculeuses qui naissent sur l'intestin, les ganglions mésentériques et le péritoine. D'où résultent aussi ces diarrhées infectieuses, si rebelles à toute médication, qui épuisent le malade. Les
selles très nombreuses, très liquides sont décolorées, couleur d'argile
(lésion du foie), ou bien encore rougeâtres (ulcération intestinale);
on peut y découvrir des bacilles. Les hémorragies intestinales sont
assez rarement observées. Les perforations de l'intestin sont un peu
plus fréquentes : elles s'établissent lentement, insidieusement et
passent quelquefois inaperçues pendant la vie, à cause de l'adhérence péritonéale qui s'établit. Quand cette perforation s'effectue
plus rapidement, elle provoque une hémorragie foudroyante ou
bien une péritonite subaiguë, accidents qui entraînent tous deux
la mort. Les granulations siègent fréquemment sur le gros intestin
et causent, soit de la typhlite ou bien encore des fistules tuberculeuses de l'anus : inutile de dire qu'il faut intervenir chirurgicalement pour cette dernière complication et en débarrasser le malade
le plus vite possible.

Appareil génito-urinaire. — Rien de plus fréquent que de voir
des malades se plaignant d'une tuberculose de l'épididyme ou de
l'utérus et qui ont une lésion déjà ancienne du côté du poumon.
Cette tuberculisation des organes génitaux ne cause pas de troubles
profonds à moins qu'il s'y forme une suppuration ou une inflammation douloureuse.

Les accidents des reins, des uretères et de la vessie sont au contraire plus fréquents et exercent une influence plus directe sur l'évolution de la tuberculose. Les reins sont tuberculisés de très bonne heure ; aussi remarque-t-on fréquemment l'albuminurie chez les phtisiques (Rayer, Lebert, Potain). On rencontre chez eux toutes les variétés de néphrites : néprhite parenchymateuse, mixte, interstitielle ou suppurée. Suivant la transformation du rein sous l'influence du bacille, on trouve dans l'urine une plus ou moins grande quantité d'albumine et on observe chez le malade des accidents tels que l'œdème des extrémités inférieures, la bouffissure de la face, des pleurésies avec épanchement, des péricardites et surtout comme Lasègue l'a démontré, des accès d'urémie très dangereux.

Les complications rénales exercent une action très fâcheuse sur l'évolution tuberculeuse par les troubles cérébro-spinaux (urémie) qu'elles entraînent et par la dyspnée qu'elles augmentent.

Les granulations ne se localisent pas spécialement sur les reins. Généralement les uretères et la vessie sont également atteints de tubercules. Dans ce cas les urines sont troubles, quelquefois teintées et même rougeâtres après la fonte de ces tubercules. La miction est plus fréquente et devient douloureuse lorsque les granulations règnent au niveau du col de la vessie (cystite tuberculeuse). On découvre fréquemment des bacilles dans l'urine.

Système nerveux. — On observe fréquemment des troubles nerveux au cours de la tuberculose pulmonaire. Ces troubles peuvent se manifester en dehors de toute lésion organique ou sous l'influence du développement de granulations dans le système cérébro-spinal.

Dès le commencement de la maladie, le phtisique est triste, a de la tendance à l'hypochondrie. Plus tard, les facultés intellectuelles diminuent d'éclat : les idées sont confuses et la mémoire fait défaut. Quelquefois l'hypocondrie devient plus accencuée, le malade a des idées noires, est obsédé par des idées de persécution et arrive jusqu'à l'aliénation mentale.

Plus souvent ces phénomènes intellectuels sont d'origine méningitique et tuberculeuse. Il s'est développé à la base et à la convexité du cerveau, un grand nombre de granulations qui peuvent également provoquer des troubles nerveux aigus, ou qui causent simplement tous les accidents de la méningite classique : céphalalgie intense, vomissements incoercibles, constipation opiniâtre, dépression intellectuelle, prostration, paralysie. Dans le cas où les granulations siègent exclusivement sur les méninges spinales, cas

exceptionnels qui ont été relatés par MM. Chateaufort et Chantemesse, on observe des névrites périphériques, douleur se répandant
dans la partie abdominale et dans les extrémités inférieures. Sous
l'influence de nombreux tubercules qui compriment les cordons de
la moelle, on peut remarquer des douleurs fulgurantes, de la suppression des réflexes tendineux, de l'incoordination des mouvements
et enfin une paraplégie complète.

Organes des sens. — Plusieurs oculistes ont signalé, ces temps
derniers, la présence de granulations siégeant sur la rétine, granulations marchant de front avec la phtisie pulmonaire. Mais ce qui est
plus commun, c'est l'otite suppurée et bacillaire, qui peut amener
des accidents cérébraux très graves. De la Bellière a observé vingt
fois l'otite chez cent seize phtisiques.

On trouve souvent des tuberculoses cutanés chez les poitrinaires.
Sauf le cas de lupus, les petits tubercules isolés sont des complications d'une légère importance.

Appareil de la circulation. — En parlant des formes larvées du
début, nous avons dit que la phtisie pulmonaire revêtait tous les
caractères d'une anémie pernicieuse ou d'une chloro-anémie. En
effet, à la période initiale on observe des palpitations, des pulsations
irrégulières et précipitées et on entend à la base du cœur un souffle.
Bientôt ces légers troubles sont primés par les symptômes de la
phtisie et on s'explique leur origine.

Plus tard les troubles cardiaques sont plus accentués à cause de
l'altération même du myocarde qui subit une dégénérescence graisseuse et à cause de la dilatation des cavités droites du cœur. Ces
altérations se manifestent par de l'oppression, des douleurs cardiaques, une diminution de l'impulsion cardiaque, un affaiblissement
du bruit systolique et souffle à la base. Si ces irrégularités du
cœur sont une gêne constante pour le phtisique, elles entraînent
néanmoins très rarement sa mort subite, qui est causée presque toujours par une péricardite avec épanchement. Le péricarde est en effet
intéressé chez la plupart des phtisiques, et sa présence n'est pas
signalée parce que les symptômes cliniques de la tuberculose pri-
ment la scène.

Suivant Louis, les cas d'embolie des grosses artères et surtout de
l'artère pulmonaire, sont assez fréquents à la période ultime. Inutile
de dire que ces embolies entraînent une issue rapidement fatale.

Les altérations des grosses veines sont plus fréquentes. On peut observer des phlébites des veines superficielles à toutes les périodes de la phtisie. Mais on les rencontre surtout à la période ultime de la maladie.

Diagnostic. — Les données que nous avons formulées pour le diagnostic de la tuberculose en général peuvent recevoir leur application aussi pour le diagnostic de la phtisie pulmonaire, surtout à la première période. Plus tard, lorsque les lésions sont très profondes, les signes cliniques suffisent amplement pour établir ce diagnostic.

Période initiale. — On comprend qu'il n'est pas aisé de déclarer tuberculeux un individu qui n'a pas encore de lésion anatomique, ou chez lequel les lésions en voie de formation sont encore très discrètes. C'est pourquoi nous avons tant insisté sur les détails expérimentaux et cliniques de cette période, détails qui acquièrent une importance capitale, puisque la maladie est curable surtout à cette époque. Malheureusement le patient se présente à nous avec des symptômes vagues et diffus qui ne peuvent éveiller que le soupçon de la tuberculose. On observe un alanguissement, une pâleur de la peau et des muqueuses, des palpitations, de la fatigue morale et physique, de la toux, un peu d'inappétence, des troubles gastriques et menstruels, signes qui appartiennent aussi bien à la chloro-anémie qu'à la phtisie. Les souffles vasculaires et cardiaques peuvent être entendus dans l'une comme dans l'autre affection. L'embarras du clinicien serait donc grand s'il ne connaissait les signes cliniques suivants, sur lesquels j'insiste tout particulièrement.

Un individu tuberculisé maigrit dès le début de son affection, ce qui est exceptionnel dans la chloro-anémie. Il maigrit parce qu'il a perdu son appétit, parce qu'il vomit ses aliments, parce qu'il a de la diarrhée, en un mot parce qu'il est intoxiqué par les bacilles et leurs toxines. Cet amaigrissement est d'autant plus accentué que le mouvement fébrile est plus précoce. Cette fièvre, peu élevée, qui survient le soir chez le tuberculeux fait encore défaut chez l'anémique.

Mais un signe, qui a une valeur diagnostique bien plus considérable, c'est l'hémoptysie. Très fréquemment l'hémoptysie est le premier indice qui éveille notre attention et qui nous annonce la bacillose. Elle peut être légère ou abondante, comme les autres formes d'hémorragies thoraciques, mais ce qui la distingue de ces formes, c'est qu'elle se manifeste presque toujours le matin après le réveil du malade, qui, à la suite d'une quinte de toux, crache du sang. L'hémoptysie classique, celle qui est révélatrice de la tuberculose au début, est un crachat sanguinolent, rejeté plusieurs matins consécutifs après un effort de toux. Il n'en est pas de même des hémoptysies supplémentaires, qui se renouvellent chez la femme aux époques menstruelles à toutes les heures de la journée et en l'absence d'accès de toux.

À côté des troubles gastriques et vasculaires dont le clinicien doit se défier, car bien des malades viennent nous consulter pour une simple dyspepsie, lorsqu'il s'agit d'une gastrite bacillaire, j'ai rencontré constamment chez tous les phtisiques à la première période l'hypertrophie de la rate, qui est douloureuse spontanément ou à la moindre pression. Cette douleur est souvent mise sur le compte des névralgies intercostales gauches irradiées. L'hypertrophie elle-même échappe puisque l'examen de l'organe est négligé. Or j'ai constaté ce fait, non seulement cliniquement, mais encore expérimentalement. Tous mes animaux tuberculisés sacrifiés à une période précoce avaient toujours de l'hypertrophie de la rate et la pulpe de cet organe, injectée à d'autres animaux, provoquait constamment des résultats positifs de bacillose, même lorsqu'il n'existait encore sur l'animal sacrifié aucune trace de granulation tuberculeuse.

À l'examen de la poitrine on peut aussi recueillir certaines données qui, sans être absolues, ont néanmoins leur importance. Le thorax a un aspect spécial, que nous avons déjà décrit; il est effilé, aplati; les côtes se soulèvent moins. A la percussion on a rarement de la submatité, aussi le choc des doigts est peu élastique et différent d'un côté à l'autre. Si l'on a soin de faire simultanément l'auscultation et la percussion, le son transmis par le choc est plus métallique au niveau du sommet envahi. On entend également à l'auscultation des différences dans le rythme respiratoire, nuances qui sont très délicates sans doute, mais avec lesquelles l'oreille se familiarise, comme Grancher l'a si bien affirmé. Le murmure vésiculaire est voilé au niveau du sommet envahi : à ce niveau l'inspiration est un peu plus rude ou s'effectue par saccades. Cette modification du bruit respiratoire a surtout de la valeur, parce qu'il est unilatéral, parce que l'autre sommet respire normalement, parce qu'il s'établit aussi dans les sphères inférieures du poumon une véritable respiration supplémentaire.

Période de crudité. — Des tubercules en plus ou moins grand nombre se sont formés, ont envahi le poumon et causent des troubles physiques et fonctionnels qui rendent le diagnostic plus facile.

Tout autour des granulations naissantes se produit une congestion active. Aussi, dès l'existence de cette conglomération de tubercules, on perçoit une submatité très nette au niveau du sommet envahi ; le choc des doigts est peu élastique, la température locale est augmentée. A l'auscultation, les signes sont encore plus précis. Le murmure vésiculaire est très affaibli, quelquefois même imperceptible : l'inspiration est courte et saccadée, l'expiration est prolongée, soufflante, les vibrations thoraciques sont exagérées. En faisant tousser le malade on entend des bouffées de craquements secs caractéristiques, que nous avons décrits avec tant de détails. La fièvre, qui apparaît à la fin de la journée, les sueurs profuses de la nuit, la toux, l'expectoration assez abondante, l'hémoptysie, l'amaigrissement et la dyspnée sont des phénomènes auxiliaires très précieux. Mais ce qui affermit par-dessus tout le diagnostic et ce qui ne permet plus le doute, c'est la recherche de l'élément pathogène de la tuberculose, qu'on découvre presque toujours dans les crachats. Lorsqu'on décèle le bacille de Koch, on peut être certain qu'on a affaire à une phtisie avérée.

Il existe cependant des cas de phtisie où on n'a pu découvrir à la période de crudité le bacille spécifique, malgré plusieurs examens des crachats. On peut alors confondre la tuberculose avec toutes les autres affections siégeant au sommet et y provoquant une congestion intense. C'est ainsi que la présence d'un corps étranger ou d'un cancer, d'une gomme, d'un kyste hydatique, ont pu simuler une agglomération de tubercules. Les observations de corps étrangers enkystés dans les poumons sont rares. G. de Mussy rapporte cependant un cas : « Il y a trois mois, dit-il, on me présentait un garçon de douze ans, pâle, maigre, d'aspect cachectique, ayant une toux fréquente par quintes longues et pénibles et expectorant des crachats puriformes, sanguinolents. Déjà plusieurs hémoptysies légères ont eu lieu. Il y a douleur dans le côté gauche de la poitrine et, par moments, de l'oppression. Quoique je n'aie pas noté par écrit les phénomènes d'auscultation, voici ceux que je me rappelle : le murmure respiratoire était notablement diminué, et il s'y mêlait quelques bulles comme des craquements humides. Je crus devoir diagnostiquer des tubercules pulmonaires. Je portai dès lors un pronostic fâcheux et je conseillai d'envoyer l'enfant dans le Midi. J'avais d'autant plus foi dans ce diagnostic qu'il y avait dans la famille un oncle tuberculeux. Or, il y a dix jours, l'enfant, dans une quinte de

toux, a senti quelque chose qui le piquait à la gorge et a rejeté un fragment de noyau de pruneau. Aujourd'hui il est tout à fait rétabli, et il n'y a plus le moindre phénomène morbide à l'auscultation. »
Par le résumé de cette observation on voit que si on est en droit de soupçonner la tuberculose dans les cas de corps étrangers placés au sommet d'un poumon, il existe cependant des éléments précieux de diagnostic. Sans parler de la découverte du bacille, les craquements secs constatés à la toux, la respiration saccadée, l'expiration prolongée, la fièvre hectique, les sueurs profuses, l'amaigrissement sont des symptômes qui accompagnent plus volontiers la phtisie.

Cette dernière maladie ne sera pas confondue non plus avec une gomme syphilitique, un cancer ou un kyste hydatique du sommet. Une gomme spécifique, qui n'est pas ramollie, provoque des accidents locaux peu redoutables, elle ne provoque pas de craquements secs, n'altère pas la durée des deux temps de la respiration et surtout n'est jamais accompagnée de phénomènes d'intoxication profonde. On a du reste le loisir de s'enquérir des antécédents personnels du malade.

Le cancer primitif du sommet est très rare. Il cause des douleurs très vives et une cachexie spéciale, avec absence de fièvre, de sueurs nocturnes. A l'examen du thorax, les phénomènes d'auscultation et de percussion ne sont pas identiques avec ceux de la phtisie commune. En outre, on découvre fréquemment des adénites très développées dans les régions claviculaires et axillaires.

La marche régulière des kystes hydatiques distingue généralement cette affection de la phtisie. Au bout d'un certain temps le kyste, suppuré ou non, est éliminé par une vomique ou par expectoration, et alors on y découvre très nettement des hydatides.

Inutile de dire qu'on ne décèle jamais le bacille de Koch, ni dans les cas de gommes syphilitiques, de cancer ou de kyste hydatique.

L'adénopathie trachéo-bronchique est de nature tuberculeuse dans la plupart des cas et est la compagne habituelle de la phtisie commune. Mais, si l'hypertrophie des ganglions n'est pas causée par le bacille, elle ne sera pas facilement confondue avec la tuberculose pulmonaire. Cette forme d'adénopathie ne cause, en effet, que des phénomènes de compression (aphonie, cornage, tirage sous-sternal, accès d'étouffement), qui n'ont rien de commun avec les troubles et physiques et fonctionnels de la bacillose.

La bronchite ordinaire et l'emphysème peuvent précéder ou accompagner la phtisie chronique et voiler alors cette dernière maladie. Dans les cas de bronchite ordinaire et d'emphysème, on n'observe pas comme dans la tuberculose des symptômes généraux graves d'une profonde intoxication. En outre, les tubercules seuls ont leur siège de prédilection aux sommets des poumons. Enfin, certains signes pathognomoniques tels que la submatité bien limitée aux fosses sus et sous-épineuses, les craquements secs, l'inspiration saccadée, l'expiration prolongée et surtout la présence des bacilles dans les crachats ne sont jamais observés dans les bronchites ordinaires ou dans l'emphysème.

PÉRIODE DE RAMOLLISSEMENT. — Un grand nombre de tubercules réunis sont en voie de transformation complète. Ils se sont ramollis et cette fonte caséeuse produit de nouveaux symptômes, se manifeste par des troubles physiques divers et s'affirme par d'autres troubles fonctionnels. La masse ramollie, qui est limitée, circonscrite, n'est pas encore éliminée. Aux symptômes de submatité, de craquements secs, d'inspiration saccadée, d'expiration prolongée, se joignent un souffle tubaire plus accentué, de nombreuses bulles humides entendues à l'inspiration et à l'expiration et enfin du gargouillement. Les phénomènes d'intoxication bacillaire sont également plus prononcés. L'amaigrissement est plus visible, l'expectoration plus abondante et plus purulente, la température du soir est plus élevée, les sueurs profuses plus fréquentes, en un mot, la nutrition troublée altère l'état général, qui est proche d'une déchéance organique complète.

Avec quelle affection peut-on confondre la phtisie arrivée à cette période ? Il existe de nombreux cas de tuberculose pulmonaire où la fonte caséeuse bien limitée, bien circonscrite, n'est plus accompagnée de nombreux symptômes classiques, tels que craquements secs, inspiration saccadée et expiration prolongée et où l'on n'entend plus qu'un bruit de gargouillement dominé par de nombreux râles humides de la bronchite ordinaire. On comprend facilement que toute lésion ramollie siégeant au sommet du poumon, peut causer les mêmes bruits physiques et établir jusqu'à un certain point la confusion. Ainsi, par exemple la pneumonie chronique et surtout la pneumonie professionnelle des tailleurs de pierre, des mineurs, des aiguiseurs, à résolution si lente, peut simuler la phtisie à la période de ramollissement. Dans l'une comme dans l'autre affection, on perçoit de la submatité limitée, on entend de nombreux râles humides, du souffle bronchique et même du gargouillement. On observe aussi des poussées fébriles, des sueurs profuses, un dépérissement considérable. Mais dans l'une et l'autre affection, les crachats sont aussi pathognomoniques ; dans la pneumonie on y découvre : des pneumocoques faciles à reconnaître et à distinguer des bacilles de la tuberculose. En outre, le tableau clinique se termine assez rapidement, pour la pneumonie, ou par la résolution ou par la mort.

Un cancer ou une gomme ramollis, un kyste hydatique non évacué du sommet pulmonaire peuvent revêtir les caractères physiques d'une fonte caséeuse des tubercules. Cette dernière maladie a cependant une marche cachectique ascendante très caractéristique. Dans le cancer ramolli la déchéance organique se fait d'un seul trait, assez rapidement et il n'y a jamais de moments de répit, d'arrêt de la maladie comme dans la phtisie. En outre, le cancer pulmonaire primitif est très douloureux et révèle sa présence par l'hypertrophie des ganglions sous-claviculaires et axillaires.

Dans la gomme syphilitique et dans le kyste hydatique du poumon, la fièvre hectique, les sueurs nocturnes, les troubles cardiaques, gastriques et intestinaux, la cachexie profonde de l'organisme, manquent. En outre, les antécédents du malade ont laissé des indices précieux chez le syphilitique. Enfin, on ne découvre jamais dans l'expectoration, trace de bacille. Quant au kyste hydatique, l'absence de troubles locaux et fonctionnels, de déchéance organique, et l'évacuation ultérieure des hydatides, éclairent la nature de la maladie.

Je crois inutile de faire le diagnostic différentiel de l'emphysème et de la bronchite catarrhale avec la phtisie à la période de ramollissement. D'abord parce qu'aucune de ces deux maladies ne se localise aux sommets pulmonaires, ensuite parce que leur marche clinique ne ressemble en rien à l'évolution de la tuberculose. Quelquefois ces deux maladies accompagnent et masquent la phtisie. Dans ce cas les symptômes généraux de dénutrition profonde et l'examen des crachats bacillaires tranchent la difficulté et éclairent le clinicien.

Période d'excavation. — La caverne pulmonaire est entourée et accompagnée de signes physiques et de troubles fonctionnels très nets, que nous avons décrits et qu'il nous suffira de rappeler en quelques mots. La submatité au niveau de la lésion et le contraste de cette partie mate avec la sonorité des parties voisines et saines, le bruit de pot fêlé de la région sous-claviculaire, l'exagération des vibrations thoraciques, la déformation thoracique, les souffles caverneux et amphoriques, la voix caverneuse, les accès de dyspnée, les quintes de toux, la déchéance organique si avancée, l'abondance des crachats bacillaires, sont des symptômes pathognomoniques de la phtisie à la dernière période. Il existe peu de maladies qui sont entourées d'un cortège de phénomènes semblables. Examinons cependant celles qui se rapprochent de la phtisie par leur aspect général.

Certaines dilatations des bronches bien localisées au sommet peuvent donner le change par leur marche clinique et les troubles qu'elles entraînent et faire croire à une excavation tuberculeuse. On peut entendre au niveau de cette dilatation tous les symptômes physiques d'une vraie caverne bacillaire. Mais ce qui manquera toujours, c'est d'une part l'émaciation si profonde de la phtisie et la présence des bacilles dans les crachats. En outre il est exceptionnel de rencontrer ces dilatations localisées au sommet. La bronchectasie occupe de préférence la partie moyenne du thorax, les grosses bronches.

Les kystes hydatiques qui se sont vidés en partie et qui ont commencé à suppurer peuvent être entourés de troubles septiques profonds et simuler une tuberculose à la période d'excavation. On y observe en effet tous les symptômes physiques d'une caverne. Mais les phénomènes cliniques ne sont pas identiques et le vrai clinicien ne se laissera pas surprendre par cette transformation rapide d'une tumeur qui n'a jusqu'à un moment, provoqué que des troubles de compression et qui, dans l'espace de quelques jours, après une vomique ou une expectoration abondante, a produit une intoxication organique grave. En outre on trouve dans les crachats des traces d'hydatides dans un cas et des bacilles dans l'autre.

Il en est de même de la gomme syphilitique ramollie et même suppurée qui, expectorée, peut laisser derrière elle une vaste excavation qui ressemble, par les signes physiques, à une caverne bacillaire. Mais dans les cas même graves de l'excavation pulmonaire syphilitique, les troubles généraux sont moins profonds : l'organisme est moins intoxiqué, moins déprimé, moins altéré par la syphilis que par la tuberculose. En outre, les antécédents personnels du malade sont presque toujours révélateurs dans la syphilis, qui laisse derrière elle certaines traces indélébiles. Enfin, l'examen microbiologique des crachats peut également nous seconder pour établir le diagnostic.

Le cancer du sommet peut établir, après ramollissement et expulsion, une vaste caverne qu'on ne confondra pas avec l'excavation bacillaire, à cause de la marche spéciale de la diathèse cancéreuse accompagnée de douleurs thoraciques très vives, d'hypertrophie des ganglions sous-claviculaires et aussi des caractères spéciaux de l'expectoration gélatineuse qui ne renferme jamais de bacille.

La gangrène pulmonaire du sommet peut également, après élimination de la partie sphacélée, créer une vaste excavation, qui ne sera pas confondue avec la phtisie exulcérée, à cause de l'odeur spéciale des crachats, qui ne renferment pas de bacilles et qui ont une odeur spéciale bien connue. De plus la marche clinique de la gangrène ne ressemble en rien à celle de la phtisie commune.

Quelquefois un kyste hydatique du foie, une pleurésie purulente, se font jour à travers les poumons et les bronches, sont rejetés par une vomique ou expectoration et établissent tous les symptômes physiques d'une caverne. La suppuration de ces foyers peut être entourée de phénomènes septiques profonds et créer aussi une déchéance de l'organisme. Cet état général et local qui prend si bien l'apparence de la phtisie, s'en distingue cependant par l'apparition subite de la caverne et des phénomènes de septicémie organique. C'est dire que ces foyers de suppuration provoquent des accidents qui se produisent et se succèdent beaucoup plus rapidement que dans la vraie phtisie. Les vomiques suppurées qui sont d'origine hydatique ou de la pleurésie franchement purulente ne renferment en outre jamais de bacille.

Les signes stéthoscopiques causés par l'hypertrophie des ganglions du médiastin ou d'un gros vaisseau comprimant les bronches peuvent causer un souffle caverneux dont la nature et l'origine seront facilement reconnues par le siège même du souffle et par l'absence des phénomènes septiques généraux.

Pronostic. — Comme nous l'avons vu, en traitant la curabilité de la tuberculose, la phtisie peut être enrayée à toutes les phases, et le malade peut guérir. Je dirai même, à l'encontre de la plupart des phtisiologues, que la tuberculose guérit spontanément plus souvent qu'on ne le pense, et que, dans la pratique médicale, on n'obtient pas toujours des résultats satisfaisants parce qu'on ne s'occupe pas assez du poitrinaire, parce qu'on désespère trop de lui. Soyons plus confiants en nous-mêmes et nous répandrons la confiance autour de nous.

Mais à quel moment, dans quelles conditions, à quel âge individuel la maladie guérit-elle le plus facilement? Ce sont des points qui méritent d'être examinés en détail.

Suivant les médecins allemands et anglais, les lésions tuberculeuses guérissent plus facilement chez les individus nervoso-sanguins et plus rarement chez les sujets à chairs molles, à constitution torpide et phlegmatique.

« Quelles sont les conditions, disent Grancher et Hutinel, qui influent sur la gravité de la phtisie ? Nous avons déjà signalé les différences que la maladie présente dans son évolution, suivant ses origines. La phtisie héréditaire, à part quelques exceptions, est toujours grave, et d'une façon générale, elle est plus redoutable que la phtisie acquise. La phtisie diabétique est plus mauvaise que la scrofuleuse et l'arthritique. Ce sont là des éléments de pronostic qui ont une valeur réelle et dont il ne faut pas négliger l'étude. »

Nous ne sommes d'accord qu'en partie avec ces auteurs, qui font intervenir la puissance de l'hérédité. La phtisie héréditaire n'existe pas au vrai sens du mot, mais il existe quelquefois chez les enfants nés de parents tuberculeux, un affaiblissement de constitution, comme cela se présente chez tous les êtres conçus et nés de parents malades. Ces individus issus d'ascendants malades, élevés dans un milieu infecté, offrent un terrain propice pour la culture du bacille, pour son développement : ils lui opposent une résistance moindre en raison même de leur propre débilité.

La non-hérédité de la phtisie, qui commence à rallier de nombreux adeptes, nous ramène à dire, ou plutôt à répéter, que la question de terrain joue un très grand rôle chez le phtisique et doit être considérée dans l'énoncé du pronostic. Quelle que soit la marche de la maladie, quel que soit le degré de l'infection, le phtisique a plus de chances de guérison suivant la force de sa constitution individuelle, suivant la puissance de résistance qu'il oppose à la bacillose. C'est ainsi qu'on observe à chaque instant des malades très valides, chez lesquels on ne soupçonnerait pas la phtisie, à cause de leur bon état général, et dans les poumons desquels on trouve des lésions étendues et avancées, tandis que la cachexie est très profonde chez d'autres malades qui ont des lésions organiques à peine appréciables. Il ne faut pas croire que cette différence dans la marche de l'affection est produite par le nombre de bacilles qui ont envahi l'organisme. Non, tout dépend de la force de résistance que cet organisme offre aux bacilles.

A côté du terrain qui exerce une très grande influence sur l'issue ultérieure de la maladie, un autre facteur qui n'est pas moins à considérer au point de vue du pronostic, c'est la période même à laquelle la maladie est arrivée. Il va sans dire qu'une phtisie au début, avec absence de lésions, ou avec quelques granulations discrètes, est plus facile à guérir qu'une tuberculose avancée. De même à une période quelconque de l'affection, il faut encore formuler son pronostic suivant l'étendue de ces lésions.

On doit encore compter avec l'âge et le sexe de l'individu. Plus un individu est jeune, moins il a de chances de guérison. C'est une opinion qui est admise par la plupart des cliniciens et que j'ai maintes fois contrôlée expérimentalement sur les animaux. La phtisie évolue rapidement chez les enfants, moins rapidement chez les adolescents et assez lentement chez l'individu âgé de plus de trente ans. Plus une phtisie est lente, plus elle laisse de ressources personnelles et thérapeutiques, et plus le malade a des chances de guérir.

Certains phénomènes physiologiques jouent également un rôle important au point de vue du pronostic. La menstruation, les grossesses, l'allaitement sont autant de causes d'affaiblissement et aggravent la phtisie chez la femme.

La conduite personnelle et la profession de l'individu doivent aussi être mises en ligne de compte. Un sujet qui se fatigue d'une façon démesurée, qui se livre à des excès de travail et de plaisir, qui vit dans de mauvaises conditions d'hygiène, donnera, par ces causes de déperdition volontaire, un accès plus facile au bacille et augmentera la vitesse de développement des lésions, et par cela même aggravera sa propre situation. J'en dirai autant des conditions de fortune, qui jouent souvent un grand rôle. Il est impossible à un pauvre diable qui dispose de peu de ressources de s'entourer de bonnes règles d'hygiène si coûteuses et si indispensables. Au même degré de la maladie, le pronostic est plus sombre chez l'indigent que chez l'homme fortuné.

Enfin, tous les nombreux accidents que nous avons déjà étudiés : bronchites, pneumonie, pleurésie, gastrite, entérite, affections du système nerveux, etc., etc., qui peuvent survenir au cours de la phtisie commune, sont autant d'éléments fâcheux compliquant la marche de la tuberculose, éléments que le clinicien doit escompter avant de se prononcer sur l'avenir de son malade.

En pratiquant l'autopsie de malades ayant succombé d'une affection quelconque, j'ai si fréquemment découvert d'anciennes lésions tuberculeuses complètement cicatrisées, dans l'exercice de ma pratique, j'ai vu si souvent la phtisie commune être enrayée par un traitement énergique, que je conclus en disant : *la tuberculose pulmonaire est une affection toujours sérieuse, souvent grave, mais non pas fatalement mortelle.*

Marche. Durée. Terminaison. — Laennec divisait les différentes formes de tuberculose pulmonaire en phtisies régulières manifestes, et en phtisies irrégulières manifestes. Quoiqu'on ne puisse pas admettre une classification précise pour une maladie variable dans ses modalités cliniques comme la phtisie, cette expression reste néanmoins juste. Tantôt la maladie évolue d'une façon régulière : les phénomènes morbides se déroulent successivement dans l'ordre et avec les signes que nous avons décrits, les phénomènes généraux et les troubles fonctionnels correspondent au degré et à la marche des lésions organiques. Tantôt la maladie ne traverse que la période initiale ou s'arrête à la phtisie confirmée, sans plus jamais provoquer ultérieurement de nouveaux accidents. Tantôt les troubles et les lésions, après avoir revêtu un caractère très grave, s'arrêtent durant plusieurs années (trêves de Legroux), simulant une guérison définitive et reprenant plus tard une attitude agressive. Dans d'autres cas encore, le malade subit toutes les phases de la transformation tuberculeuse, son état général restant valide et triomphant des ravages causés par le bacille, ou bien encore les lésions sont très superficielles, à peine appréciables et le malade succombe dans le marasme le plus absolu.

Comment expliquer cette variété d'allures de la même maladie causée toujours par un microorganisme identique ? De nombreux facteurs interviennent et influent sur la marche de la phtisie commune. On comprend facilement que le terrain joue un très grand rôle dans l'évolution de cette affection, dont la marche varie suivant la puissance ou la débilité de l'organisme. Sans vouloir y attacher plus de valeur qu'elle n'en possède en réalité, je crois volontiers que la conception, non pas l'hérédité, bonne ou mauvaise, ainsi que l'élevage plus ou moins hygiénique, exercent une certaine action sur l'évolution de la phtisie. Il en est de même des nombreuses complications : laryngites, pleurésies, bronchites, pneumonie, néphrite, adénopathie, etc., qui, survenant au cours de la phtisie, sont pour elle un véritable coup de fouet et en activent la marche.

L'âge, le sexe et les conditions de fortune impressionnent également la marche de la tuberculose. La phtisie évolue plus rapidement chez l'enfant, plus régulièrement chez l'adulte, plus lentement chez le vieillard. « Chez l'enfant, disent Grancher et Hutinel, la tuberculose, après avoir pris la forme broncho-pneumonique, discrète ou cohérente, aboutit à la formation de noyaux caséeux qui se fondent et qui s'ulcèrent. Les processus scléreux ont moins d'importance à cet âge que chez l'adulte ; par contre, les poussées tuberculeuses se succèdent avec plus de rapidité et la généralisation est plus à redouter. » Les signes cliniques ont également un caractère spécial : les enfants maigrissent rapidement, crachent et toussent peu, ont rarement des sueurs. On observe souvent chez eux des adénopathies généralisées.

A l'âge adulte, la phtisie prend une allure intermédiaire entre cette marche rapide de l'enfant et l'évolution lente du vieillard.

« Ce que l'on observe ordinairement chez le vieillard phtisique, dit Peter, c'est la marche lente de l'affection, son peu de réaction et son peu de retentissement général, résultant à la fois de la faible vitalité de chaque organe et de la torpeur des sympathies. Ainsi la toux est très peu fréquente et l'expectoration rare; l'une et l'autre peuvent même faire complètement défaut; il n'y a pas de sueurs et la fièvre est peu fréquemment continue, de sorte que chez les vieillards la phtisie est bien le desséchement. »

La tuberculose a une marche relativement plus rapide chez la femme que chez l'homme, non pas à cause d'une préférence éclective, mais parce que la femme est soumise à certaines lois physiologiques telles que les menstrues, les grossesses, l'allaitement, qui sont autant de causes de dénutrition, d'affaiblissement et de résistance moindre.

Certaines professions activent la marche de la phtisie. Les ouvriers des mines, des usines à poussières ne résistent pas longtemps à une infection bacillaire. Il en est de même de tous les abus, de quelque nature qu'ils soient, qui ont une action nocive pour l'évolution tuberculeuse.

La phtisie commune étant si variable dans sa marche et dans ses allures à cause des nombreux coefficients qui interviennent, il est difficile de fixer une période déterminée pour la durée de la maladie. La statistique de Louis est citée par tous les auteurs. Sur 193 phtisiques, il en a trouvé 52 qui ont succombé du troisième au sixième mois; 62 du septième au douzième mois ; 41 malades sont morts du treizième au vingt-quatrième mois et les 23 derniers ont succombé du commencement de la huitième année au milieu de la huitième. D'où cet auteur conclut que la durée moyenne de la phtisie varie de un à trois ans.

Tout en m'inclinant devant l'éloquence de ces chiffres, je crois que cette statistique serait facilement démentie par nos observations modernes. Est-ce parce que notre hygiène s'est améliorée ou parce que la thérapeutique a fait de grands progrès ? toujours est-il que la plupart des malades atteints de phtisie chronique, même ceux qui offrent à la bacillose un terrain de résistance faible, atteignent une moyenne d'existence approchant du maximum, c'est-à-dire variant de deux à cinq ans. Je ne parle pas des tuberculeux relativement valides, qui ont aujourd'hui de nombreuses chances de guérison, et dont la vie peut du moins être considérablement prolongée.

A notre époque, comme autrefois, il y a encore de nombreux martyrs qui succombent de la tuberculose. Comment finissent ces malheureux ? La plupart des phtisiques meurent dans le marasme. Après avoir souffert de tous les troubles organiques et fonctionnels que nous avons décrits, ils s'éteignent d'épuisement et de consomption. C'est leur fin habituelle. On a observé aussi un certain nombre de cas de mort subite dont on n'a pu découvrir l'origine ni expliquer la cause. Quelquefois aussi, les phtisiques succombent par le fait d'une véritable intoxication, mort qu'on a mise autrefois sur le compte de la résorption purulente, mais dont on connaît aujourd'hui la cause réelle : une véritable intoxication générale par les ferments solubles des bacilles. Mais le plus souvent la phtisie est aggravée par la coïncidence d'une des nombreuses complications qui viennent se greffer sur le terrain tuberculeux et qui terminent cette triste scène.

« Nous ne ferons que citer, disent Grancher et Hutinel, les lésions laryngées qui peuvent, à elles seules, entraîner l'asphyxie ; les lésions cérébro-spinales, qui causent la mort par le cerveau avant que la fonction pulmonaire soit gravement compromise ; les otites, la tuberculose des ganglions trachéo-bronchiques, la tuberculose du tube digestif, qui fait marcher la consomption d'un pas si rapide ; la péritonite et la péricardite tuberculeuses, la tuberculose des organes génito-urinaires, celle des capsules surrénales, etc., etc. Dans ces conditions, ce sont presque toujours des lésions spécifiques et bacillaires qui sont responsables des accidents ultimes. Quand on sait combien les lésions tuberculeuses sont capricieuses dans leur marche et combien sont variables leurs modes d'extension, on ne doit pas s'étonner de voir à un moment donné des foyers secondaires prendre une importance capitale et primer les manifestations pulmonaires. »

Anatomie pathologique. — LOCALISATION DES LÉSIONS DE LA PHTISIE PULMONAIRE. — Il n'y a rien de rigoureusement exact pour la localisation des tubercules dans le poumon. Et cependant on sait que les granulations envahissaient tout d'abord, et de préférence, le sommet du poumon et les lobes supérieurs de cet organe. Déjà Laennec avait signalé ce siège de prédilection.

Louis, Bayle, Andral, Portal, Walshe, William Evart, et surtout plus récemment Fowler, ont insisté sur le siège préféré des lésions tuberculeuses dans les différents lobes pulmonaires. Suivant le Dr Fowler « l'affection dans son développement, à l'intérieur du parenchyme pulmonaire, et dans la majorité des cas, suit une trajectoire spéciale, trajectoire dont elle ne dévie que par l'introduction de quelque élément perturbateur ».

Il est certain que dans la plupart des cas de phtisie, les granulations envahissent tout d'abord les lobes supérieurs des poumons. Ce n'est pas précisément l'extrémité supérieure, ou sommet de ces lobes, qui est envahie. La première lésion siège d'habitude à 3 centimètres plus bas que ce sommet et plus près de la face et du bord postérieur et externe. Aussi peut-on fréquemment constater dans la fosse sous-épineuse de la submatité et quelques craquements, alors qu'on ne perçoit aucun symptôme suspect dans la région claviculaire. Parties de ce point primitif, les lésions s'étendent d'abord vers en bas et en dehors. Plus tard elles se propagent vers la face antérieure du poumon. Dans la plupart des cas on peut constater des signes de cavernes dans les fosses sus et sous-épineuses alors qu'il n'existe encore que des râles et du souffle dans la région claviculaire.

Plus rarement les premières granulations siègent sur la face antéro-externe du lobe supérieur sur un point correspondant aux premiers et seconds espaces intercostaux, immédiatement au-dessous du tiers externe de la clavicule.

Le lobe moyen du poumon droit est rarement le siège d'une lésion tuberculeuse primitive.

Il en est de même de l'infiltration tuberculeuse du lobe inférieur.

Dans la plupart des cas où ces lobes sont envahis par des granulations, on peut déjà constater des lésions très profondes dans l'un des deux sommets et surtout dans le lobe supérieur du même côté. On a vu néanmoins des lésions primitives dans ces lobes inférieurs. Personnellement j'ai observé cette anomalie plusieurs fois dans la tuberculose expérimentale chez des lapins inoculés.

Dans un grand nombre de cas les granulations s'étendent de haut en bas avec une assez grande régularité, et le deuxième poumon n'est envahi que lorsque presque tout le côté malade est infiltré de granulations. Dans d'autres cas, le mal s'étend d'un sommet à l'autre, dès le début, sans attendre tout l'envahissement du poumon atteint primitivement.

Si les tubercules qui siègent au sommet gagnent facilement la base, il n'en est pas de même de l'ordre inverse. Lorsque les lobes inférieurs sont envahis primitivement, les lobes supérieurs peuvent très bien être ménagés et rester sains. Du reste ces cas sont exceptionnellement rares.

Contrairement à l'opinion de Laennec, nous croyons avec Andral que le poumon gauche est beaucoup plus fréquemment le siège de la tuberculose que le poumon droit.

Ces points pathologiques et cliniques établis, des auteurs ont voulu interpréter des faits reconnus et en expliquer la cause. Je citerai toutes les théories émises, tout en déclarant immédiatement que je ne crois à l'exactitude d'aucune d'elles.

1° On a soutenu que les lobes supérieurs du poumon sont des lobes de renfort, de lobes surajoutés, n'entrant en exercice que pour suppléer en quelque sorte les autres parties du poumon. Cette opinion me paraît inadmissible. Jamais à l'auscultation d'un poumon sain on ne trouve une diminution appréciable des bruits normaux dans cette région, et dans les autopsies de sujets sains cette partie de l'organe respiratoire ne présente aucune différence ni de coloration, ni d'aération, ni de perméabilité.

La coupe présente le même aspect et le sommet crépite comme le reste du poumon, il est aussi moelleux au toucher que le reste de l'organe. On comprend difficilement que des lobes soient des lobes accessoires ; ils ne sont point situés dans un diverticulum de la cavité thoracique ; ils se développent avec le reste de l'organe pendant l'inspiration et se resserrent en même temps pendant l'expiration ; car ils suivent passivement les mouvements d'ampliation et de la cage thoracique qui se développe également et uniformément dans toutes ses parties.

2° La circulation sanguine y est moins active que dans le reste de l'organe ; ces parties y sont moins énergiques. Mais cette condition, qui d'abord n'est point démontrée, serait plutôt une condition favorable que défavorable. En effet, si l'apport du sang est moindre, il y a plus de chance pour que les bacilles, entraînés par le sang dans la tuberculose métastatique, soient moins nombreux au sommet que dans le reste de l'organe. De plus, les congestions, les engouements sanguins sont bien moins faciles, et moins fréquents dans cette partie du poumon et nous savons que le stade sanguin, la congestion, offre un terrain propice à l'évolution tuberculeuse.

3° Le déplacement des alvéoles est moins considérable, moins marqué que dans les lobes inférieurs. Comment expliquer ce manque de déplacement? La cavité thoracique se développe évidem-

ment moins dans sa partie supérieure, mais aussi elle contient moins
de poumon que les bases et un développement beaucoup moins
étendu est nécessaire. Quand il y a une lésion quelconque de la
plèvre au sommet, cette lésion se traduit aussi nettement que la
pleurésie de la base par des frottements et les autres signes, ce qui
prouve que cette région possède les mêmes mouvements que le reste
du poumon. Chez la femme, c'est surtout la partie supérieure de la
poitrine qui respire normalement, par suite de la présence d'un
corset, et cependant chez la femme la tuberculose débute toujours
par le sommet, exactement comme chez l'homme.

4° L'aération du lobe supérieur est moins active que dans les
autres lobes, dit Peter, et pour expliquer ce fait il montre par un
schéma représentant la distribution des canaux bronchiques que le
courant aérien, pour arriver dans le lobe supérieur, doit décrire un
cercle presque complet et remonter dans des canaux placés en sens
inverse des bronches. Le courant d'air rencontre donc une résistance
naturelle, ainsi, au lieu de se porter directement vers la surface respiratoire comme pour le lobe inférieur, il est obligé de décrire une
courbe et de remonter parallèlement à lui-même, en sens inverse
du courant primitif.

Cette raison serait valable au premier abord : elle serait admissible si l'air pénétrait de force, étant insufflé dans le poumon. Mais
n'est-ce pas le mécanisme réel de la pénétration de l'air? L'air afflue
dans le poumon par suite du vide produit par l'écartement de la cage
thoracique et il va passivement remplir les parties vides qui se présentent à lui, c'est-à-dire les alvéoles déplissées par le relèvement et
l'écartement des côtes. Si les côtes supérieures ne sont pas immobi-
lisées par une cause pathologique quelconque, elles s'écarteront aussi
et déplisseront les alvéoles qui leur correspondent, et l'air pénétrera
dans ces alvéoles aussi bien que dans les alvéoles inférieures.

5° Tout récemment un médecin américain, M. Roosevelt, a donné
une nouvelle explication ou plutôt il a émis une nouvelle hypothèse.
D'après cet auteur les bacilles de la tuberculose pénètrent dans l'organisme par les veines et par les lymphatiques. Très souvent ils font
irruption par les lymphatiques du pharynx nasal, de la bouche, des
grosses bronches et du tube intestinal. Ils pénètrent ensuite dans la
veine cave, à travers le canal thoracique, et de là dans le ventricule
droit du cœur, d'où ils sont entraînés par le sang dans l'artère pulmonaire et vont alors, à travers les branches de ce vaisseau, se fixer
dans les lobes supérieurs du poumon sous forme d'embolies minus-

cules qui s'arrêtent aux endroits où une artériole se résout brusquement en un réseau capillaire alimentant le lobe pulmonaire.

D'abord nous doutons de cette production d'embolies, qui, si elles existaient même, n'iraient pas se fixer aux sommets des poumons. L'anatomie pathologique nous a appris depuis longtemps que la localisation habituelle des embolies était au contraire à la base des poumons.

Cause probable. — Toutes ces raisons sont insuffisantes. Il en est une cependant qui n'a pas été invoquée et qui me semble plus probable. La tuberculose pulmonaire est très souvent consécutive à des lésions ganglionnaires, or on sait quelle est la fréquence, chez les enfants dits strumeux ou scrofuleux, de l'engorgement ganglionnaire du cou et du creux sus-claviculaire. La tuberculose se propage très facilement par les voies lymphatiques et il est probable que ces foyers tuberculeux voisins des sommets, sont la cause unique du développement de la maladie dans cette partie de l'organe.

A côté de cette cause qui me paraît admissible : généralisation du lobe supérieur par la voie lymphatique, de lésions ganglionnaires voisines de ce point, il faut admettre pour la tuberculose une prédilection pour le sommet, prédilection se montrant toujours quelle que soit l'origine de la tuberculose, primitive ou secondaire, métastatique ou due à l'inhalation de bacilles. Cette maladie se porte sur cette partie de l'organe de préférence comme la syphilis tertiaire affectionne particulièrement le tibia et la clavicule; comme les fièvres éruptives, maladies essentiellement générales, se localisent d'abord en des points déterminés de l'organisme, la gorge, par exemple, pour la scarlatine. Il ne faut donc pas trop rechercher quelle est la cause de l'envahissement du sommet. L'inflammation ne nous apprendrait rien de nouveau : il est un fait d'observation qu'il faut retenir parce qu'il est nettement établi, c'est que la tuberculose a une prédilection marquée pour le sommet; c'est donc dans cette partie du sommet qu'il faudra faire porter ses recherches quand on y soupçonnera la présence de lésions bacillaires.

Granulations tuberculeuses du poumon. — Pour étudier la granulation pulmonaire il faut prendre un poumon devenu tuberculeux depuis un mois au plus. Cette étude peut être faite facilement sur des poumons d'animaux rendus tuberculeux. On trouve dans ce poumon un grand nombre de granulations grises ou déjà opaques, que l'on peut quelquefois apercevoir à l'œil nu, mais dont la présence est le plus souvent appréciable seulement au toucher, par la dureté spéciale qu'elles présentent. Elles sont très dures au toucher, difficiles à écraser, elles adhèrent fortement et intimement au tissu qui les porte ; on ne peut les en séparer sans enlever avec elles des fragments de ce tissu. A côté de ces nodosités spécifiques, le poumon présente toujours un degré plus ou moins marqué de congestion ; il est cependant perméable à l'air et aéré. Ces lésions se retrouvent surtout dans les sommets du poumon, mais les lobes inférieurs sont toujours atteints de broncho-pneumonie ou de pneumonie catarrhale, surtout le long du bord postérieur.

Prenons un fragment de ce tissu, dans lequel nous avons reconnu par le toucher ces noyaux indurés, et après durcissement, pratiquons une coupe. On peut voir alors, à un grossissement de 50 diamètres, quelle est la structure générale de ces nodules. Un nodule tuberculeux du poumon est constitué par un groupe d'alvéoles, remplis d'une agglomération d'éléments cellulaires, arrondis, pressés les uns contre les autres, et présentant le volume de leucocytes un peu atrophiés. Les cloisons alvéolaires ne sont plus reconnaissables qu'à la présence de quelques fibres élastiques. On ne retrouve plus trace d'épithélium, ni de capillaires, ni de lymphatiques.

Parois et contenu des alvéoles adhèrent intimement, et le tout forme un bloc absolument privé de vaisseaux.

Si la coupe rencontre une bronchiole acineuse contenue dans le nodule tuberculeux, on voit cette bronchiole complètement remplie et obstruée par les mêmes éléments cellulaires, présentant le même volume et la même disposition. Le nodule tuberculeux en effet est complexe, on y trouve toujours à côté des lésions alvéolaires, des lésions des bronchioles acineuses et des vaisseaux. La bronche est oblitérée et complètement remplie par un exsudat cellulaire, nous l'avons vu ; sa paroi est épaissie, déformée, ses tuniques sont atrophiées, étouffées et détruites en partie. Enfin le tissu conjonctif péribronchique présente aussi des lésions d'une importance capitale, pour certains auteurs, tout autour de la bronchiole acineuse.

Les vaisseaux qui se rendent à un groupe d'alvéoles envahis sont toujours oblitérés de bonne heure par un coagulum fibrineux contenant des cellules. On trouve aussi dans le tissu cellulaire périvasculaire des lésions analogues aux nodules péribronchiques, présentant la même disposition et les mêmes caractères.

La réunion de ces trois sortes de lésions : alvéolaires, bronchiques et vasculaires constituent le nodule tuberculeux pulmonaire, ou granulation, qui peut atteindre 1 millimètre et demi ou 2 millimètres de diamètre. Ce nodule privé de vaisseaux est entouré d'alvéoles qui présentent toujours une inflammation catarrhale ou même fibrineuse plus ou moins marquée.

BACILLES DANS LA GRANULATION TUBERCULEUSE. — On trouve les bacilles d'une façon générale dans toutes les lésions tuberculeuses que nous venons de décrire surtout au niveau du follicule tuberculeux et dans les points qui subissent la transformation vitreuse.

Dans les alvéoles on en trouve dans l'exsudat cellulaire qui en remplit la lumière, dans les cloisons épaissies et transformées. Ils sont réunis généralement en groupes, en buissons. Quelques bacilles isolés se retrouvent entre les cellules rondes qui entourent l'alvéole enflammée.

Dans les vaisseaux, on les retrouve principalement dans le bouchon fibrino-cellulaire intra-vasculaire : ils siègent de préférence contre la paroi où ils forment des amas; ils se présentent encore, mais moins nombreux dans la paroi épaissie et transformée du vaisseau, constitué par un tissu d'apparence rétractée à fines cloisons limitant des espaces arrondis.

Dans les bronches on voit des bacilles surtout dans le tissu conjonctif enflammé péribronchique; on en trouve aussi, mais plus rares, dans l'exsudat intra-bronchique.

On n'en rencontre aucun dans le tissu pulmonaire périphérique non enflammé.

Infiltration tuberculeuse de Laënnec. Tubercule pneumonique de Grancher. Pneumonie caséeuse des Allemands. — Nous venons de voir à propos de l'étude de la granulation tuberculeuse à la période de début et d'état, que cette lésion, considérée pendant longtemps comme l'unité anatomo-pathologique de la phtisie, est déjà une lésion complexe et multiple. Nous avons rencontré dans un tubercule granuleux des lésions des bronches, des vaisseaux, des alvéoles, des différentes tuniques de ces organes et du tissu cellulaire qui les entoure. Sur une coupe d'une de ces granulations, atteignant un millimètre de diamètre seulement, on peut constater la présence de plusieurs follicules élémentaires de Röster et Charcot, englobés dans une gangue cellulo-embryonnaire.

Ces divers nodules sont caractérisés par la présence de cellules géantes si la lésion est jeune, par la présence de noyaux en dégénérescence vitreuse ou caséeuse, si la lésion est plus âgée.

L'ensemble de ces petits nodules se conduit comme un tubercule unique. Ces tubercules sont toujours entourés par une zone plus ou moins étendue de pneumonie catarrhale ou fibrineuse. Il peut se faire que d'autres granulations, développées au voisinage les unes des autres, viennent à s'unir par leur zone périphérique de pneumonie et nous avons alors un seul noyau volumineux de pneumonie contenant dans son intimité des granulations tuberculeuses. A un moment donné, la dégénérescence caséeuse qui débute toujours par le centre des granulations, envahira tout le noyau pneumonique. Il en résultera une masse plus volumineuse, caséeuse dans sa totalité, ayant le volume d'un petit pois ou plus, formée par l'agglomération de tubercules caséeux plongés dans une masse pneumonique aussi caséifiée. La caséification du tissu enflammé, qui sépare les tubercules, reconnaît toujours les mêmes causes, l'action produite par les bacilles sur les cellules, et la privation de sucs nourriciers, par l'oblitération absolue et précoce des vaisseaux sanguins et lymphatiques.

Nous pouvons admettre que pour une raison ou pour une autre, ce tubercule énorme que nous venons de décrire soit lui-même entouré d'autres tubercules géants, contigus et réunis par de la pneumonie fibrineuse. Il est évident que leur destinée sera la même et que nous aurons alors une masse caséifiée beaucoup plus étendue pouvant envahir un lobe pulmonaire tout entier, simulant ainsi cliniquement une pneumonie lobaire.

Nous voila arrives a la conception exacte de la pneumonie caséeuse ou mieux tuberculeuse. Elle est essentiellement tuberculeuse et se compose de granulations confluentes et de pneumonie variables qui unissent les granulations et se caséifient du même coup.

L'identité est donc absolue entre les deux modalités anatomo-pathologiques de la tuberculose pulmonaire : le tubercule granulation et le tubercule pneumonique ou pneumonie caséeuse des Allemands. Pour tout le monde maintenant l'identité de nature des deux processus tuberculeux est évidente et admise sans restriction. Cependant il est un point sur lequel nous insisterons un peu, car il donne lieu encore à quelques divergences d'opinions ; c'est la part qu'il faut attribuer d'un côté à la néoplasie tuberculeuse et d'un autre côté aux divers processus phlegmasiques dans la genèse de la pneumonie tuberculeuse.

En général cette pneumonie catarrhale forme une zone étroite autour des granulations ; elle est entourée elle-même d'une zone plus ou moins étendue de congestion simple. On peut rencontrer dans un poumon de phtisique des îlots de cette pneumonie catarrhale, sans granulations, au milieu du parenchyme enflammé. C'est ainsi que dans la tuberculose du sommet et principalement dans les phtisies chroniques, les lobes inférieurs et le bord postérieur du poumon présentent toujours une pneumonie catarrhale plus ou moins intense, plus ou moins diffuse, qui se traduit pendant la vie par des signes stéthoscopiques, souvent très précieux pour le diagnostic de la lésion au début. Il ne semble donc pas y avoir toujours entre cette pneumonie catarrhale diffuse et le tubercule lui-même une relation de cause à effet. On peut voir en effet dans quelques cas le processus pneumonique rester indépendant des tubercules et évoluer d'une façon particulière sans les suivre dans leur distribution. C'est qu'en effet cette pneumonie catarrhale est sous la dépendance de la bronchite toujours interne qui accompagne les tuberculoses aiguës ou subaiguës du poumon. Cette bronchite se propage de proche en proche aux petites bronches puis aux alvéoles qui présentent alors les lésions de pneumonie catarrhale ci-dessus décrites.

Cette pneumonie présente ce point de particulier qu'elle ne se résout pas et passe souvent à l'état caséeux autour des granulations tuberculeuses. Le tissu pulmonaire hépatisé devient gris, sec, compact ; on trouve des ilots de pneumonie caséeuse présentant la même transformation, sans qu'on y aperçoive une seule granulation tuberculeuse.

Ces ilots de broncho-pneumonie catarrhale ainsi passés à l'état caséeux, qu'ils contiennent ou non des granulations tuberculeuses peuvent être envahis par une suppuration destructive et former une caverne pulmonaire, et le mécanisme par lequel se produisent la suppuration et l'élimination d'un lobe pulmonaire semble être le suivant : la masse constituée par des tubercules et de la pneumonie arrivés à l'état caséeux forme un bloc, un corps étranger au milieu du poumon. Or les vaisseaux sanguins et les lymphatiques sont oblitérés dans ce noyau, son centre ne pouvant pas être atteint d'inflammation puis de suppuration. C'est sur les bords, dans le tissu pulmonaire périphérique, et dans les bronches qui s'y rendent, que s'effectue l'inflammation suppurative et peu à peu l'élimination totale de l'ilot caséeux.

La formation des cavernes est en général très rapide dans cette forme de tuberculose, et souvent quand un noyau se trouve très près de la plèvre, l'ulcération gagne rapidement la séreuse, la détruit et l'on assiste à la formation d'un pyo-pneumo-thorax.

Nous voyons donc qu'on admet en général que les tubercules peuvent être enveloppés de pneumonie catarrhale, laquelle devient caséeuse directement. D'autres auteurs, et principalement Charcot,

admettent au contraire que cette transformation caséeuse de l'exsudat d'une broncho-pneumonie catarrhale est indirecte; je m'explique.
Pour Charcot, le tubercule géant est formé d'une zone centrale caséeuse
et d'une zone périphérique embryonnaire à cellules géantes. Cette
zone embryonnaire est du « tubercule en puissance » s'infiltrant peu
à peu dans la zone de pneumonie qui forme en quelque sorte une
troisième zone au tubercule. Et pour cet auteur, l'exsudat de la pneumonie catarrhale ne se transformerait pas directement en matière
caséeuse, mais il y aurait substitution d'un tissu vraiment tuberculeux à une inflammation banale. Ces zones de pneumonies périphériques seraient peu à peu envahies par le tissu embryonnaire péri-
tuberculeux, et ce serait alors un tissu de tubercule véritable qui
deviendrait caséeux, ce qui s'explique beaucoup plus facilement. Le
tissu embryonnaire pourrait même envahir très rapidement les parties voisines du tubercule atteintes de pneumonie catarrhale. Il n'y
aurait donc jamais de transformation directe de l'exsudat de pneumonie catarrhale en pneumonie caséeuse, sans substitution préalable
d'un tissu vraiment tuberculeux.

2° La pneumonie fibrineuse est aussi fréquente que la pneumonie
catarrhale comme lésion pérituberculeuse. Elle présente les caractères habituels : un exsudat très riche en fibrine fibrillaire enfermant
dans ses mailles très larges, des cellules lymphatiques. La distribution de cette pneumonie et ses rapports avec les tubercules sont les
mêmes que pour la pneumonie catarrhale.

En quelques mots, elle forme une zone plus ou moins étendue
autour du tubercule, où l'on trouve des alvéoles remplis d'un exsudat
fibrineux, et qui se continue par une zone de tissu simplement congestionné. Ces îlots ainsi formés présentent des dimensions très
variables, depuis celles d'un grain de mil jusqu'au volume d'un lobule
et quelquefois beaucoup plus.

La pneumonie environne des tubercules confluents. On rencontre
de ces îlots dans tout le poumon, surtout dans les lobes inférieurs.
Dans ces îlots, les granulations tuberculeuses manquent quelquefois
totalement. Cette pneumonie diffère de la pneumonie franchement
aiguë par son évolution très lente et la transformation caséeuse
de son exsudat. L'examen microscopique de ses lésions dans les
deux premiers degrés, engouement et hépatisation rouge, ne fait
reconnaître aucune différence entre les deux pneumonies, mais au
stade d'hépatisation grise les lésions diffèrent absolument.

Dans la pneumonie qui accompagne les tubercules on trouve dans
les alvéoles une couche de grandes cellules qui tapissent les cloisons.

Ces cellules sont volumineuses, polyédriques avec noyau ovoïde volumineux. Ce sont des cellules épithéliales tuméfiées, dont quelques-unes présentent plusieurs noyaux; au dedans de cette couche et remplissant tout l'alvéole, un enchevêtrement de fibrilles fibrineuses qui enserrent dans leurs mailles des cellules lymphatiques et des cellules épithéliales. Il n'y a pas de globules rouges dans l'exsudat. Dans la pneumonie banale au contraire, au stade d'hépatisation rouge et même grise il n'existe jamais de cellules épithéliales tuméfiées le long de la paroi des alvéoles. L'alvéole est complètement et exclusivement rempli par des cellules lymphatiques emprisonnées dans des mailles très épaisses de fibrine. Puis quand la pneumonie se résout, les cellules épithéliales reparaissent sur la paroi alvéolaire.

La transformation d'un noyau caséeux de cette pneumonie fibrineuse se fait de la même façon que dans la pneumonie catarrhale pérituberculeuse. C'est par la périphérie que la masse s'enflamme, se désagrège et finit par former une caverne. Les pneumonies pérituberculeuses sont toutes tuberculeuses ou mieux bacillaires. La pneumonie en effet est le mode suivant lequel le parenchyme pulmonaire réagit en présence de toute cause irritatrice.

Cavernes pulmonaires. — Le cas le plus fréquent, et surtout dans les cas de pneumonie tuberculeuse ou de phtisie rapide, est la formation de cavernes dans le parenchyme pulmonaire, c'est-à-dire la mort et l'élimination du tissu tuberculeux. On peut dire que les cavernes se forment lorsqu'il survient une inflammation suppurative et éliminatrice dans un noyau de pneumonie tuberculeuse, qu'elle revêt la forme anatomique catarrhale ou fibrineuse. La condition nécessaire est la présence dans ce noyau, de granulations tuberculeuses caséifiées. L'inflammation suppurative d'un îlot caséeux commence toujours par la périphérie ou dans la lumière de la bronchiole qui s'y rend. L'exsudat se désagrège peu à peu et est éliminé en même temps qu'il se forme dans la bronchiole et tout autour de l'îlot caséeux, une suppuration abondante qui détruit le tissu pulmonaire périphérique. Dans une caverne en voie d'extension, on trouve en général dans le tissu périphérique non encore détruit de la pneumonie caséeuse. Au delà, le tissu pulmonaire est fortement enflammé et vascularisé et constitue une zone infiltrée de cellules embryonnaires ou un tissu fibreux. Le squelette conjonctif de l'organe résiste davantage au processus ulcéreux; c'est ainsi que les cloisons conjonctives des lobules lui offrent une barrière quel quefois suffisante, et qu'il n'est pas rare de trouver des cavernes remplaçant exactement un lobule pulmonaire et s'arrêtant exactement au tissu conjonctif périlobulaire.

La caverne, quel que soit son volume, est toujours en communication avec une ramification bronchique. En général, cette bronche est dilatée, elle est toujours fortement enflammée et s'arrête brusquement à la limite de la perte de substance.

Les cavernes s'agrandissent par l'ulcération progressive du tissu hépatisé qui les entoure et les circonscrit. Quand plusieurs cavernes sont près les unes des autres, elles peuvent, par les progrès de l'ulcération, communiquer les unes avec les autres et former ainsi des cavités anfractueuses très considérables. Quand la caverne est complètement formée, on trouve en général ses parois couvertes de pus épais, du moins quand elle est récente ; une caverne est alors limitée par une zone imbibée de pus, infiltrée de cellules migratrices. Cette zone est doublée extérieurement par du tissu fibreux dense, et par une pneumonie interstitielle qui établit le passage entre la paroi de la caverne et le tissu pulmonaire normal.

Une coupe montre la paroi de la caverne ainsi constituée : à la surface même de la caverne une couche de globules de pus libres, ou réunis en couche plus ou moins épaisse. Au-dessous, une couche de tissu embryonnaire contenant de gros vaisseaux à une seule tunique, c'est-à-dire de formation récente. Ils sont perméables au sang, quelquefois cependant on y rencontre des caillots formés de fibrine et de cellules lymphatiques. Cette zone embryonnaire est elle-même circonscrite par une zone fibreuse plus ou moins serrée. Cette zone est formée par de la pneumonie interstitielle; on y rencontre un épaississement du tissu conjonctif formant un tissu fibreux, dont les fibres sont en général par cellules à la surface de la caverne. Cette partie est pigmentée; on y trouve des alvéoles fortement diminués de volume par l'épaississement de leurs parois et présentant des cellules épithéliales pigmentées et volumineuses. Quand la caverne est ancienne, ses parois sont tapissées par un pus grisâtre de mauvaise nature; le tissu, qui porte ce pus, présente l'aspect des bourgeons charnus de mauvaise nature, d'une plaie atone, quelquefois la surface de la caverne est sèche, de couleur grise ou ardoise.

Les cavernes ne sont jamais complètement remplies de pus; elles renferment toujours une certaine quantité d'air.

Les grandes cavernes sont souvent traversées par des travées cylindriques épaisses, saillantes, qui passent comme un pont d'un côté à l'autre. Elles ont le volume moyen d'une plume de corbeau et sont grises ou ardoisées, et ressemblent à première vue à des bronches ou à de gros vaisseaux. Quand on examine une coupe de ces travées, on les trouve constituées comme la paroi des cavernes : une zone centrale pigmentée, fibreuse, très résistante, présentant rarement des vaisseaux ou des bronches de petit calibre. Tout autour une zone embryonnaire assez épaisse, analogue à la couche superficielle de la paroi de la caverne, et parcourue par de nombreux vaisseaux volumineux et à une seule tunique.

La présence de ces vaisseaux volumineux de formation récente, dans la couche embryonnaire de la paroi, explique l'existence d'anévrysmes si fréquents dans les cavernes, et permet de comprendre comment se produisent ces hémorragies foudroyantes de la dernière période de la phtisie pulmonaire.

Quand la caverne est très ancienne et que toute trace d'inflammation est éteinte, on lui trouve une paroi lisse et sèche, comme recouverte d'une couche épithéliale; ce n'est qu'une apparence, il n'y a jamais d'épithélium à la surface des cavernes, mais une couche de cellules lymphatiques rondes ou cubiques par pressions réciproques. Cette surface lisse peut de nouveau être atteinte d'inflammation, suppurer, s'ulcérer et augmenter ainsi le volume de la caverne.

Les cavernes, qui suppurent, peuvent se conduire comme des abcès ordinaires; des communications peuvent s'établir avec la plèvre, avec un foyer caséeux ganglionnaire, avec un abcès ossifluent, enfin une fistule cutanée peut s'ouvrir à l'extérieur. Les parois des cavernes renferment, quand elles sont récentes, une quantité considérable de bacilles, nichés dans la zone pulpeuse embryonnaire la plus superficielle de la paroi. Plus tard, quand la paroi est devenue lisse et a cessé de suppurer, les bacilles deviennent très rares et peuvent même avoir complètement disparu.

Tubercule fibreux. — Le tubercule, arrivé à la période d'état, s'il ne devient pas caséeux, se transforme en tissu fibreux. C'est une propriété inhérente au tubercule qui renferme tous les matériaux nécessaires à cette transformation; nous avons étudié longuement cette tendance du tubercule dans un précédent chapitre. Donc, le tubercule peut se transformer en tissu fibreux. Voyons comment se produit ce travail. Les tubercules présentent alors, dans la zone que nous avons désignée sous le nom de zone embryonnaire, des fibres de tissu conjonctif de nouvelle formation, qui se placent entre les cellules, lesquelles deviennent allongées, uniformes et s'aplatissent

Cette organisation fibreuse envahit peu à peu presque tout le tubercule. En même temps la pneumonie interstitielle périphérique s'accentue davantage, et l'on retrouve dans cette zone des parois alvéolaires fortement épaissies.

En général il reste des cellules géantes au centre du tubercule, quelquefois aussi dans le tissu fibreux de nouvelle formation; mais ces produits sont enkystés, emprisonnés, et perdent ainsi la plus grande partie de leurs dangers. La transformation est donc sinon une guérison complète, du moins une condition favorable à l'arrêt momentané de la maladie.

Les tubercules fibreux ne sont pas une forme particulière de la lésion anatomo-pathologique tuberculeuse; ils résultent simplement de la transformation fibreuse des nodules tuberculeux ordinaires. Ils se développent, soit dans un groupe d'alvéoles, soit autour des bronches, soit autour des vaisseaux.

Sur une coupe d'un tubercule en évolution fibreuse on voit, si le nodule se développe au milieu des alvéoles, les cloisons des alvéoles fortement épaissies par un tissu conjonctif de nouvelle formation, enfermant dans ses mailles des cellules rondes. Ce même tissu conjonctif est très épais autour des bronchioles et des vaisseaux. La lumière des alvéoles est notablement réduite, les cellules épithéliales sont tassées les unes contre les autres; on retrouve beaucoup de cellules épithéliales, et quelquefois aussi de rares cellules géantes.

Dans les tubercules péribronchiques et périvasculaires, on observe le même tissu conjonctif de nouvelle formation, enfermant dans ses mailles des cellules rondes ou ovoïdes, à noyau globuleux. On y rencontre aussi des cellules géantes.

Ces caractères sont des caractères de début. Plus tard, on ne peut plus reconnaître leur siège primitif; le nodule tout entier est formé par un tissu fibreux fibrillaire, à faisceaux épais, hyalins, séparés par des cellules rondes. A la périphérie, ces faisceaux se continuent avec les parois épaissies des alvéoles voisins. Les tubercules fibreux présentent toujours des vaisseaux perméables au sang; ce sont probablement des vaisseaux de nouvelle formation; ils sont perméables au sang dans toute leur étendue. Assez souvent les parois de ces vaisseaux sont épaissies, comme sclérosées.

Quand une cellule géante se trouve au milieu d'un tube fibreux, elle est nettement enserrée dans une loge fibreuse qui la contient exactement. Cette loge est formée par un réseau serré de fibrilles conjonctives, dont quelques-unes sont la continuation des prolongements de la cellule.

Ces tubercules, en vieillissant, se pigmentent souvent en noir. Une coupe les montre alors ou complètement noirs ou piquetés de noir. Ce pigment est probablement le résultat d'une modification de pigment sanguin.

Au point de vue des bacilles, les tubercules fibreux nous montrent les dispositions suivantes : on trouve ou bien des cellules rondes situées au milieu de fibres hyalines conjonctives avec quelques cellules géantes, ou un tissu scléreux ancien contenant très peu de cellules atrophiées. On rencontre plus de bacilles dans la première forme de tubercule fibreux; dans la deuxième forme ils sont très rares et se retrouvent surtout à la périphérie du nodule fibreux. D'une façon générale, ces tubercules fibreux contiennent très peu de bacilles, et quelquefois on n'en peut déceler aucun.

Thérapeutique. — Il y a environ un an j'ai décrit dans mon *Traité de la tuberculose pulmonaire* avec les plus minutieux détails toutes les vues thérapeutiques, les doctrines anciennes et modernes, les opinions en vogue et celles qui sont abandonnées. Je ne vais pas revenir aujourd'hui sur cette description, inutile au praticien, d'autant plus qu'en étudiant ces différentes théories, le clinicien redevient perplexe, et comme ces opinions sont diverses et très nombreuses, il est porté à prescrire des médicaments auxquels nous devons renoncer définitivement. Il existe des règles générales, de grandes lignes que la thérapeutique peut appliquer chez la plupart des phtisiques : nous voulons parler de l'hygiène, de l'alimentation, des cures d'air, de la sérothérapie. Quoique nous en ayons déjà parlé dans le chapitre de la *Tuberculose en général*, nous reviendrons sur ces points intéressants. Mais il serait prétentieux de la part d'un thérapeute de vouloir instituer un traitement unique pour toutes les formes de la phtisie, surtout lorsqu'il s'agit de la phtisie chronique si riche, comme nous l'avons vu, en variétés cliniques, en types multiples, en modalités spéciales. Un phtisique ne ressemble pas à un autre : chaque malade a une apparence particulière, un caractère personnel. Sur le même tuberculeux on peut observer, durant la marche incohérente de son affection, des nuances, des traits spéciaux, des moments d'arrêt (trèves) qui simulent la guérison, des poussées aiguës qui effraient, tous caractères qui indiquent et nécessitent des interventions distinctes suivant le moment, suivant les symptômes, suivant le terrain du malade, suivant les complications qui surviennent. Le praticien, qui est en lutte constante avec ces nombreuses difficultés, désire être fixé et savoir quelle médication employer contre ces éventualités. C'est pourquoi je reviens sur certaines idées émises pour fixer la religion de nos confrères sur la valeur des médicaments et leur mode d'administration.

Nous avons vu que la phtisie chronique pouvait être divisée en quatre grandes étapes : 1° la période initiale ; 2° la période de crudité ; 3° la période de ramollissement ; 4° la période d'excavation. Nous allons étudier successivement la thérapeutique de la même maladie arrivée à ces différentes périodes.

Avant d'étudier le traitement spécial de chacune de ces grandes phases, disons immédiatement que la phtisie commune arrivée à une époque quelconque de son évolution nécessite toujours une bonne hygiène et une alimentation réconfortante. Ces deux facteurs ont une puissance thérapeutique de la plus haute importance. Dès qu'on soupçonne l'infection bacillaire ou qu'on a pu en préciser le diagnostic, il est utile et même indispensable de placer le phtisique dans une atmosphère riche d'air pur et de lumière éclatante. Eloigner le malade du milieu où il a conçu son affection, ou, si cela n'est pas possible, détruire sur place les causes de ce mal, sont les premières indications. On aurait beau instituer le traitement le plus rationnel et le plus efficace, on n'obtiendrait aucune amélioration si on ne remédiait pas à ce premier mal. En dehors même des causes de la contagion, de nombreux motifs activent et facilitent le développement du bacille : excès de fatigue, abus des plaisirs, écarts de régime, séjour dans un immeuble très habité (caserne, hospice ou lycée), fréquentation de cercles, de théâtres, de réunions publiques, etc., etc.

Un phtisique doit fuir la ville et habiter la campagne, non pas au hasard, sans plan et sans direction, mais sur des indications précises d'hygiène. Il est certain qu'un malade, qui séjournerait toute la journée au grand air et qui passerait ses nuits dans un appartement humide, privé d'air et de lumière, ne profiterait aucunement de son séjour rural. La chambre, où le tuberculeux repose, doit être bien éclairée et largement balayée par des courants d'air toute la journée : une aération modérée et continue y est établie pendant toute la nuit. Il dormira seul, éloigné de tout bruit et de sa famille. Suivant la période de la tuberculose, les ressources du malade et la saison, il choisira, sur les conseils du médecin, tel climat et telle altitude. Je reviendrai sur le choix de ce climat en étudiant la thérapeutique des différentes périodes de la tuberculose.

Un deuxième facteur, dont je voulais parler, est l'alimentation. Comme nous l'avons vu, en étudiant spécialement ce chapitre, un phtisique qui se nourrit bien est un malade qui a beaucoup de chance de guérir. Quelle nourriture doit-on instituer? Il est sans doute plus utile de soutenir le tuberculeux avec des aliments azotés, avec de la viande, du lait, du poisson et des œufs. Mais il ne faut pas être trop absolu. Pourvu qu'un phtisique s'alimente et surtout qu'il digère bien les aliments absorbés, on peut s'en contenter momentanément. On arrive toujours par la douceur, par la conviction, par le raisonnement et par la ténacité, à devenir le maître d'hôtel de son malade et à lui faire accepter les mets substantiels si préférables à tous les titres.

Enfin une troisième méthode, qui est certes la plus importante après l'hygiène et l'alimentation, c'est la sérothérapie que nous avons décrite avec tant de détails. Comme cette méthode est de date toute récente, comme j'ai été aussi un des promoteurs avec MM. les professeurs Babès, Richet et Héricourt, je ne résiste pas à la tentation de citer quelques observations de phtisie pulmonaire arrivée aux différentes périodes, pour démontrer quelle est la puissance du sérum-vaccin. Depuis ma communication au dernier congrès de la tuberculose, j'ai traité un grand nombre de phtisiques dont l'état s'est considérablement amélioré. Je crois donc que nous tenons enfin cette vaccination antituberculeuse que nous avons recherchée avec tant d'efforts.

OBSERVATION I. — Juliette F..., vingt-quatre ans, domestique. Père et mère bien portants. Sept frères et sœurs vivants. A été soignée il y a un an par M. le Dʳ Baudin, pour une influenza dont elle ne s'est pas remise. A été prise ensuite de bronchite avec expectoration très abondante. A maigri de 9 kilos.

État de la malade en avril 1893. — Face pâle, maigrie et tirée. Langue saburrale. Inappétence et, quand la malade mange, elle rend ses aliments. Température élevée le soir : à plusieurs reprises, j'ai constaté 39 degrés. Insomnie ou sommeil troublé et interrompu par des sueurs abondantes. Dyspnée prononcée, surtout au moment de la marche. Toux rebelle. Bacilles dans les crachats. Cette malade n'a pas vu ses règles depuis plusieurs mois.

A la percussion on constate une submatité aux deux sommets, plus accentuée à droite qu'à gauche. A l'auscultation, on entend de la respiration soufflante à droite, en avant et en arrière, et de la respiration très obscure au sommet gauche. Urines normales. Rate hypertrophiée [1].

La malade, qui a subi quarante injections de sérum immunisé, se considère comme définitivement guérie ; elle a repris ses pénibles occupations. Ses forces sont revenues avec son appétit ; le poids du corps est redevenu normal. Tous les signes objectifs et subjectifs ont disparu. La menstruation est régulière. Plus de bacilles.

OBSERVATION II. — Eugène B..., dix-neuf ans, fils unique de père et mère bien portants, m'a été adressé du Brésil avec le diagnostic phtisie pulmo-

[1] Je pratique tous les deux jours une injection de 3 grammes de sérum immunisé à chaque malade.

naire. Il a eu des hémoptysies, une toux rebelle, des points de côté, de la fièvre et des sueurs nocturnes.

État du malade en mars 1892. — Le malade est bien conservé, quoiqu'il ait maigri de 2 kilogrammes. L'appétit et la digestion sont bons. Toux rebelle se manifestant surtout le matin avec expectoration abondante renfermant des bacilles. Submatité en avant et en arrrière au sommet gauche où j'entends des craquements fins. Rien à droite, urines normales. Rate hypertrophiée.

Après dix-huit injections de sérum immunisé, tous les symptômes morbides ont disparu : plus rien à l'auscultation, plus de bacilles dans les crachats. Le poids du corps a augmenté de 3 kilogrammes. J'ai envoyé mon malade dans les Vosges où il a fait une cure d'air.

Examiné par plusieurs confrères, ce malade a été reconnu guéri, et aujourd'hui il est soldat dans un régiment d'infanterie.

OBSERVATION III. — Eugène M..., trente-deux ans, demeurant 24, rue des Gravilliers, ouvrier. Parents bien portants. A perdu un frère phtisique. Est malade depuis 1890. A été soigné pendant deux ans par M. le Dr Bouland avec de l'arsenic, de l'huile de foie de morue, des potions et de la glycérine créosotée, des vésicatoires. Il a été soigné à l'Hôtel-Dieu pour de la tuberculose pulmonaire.

Ce malade est venu me visiter le 28 mars 1893 à la Clinique générale de Paris dans un état de cachexie profonde; à peine s'il a pu monter l'escalier. Corps amaigri et facies tiré. Inappétence, vomissements et diarrhée. Toux continue et expectoration abondante avec bacilles. Fièvre hectique et sueurs abondantes, la nuit. Rate très grosse et douloureuse à la pression. Urines normales.

Les deux sommets sont atteints de granulations et tout le poumon droit est infiltré. On constate l'existence de petites cavernes au sommet droit.

Ce malade, qui subit tous les deux jours une injection de 3 grammes de sérum immunisé, continue son traitement encore en ce moment. L'état général a été considérablement amélioré, à ce point que le malade m'a demandé l'autorisation de se marier. Les bacilles ont disparu. La respiration reste obscure au sommet gauche et on entend encore quelques crépitements au sommet droit. Augmentation du poids du corps de 3 kilogrammes et demi.

OBSERVATION IV. — Germain, quarante-six ans, garçon de magasin, a perdu sa femme de phtisie. Une fille bien portante. Mère morte d'endocardite. Malade depuis janvier 1893 et a été soigné par M. le Dr Poirier pour de la phtisie pulmonaire.

État du malade en mars 1893. — A maigri de 23 livres, se plaint de points douloureux du thorax à gauche. Toux continue et sèche, ne crache que le matin et ses crachats renferment des bacilles. Transpirations nocturnes. Appétit supprimé. Impossible de travailler.

Signes : submatité de la fosse sous-épineuse gauche. En avant, respiration soufflante. Dans la fosse sous-épineuse, nombreux craquements. Râles étendus sur toute la hauteur dans le poumon. Quelques râles humides à droite.

Après trente-cinq piqûres, tous les signes généraux, tous les signes objectifs et subjectifs ont disparu. Le malade, qui a regagné son poids normal, a repris son métier pénible d'homme de peine.

OBSERVATION V. — Gaston M..., rue des Poissonniers, menuisier, vingt-huit ans, père d'un seul enfant bien portant. Tous ses parents proches sont bien portants. Malade depuis dix-huit mois, a été soigné pour la tuberculose par M. le Dr Péignon avec des pilules d'iodoforme, de la liqueur de Fowler, des vésicatoires, etc.

État du malade en février 1893. — Inappétence, amaigrissement et grande faiblesse générale. Toux répétée avec expectoration bacillaire. Fièvre et sueurs profuses la nuit. Tous les trois ou quatre jours, hémoptysies assez abondantes.

Submatité et nombreux craquements au sommet gauche. Rien à droite. Rate grosse. Urines normales.

Ce malade, après avoir reçu vainement de moi-même et sans aucun résultat dix injections de créosote à haute dose, a subi la sérothérapie. Vingt-quatre inoculations de sérum immunisé ont fait disparaître tous les troubles morbides et mon malade, que je surveille toujours, a repris avec de l'embonpoint toutes ses forces et toutes ses occupations.

OBSERVATION VI. — Mme Louise, 23, rue Palestro, trente-trois ans. Parents bien portants. Mari tuberculeux. Elle est soignée depuis deux ans par M. le Dr Butau, de Bourganeuf, pour de la tuberculose pulmonaire et durant ce laps de temps, elle a maigri de 11 livres.

État de la malade en mars 1893. — Affaiblissement général empêchant la malade de travailler. Inappétence. Toux fréquente avec expectoration renfermant des bacilles. Température élevée. Comme signes physiques, on constate au sommet gauche de la matité et du souffle amphorique; au sommet droit, de nombreux craquements. Rate grosse, urines normales.

Cette malade reçoit depuis la fin de mars 1893 deux injections de 5 centimètres cubes de sérum par semaine. Les forces sont revenues ; le poids du corps a augmenté de 4 kilogrammes. Les bacilles ont disparu. Néanmoins comme on entend encore des bruits morbides aux deux sommets, on continue le traitement et la surveillance.

OBSERVATION VII. — M. D..., homme de peine, quarante ans, 45 rue Gay-Lussac. A perdu un frère et un fils de la phtisie. Il tousse lui-même depuis une dizaine d'années, mais se plaint surtout depuis un an, époque durant laquelle il a beaucoup maigri.

État du malade au commencement de juin. — Teint pâle, faiblesse générale très prononcée, toux fatigante, expectoration abondante avec bacilles, dyspnée, hémoptysies. Comme symptômes physiques : submatité au sommet gauche, gargouillement en avant, respiration soufflante en arrière. A droite, on entend des craquements secs en avant et en arrière.

La sérothérapie à doses massives a produit une amélioration si rapide chez ce malade que je suis heureux de rapporter son observation. Le malade a augmenté chaque semaine de 500 grammes. Avec le retour de l'appétit, les forces sont revenues et les signes physiques se sont profondément améliorés. Les bacilles ont disparu. Quoique j'entende encore des craquements au sommet gauche, je classe ce malade parmi les cas favorables ; les bacilles ont du reste disparu.

Thérapeutique de la période initiale. — Heureux le malade qui vient consulter à cette période, et bien sagace le clinicien qui sait établir le diagnostic de l'affection ! C'est à cette époque, où les tubercules sont encore clairsemés, où les lésions sont encore superficielles, que la tuberculose est facile à enrayer et à guérir. Malheureusement les données cliniques sont fort rares et très vagues.

Et cependant le clinicien, qui aura observé un grand nombre de tuberculoses au début, ne se laissera pas surprendre par cette phtisie latente à formes larvées. Ou du moins lorsqu'il aura fait un examen approfondi, lorsqu'il aura pu, par diagnostic différentiel, éliminer toutes les autres affections similaires, il se prononcera sans hésiter, et surtout, il imposera sans faiblesse une thérapeutique antibacillaire. Rarement les événements ultérieurs donneront tort à sa prévoyance, et quoi qu'il arrive, il n'aura pas été nuisible à son malade.

Voyons un peu comment traiter un sujet arrivé à cette période précoce.

D'habitude le malade continue à vaquer à ses affaires. Il vient nous consulter parce que ses forces ont diminué, parce qu'il a moins de ressort qu'autrefois, moins d'entrain pour ses entreprises, moins de clarté dans ses idées. Il dort mal, il a le sommeil agité, et il est aussi fatigué le matin au réveil que le soir au coucher. Son habitus extérieur n'est pas très brillant. Sa figure est pâle et tirée, ses muqueuses sont décolorées. Au moindre effort, il souffre de palpitations. L'examen du sang décèle une diminution des globules rouges. Chez les jeunes femmes il existe une suppression ou des troubles de la menstruation. Bref, on constate un mauvais état général, une nutrition défectueuse, et on a sous les yeux tout le tableau clinique de la chloro-anémie.

A l'examen physique, on a des indications très vagues, on perçoit rarement les signes nets de la tuberculisation. Le murmure vésiculaire est légèrement diminué, ou bien l'inspiration est rude et l'expiration un peu prolongée. Pas de submatité, aucun râle, et surtout pas trace de bacilles dans les crachats. En un mot, on a des troubles de nature générale à combattre et à régulariser les fonctions rythmiques de la respiration.

C'est avec une sévérité rigoureuse que le médecin doit séparer le patient de ses occupations habituelles, causes de fatigue et d'épuisement physique et moral. Autant que possible, il faut l'éloigner des grands centres et lui conseiller le séjour d'une petite localité, d'une bonne ferme isolée. De préférence, je dirige ce genre de malade vers les pays montagneux pour deux raisons : d'abord parce qu'ils doivent entraîner leurs poumons à se dilater largement et à se remplir d'air pénétrant jusque dans les alvéoles, qui ne sont pas encore détruits, mais simplement atélectasiés ; ensuite parce que ces malades au début supportent très bien un climat frais non humide et en tirent même plus de profit que du séjour dans un pays chaud. Souvent, il est impossible au patient de faire de longues promenades qui le fatiguent, et surtout des ascensions qui provoquent chez lui des battements de cœur pénibles. Aussi peut-il commencer par la dilatation du thorax en exécutant plusieurs fois par jour de l'exercice d'assouplissement, des mouvements de projection des bras exactement comme on entraîne les jeunes militaires. Par ces mouvements fréquemment répétés la cage thoracique se dilate, l'inspiration devient plus profonde, les mouvements de la respiration sont plus accélérés, l'hématose est plus complète. Comme il n'y a pas encore de lésion, il n'y a aucun danger à rompre les adhérences anciennes.

Bien entendu tous ces mouvements eupnéiques doivent être exécutés au grand air et avec méthode. Plus tard, on habituera le malade à supporter de longues promenades sur des plateaux couverts de sapins et même à pratiquer de légères ascensions pour varier la pression atmosphérique ambiante et pour agir encore par la marche accélérée, par la différence de pression, sur l'acte physiologique de la respiration. En un mot, on fait exécuter aux poumons affaiblis une véritable gymnastique, parce que cet organe, fonctionnant mal, s'atrophie, exactement comme on entraîne un muscle quelconque dont les fibres ont diminué de volume et de puissance par un repos prolongé.

Cette vie au grand air, cet exercice d'entraînement agissent favorablement sur l'appétit, qui revient, sur la mine, qui devient fleurie, sur les forces, qui augmentent. On peut, du reste seconder cette action bienfaisante en lui adjoignant l'usage de l'hydrothérapie.

Cette méthode thérapeutique ne peut guère être appliquée au phtisique qu'à cette première période latente. Plus tard, le malade est trop faible, il redoute la violence de la pression balnéaire et il craint surtout le refroidissement. Il ne faut pas prescrire, au hasard, des douches à un tuberculeux, car si la réaction ne se produisait pas, on lui serait plus nuisible qu'utile. L'hydrothérapie, pour être bien tolérée, doit être renouvelée chaque jour. Le malade, à la suite d'une longue promenade, reçoit, sur tout le corps, de l'eau très chaude pendant deux minutes, et de l'eau froide pendant vingt secondes, le tout à jet finement brisé. A la fin de cette douche, le malade est frictionné sur tout le corps à l'aide d'un gant de crin, et après s'être habillé très rapidement, il fait une nouvelle promenade au grand air pour que la réaction se maintienne. Sous l'influence de ce traitement exécuté méthodiquement les fonctions cutanées se régularisent sans être exagérées.

Envoyer le tuberculeux à la campagne, bien l'alimenter, entraîner ses poumons par une gymnastique, à bien respirer et à se déplisser, activer les fonctions de la peau par une hydrothérapie intelligente, tels sont les préceptes thérapeutiques que je conseille à mes malades. Quelle que soit l'opinion de la plupart des cliniciens au sujet des médicaments ferrugineux et de leur action tonique, j'ai complètement renoncé à leur usage parce qu'ils sont peu assimilables et mal tolérés. Plus souvent, j'ai recours à l'emploi du sirop d'hémoglobine (une à quatre cuillerées à soupe par jour) ou bien encore à l'extrait de quinquina (à la dose de quatre grammes par jour), administré sous forme de bol ou en solution dans un vin généreux quelconque. Lorsque les symptômes chloro-anémiques s'accentuent, on peut pratiquer avec le plus grand fruit une ou deux transfusions de sang de chèvre, directement de l'artère de l'animal à la veine de l'homme. C'est surtout dans ce cas, que j'ai obtenu les plus francs succès, et que la tuberculose a été, sous une influence ou sous une autre, complètement enrayée.

Plus rebelle à notre traitement est déjà la maladie, lorsque le tuberculeux se présente à nous avec des troubles dyspeptiques profonds qui l'empêchent d'absorber des aliments ou de les digérer, avec la toux quinteuse et rebelle qui le fatigue durant la journée et cause l'insomnie durant la nuit, avec de la dypsnée, avec de la fièvre des douleurs thoraciques, des hémoptysies et surtout avec de l'amaigrissement qui assombrit le pronostic. Ici, les conditions hygiéniques l'exercice physique, la bonne alimentation ne suffisent plus : il faut employer d'autres moyens. On a beau dire à un phtisique de manger des aliments substantiels, il s'y refusera lorsqu'il aura de la dilatation flatulente, une douleur au creux de l'épigastre, des renvois nitoreux ou des vomissements. Comme l'a dit Marfan, il est exceptionnel de trouver à cette période une lésion gastrique. L'estomac, qui est un organe musculaire, devient paresseux, fonctionne lentement, et comme il reste inactif pendant des heures, même quand il contient des aliments, ses parois se distendent. « Cette dilatation, dit Bouchard, rend l'économie plus vulnérable et ouvre la porte aux maladies de déchéance. Elle existe chez les deux tiers des tuberculeux et, si on l'a recherchée assez tôt, on peut se convaincre que les signes de la dilatation ont précédé de longtemps quelquefois les premiers troubles révélateurs de la tuberculose. »

Cet état trompe facilement et peut surprendre le clinicien qui croit à une dyspepsie flatulente ordinaire. Maintes fois, on m'a soumis des malades atteints de cette forme de gastrite d'origine tuberculeuse, qui subissaient depuis plusieurs mois un régime lacté exclusif. Le lait, qui est cependant un aliment complet fort utile, ne rend pas de services dans ces cas. Au contraire, n'excitant pas les parois stomacales, il augmente encore la dilatation par le fait même de son long séjour dans la poche gastrique. Il agit exactement comme tous les autres liquides qu'il faut proscrire immédiatement. Le malade sera soumis à un régime presque sec, à l'absorption de viandes grillées, de la friture de poissons, d'œufs frais, de purées, de fruits cuits. Les repas, qui seront fréquents, seront pour ainsi dire dosés. Le seul liquide autorisé sera du lait, un verre de lait très chaud à chaque repas. La chaleur a, comme on le sait, la propriété de faire contracter les muscles et le lait chaud exerce ainsi son influence sur la dilatation. Si le malade avait le dégoût du lait, le médecin pourrait lui conseiller une autre boisson chaude, qui active les fonctions de l'estomac : je veux parler du bouillon de caillette de veau, qui fraîchement préparée renferme une très grande quantité de pepsine à l'état naturel.

Lorsqu'on ne réussira pas à faire accepter les aliments les plus légers, pas même les potages à la poudre de viande, on gavera le malade avec la sonde œsophagienne, comme l'a conseillé Debove. Au bout d'un certain nombre de gavages, le phtisique est convaincu qu'il n'a pas d'affection stomacale, qu'il peut manger et digérer et il accepte de la nourriture, qui combat la déchéance organique et rétablit l'équilibre.

On peut du reste exciter artificiellement l'appétit et en provoquer le retour en administrant des amers, tels que le quassia amara, la poudre de noix vomique, la teinture de Baumé ou le vin de gentiane. Le changement de climat, même d'une campagne à une autre, exerce aussi une influence salutaire sur les fonctions stomacales. De préférence, j'envoie ces malades dans les pays tempérés de montagnes. Suivant l'époque de l'année, ils iront respirer l'air pur à Montreux (Suisse), au printemps, en Corse en été, ou encore mieux en Auvergne, au Mont-Dore ou à la Bourboule, où ils joindront une thérapeutique arsénicale à une cure d'air des montagnes ; en hiver, ils iront passer quelques mois à Hyères ou à Menton.

A cette période de la tuberculose, on n'observe presque jamais des vomissements alimentaires, d'autant plus que la toux n'est pas encore quinteuse. Cette toux sèche et fréquente, non acccompagnée d'expectoration, est, comme on le sait, le résultat d'un acte réflexe.

Chez les personnes nerveuses l'administration du bromure de potassium ou de l'antipyrine, pris à la dose de 2 grammes dans du sirop d'éther par jour, suffit généralement pour calmer cette irritation. En tout cas, il ne faut pas avoir recours aux médicaments opiacés et solanés, dont la puissance anesthésique est si grande, qu'ils endorment les fonctions vitales de l'organisme. Lorsque les antispasmodiques ne sont pas suffisants pour calmer la toux, on pratique des injections hypodermiques avec de l'éther iodoformé ou mieux encore avec du gaïacol iodoformé qu'on injecte, comme Picot, de Bordeaux, à la dose de 2 à 10 centigrammes par jour. On peut continuer ces injections pendant tout un mois, les arrêter durant quelques semaines et recommencer une nouvelle série de piqûres. Le gaïacol iodoformé n'agit pas seulement sur la toux qui diminue et s'arrête, mais il exerce aussi une action antiseptique légère mais suffisante à cette époque, si le madade est placé dans de bonnes conditions d'hygiène.

L'hémoptysie est souvent le premier symptôme qui inquiète le malade. Cette hémorragie peut être insignifiante, un ou deux crachats sanguinolents le matin, ou plus abondante et alors atteindre un demi-litre ou même un litre de sang. A cette période de la maladie, elle est peu grave et s'arrête spontanément. On peut cependant enrayer sa marche par de la révulsion sur la poitrine (pointes de feu et ventouses sèches), par un repos absolu, par l'absorption de l'ergot de seigle et de boissons glacées.

Nous verrons dans les chapitres suivants comment il faut combattre l'amaigrissement, qui n'a pas encore atteint de grandes proportions, mais dont il faut s'inquiéter dès la première heure.

C'est à cette période initiale de la phtisie commune que réussit fort bien la sérothérapie. Nous avons eu l'occasion de traiter ainsi un très grand nombre de malades arrivés à cette période de la maladie : aucun d'entre eux, même ceux qui expectoraient déjà dans leurs crachats des bacilles, aucun d'entre eux, dis-je, ne fut réfractaire à cette méthode. Au bout de dix, quinze, vingt injections de sérum vaccin faites aux phtisiques, soumis en outre aux régimes hygiéniques et alimentaires indiqués, le mal fut enrayé, les troubles morbides cédèrent et les signes physiques de percussion et d'auscultation disparurent.

Traitement de la phtisie commune à la période de crudité. — Ici la scène change complètement. Tandis qu'à la phase initiale de la phtisie on avait affaire à des symptômes vagues de présomption et

de probabilité, on rencontre maintenant à l'auscultation et à la percussion des signes précis et nets, qui ne laissent plus de doute :
l'évolution morbide se déroule sous nos yeux avec des caractères
certains. Je ne dirai pas avec la plupart des auteurs que la phtisie
est actuellement confirmée : elle est malheureusement confirmée à
la période initiale, dès que le sujet est tuberculisé. Mais on est en
présence d'un ensemble de troubles physiques et fonctionnels qui ne
permettent plus l'hésitation du diagnostic ; la phtisie n'est plus
douteuse pour personne ; elle est *affirmée*.

La tuberculose pulmonaire se révèle alors par des signes locaux :
submatité des régions envahies par les tubercules qui siègent de
préférence aux sommets des poumons (régions claviculaires, sus et
sous-épineuses), par l'absence ou la diminution du murmure vésiculaire, par la présence de craquements secs plus ou moins nombreux,
par l'inspiration soufflante et saccadée, par l'expiration prolongée ;
tous ces phénomènes sont une preuve certaine d'une altération profonde du tissu pulmonaire. Lorsqu'on entend de nombreux râles ou
du frottement dans les parties moyenne et inférieure du poumon, on
peut affirmer l'existence d'une inflammation pérituberculeuse étendue.
Quoiqu'on ne constate pas encore à la vue des déformations du thorax,
certaines côtes se soulèvent cependant déjà moins normalement.

A tous ces symptômes locaux qui s'accentuent, correspondent des
troubles fonctionnels avec lesquels il faut compter. Le nombre des
mouvements respiratoires augmente ; il y a dyspnée. La toux, qui
était sèche à la période de début, devient catarrhale. A la suite de
chaque quinte de toux et surtout le matin, le phtisique évacue une
grande quantité de crachats muco-purulents, qui révèlent à l'examen bactériologique de nombreux bacilles. Ces crachats sont fréquemment striés de sang. L'hémoptysie augmente de fréquence et
d'intensité à mesure que le tissu pulmonaire est plus infiltré de
tubercules, et surtout avec une marche plus rapide des lésions. Les
troubles de la circulation sont également très profonds. Le sang
perd de sa qualité : l'hémoglobine diminue dans les globules
rouges qui eux-mêmes sont en plus petit nombre. Le cœur fonctionne
irrégulièrement, les pulsations sont accélérées. Le phtisique a des
frissons suivis de fréquents accès de fièvre, surtout à la fin de la
journée ; durant la nuit son corps est inondé de sueurs profuses.
Enfin, l'amaigrissement, qui était peu sensible à la période initiale,
s'accentue d'autant plus que le malade se nourrit mal ou n'assimile
pas ses aliments, l'infection bacillaire provoquant de la diarrhée
ou des vomissements.

Quoique le tableau clinique de cette période soit déjà fort sombre, il n'y a pas lieu d'être trop pessimiste, il ne faut pas décourager le malade, ni jeter l'alarme dans sa famille, et le médecin lui-même ne doit pas perdre confiance. La plupart des phtisiques, que j'ai observés et traités, sont venus me consulter à la période de crudité, et je puis affirmer que beaucoup d'entre eux ont bénéficié d'une amélioration bien sensible et qu'un certain nombre peuvent être considérés comme définitivement guéris.

Et d'abord, que faut-il entendre par guérison définitive des tuberculeux? Lorsqu'un clinicien quelconque vient soumettre au contrôle de ses confrères des phtisiques améliorés ou guéris, lorsqu'un savant fait à ce sujet une communication à une Société ou à un Congrès, on objecte toujours à son affirmation la durée, le temps, et aucun d'entre nous n'est autorisé à déclarer un tuberculeux guéri avant de l'avoir suivi et surveillé pendant un certain nombre d'années. La chose n'est pas absolument exacte. Il ne faut sans doute pas juger une méthode thérapeutique par une série restreinte de cas heureux. Mais lorsqu'un médecin a éprouvé l'efficacité d'un traitement antibacillaire par la guérison d'un grand nombre de malades, lorsque les lésions tuberculeuses se sont cicatrisées et que les troubles fonctionnels ont disparu, j'estime qu'un expérimentateur est en droit de juger sa démonstration comme définitive, exactement comme un chirurgien qui, après la cicatrisation d'une ostéite bacillaire ou d'une fistule tuberculeuse, considère son malade, dont l'état général est resté bon, comme définitivement guéri. Ce qui ne veut pas dire que ce phtisique soigné, amélioré et même guéri, devient réfractaire à l'avenir à toute atteinte tuberculeuse. Il est et restera toute sa vie un terrain de culture facile à l'inoculation, et dès qu'il renoncera aux bonnes conditions d'hygiène, les bacilles, qui l'entourent, sont assez nombreux pour atteindre son organisme prédisposé et pour causer une récidive de la maladie.

Il existe une démonstration bien simple pour confondre les adversaires de toute idée neuve et qui veulent malgré tout rester fidèles à la science du XVIIIe siècle : c'est d'éprouver une méthode sur le terrain des expériences animales. Lorsqu'une médication triomphe dans cette épreuve, il n'y a plus de doute possible et les sceptiques sont forcés de se rendre. C'est ce que nous avons fait pour la sérothérapie, et nous venons de rapporter des observations de phtisiques arrivés au deuxième degré fort bien guéris sous l'influence des injections de sérum vaccin. Bien entendu tous les malades sans exception ne guériront point ; nombre de fois la mort des phtisiques survient dans des conditions particulières et n'a rien à faire avec la bacillose. Le succès de la sérothérapie, comme de toute autre méthode, dépend encore du terrain du malade, de son âge, de ses antécédents, des conditions de fortune et d'hygiène dans lesquelles il vit, de l'allure et de la marche de l'infection, du degré d'invasion des tubercules. Quel que soit l'aspect du phtisique arrivé à la période de crudité, il faut avant tout l'entourer de bonnes conditions d'hygiène et d'alimentation. Ces deux éléments ne doivent jamais être négligés par un médecin qui veut triompher du mal, ou même être utile à son malade. Il serait superflu de reprendre en détail l'étude hygiénique et alimentaire, que j'ai déjà approfondie à plusieurs reprises. La suralimentation et l'hygiène ont une importance d'autant plus grande que le phtisique est déjà arrivé à une déchéance organique assez avancée qui, si elle n'était pas enrayée, rendrait toute intervention médicamenteuse sinon inutile, du moins très difficile.

Au phtisique, arrivé à cette période, qui s'adresse à moi, je conseille d'abandonner immédiatement toute occupation fatigante, de quitter la grande ville et d'aller habiter la campagne. Le tuberculeux peu fortuné ne doit pas séjourner dans nos hôpitaux ordinaires (ce séjour serait pour lui un véritable coup de fouet) où les malades nombreux, de toute espèce, respirent dans la même salle. Il est encore assez robuste pour se rendre utile, pour entreprendre certains travaux aratoires peu pénibles, et de cette façon, je suis au moins sûr qu'il vit toute la journée au grand air, puisque la plupart des besognes rurales se pratiquent dans les champs. Le phtisique fortuné est plus facile à diriger, parce que ses ressources lui permettent des sacrifices d'argent et par ce fait on peut conseiller tout déplacement, tout voyage, tout séjour dans certaines stations, souvent très coûteuses. Y a-t-il des stations appropriées pour la cure de la tuberculose? Si vous interrogez sur ce point les médecins de nos stations, le climat, qu'ils habitent, possède des propriétés souveraines et très efficaces pour la guérison de la phtisie. Etant absolument désintéressé, je puis en parler en toute liberté, en toute franchise de pensée. Or, je dois avouer que, sauf la Bourboule et le Mont-Dore, qui agissent sur l'élément pulmonaire par l'arsenic renfermé dans leurs eaux, il n'existe pas une seule station exerçant la même action dans ce sens. Ce qu'il faut rechercher avant tout chez le phtisique arrivé à cette période, c'est le séjour dans une campagne isolée, montagneuse, boisée, éloignée de tout marais et à l'abri des changements brusques de température. Les chaleurs excessives sont encore plus redoutables que le froid rigoureux. Il n'existe guère de stations

qu'on puisse recommander pour le printemps, saison à laquelle les
pluies sont abondantes dans la plupart des pays, sauf l'Algérie. Dès
l'arrivée du printemps le phtisique ira respirer l'air pur et tempéré
de nos montagnes des Vosges, des Alpes, des Pyrénées et surtout de
l'Auvergne. A cette même période de l'année, une saison aux bords
de la mer, à Berck-sur-Mer ou à Dieppe, est utile aux phtisiques
strumeux atteints d'adénite généralisée ou d'ostéite. Dès le mois de
septembre, les montagnes se refroidissent et le malade doit les
quitter pour descendre dans la plaine. En hiver, il habitera soit dans
le Midi, si son affection a une allure subaiguë, et il séjournera à
Davos (Suisse), si la marche est lente et franchement chronique.

A aucune époque le phtisique ne tirera un plus grand bénéfice
qu'à cette période de la cure d'air, de l'aération continue, telle
qu'elle est comprise et pratiquée à Gœbersdorf (Silésie), à Reibolds-
grün (Saxe), à Falkenstein (Allemagne), à Davos (Suisse), à Neusch-
meckes (Autriche), à Honeff (Allemagne), au Ganigou (France). La
plupart de ces stations ont l'avantage d'être situées à une certaine
altitude variant de 150 à 800 mètres au-dessus du niveau de la mer,
et elles sont abritées par d'autres montagnes plus élevées. Elles ont
surtout l'avantage d'être installées très confortablement et d'être
dirigées par des médecins savants et experts qui ne négligent aucune
règle de l'antisepsie bacillaire, qui surveillent de près leurs malades
et leur font subir l'aération continue d'après des lois précises,
d'après les indications et la marche de l'affection. Ils entraînent les
tuberculeux à vivre continuellement au grand air, à respirer un air
frais et même quelquefois refroidi. Ces stations, qui ne se recommandent pas par un climat spécial, seraient trouvées facilement en
France où, je l'espère du moins, les résultats obtenus à l'étranger
encourageront nos confrères à créer et à diriger des établissements
destinés spécialement au traitement de la phtisie par l'aération continue.

Cette vie continuelle au grand air, très utile sans doute, ne suffit
pas pour hâter la guérison et pour achever la cicatrisation des tubercules crus. La plupart des malades, qui se soumettent à ce régime,
mangent bien, ils assimilent les aliments absorbés. On peut, du
reste, combattre l'amaigrissement et la déchéance organique en
prescrivant aux tuberculeux une médication arsénicale, un régime
gras consistant en beurre, viandes grasses, œufs frais et huiles.
Presque tous les phtisiques ont absorbé une grande quantité d'huile
de foie de morue, sur le conseil du médecin traitant du reste, parce
que cette huile est, dit-on, fort riche en iode, en iodure et en chlo-

rure de sodium. Or, j'ai complètement renoncé à l'usage d'huile de foie de morue, parce qu'elle est riche surtout en ptomaïnes indigestes troublant rapidement l'appétit du malade, et qui, en tout cas, ne possède aucun privilège curatif, ni aucun avantage sur les autres huiles. Aux phtisiques, qui veulent bien l'accepter, je prescris chaque jour quatre à six cuillerées à soupe d'huile d'olives ou d'huile de noix purifiée, corps gras qui n'altèrent pas les fonctions digestives et qui ne causent pas, comme l'huile de foie de morue, les vomissements ou la diarrhée. J'alterne ces prises d'huile à dose élevée avec l'administration de phosphates de chaux facilement acceptés et tolérés par le malade, sous forme de sirop de lacto-phosphate ou de chlorhydro-phosphate de chaux, dont le rôle consiste à aider la transformation calcaire et fibreuse des tubercules.

Faire respirer au phtisique un air pur et sec, le soustraire à toute fatigue et à tout excès, réparer par des exercices progressifs du corps ses forces, rétablir le poids de son corps par une suralimentation, combattre l'amaigrissement par l'absorption d'arsenic, des corps gras ou de la glycérine, et surtout par une suralimentation azotée, calmer la toux par l'administration du bromure de potassium ou de quelques opiacés, enrayer la fièvre et les sueurs profuses par la prise d'acide salicylique, aider la transformation fibro-calcaire par l'absorption de chlorure de chaux ou du tannin, telles sont les indications élémentaires qui doivent être utilisées à cette période de la phtisie. Mais à côté de cette thérapeutique, dont le rôle consiste à favoriser la guérison naturelle et spontanée de la tuberculose, il existe d'autres interventions, qui visent directement l'élément pathogène de la maladie.

La plupart de ces médications ont joui d'une vogue exagérée et éphémère. Comme elles ne répondaient pas aux espérances entrevues, aux promesses annoncées à grand bruit par les auteurs qui les prônaient, le praticien les a vivement abandonnées et il est retombé dans une hésitation, dans une perplexité accrue encore par le scepticisme des physiologues eux-mêmes. On n'a qu'à lire les travaux les plus autorisés parus ces temps derniers, en présence des affirmations nettes qu'il n'est pas de médicament guérissant la phtisie, et on abandonne la partie pour revenir au traitement arriéré des temps reculés. Si c'est là l'effet qu'ont voulu obtenir certains phtisiologues en vulgarisant le traitement de la phtisie qui, suivant eux, guérit spontanément ou tue le malade, ils ont pleinement réussi dans leur tâche.

Or le praticien et surtout le phtisique peuvent être rassurés. À côté de l'aération continue, de la suralimentation et de toutes les règles d'hygiène dont l'influence est très salutaire, il existe des médicaments très précieux qui jouent un rôle bienfaisant pour la cure de la tuberculose. Absorbés et entraînés dans la circulation, ces médicaments antiseptiques gênent le bacille, qui n'est pas tué, mais qui est arrêté dans son allure, dans son développement et dans son action destructive. Quand l'organisme d'un tuberculeux, placé dans un bon milieu d'hygiène, est saturé de l'agent médicamenteux, le parasite impuissant est rejeté sans s'être reproduit, exactement comme une plaie suppurante d'un malade se dépouille de ses bactéries sous l'influence d'un pansement antiseptique approprié, et cette plaie guérit d'autant plus vite que la constitution du malade atteint est plus robuste et mieux disposé à la lutte contre l'infection.

En tête de toutes ces médications nous plaçons la sérothérapie. Le sérum provenant d'animaux rendus absolument réfractaires à la tuberculose n'exerce pas seulement une action sur le bacille, mais encore sur les toxines qui empoisonnent et dépriment l'organisme. J'ai fait maintes fois la démonstration à mes confrères chez leurs phtisiques dont la fièvre, résistant à des doses massives de sels de quinine ou d'antipyrine, cédait à la deuxième ou troisième injection hypodermique de serum vaccin.

Malheureusement tous les médecins ne peuvent encore traiter leurs phtisiques par cette méthode, à cause de la pénurie du sérum immunisé. A quel médicament faut-il alors avoir recours? J'ai éprouvé l'efficacité de la plupart des médications non seulement sur des phtisiques, mais encore sur des séries d'animaux tuberculisés, soumis à l'action du médicament. J'ai essayé, sans résultat probant, les injections sous-cutanées de sérum, de sang de chèvre ou de chien, de liquide organique de Brown-Séquard, d'huile camphrée, de naphtol camphré, les inhalations d'acide fluorhydrique, d'oxygène, d'ozone, de chloroforme, d'air chaud, d'air raréfié ou chargé de vapeurs, de sublimé, d'eucalyptol ou d'autres essences, j'ai employé tous ces médicaments, que j'ai étudiés dans des chapitres spéciaux, et je dois avouer que je n'en ai retiré aucun résultat sérieux. Un instant j'ai entrevu, avec MM. Gimbert, Burlureaux et d'autres expérimentateurs, la cicatrisation des granulations et des lésions tuberculeuses sous l'influence des injections d'huile créosotée ou au gaïacol administrée à dose massive. J'ai dû revenir bientôt de mon erreur en me rendant un compte plus exact, par des expérimentations animales, de l'action de la créosote qui tarit seulement l'expectoration et est impuissante contre l'élément pathogène de la tuberculose.

De tous ces médicaments antiseptiques, deux produits ont triomphé de l'épreuve et c'est eux que je conseille aujourd'hui lorsque le tuberculeux se présente à la période de crudité : je veux parler de l'acide salicylique et de l'acide phénique.

Pour l'acide salicylique mes expériences sont relativement récentes, mes sujets traités ne sont pas assez nombreux pour que je sois en droit de conclure et de me prononcer d'une façon définitive. Les résultats expérimentaux obtenus avec ce médicament chez les lapins et les cobayes tuberculisés sont cependant très encourageants. Je fais quotidiennement aux phtisiques une injection sous-cutanée de 4 centimètres cubes de la solution suivante :

    Huile de faines stérilisée . . . .   40 grammes
    Éther sulfurique.   12   —
    Acide salicylique   4   —

Ces injections pratiquées très profondément sont bien tolérées et peu douloureuses. J'espère en parler avec avantage ultérieurement.

Quant à l'acide phénique, je possède une pratique plus ancienne qui remonte à plusieurs années. J'ai traité un grand nombre de phtisiques avec des doses relativement élevées. Il y a environ cinq ans j'ai dû renoncer plusieurs fois à cette méthode à cause des accidents provoqués par le médicament impur et mal préparé, et aussi à cause des accidents dus à la manœuvre défectueuse d'introduction du liquide. Aujourd'hui, l'acide phénique est purement préparé, les huiles employées sont bien stérilisées, les injections sont pratiquées à l'aide d'appareils perfectionnés à pression douce, à écoulement lent. J'ai fait construire récemment un appareil dont l'asepsie est garantie par un barbotteur, aussi tous les accidents locaux et généraux ont disparu comme par enchantement. Voici la préparation dont je me sers usuellement :

    Huile d'olives stérilisée . . . .   300 grammes
    Acide phénique neigeux   6   —

J'injecte chaque jour sous la peau du malade, dans le tissu cellulaire, de 20 à 50 grammes de cette huile.

Lorsque les reins fonctionnent bien, ce dont il faut s'assurer par une analyse d'urines chez tous les phtisiques, avant de leur prescrire un médicament quelconque, je n'ai jamais eu à déplorer aucun accident d'intoxication, même en dépassant cette dose indiquée et en injectant 100 grammes de cette huile antiseptique. Je puis affirmer que l'amélioration est très rapide, tant au point de vue des lésions qu'au point de vue des phénomènes généraux. Le malade reprend meilleure mine, le poids du corps est augmenté, l'appétit et le sommeil reviennent, la toux s'amende et disparaît, les crachats diminuent et deviennent plus clairs, moins purulents et les bacilles qui y sont contenus se montrent plus rares et disparaissent même complètement, si la médication est poursuivie avec persévérance durant plusieurs mois. Tels sont, du moins, les résultats que j'ai obtenus et que j'ai relevés consciencieusement, en soumettant à cette méthode un grand nombre de phtisiques.

Bien entendu, cette médication, pas plus qu'aucune autre, n'est souveraine et réussit d'une façon absolue dans tous les cas. Il y a des phtisiques qui sont fatalement condamnés et contre la maladie desquels on reste complètement désarmé : tous les cliniciens ont eu l'occasion d'observer des cas semblables. Mais je tiens à répéter que le tuberculeux, arrivé à la période de crudité, est favorablement influencé par ces injections sous-cutanées d'huile phéniquée à haute dose. Je tiens à ajouter aussi que je n'appartiens pas à cette catégorie d'exclusivistes, qui, en prônant un médicament, méconnaissent la valeur de toute autre intervention, et ne tiennent même pas compte de mille conditions favorables qui peuvent seconder la guérison du malade. En injectant de l'huile phéniquée au phtisique, je ne néglige ni son hygiène, ni son alimentation, je lui fais de la révulsion au thermo-cautère quand l'opportunité se présente, je combats tous les autres accidents, suivant les indications quotidiennes, avec les médicaments appropriés.

Comment luttera-t-on contre l'expectoration? On pourra employer les balsamiques, le goudron, la térébenthine à l'intérieur ou en inhalations. Mais il est un médicament de la plus haute importance, c'est *la créosote*. Ce médicament a totalement remplacé le goudron et les balsamiques pour diminuer l'expectoration. Il a aussi une action stimulante générale sur l'organisme et la nutrition : c'est un excitant, et surtout il possède l'immense avantage de diminuer l'expectoration.

La créosote diminue la quantité de crachats en faisant disparaître les catarrhes bronchiques concomitants et en détruisant les microbes vulgaires qui compliquent toujours la tuberculose. La créosote a une action très marquée sur les muqueuses, c'est pour ces membranes un topique et un tonique, c'est aussi un antiseptique insuffisant à l'égard du bacille de Koch, mais, à coup sûr, très efficace contre les autres microbes si nombreux dans l'expectoration d'un phtisique.

Il faut employer ce médicament à haute dose. On doit renoncer à

la méthode des inhalations absolument insuffisante à l'intérieur par
la voie digestive, elle produit des irritations intenses du côté des
muqueuses stomacales et intestinales; ce mode d'administration
ne permet pas d'en donner une quantité suffisante pour qu'elle
soit active; enfin, elle entrave la nutrition du phtisique, ce qui
est le point capital. Tous les desiderata sont satisfaits par la
méthode des injections sous-cutanées d'huile créosotée ou d'huile
au gaïacol et à l'eucalyptol. On peut donner ces médicaments seuls
ou associés.

1° Huile d'olives stérilisée	300	grammes
Créosote de hêtre distillée à 205°.	15	—
2° Huile de faînes stérilisée	300	grammes
Eucalyptol.	18	—
Gaïacol	6	—
3° Huile d'olives stérilisée	300	grammes
Créosote pure.	15	—
Iodoforme.	1	—

Faire une injection de 20 à 30 grammes tous les deux jours avec
l'une ou l'autre de ces solutions.

On arrive ainsi à donner des *doses actives* sans troubler les fonctions digestives et sans aucune douleur pour le malade.

Les *sueurs profuses*, qui indisposent tous les phtisiques, surviennent à la fin du sommeil, aussi bien le jour que la nuit.
C'est pourquoi M. Peter les a nommées avec raison « sueurs du
réveil ».

Ces transpirations, qui sont générales et baignent tout le corps,
ou seulement partielles et couvrent le front, la face et la poitrine, épuisent le malade. Elles sont causées, suivant Graves,
par la débilité et par la fièvre. Suivant Peter, « les tuberculeux
suent parce qu'ils ont la fièvre ; ils suent parce qu'ils dorment; ils
suent encore parce qu'ils vont mourir ». Finot incrimine l'excès
de couverture, la fatigue musculaire (causée par les vomissements,
la toux et la dyspnée), l'air confiné, l'affaiblissement du malade et
la fièvre. Pour M. du Cazal, la tuberculose est la seule origine de
ces sueurs abondantes qui inondent le phtisique.

Pourquoi le tuberculeux, qui reste toujours sous l'influence nocive
du même bacille, en ressent-il ces troubles cutanés à certaines
époques de sa maladie, tandis qu'il les évite à d'autres périodes souvent plus dangereuses ? M. du Cazal ne s'explique pas sur ce point

très délicat. Il ajoute simplement que ces transpirations abondantes sont « le résultat d'une paralysie réflexe des vaso-moteurs, due à l'implication dans le processus morbide des branches du grand sympathique, compris dans le plexus pulmonaire (inflammation, compression par des ganglions hypertrophiés) ; c'est un phénomène de même ordre que la rougeur des pommettes dans la pneumonie ».

Je crois, comme M. du Cazal, que les sueurs de réveil des phtisiques sont le résultat d'une paralysie des vaso-moteurs, mais cette paralysie n'est pas causée par l'inflammation des ganglions ou par la compression des bronches du grand sympathique : elle a une toute autre origine. D'après un certain nombre d'expérimentations que j'ai faites, d'après un grand nombre d'observations cliniques, je suis convaincu aujourd'hui que ces sueurs sont d'origine septique : elles sont causées par une intoxication de l'organisme par les produits solubles du bacille. Ces sueurs peuvent être reproduites expérimentalement par l'injection sous-cutanée de la tuberculine. On ne peut mieux les comparer aussi qu'aux sueurs de réveil observées également chez les malades atteints de suppurations étendues. Ici encore le streptocoque pyogène élimine une grande quantité d'excrétions naturelles qui se répandent dans la circulation et qui intoxiquent le malade.

Il est donc utile de tarir cette hypersécrétion nuisible qui épuise le phtisique. Comment guérir ce trouble morbide? De nombreux moyens ont été employés. La plupart d'entre eux agissent sur les effets et non pas sur la cause du mal. Examinons-les cependant dans l'ordre historique et non pas suivant la valeur que nous leur accordons.

L'acétate de plomb, qui a été employé autrefois par Ettmuller et Pringle, à la dose de 30 centigrammes par jour, est abandonné depuis longtemps à cause de son impuissance et surtout à cause des accidents saturnins qu'il provoque.

Le sulfate neutre d'atropine, alcaloïde de la belladone, tant préconisé par Vulpian, est employé aujourd'hui d'une façon courante à la dose d'un quart ou d'un demi-milligramme, sous forme pilulaire. La belladone exalte la puissance du cœur et exagère la contraction vasculaire : elle agit directement sur les filets du grand sympathique et combat la paralysie des vaso-moteurs. Il faut se méfier de ce médicament, qui est très actif, et ne pas prolonger son emploi dans la crainte d'un accident bien connu : l'atropisme.

Désirant également combattre la paralysie des vaso-moteurs,

M. L. d'Amore, de Naples, a préconisé récemment la picrotoxine, alcaloïde de la coque du Levant, administrée en pilules à la dose de un demi et 2 milligrammes par jour. D'après cet auteur, la picrotoxine enrayerait chez les phtisiques les sueurs nocturnes qui résistent à l'atropine, comme cela arrive chez les malades épuisés.

L'agaric blanc a une action contractile analogue. Il est d'un emploi moins dangereux et ne provoque pas d'accident. On l'administre sous forme de poudre à la dose de 5, 10 et même 20 centigrammes, le soir, avant le coucher. Peter a fort bien étudié ce médicament, dont l'action s'épuise au bout d'un certain temps.

Je n'attache aucune importance aux autres médicaments préconisés contre les sueurs profuses, tels que le tannin, les sels de chaux, l'oxyde de zinc, le cachou, les poudres absorbantes, etc., dont l'action n'a jamais été expliquée et dont la valeur est douteuse.

Je ne range pas dans le même cadre l'acide salicylique, que j'utilise depuis trois ans contre les sueurs profuses des phtisiques et cela avec un succès constant. L'acide salicylique est un médicament antiseptique assez énergique, comparable par son action à l'acide phénique, avec l'avantage d'être moins caustique. Pour produire de l'effet, par la voie stomacale, il faut en administrer des doses assez élevées : 1 à 4 grammes par jour, et l'estomac ne tolère pas longtemps cette dose massive du médicament. Aussi l'ai-je administré de préférence par la voie hypodermique. Voici, du reste, comment j'ai étudié l'action de l'acide salicylique sur les sueurs. J'ai fait d'une part des injections de tuberculine pure à des animaux phtisiques et j'ai toujours pu constater les phénomènes de la réaction générale ; d'autre part lorsque je mélangeais cette tuberculine à une solution concentrée d'acide salicylique, l'injection de ce mélange ne produisait aucun effet sur les mêmes animaux tuberculeux, d'où je conclus que le médicament n'agissait pas sur la paralysie des vaso-moteurs, mais combattait l'intoxication, en neutralisant la puissance des produits solubles, cause première de cette paralysie.

L'acide salicylique est peu soluble dans l'eau froide, se dissout à un pour cinquante dans la glycérine et à un pour deux dans l'alcool et dans l'éther. Je me suis donc servi de la solution suivante pour combattre les sueurs des phtisiques :

Eau stérilisée	10 grammes
Alcool	6 —
Glycérine neutre	4 —
Acide salicylique	2 —

En injectant une seringue contenant 2 centimètres cubes, on

administre 20 centigrammes du médicament. Cette dose renouvelée quatre ou cinq jours de suite, suffit généralement pour combattre les sueurs les plus rebelles.

M. Dervillez, pharmacien très distingué, m'a préparé une huile salicylée nullement douloureuse à l'injection, dont voici la formule :

> Acide salicylique pur. 1 gr,50
> Ether sulfurique.   3
> Huile d'amandes douces. . . . .   10 ,50

Faire dissoudre l'acide salicylique dans l'éther, filtrer la solution sur du coton hydrophile, remplacer la quantité d'éther qui a pu s'évaporer pendant la filtration, puis ajouter l'huile d'amandes douces par petites fractions en agitant chaque fois et renfermer le produit dans un flacon bouché à l'émeri.

On injecte 2 à 4 centimètres cubes de cette huile chaque soir.

Enfin, nous devons parler d'une complication si fréquente chez les phtisiques : la phosphaturie. La phosphaturie est, on peut le dire, à peu près constante chez le tuberculeux, mais elle est marquée surtout à la deuxième période.

Les phosphates sont nécessaires à l'entretien de nos tissus et de nos organes, ils sont aussi indispensables pour la guérison du tubercule, par crétification. Ainsi donc, il faudra lutter contre cette perte incessante de phosphate, en rendant à l'organisme, par l'alimentation, les phosphates dont il a besoin. Les préparations de phosphates sont nombreuses, mais elles sont toutes insuffisantes en ce sens que le phosphate ne s'assimile pas directement, qu'il est difficilement absorbé et que, mis en présence des éléments de nos tissus, il ne s'y fixe pas. Cependant, on peut admettre que l'organisme retient une partie de ces phosphates, et ceci est prouvé par l'action favorable de l'administration de ces sels.

Les préparations les plus usitées sont :

Le phosphate de fer ;

Le pyrophosphate de fer citro-ammoniacal ;

L'hypophosphite de soude ;

Le lacto-phosphate de chaux, le plus employé, soit en potion, soit en vin phosphaté, soit en sirop de lacto-phosphate, soit mélangé à l'huile de foie de morue ou à la glycérine ;

Le chlorhydrophosphate de chaux ;

Le phosphate acide de chaux ;

Le phosphate bicalcique.

Enfin, comme je l'ai dit dans un précédent chapitre, on peut administrer du lait phosphaté naturel, c'est-à-dire du lait provenant d'une vache à qui l'on donne 80 grammes de poudre d'os par jour. On peut ainsi obtenir un lait contenant jusqu'à 6 grammes de phosphate. C'est, je crois, le seul moyen qui permette de réaliser une médication active par les phosphates.

Traitement de la phtisie commune. — Période d'excavation. — Nous arrivons à l'étude du traitement de la dernière période de la phtisie. La maladie s'est encore agravée. Les tubercules miliaires, durs, discrets, ont augmenté de nombre, ont envahi tout le sommet, ou les deux sommets pulmonaires, se sont rapprochés les uns des autres, se sont ramollis et ont formé de véritables foyers de suppuration. Cette fonte caséeuse peut être limitée et produire des cavernules, ou bien elle est plus étendue par l'agglomération de plusieurs noyaux, et alors elle cause des phlegmons intrapulmonaires, souvent considérables. Par des vomiques ou par une expectoration continue et abondante, ces abcès se vident et cèdent la place à des excavations. Souvent ces cavités sont si profondes qu'il ne reste plus du tissu pulmonaire qu'une légère coque, inutile et adhérente à la paroi thoracique. Cette destruction parenchymateuse d'un organe indispensable a un retentissement sur tous les autres organes dont les fonctions sont également troublées. Le cœur est graisseux, les cavités droites sont hypertrophiées à cause de la circulation de retour qui s'effectue péniblement. Le foie est augmenté de volume et chargé de cellules graisseuses. Le volume de la rate est également considérable, et cette glande récèle de nombreux leucocytes et des bacilles. Les muqueuses stomacales et intestinales sont congestionnées et exfoliées.

Cette transformation progressive du tubercule s'accompagne de symptômes locaux, qui révèlent le degré de la lésion anatomo-pathologique et de troubles fonctionnels, qui indiquent la gravité de l'affection. A la percussion, on perçoit une résistance extrêm eaux doigts (diminution d'élasticité), de la submatité, et même de la matité dans les régions épineuses, et souvent un son tympanique dans la région claviculaire. Les vibrations thoraciques sont manifestement exagérées au niveau de l'excavation. La région sous-claviculaire est déprimée; et les côtes du sommet se soulèvent incomplètement, par suite des adhérences établies; les muscles de cette région, fonctionnant peu, sont atrophiés, à l'auscultation on entend d'abord de nombreux râles humides, qui sont bientôt remplacés, à mesure que la poche purulente se vide, par des râles caverneux, du gargouillement, un souffle caverneux, et, enfin, un souffle amphorique. Le timbre de la voix a lui-même un retentissement caverneux.

L'expectoration est très abondante. Les crachats sont muco-purulents, ou franchement suppurés. Ils renferment des cellules variables, des leucocytes, des fibres élastiques, des streptocoques pyogènes, et surtout de très nombreux bacilles. Cette hypersécrétion des bronches et cette suppuration des cavernes provoquent de violents accès dyspnéiques et des quintes pénibles de toux. Le phtisique fait des efforts surhumains d'inspiration, il cherche à se débarrasser des crachats, il se surmène et il a, sous l'influence de ces efforts, et aussi sous l'influence de l'intoxication bacillaire, des sueurs profuses et des accès de fièvre qui l'affaiblissent et l'épuisent. Le passage des crachats produit de nombreuses inoculations tuberculeuses au niveau des bronches, des cordes vocales, du pharynx et de la muqueuse buccale, d'où nouvelles complications. En avalant cette hypersécrétion toxique, le malade révolte son estomac, qui vomit les aliments et irrite les muqueuses intestinales, d'où ces diarrhées toxiques et rebelles dont nous avons parlé. Le malade ainsi épuisé par une suppuration abondante, n'absorbant que peu de médicaments, et surtout les assimilant mal, arrive bientôt à la dernière période de la cachexie, à une déchéance organique complète.

Lorsque le phtisique est atteint de phénomènes morbides aussi cachectiques, le médecin est complétement désarmé : Il ne lui reste plus qu'à prodiguer des consolations morales et à adoucir par des paroles fortifiantes les derniers instants de son malade. Heureusement, il n'en est pas toujours ainsi. Il existe souvent un contraste frappant entre les lésions tuberculeuses profondes constatées et le bon état général du malade qui les porte ; c'est dans ces cas favorables qu'on peut encore intervenir utilement. Le dicton populaire qui affirme que beaucoup de gens vivent avec un seul poumon est vrai. Des phtisiques atteints de vastes cavernes, de destruction étendue du parenchyme pulmonaire, peuvent vivre, et même guérir, si la nutrition générale reste bonne. L'autopsie de nombreux malades, porteurs de cavernes tuberculeuses anciennes et cicatrisées, et qui ont succombé à la suite d'une autre affection, prouve l'exactitude de cette affirmation.

On voit, par l'ensemble de ces phénomènes si variables et des symptômes si nombreux, que je n'ai fait qu'énumérer combien la phtisie commune, arrivée à cette période ultime, est complexe, et combien aussi est difficile, variable et délicate la thérapeutique. Sans vouloir atteindre et guérir les multiples complications, il faut combattre trois ennemis bien redoutables : 1° la déchéance organique ; 2° la lésion si profonde de l'ulcération pulmonaire ; 3° la présence du bacille.

Pour rendre à l'organisme sa puissance de résistance, pour relever les forces du phtisique, nous disposons ici, comme aux autres périodes de la tuberculose pulmonaire, des moyens hygiéniques, de l'alimentatation azotée et de la suralimentation, du séjour à la campagne, de l'aération continue. La fragilité du malade, déjà épuisé, est un grand obstacle pour l'utilisation de tous ces moyens. On conçoit, en effet, qu'un phtisique qui, malgré sa bonne volonté de se nourrir, rend tous ses aliments par des vomissements continuels et de la diarrhée infectieuse, ne profitera guère de ses efforts. De même un tuberculeux, dont la circulation troublée est une cause d'hématose insuffisante, et, par suite, de refroidissement continuel, ne bénéficiera pas d'une cure d'air sur une montagne, bien au contraire.

Il ne faut donc pas intervenir brutalement chez ces malades, et, pour les arracher à cet état cachectique, on doit augmenter lentement, graduellement, et avec mesure, la dose d'air frais, pur et respirable et la quantité d'aliments assimilables. Par un entraînement progressif, méthodique, on arrive à leur faire tolérer une aération continue et une grande quantité d'aliments nutritifs.

Lorsqu'un phtisique atteint de cavernes se nourrit bien, supporte un séjour continu du grand air et de la campagne, lorsqu'il a récupéré en partie ses forces, il n'est pas encore sauvé, mais il se trouve en état de supporter une intervention thérapeutique. A côté de la toux, de la fièvre, des sueurs nocturnes, dont il faut se préoccuper, mais que je considère comme des épiphénomènes rétrocédant et disparaissant avec l'amélioration des lésions, il faut chercher à atteindre le mal lui-même. Ici, c'est très facile, car dans la plupart des cas, les cavernules ou les cavernes font suite à une ou plusieurs bronches et se trouvent ainsi en relation directe avec l'atmosphère extérieure. Malheureusement, ces cavernes sont presque toujours remplies d'une matière purulente, ou bien les bronches elles-mêmes sont obstruées par des bouchons d'hypersécrétion, qui empêchent les médicaments d'arriver jusqu'à la lésion. Avant de lancer des produits antiseptiques destinés à panser et à cicatriser la surface de ces excavations pulmonaires, il faut donc faciliter l'évacuation de ces produits suppurés. C'est ce rôle que remplissent fort bien certains médicaments, tels que : la térébenthine, la créosote, l'eucalyptol, la terpine, le gaïacol, que l'on a considérés, à tort, comme des microbicides et qui ne jouissent, en réalité, que d'une seule action — fort salutaire, du reste — celle de liquéfier les produits sécrétés et sup-

purés des bronches et des cavernes et de faciliter l'expectoration,
sans être pour cela une cause d'irritation.

Aussi, avant de faire pénétrer inutilement à travers les voies respiratoires des médicaments antibacillaires, il est utile d'administrer
la créosote, le gaïacol, l'iodoforme, le gaïacol iodoformé, la térébenthine ou l'eucalyptol. Quand ces médicaments ne seront pas tolérés
par l'estomac, on fera des injections sous-cutanées avec l'une des
huiles suivantes :

<pre>
    a. Huile d'olives stérilisée . . . .   300 grammes
        Créosote de hêtre pure   15   —
        Iodoforme.   1   —
</pre>
Faire pénétrer lentement sous la peau 20 à 40 grammes par jour.

<pre>
    b. Huile de faînes pure et stérilisée. . . . .   300 grammes
        Gaïacol   5   —
        Eucalyptol.   15   —
</pre>
        Injecter 20 à 50 grammes par jour.

Dès que l'expectoration sera facilitée, dès que les crachats seront
diminués, ou même taris, on agira directement sur les ulcérations
pulmonaires, en vaporisant plusieurs fois par jour avec un liquide
antiseptique devant la bouche du malade, qui humera les vapeurs
ainsi projetées. On aura recours à l'une des préparations suivantes :

<pre>
    1° Teinture de benjoin. . . . .)
        Résorcine. . . . . (àà 20 grammes
        Eucalyptol. . . . .)
</pre>
Etendre une cuillerée à café dans une tasse d'infusion de fleurs de violette et
faire évaporer.

<pre>
    2° Sublimé. . . . .   30 centigrammes
        Essence de menthe . . . .   V gouttes
        Eau stérilisée. . . . .   1 litre
</pre>
            (Méthode de Miquel et Ruef.)

<pre>
    3° Créosote de hêtre . . . .)
        Acide phénique neigeux. . . . . (àà 15 grammes
        Teinture de feuilles de noyer . . . . .)
</pre>
Une cuillerée à café pour une tasse de décoction de bourgeons de sapin.

<pre>
    4° Tétraborate de soude . . . .)
        Alcool. . . . . (àà 20 grammes
        Hydrate de chloral. . . . .)
</pre>
Une cuillerée à café pour une tasse d'infusion de feuilles d'eucalyptus.

<pre>
    5° Violet de méthyle. . . . .   10 grammes
        Glycérine neutre.   40   —
</pre>
Une cuillerée à café dans 200 grammes d'eau distillée.

Je varie à dessein ces formules dont la plupart ont donné d'excellents résultats aux cliniciens. Tous ces médicaments cités ont une
puissance topique réelle et exercent même une action contre le développement du bacille. En passant à travers la bouche, le larynx, les

bronches et les alvéoles, ces vapeurs antiseptiques rencontrent des exulcérations, ou des granulations, sur lesquelles elles agissent d'une manière salutaire.

M. de la Jarrigue utilise un moyen très ingénieux pour porter directement le médicament au contact de la lésion pulmonaire. A l'aide d'une seringue à longue canule recourbée, il injecte dans la trachée même de grandes quantités d'eau chargée de créosote et de menthol. Ce praticien prétend avoir obtenu de très bons résultats par ce procédé. Ce qui est certain, c'est que la trachée est très tolérante et que sa puissance d'absorption est con dérable.

Tandis qu'il existe à un niveau quelconque des poumons une excavation, il s'est formé, plus récemment, sur d'autres endroits, des lésions plus jeunes, des granulations miliaires, des tubercules ramollis. En outre, de nombreux bacilles sont charriés dans la circulation sanguine et lymphatique, ou bien ont empoisonné par leurs toxines si abondantes l'organisme tout entier. C'est contre l'action nocive de ces bacilles migrateurs ou fixés qu'il faut lutter, et l'on y arrive par la vaccination avec du sérum immunisé et aussi par une stérilisation générale de la constitution. Cette antisepsie organique a été poursuivie par la plupart des thérapeutes, qui ont essayé les produits les plus variables. Elle ne peut être obtenue d'une façon efficace, suivant moi, qu'à l'aide de deux médicaments : l'acide salicylique et l'acide phénique.

Lorsqu'un tuberculeux, atteint de cavernes, présente un aspect général favorable, je lui fais subir le traitement suivant, qui me réussit assez bien : je lui injecte chaque jour, en les alternant, l'une des huiles suivantes :

a. Huile d'olives stérilisée . . . . 300 grammes
   Acide phénique neigeux. . . . . 6 —
b. Huile de faînes stérilisée. . . . . 300 grammes
   Créosote de hêtre distillée à 207° . . . . . 15 —

Ces injections, pratiquées à la dose de 30 à 40 grammes, dans les régions scapulaire, interscapulaire, au niveau des fesses ou des cuisses, peuvent être répétées sans douleur et sans danger, cinquante à soixante jours consécutifs. On laisse ensuite reposer le tissu cellulaire sous-cutané, et pour continuer la saturation antiseptique on prescrit par la voie stomacale la médication suivante :

1° Prendre chaque matin un verre à madère d'eau de la Bourboule.
2° Glycérine neutre . . . . 500 grammes
   Acide phénique neigeux. . . . . 2 —

Prendre une cuillerée à soupe dans une tasse de café noir à la fin du repas, midi et soir.

3° Prendre chaque soir dans un cachet :
    Acide salicylique . . . .   1 gramme

Cette médication stomacale sera continuée quelques jours seulement et on reprendra la méthode sous-cutanée autrement efficace,
le plus tôt possible. Il ne faut pas abandonner, avec un retour apparent à la santé, ces injections antiseptiques qui devront être pour-
suivies fort longtemps, plusieurs mois et même plusieurs années.

Un mot sur un essai thérapeutique fort séduisant, l'ouverture des
cavernes tuberculeuses, méthode ancienne, qui a été très brillamment exposée par MM. Poirier et Jannesco. Ces distingués expérimentateurs ont employé cette intervention chirurgicale dans vingt-neuf
cas, chez des malades atteints de cavernes du sommet. Ils ont obtenu
quinze améliorations de l'état local et général; quatre guérisons;
neuf résultats? un dont le résultat n'est pas indiqué, et ils con-
cluent : « On peut, par une opération facile, évacuer le contenu des
cavernes tuberculeuses, les désinfecter et donner un accès direct aux
agents modificateurs. »

Je n'imiterai pas mes collègues du Congrès de la tuberculose,
d'abord parce qu'il est toujours dangereux d'ouvrir une plaie chez
un phtisique; il se produit au niveau de cette plaie une inoculation
bacillaire fatale, quelles que soient les précautions antiseptiques
employées; ensuite parce que nous possédons des moyens moins
périlleux et plus simples pour faciliter l'expectoration et pour éviter
la rétention purulente des cavernes; enfin parce qu'il est exceptionnel de rencontrer un tuberculeux atteint d'une caverne isolée;
comme nous l'avons dit, au moment de la formation d'une excavation, le phtisique est déjà porteur d'autres néoplasmes tuberculeux
plus jeunes, sans doute, mais dont il faut également se préoccuper :
suivant moi cette intervention chirurgicale est aussi dangereuse que
brillante.

Traitement de la phtisie miliaire. — Quelle que soit la modalité
de la phtisie miliaire aiguë, qu'on ait affaire à la forme infectieuse
ou à la forme broncho-pulmonaire, le pronostic est toujours très
grave. Il n'est cependant pas fatal et la thérapeutique nous laisse
des ressources, restreintes, il est vrai, pour lutter. Lebert cite
quatre cas de guérison ancienne de tuberculose miliaire. Il a eu
l'occasion de pratiquer l'autopsie de quatre sujets morts d'affections
autres que la tuberculose, et chez lesquels il a découvert les traces
d'une tuberculose miliaire disséminée guérie. M. Sticker a rapporté

un fait incontestable de granulie vraie guérie. M. Jaccoud a publié lui-même l'observation suivante d'une phtisie aiguë guérie :

Une jeune fille de seize ans, Marie B.., entre dans mon service, le 6 mars 1879, au sixième jour d'une maladie fébrile grave ; l'axpect extérieur de la malade, la température au soir de l'entrée donnent l'idée d'une fièvre typhoïde des plus sérieuses, et ce diagnostic est maintenu pendant quarante-huit heures. A ce moment, l'absence des phénomènes abdominaux, l'absence d'épistaxis et de taches rosées, l'absence de toute rémission thermique du sixième au huitième jour, et l'existence d'une oppression forte, hors de toute proportion avec les quelques râles sibilants, épars dans la poitrine, me font concevoir des doutes bien légitimes sur l'exactitude de ce premier jugement ; au seizième jour, je le redresse sans hésitation et j'admets une granulose aiguë disséminée, car je trouve dans les deux plèvres, en bas et en avant, de nombreux frottements, en arrière, à gauche, un léger épanchement, et en même temps que la diarrhée s'établit et que le ventre se météorise, surviennent des douleurs violentes dans toute l'étendue de l'abdomen, avec maximum très net et très persistant dans la région périhépatique et périsplénique. En présence de ces symptômes pleuraux et péritonéaux, quel doute était possible? aucun ; d'ailleurs, s'il eût pu en rester quelque vestige, toute incertitude eût été dissipée deux jours plus tard, car alors les phénomènes pleurétiques demeurant sans extension, on pouvait constater que les symptômes de catarrhe bronchique étaient prédominants. Cependant, la fièvre persistait, remarquable surtout par ses continuelles irrégularités ; et un amaigrissement surprenant par sa prodigieuse rapidité, réduisait la malade, avant la fin du troisième septénaire, à un état véritablement marastique. Subdélirium vespéral et nocturne. Râles sous-crépitants, d'abondance et de volume variable, sans diminution notable de la sonorité. Au soixante-quatorzième jour de la maladie, l'apyrexie du soir a enfin signalé le début de la convalescence. Cette phase de réparation a présenté une durée proportionnelle à la gravité de l'affection. Cette jeune fille pouvait quitter l'hôpital, après un séjour de près de cinq mois, en parfait état de guérison.

J'ai eu moi-même l'occasion d'observer, il y a cinq ans, un cas analogue :

Mme M..., âgée de quarante-six ans, demeurant rue des Tournelles, jouissant d'ordinaire d'une bonne santé ; jamais de grossesse ; bien menstruée. N'ayant jamais de vrais frissons, elle fut prise dès le début de sa maladie d'une fièvre très intense : 39° le matin et 40°,5 le soir. Nombreux points douloureux intercostaux de deux côtés, mais ayant leur maximum d'intensité à droite. Anorexie complète, soif ardente, toux sèche et continue, insomnie, amaigrissement rapide. M. Garnier me soumit le quinzième jour cette malade qui présenta les symptômes suivants : facies pâle, tiré et anxieux, peau sèche et chaude, affaiblissement considérable et dépression, pulsations fréquentes et petites, langue blanche et saburrale, météorisme et région hépatique douloureuse à la pression, diarrhée infectieuse, inspirations très nombreuses et haletantes. La température donne 40°. A l'examen du thorax, nous constatons une légère submatité aux deux sommets, plus accentuée à droite qu'à gauche, de nombreux râles sous-crépitants et sibilants dans les deux côtés du thorax. Je ramassai quelques crachats qui ne décelèrent pas de bacille, mais qui, inoculés à un lapin, rendirent cet animal tuberculeux. Cette malade fut soignée par nous, très activement, avec des médicaments que j'indiquerai tout à l'heure et entra en convalescence le neuvième septénaire; la convalescence fut également très longue. Chaque hiver, cette malade a eu de légères poussées de bronchite bacillaire, poussées que nous avons pu enrayer chaque fois.

Ainsi donc, lorsqu'on se trouve en face d'un cas de phtisie miliaire aiguë, il ne faut pas désespérer. S'il est des cas foudroyants, où les accidents surviennent avec une rapidité foudroyante, contre lesquels la thérapeutique reste impuissante (phénomènes septiques, hémorragie abondante, asphyxie rapide), il est heureusement d'autres cas à marche plus régulière et plus lente et qui nous laissent le temps d'agir. De quels moyens disposons-nous pour engager la lutte et pour triompher quelquefois? La situation est trop grave pour permettre l'hésitation du praticien qui n'a aucun droit d'être perplexe. C'est pourquoi je ne reprendrai pas toute l'étude des nombreux médicaments qui ont été signalés, mais j'indiquerai les moyens raisonnables et raisonnés qui ont déjà réussi à des cliniciens et à moi-même.

Avant tout, il faut placer le malade dans les meilleures conditions d'hygiène. Il habitera une chambre spacieuse, bien aérée et bien éclairée, où l'air se renouvelle sans discontinuité par une fenêtre ouverte ou entr'ouverte. La température de la chambre ne dépassera pas 17° en hiver, la chaleur excessive étant inutile : on atteindra facilement ce degré de température par la combustion du bois dans une cheminée à tirage facile; tous les poêles roulants à combustion lente doivent être sévèrement proscrits. Il en est de même des grands rideaux de lit, qui sont des nids de poussière et des réceptacles de microbes, et qui empêchent la libre arrivée de l'air.

On surveillera également la bonne nutrition du malade. Ce dernier, en raison de l'état aigu de l'affection, n'acceptera pas facilement des aliments solides. Dévoré par une soif ardente, la langue saburrale, il demandera constamment à boire. On profitera de cette grande soif pour alimenter le phtisique avec des boissons substantielles telles que le lait et le bouillon. On donnera jusqu'à trois litres de lait stérilisé par jour, un demi-litre de bouillon de viande dégraissé. Les aliments d'épargne, tels que l'alcool, le vin généreux et vieux, le kéfir, le thé, le café trouveront également leur emploi. Dans le cas où l'estomac serait rebelle et intolérant, on administrerait des vins de Champage, des sorbets, de petites glaces à la crème. Très souvent ces révoltes de l'estomac seront facilement calmées par l'entretien aseptique de la bouche. Presque toujours la cavité buccale est le siège de nombreux microorganismes qui sont entraînés par la déglutition jusque dans l'estomac et provoquent ainsi des vomissements ; le malade se gargarisera avec une solution d'acide borique, de tétraborate de soude ou de résorcine : ces gargarismes ou badigeonnages tueront et entraîneront ces microbes. Par la suite, la soif est généralement calmée et le malade accepte plus facilement des aliments solides, tels que œufs frais, viande râpée et grillée, fritures de poissons, gelées de viande, ris de veau, cervelles de mouton, légumes verts, etc., etc. Dès qu'on le pourra on ordonnera ces aliments et de préférence les viandes rouges et grillées. Lorsque le malade s'alimentera, on peut espérer : l'organisme, devenu plus robuste, pourra soutenir la lutte avec les nombreux bacilles qui l'ont envahi.

Dès le premier jour de la granulie, le malade souffre d'une température très élevée qui atteint 39, 40 et même quelquefois 41°. Comment abaisser cette fièvre? Comme la plupart des praticiens, j'ai employé autrefois les nombreux sels de quinine, que j'ai administrés par la voie stomacale sous forme de sulfate, de lactate ou de chlorhydrate de quinine, ou par la voie hypodermique en faisant des injections avec des solutions concentrées de bromhydrate de quinine. Presque toujours ces sels de quinine n'exerçaient aucune action sur la fièvre, ou lorsqu'ils baissaient la température par l'administration de doses très élevées, ils provoquaient en même temps des troubles gastriques et surtout des troubles cardiaques, tels que ralentissement exagéré des battements du cœur et asystolie. Il en est de même de la plupart des autres médicaments fébrifuges, dont je n'ai pas eu à me louer, et auxquels j'ai renoncé.

Je leur préfère l'emploi de l'eau froide, dont l'action est fébrifuge et calmante et qui régularise les fonctions cutanées. Malheureusement de nombreuses familles pusillanimes n'acceptent pas toujours pour un malade qui tousse cette médication qui, bien administrée, donne cependant les résultats les plus satisfaisants. Lorsque la température n'atteint pas 39 degrés, je fais pratiquer toutes les six heures une lotion froide d'eau additionnée au quart de vinaigre aromatique. Ces lotions sont faites sur tout le corps avec la plus grande rapidité et suivies immédiatement d'une friction au gant de crin. Dans les cas de température excessive, 40 ou 41 degrés, je prescris des bains froids, à 18 ou 20 degrés, et répétés deux fois par jour. J'assiste moi-même à cette balnéation, dont la durée ne doit pas dépasser vingt minutes ; elle sera même moins longue, si le malade avait un frisson ou se plaignait du froid. Ce bain est également suivi d'une friction sèche et le malade est entouré de linges chauffés, qui produisent immédiatement la réaction et un bien-être consécutif. En prenant la température à la suite de ces lotions ou de ces bains froids, on peut constater une défervescence de 1 ou de 2 degrés, abaissement qui se maintient pendant plusieurs heures. La peau fonctionne aussi plus normalement. Enfin le délire et l'agitation qui accompagnent si souvent cette affection sont calmés et disparaissent.

Lorsqu'il m'est impossible, pour des raisons quelconques, d'appliquer cette méthode antithermique, j'ai recours à l'acide salicylique que j'ordonne à la dose quotidienne de 2 grammes.

> Acide salicylique . . . . 50 centigrammes
> En un cachet. . . . . N° 12
> Prendre 4 cachets par jour.

La dyspnée, qui accompagne presque toujours la granulie, est souvent fort rebelle. Cette grande oppression peut être justifiée par la présence des nombreux néoplasmes tuberculeux. D'autres fois les signes physiques font défaut et rien n'explique ces paroxysmes d'oppression. Cette dyspnée, qui est plus pénible que celle de l'asthme même aigu, résiste à tous les moyens thérapeutiques ordinaires : au bromure de potassium, au chloral, à l'iodure de potassium, au papier nitré, à la belladone et même au chlorhydrate de morphine. Un moyen que j'ai employé souvent avec succès, c'est l'injection hypodermique du citrate de caféine.

> Ether sulfurique. . . . . 20 grammes
> Citrate de caféine 2   —
> Faire une injection sous-cutanée matin et soir avec deux centimètres cubes de cette solution.

A un degré moins intense, cette dyspnée peut être aussi favorablement impressionnée par la méthode balnéaire. La respiration diminue de nombre, devient plus régulière. Dans le cas d'insuccès, je fais de la révulsion sur la paroi thoracique avec des grands cataplasmes sinapisés ou mieux encore avec des ventouses sèches renouvelées chaque jour. Jamais je n'ai recours aux vésicatoires qui ont le double inconvénient de provoquer des néphrites aiguës par la cantharide, et surtout d'ouvrir sur le corps du malade de vastes plaies par où les nombreux microorganismes ambiants pénètrent.

Rarement la granulie est accompagnée de ces hémoptysies à répétition qu'on rencontre dans les autres formes de la tuberculose pulmonaire. Plus souvent on observe de véritables hémorragies abondantes qu'il faut combattre par une position verticale du tronc du patient, par l'administration de boissons glacées et par l'injection sous-cutanée d'ergotine. Lorsqu'on peut circonscrire par l'auscultation le foyer d'origine de cette hémorragie, il est utile de faire de la révulsion active avec des pointes de feu.

Cette révulsion est également très utile dans les cas de granulie pleurale sèche. Lorsque la plèvre se remplit de liquide, il faut abandonner toute méthode révulsive qui n'active pas la résolution de l'épanchement. Aussi longtemps que ce dernier n'est pas trop considérable, n'est pas assez abondant pour causer des troubles de compression pulmonaire ou des déplacements dangereux du foie ou du cœur, on se contente d'une sage expectation. Mais il faut intervenir dès que le liquide est trop abondant et menace de devenir un danger.

Très souvent cette espèce d'épanchement pleurétique est due à la présence de granulations placées à la superficie des poumons ou même directement sur l'un des feuillets pleuraux. Aussi je crois que la thoracentèse seule est insuffisante et qu'on est en droit de faire des injections antiseptiques, dans la plèvre, après une ponction d'une pleurésie bacillaire, exactement comme on fait le lavage de la plèvre dans le cas de pleurésie purulente. A deux reprises j'ai fait ces injections intra-pleurales avec de l'eau boriquée tiède. A l'avenir, j'injecterai à la suite de mes thoracentèses de l'eau stérilisée renfermant 25 centigrammes de sublimé par litre.

Malgré l'absence ou le degré léger d'expectoration, la toux est continuelle et fatigante. Je n'aime pas beaucoup la combattre par les opiacés ou les bromures, que je considère comme des médicaments débilitants et causant dés troubles de la circulation. Lorsqu'elle entraîne l'insomnie, je combats ce dernier phénomène par l'administration de 2 grammes d'hydrate de chloral mélangé à une potion gommeuse ou bien encore par l'absorption de 1 gramme de sulfonal en cachet pris le soir. Très souvent cette toux est diminuée ou cède sous l'influence d'une aération continue, de la méthode balnéaire, par la révulsion susindiquée, et surtout par l'administration de deux médicaments qui m'ont admirablement réussi et sur lesquels j'insisterai particulièrement : l'acide phénique et l'iodoforme.

Dans l'échelle antibactérienne, l'acide phénique n'est pas classé en première ligne ; il faut des doses assez concentrées d'acide phénique (5 p. 100) pour arrêter tout développement d'une culture bacillaire. D'autre part, l'acide phénique a causé fréquemment des accidents, dont le préparateur seul est responsable et non pas le médicament, qui n'est pas dangereux lorsqu'il est chimiquement pur. Pour ces deux motifs, l'acide phénique, qui a cependant donné d'excellents résultats à plusieurs cliniciens, jouit actuellement d'un discrédit immérité. Quoique j'aie administré des doses relativement élevées, j'ai injecté sous le derme jusqu'à 2 grammes d'acide phénique par jour, je puis affirmer n'avoir jamais eu d'accident à déplorer et, de plus, avoir obtenu de très heureux résultats.

L'acide phénique n'est pas seulement, comme on a voulu le dire, un médicament antithermique, mais encore un puissant antibacillaire. Administré avec méthode dès le début d'une granulie ou d'une phtisie pneumonique, il amende les accidents généraux tels que la fièvre, la toux, l'agitation, et il agit aussi sur les lésions, en gênant par sa présence la marche des bacilles. Je ne le prescris jamais sous forme de potion, mais je l'administre toujours par des injections hypodermiques Avant d'agir avec ce médicament, je me rends toujours compte de l'état normal des reins, en analysant les urines du malade. Voici comment je procède :

Huile d'amandes douces stérilisée. . . . 500 grammes
Acide phénique neigeux. 20   —

Je commence avec un appareil aseptique et à pression douce, dont j'ai déjà parlé, la dose quotidienne de 20 grammes de ce mélange. J'augmente progressivement la dose de 10 grammes par jour et j'arrive ainsi à injecter sous le derme la dose de 50 grammes, c'est-à-dire 2 grammes d'acide phénique. Je surveille avec soin l'état des urines qui, lorsqu'elles sont noirâtres ou même légèrement brunes, sont pour moi un indice que l'organisme est saturé du médicament. Dans la plupart des cas, les urines restent ou deviennent claires et on peut continuer l'administration quotidienne de 2 grammes d'acide phénique pendant trente et même quarante jours. Dans le cas contraire, on suspend toute médication pendant quatre jours durant lesquels on entoure le malade des meilleures conditions d'hygiène, et on reprend après ce repos une autre médication qui n'est pas moins utile, je veux dire l'usage de l'iodoforme.

De nombreux cliniciens, et surtout M. Verneuil, ont remarqué que si l'iodoforme n'était pas un agent antibacillaire puissant, le bacille arrêtait cependant ses ravages chez les malades aussi longtemps que ces derniers restaient imprégnés de ce médicament. C'est à ce titre que je l'utilise chez les phtisiques aigus déjà saturés d'acide phénique; je maintiens l'amélioration ainsi obtenue par cet agent en injectant chaque jour sous le derme 5, 10 et même 20 centigrammes d'iodoforme.

Huile d'olives stérilisée	5 grammes
Ether sulfurique.	5 —
Iodoforme.	1 —

Dès que cette guérison s'annonce, il faut se hâter de déplacer son malade qui ira faire une cure d'air dans le midi de la France, en Algérie ou en Italie pendant l'hiver, et sur les montagnes boisées de l'Auvergne, de la Savoie, des Vosges ou de la Suisse en été. On dirigera avec souci cette précieuse convalescence et on fera comprendre au malade réchappé l'importance des moyens hygiéniques et alimentaires que nous avons étudiés avec tant de détails.

J'ai gardé à dessein le silence sur la sérothérapie pour traiter la phtisie aiguë. Cette méthode n'est pas en effet assez ancienne pour nous avoir donné un grand nombre de sujets à traiter. Dans deux cas de granulie, nous avons eu l'occasion de pratiquer des injections sous-cutanées de sérum vaccin. Dans le premier cas, le malade, arrivé à la huitième semaine de son affection, était littéralement criblé de tubercules qui avaient envahi tous les organes et l'état général était si déplorable que le tissu cellulaire n'entraînait même plus dans la circulation le sérum injecté; le malade mourut dans le courant de la neuvième semaine.

Dans un autre cas, je fus appelé chez un malade atteint d'adénite tuberculeuse du cou suppurant depuis plusieurs mois et pris depuis douze jours de tous les symptômes classiques d'une phtisie aiguë. La première semaine, j'injectai à ce malade chaque jour 3 centigrammes de sérum immunisé; puis la deuxième semaine, j'injectai tous les deux jours 5 centimètres cubes. La maladie dura cinq semaines. Malgré un amaigrissement considérable, le patient reprit assez vite sous l'influence de la sérothérapie, qui fut continuée pendant la convalescence; la suppuration des ganglions du cou tarit et aujourd'hui nous pouvons considérer ce malade comme guéri, du moins temporairement.

S. BERNHEIM, de Paris.

CHAPITRE XII

EMPHYSÈME PULMONAIRE

Définition. — L'emphysème des poumons est une dilatation extra-normale des vésicules pulmonaires.

Historique. — Cette maladie est passée inaperçue aux yeux des anciens médecins ; Ruisch et Valsalva sont à peu près les seuls auteurs qui en parlent ; mais leurs descriptions étaient restées incomplètes, confuses et ignorées ; à Laennec était réservée la gloire de défricher ce champ resté inculte de la pathologie pulmonaire et de tracer d'emblée les grandes lignes et de l'anatomie pathologique et de la symptomatologie de cette affection.

Après lui sont arrivés les divers membres de la nouvelle école française, Andral, Bouillaud, Louis ; puis les Roger, les Guillot, Woillez, Grancher et une foule d'autres auteurs. Parmi les auteurs étrangers, il nous faut citer les noms de Fürtz, Niemeyer, Hertz ; enfin arrive le professeur Germain Sée, dont les études ont jeté la plus grande clarté sur ce difficile problème de pathologie et de pathogénie.

Anatomie pathologique. — Toutes les fois que la dilatation de la vésicule bronchique devient exagérée, il se produit une crevasse, une fissure et une véritable perforation qui permet à l'air de s'extravaser dans le tissu conjonctif, et c'est alors que l'emphysème interlobulaire prend naissance ; celui-ci devient la conséquence de celui-là. La maladie affecte les deux poumons, un seul et quelquefois un seul lobe en partie ou en totalité.

Son siège de prédilection est sous les clavicules, à la base du poumon gauche et fréquemment au bord antérieur du lobe supérieur de ce même poumon, où l'on observe de véritables ampoules d'un volume variable depuis celui d'un grain de chènevis, jusqu'à celui d'un poumon de grenouille insufflé et desséché sans perforation de la plèvre.

Lorsqu'on pratique l'ouverture de la poitrine chez un emphysémateux et pour peu que la lésion soit étendue, les poumons au lieu de s'affaisser comme dans l'état ordinaire, cherchent à s'échapper de la poitrine ; leur couleur est d'un blanc grisâtre ou saumonnée, leur consistance élastique, doucé au toucher, non crépitante à la pression.

A l'incision et à moins de complications inflammatoires, on trouve un tissu sec plus ou moins décoloré avec des infundibula déchiquetés, communiquant les uns avec les autres ainsi qu'avec les bronches et fort peu vascularisés ; les bronches correspondantes à l'ectasie pulmonaire sont elles-mêmes dilatées ; elles ont leur surface muqueuse plus ou moins gonflée, hypertrophiée et lubrifiée par un liquide visqueux, perlé, blanchâtre, grisâtre ou jaunâtre suivant le degré d'inflammation. Les circulations artérielles, veineuses et lymphatiques étant plus ou moins refoulées, rapetissées, sténosées ; il en résulte une stase dans tout le cœur droit, d'où dilatation plus ou moins accentuée de toute cette partie du myocarde avec retentissement sur les cavités gauches ; les premières à l'autopsie sont constamment remplies d'un sang noir coagulé semblable à de la gelée de groseilles. Enfin ajoutons à ce tableau un énorme développement des muscles inspirateurs, une déformation du thorax avec projection en avant du sternum et des côtes, altérations de ces dernières caractérisées par une teinte jaunâtre, ainsi que les cartilages costaux et une plus grande friabilité des tissus.

Pathogénie. — On est loin d'être d'accord sur les causes premières de l'évolution de l'emphysème pulmonaire : ces causes sont multiples et complexes. L'agent immédiat est bien une tension exagérée des gaz contenus dans les alvéoles pulmonaires. Laennec fait intervenir sa théorie du catarrhe sec, c'est-à-dire il admet dans la bronche la présence d'une certaine quantité de mucus plus ou moins dense qui, sous la puissante action des muscles inspirateurs, laisse passer l'air qui arrive dans une cellule où il trouve une température plus élevée qu'à son entrée, et par conséquent se dilate, la force d'expiration étant aussi grande que celle d'inspiration, il y a une première accumulation de fluide élastique. A cette explication Laennec en ajoute une autre, celle-ci plus plausible : une altération quelconque des parois de la vésicule et par contre une asthénie des fibres de Reissessen. On a aussi invoqué l'effort violent et d'inspiration et plus encore d'expiration; mais nous opinons à croire avec Waters, de Mussy, G. Sée et Hertz, que sans une altération préalable dans la constitution organique des vésicules pulmonaires, l'emphysème pulmonaire ne se développe pas. Nous connaissons en Poitou et en Berry des chasseurs qui ont passé la plus grande partie de leur vie, trente ou quarante ans, à souffler dans leurs cors de chasse et à cheval sans présenter à l'heure actuelle aucune trace de la maladie qui nous occupe.

Quant à la production de l'emphysème interlobaire, l'on conçoit facilement que lorsque le fluide élastique est extravasé dans le tissu conjonctif, il suffit d'efforts d'expiration plus ou moins violents pour le faire cheminer sous la plèvre qu'il décolle et gagner ainsi le médiastin, les espaces celluleux du cou, de la face et du tronc.

Etiologie. — L'hérédité joue un rôle prédominant dans la production de cette maladie; nous connaissons des familles composées de dix à douze enfants chez lesquels on rencontre deux et trois emphysémateux parce que dans la ligne des ascendants se retrouvait la maladie et cela indépendamment des climats chauds ou froids, aussi bien dans la plaine que sur les hauteurs et pour ne citer que deux exemples, la maladie est fréquente à Bucharest et plus encore en Egypte, Alexandrie et le Caire, où il ne pleut pour ainsi dire jamais.

Sexe. — La maladie est beaucoup plus fréquente chez les hommes que chez les femmes, dans la proportion, suivant Hertz, de 147 hommes et 42 femmes; ce qui tient évidemment à ce que les hommes sont exposés par leurs travaux à un bien plus grand nombre de maladies des organes respiratoires.

Ainsi tous ceux qui sont exposés aux poussières végétales ou minérales, tous ceux qui sont appelés à faire des efforts répétés sont d'autant plus enclins à devenir emphysémateux qu'ils sont déjà sous l'influence des diathèses herpétique, arthritique ou catarrhale.

Age. — De même que l'emphysème n'a pas de patrie, on peut dire aussi qu'on l'observe à tous les âges; de moins en moins fréquent dans la première enfance, il apparaît plus souvent à l'âge adulte et plus souvent encore à mesure qu'on avance en âge. L'un des plus grands réservoirs où affluent de toutes parts une masse énorme de dyspnéiques, c'est assurément le Mont-Dore ; or, il n'est pas rare que nous observions chaque année dans cette station, que nous fréquentons depuis une trentaine d'années, un plus ou moins grand nombre d'enfants emphysémateux, mais le plus souvent l'hérédité est là avec ses terribles conséquences. Nous avons vu au Mont-Dore des enfants de deux ans atteints non seulement d'asthme, mais d'emphysème pulmonaire indéniable.

Symptômes. — L'emphysémateux présente toujours un ensemble de symptômes qu'il est facile de reconnaître, c'est dans l'âge adulte, à l'époque de la vieillesse et lorsque la maladie est bien confirmée qu'on observe : 1° une déformation du thorax ; 2° une sonorité exagérée de la poitrine ; 3° une altération dans les bruits respiratoires ; 4° un trouble dans les fonctions cardiaques et gastro-intestinales ; 5° un état particulier général qui ne laisse aucun doute sur la nature de la maladie. Ainsi le malade se présente à votre examen dans un état plus ou moins prononcé d'oppression. Le facies est quelque peu empâté, injecté, quelquefois violacé, les lèvres gonflées, les veines du cou saillantes, les creux post-claviculaires effacés et comme bombés ; à ce signe seul, déjà on reconnaît la maladie ; le thorax, comme l'a dit le premier Laennec, a une forme globulaire bombée en avant et en arrière, au lieu de la forme déprimée qui lui est naturelle (Laennec, p. 296, 3ᵉ édition).

Le tronc est incurvé en avant, les extrémités des membres ont la plus grande tendance au refroidissement et sont le siège d'une sueur plus ou moins visqueuse ; les fonctions digestives s'exécutent impar-faitement ; il y a une dyspepsie qui précède presque constamment l'arrivée des accès de suffocation avec tympanite et congestion hémorroïdale plus ou moins prononcée. La percussion de la poitrine donne un son clair dans toutes les parties qui sont le siège de l'emphysème avec dilatation des espaces intercostaux et soulèvement des côtes correspondantes.

Quant aux bruits respiratoires, ils sont profondément troublés, plus ou moins affaiblis et disparaissant quelquefois complètement lorsque la maladie est très avancée ; le plus souvent ils s'accompa-gnent de râles secs, sonores, sibilants, ronflants, plus ou moins pro-noncés pendant l'expiration, expiration prolongée, sans exclusion de quelques râles crépitants humides ; les crachats sont visqueux, très aérés, blancs ou blanchâtres, quelquefois jaunâtres ; leur sortie est précédée de quintes de toux, d'accès de suffocation qui vont parfois jusqu'à la plus grande anxiété, jusqu'à l'asphyxie. Enfin le symptôme dominant est celui-ci : accès d'asthme se développant sous l'influence des causes les plus variables, les plus hétérogènes, les plus imprévues. Nous avons encore dans notre clientèle deux dames du grand monde ; chez l'une il suffit de l'odeur de la farine de lin pour provoquer une crise ; chez l'autre, l'odeur seule du tabac suffit ; et une fois la crise commencée elle poursuit son évolution. Car il faut bien le dire, tout emphysémateux est forcément voué à l'asthme, tandis qu'on peut rester asthmatique pendant bien des années sans jamais devenir emphysémateux. Nous avons dit que les fonctions du myocarde sont le plus souvent troublées, les cavités droites se dilatent les premières, le cœur s'hypertrophie, le pouls se rapetisse et cet accroissement de volume du cœur au lieu de se traduire par une augmentation de matité, est au contraire voilé par un son clair, dû à l'ectasie pulmonaire ; quant à la durée de la maladie Laennec l'apprécie en ces termes (*loc. cit.*) : « C'est sans contredit, de tous les asthmes, celui qui peut permettre au malade l'espoir d'une longue vie. »

Pronostic. — D'après ce que nous venons de dire, le pronostic est des plus variables ; toutes les fois que l'affection est de nature héréditaire, ou que sans être héréditaire elle est ancienne, ayant envahi une grande surface pulmonaire avec accès dyspnéiques plus ou moins intenses, plus ou moins fréquents, la maladie est absolument incurable. Dans tous les autres cas on peut obtenir de grandes améliorations, et certainement parfois une guérison complète et absolue.

Diagnostic. — Il n'y a que dans les cas où la maladie est de date récente, qu'elle est bornée, très circonscrite et liée à un défaut de perméabilité bronchique ou compliquée d'une phlegmasie quelconque du parenchyme pulmonaire que le diagnostic peut offrir quelque difficulté. On ne peut, au reste, confondre l'emphysème vésiculaire ni avec la pleurésie ni avec le pneumothorax.

Traitement. — L'accès d'asthme étant le satellite obligé de l'emphysème pulmonaire, nous aurons donc à examiner le traitement pendant la crise, puis le traitement en dehors des crises, en enfin nous terminerons par l'étude des moyens prophylactiques les plus préconisés.

A. TRAITEMENT DE L'EMPHYSÈME PENDANT LA CRISE DE DYSPNÉE. — Un grand nombre d'agents thérapeutiques empruntés au traitement de l'asthme trouvent ici leurs indications.

Pénétrons immédiatement dans l'essence même du sujet.

Vous êtes appelés souvent le matin ou au milieu de la nuit auprès d'un emphysémateux en orthopnée, le front en sueur, les yeux saillants, le visage congestionné, les lèvres pendantes et livides, une oppression extrême, une toux fréquente, anxieuse avec peu ou point d'expectoration, un pouls petit, fréquent et mou avec ou sans complication cardiaque, qu'allez-vous faire?

1° Il faut donner le plus grand air possible à respirer au malade, détourner les rideaux de lit, ouvrir les portes et même la fenêtre si l'état de l'air extérieur ne s'y oppose pas;

2° Appliquer sur la poitrine, soit en avant, soit en arrière, de préférence dans cette dernière région, un grand nombre de ventouses sèches : 15 à 20 ou 25;

3° En même temps envelopper les poignets de sinapismes Rigollot;

4° Appliquer sur les jambes de grands cataplasmes composés de parties égales de farine de lin et de farine de moutarde entre deux linges et les laisser une heure et demie ou deux heures;

5° Faire respirer des capsules d'iodure d'éthyle ou mieux de nitrite d'amyle;

6° Allumer près le lit du malade l'une des diverses fumigations suivantes : papier Fruneau, papier Gicquel, poudre d'Abyssinie, poudre Escoufflaire, cette dernière très efficace, ou bien encore les cônes de Julien;

7° S'il y a des symptômes prononcés d'embarras gastrique, et si les voies digestives sont solides, donner un éméto-cathartique (ipéca 1 gramme, tartre stibié 0,05, en trois prises, de quart d'heure en quart d'heure dans un verre d'eau tiède);

8° S'il n'y a pas lieu de recourir à ce moyen, alors donner d'heure en heure une grande cuillerée de la potion ainsi préparée :

Décocté de polygala.	100 grammes	
Kermès	}	
Extrait de belladone.	} āā 10 centigrammes	
Sirop de capillaire.	}	
Oxymel scillique.	} āā 25 centigrammes	

Cette potion est extrêmement efficace, on peut la faire renouveler deux et trois fois. De tous les traitements préconisés contre la crise, nous venons de donner celui qui nous a toujours donné les meilleurs résultats. Dans les cas de menace d'asphyxie, le médecin peut recourir à quelques inhalations de chloroforme ou à l'injection sous-cutanée de morphine, surtout dans la forme nerveuse. On peut également frictionner le devant de la poitrine avec un bouchon imbibé d'huile de croton, mais bien entendu jamais chez les femmes à cause des cicatricules possibles et indélébiles.

B. TRAITEMENT EN DEHORS DES CRISES. — Trousseau est le premier qui ait indiqué le traitement rationnel de l'emphysème des poumons. Voici ses formules :

SOLUTION N° 1

Eau distillée. . . . . 125 grammes
Arséniate de soude . . . . 5 centigrammes
A prendre une cuillerée à café au principal déjeuner.

SOLUTION N° 2

Eau distillée. . . . . 125 grammes
Iodure de potassium. . . . . 10 —
Une cuillerée à café au dîner.

Il faisait continuer ce traitement pendant des semaines et des mois en laissant de temps à autre de courts intervalles de repos. Il donnait aussi la teinture de lobélie, mais avec moins de succès.

Eh bien! nous sommes obligés de reconnaître que, depuis cinquante ans, on n'a rien inventé de mieux. Ce sont encore les iodures et l'arsenic qui occupent le premier rang; nos cliniciens modernes ont sans doute inventé bien des formules, en voici une des meilleures qui a été préconisée par G. Sée :

Iodure de potassium . . . . 30 grammes
Sirop de tolu . . . . ⎫
Sirop diacode . . . . ⎭ āā 250 grammes
A prendre une grande cuillerée matin et soir.

L'iodure de potassium est bien supérieur à l'iodure de sodium. Après l'emploi de ces moyens pendant vingt ou trente jours on cesse, et alors on donne ou la solution de Fowler ou mieux encore les granules dits de Fowler pour revenir ensuite au premier traitement.

Quant à l'emploi des inhalations d'oxygène, celui des bains d'air comprimé, ce dernier surtout rend des services signalés dans tous les cas compliqués de pleurésie chronique.

Les eaux minérales sulfureuses et arsenicales, ces dernières surtout, et prises à la source, jouent un rôle considérable dans la cure de cette maladie.

De toutes les stations thermales européennes il n'y en a qu'une qui prime toutes les autres, nous avons nommé le Mont-Dore avec ses vastes salles d'inhalations de vapeurs arsenicales, ses douches hyperthermales dirigées sur la moelle épinière et aux environs du bulbe rachidien, etc., etc.

Ici, comme dans toutes les médications, il y a certainement des cas réfractaires, mais qui tiennent le plus souvent à l'emploi d'un traitement défectueux, car rien n'est plus difficile que la technique si variée et si compliquée de ces eaux. Cependant si, après une ou deux saisons de traitement méthodiquement dirigé, vous n'obtenez aucun succès, alors il faut vous diriger vers les eaux sulfureuses, Luchon, Cauterets et autres et *vice versa*. Le médicament n'est rien, la médication est tout.

C. TRAITEMENT PROPHYLACTIQUE. — Il est bien évident que, dans les cas d'emphysème comme dans celui de toutes les maladies chroniques, le malade doit être un peu son médecin lui-même. Il doit éviter les changements brusques de température, rechercher les localités où il se trouve le mieux, il doit porter des lainages sur la peau; veiller avec le plus grand soin à la chaleur des pieds; suivre un régime très sobre et toujours manger fort peu le soir : un potage, un œuf, un dessert, voilà la règle. Le café noir est de rigueur. Éviter toute espèce d'excès ainsi que les marches sur les plans ascendants. L'habitation dans les grandes villes est le séjour qui lui conviendra le mieux; l'observation de chaque jour confirme cette règle d'une manière presque absolue. Tels sont d'une manière générale les moyens pour prévenir les accès.

Jules MASCAREL, *de Châtellerault*
et du Mont-Dore,
Médecin en chef de l'hôpital.

CHAPITRE XIII

CANCER DU POUMON

Le poumon, tout comme les autres organes qui contiennent des cellules épithéliales, peut être affecté d'une tumeur maligne épithéliomateuse ou cancer. On ne doit pas croire cependant qu'en clinique cette forme du cancer soit aussi nette et aussi distincte que semblent le laisser penser les ouvrages didactiques de pathologie. Qu'il soit primitif ou secondaire, le cancer du poumon est très rarement seul, presque toujours il est accompagné d'un néoplasme de même nature logé soit dans la paroi pleurale, soit dans les ganglions du médiastin.

Décrire séparément chacune de ces lésions n'est pas possible sans s'exposer à des redites, car au point de vue clinique comme au point de vue histologique et anatomo-pathologique, la plus grande ressemblance règne entre le cancer de ces organes : poumon, plèvre et médiastin.

Historique. — Le cancer du poumon est une affection décrite pour la première fois, d'une façon claire et précise, par Bayle en 1810 ; auparavant on cite bien quelques cas soi-disant observés par Van Swieten, Morgagni, Portal, mais ce fut Bayle qui en traça le tableau et en décrivit six variétés, principales dont l'une était ce que l'on appelait alors la phtisie cancéreuse.

Après lui vinrent les travaux de Laennec (1818), Stokes (1837), Heyfelder, Carswel, Andral (1840), Marshall, Hugues, Gintrac (1845), Ariolat (1861), Jaccoud (1873), Peter, Darolles (1877), Dieulafoy, Gouguenheim, Suindre (1886), Ménétrier, Laplat (1888) ; tous ces auteurs décrivent la symptomatologie et la composition anatomique de la tumeur cancéreuse du poumon ; on arriva à conclure que le cancer naissait dans l'épithélium des alvéoles ou des bronches de préférence à toute autre région et quand il était situé à la périphérie de l'organe il s'étendait fréquemment à la plèvre viscérale.

Étiologie. — Le cancer se développant primitivement dans le poumon est rare. Habituellement il existe une tumeur de même nature, soit au sein chez la femme, soit dans l'œsophage ou dans les organes abdominaux, estomac, foie, pancréas, rectum, intestin, capsules surrénales.

Quelle est la cause de cette aberration dans le développement des cellules épithéliales ? C'est encore un point de pathologie à résoudre et qui restera obscur jusqu'à la découverte de l'élément pathogène du carcinome. Les statistiques démontrent que l'hérédité joue un certain rôle. On croit aussi que les personnes qui ont de fortes émotions morales qui leur ont affecté le caractère et l'intelligence, que les individus qui ont été victimes d'un traumatisme sur la poitrine, que les ouvriers qui travaillent dans les ateliers où ils sont exposés aux poussières métalliques de cobalt, d'arsenic, etc., sont plus sujets à avoir un cancer du poumon que les autres hommes.

Quand le cancer du poumon est secondaire à un cancer du sein, par exemple, la propagation a lieu par continuité, à travers les vaisseaux sanguins ou lymphatiques, qui vont de la glande à la plèvre et de la plèvre au poumon.

On a également noté des cas de cancer pulmonaire successifs à un épithélioma du nez, de la glande lacrymale (Bouillaud), des membres (Girode), de l'orbite (Deschamps) ; enfin il est reconnu que, le cancer d'un organe ayant été mal opéré, il se produit à la suite de cette intervention chirurgicale une généralisation cancéreuse rapide qui envahit le poumon.

Symptomatologie. — Le cancer du poumon n'est pas toujours facile à découvrir et il est des cas, ainsi que le déclarent Andral, Potain, Verneuil, etc., où l'épithélioma pulmonaire n'a pas été soupçonné ou tout au moins affirmé durant la vie et devient une surprise d'autopsie. C'est qu'il est en effet des cas où le poumon peut présenter plusieurs noyaux cancéreux sans que les symptômes généraux ou locaux soient assez nets et assez spéciaux pour affirmer l'existence de la lésion.

Mais d'ordinaire le cancer du poumon donne lieu à des phénomènes de compression du côté des organes situés dans la cavité thoracique et à des symptômes généraux, qui eux aussi éclairent le praticien sur la véritable cause du mal dont souffre le malade. Enfin

il est des signes purement physiques et locaux qui parfois sont assez
nets pour aider au diagnostic. Nous allons successivement étudier
ces sortes de symptômes : 1° troubles généraux ; 3° signes fonctionnels de compression ; 3° signes physiques et locaux.

1° Nous savons que les individus affectés de cancer présentent un
aspect général typique, qui permet de reconnaître la maladie. La
cachexie avec cette teinte jaune paille caractéristique manque bien
souvent dans le cancer du poumon et cela parce que cette forme de
l'épithélium n'a pas une longue évolution et que la mort survient
assez rapidement par suffocation et asphyxie avant que les produits
de la tumeur aient eu le temps d'empoisonner l'organisme.

Les phénomènes généraux du cancer du poumon sont donc peu
accusés. Il est cependant des cas où ils ont existé parfaitement ou
d'une façon assez évidente. Le malade rappelle un peu l'aspect d'un
tuberculeux, il a maigri considérablement, il tousse, il crache du
sang, ses traits sont tirés et flétris, sa peau trop large pour lui est
plissée en maints endroits, la dyspnée est assez vive et de temps en
temps surviennent des crises de suffocation dont un accès finit par
emporter le patient.

2° La tumeur peut comprimer ou même envahir les nerfs du
plexus brachial, les nerfs intercostaux et thoraciques ; elle peut comprimer une bronche, une artère ou une veine, la trachée ou des
branches du pneumogastrique, d'où différents symptômes qui
fatiguent plus ou moins le malade.

C'est d'abord la douleur qui peut atteindre une grande intensité
et arracher des cris au cancéreux, douleurs s'irradiant dans l'épaule et
dans le membre supérieur du même côté, s'accompagnant quelquefois de zona quand elle affecte les branches des nerfs intercostaux et de névralgies diaphragmatiques si ce sont les branches du
nerf phrénique qui sont touchées.

Lorsque la tumeur et les ganglions, qui l'accompagnent et s'en-
gorgent sous l'influence du processus morbide, viennent à comprimer
le pneumogastrique, par exemple, on peut noter de graves symptômes : de la toux quinteuse, de la dyspnée, de l'aphonie, des
troubles cardiaques pouvant aller jusqu'à l'arrêt brusque du cœur
et la mort, des contractions spasmodiques de l'ouverture de la
glotte.

Si, au contraire, c'est une bronche ou la trachée dont les calibres
sont rétrécis par le voisinage de l'épithélium du poumon, on peut
voir paraître de la dyspnée ou tout au moins de la gêne respiratoire,

de la toux due à la compression du nerf récurrent qui accompagne la trachée. En auscultant le poumon, on perçoit des signes d'embarras respiratoire qui peuvent aider au diagnostic.

La dysphagie, par compression de l'œsophage, est rare (Schwankins) à cause de la souplesse des tissus de ce conduit. Mais il est bien plus fréquent de relater une compression d'un vaisseau sanguin, artère ou veine, qui sont le point de départ de phénomènes d'anémie ou de congestion variés. Les artères, dont les parois sont autrement résistantes que celles des veines, sont plus rarement lésées. Quant à celles-ci, elles produisent de la cyanose du visage, du cou, de la turgescence des veines jugulaires, de l'œdème, des dilatations en forme de varices, de la dyspnée quand ce sont les veines du poumon qui sont rétrécies et obligent le sang à stationner dans cet organe. Il en résulte de la congestion et de la transsudation séreuse du sang, ce qui produit une expectoration spéciale, décrite par tous les auteurs sous le nom de crachats couleur gelée de groseille (Stokes). L'expectoration est molle, gélatineuse, rosée, homogène, ni visqueuse, ni adhérente (G. Sée).

3° Les symptômes locaux que présentent les malades atteints de cancer pulmonaire sont à la vérité peu nombreux et assez incertains. On notera à l'inspection du thorax des ganglions engorgés, saillants sous la peau notamment à la région sus-claviculaire, quelquefois de la voussure ou de la rétraction au voisinage de la tumeur ; le côté correspondant à celle-ci sera moins bien soulevé pendant l'inspiration, puisqu'une partie de l'organe de ce côté ne fonctionne plus que d'une manière défectueuse.

A la palpation, si la tumeur est périphérique, on perçoit une augmentation des vibrations thoraciques, la masse solide transmettant mieux les vibrations que les alvéoles remplis d'air. La pression fait constater une diminution de la sonorité, de la matité, qui est accompagnée d'un défaut considérable dans l'élasticité des tissus de la paroi thoracique. L'auscultation permet de se rendre compte de la diminution du murmure respiratoire qui est même aboli dans le lieu siège de la tumeur.

Enfin si la lésion cancéreuse comprime la trachée ou une bronche, il en résulte des souffles et des bruits qui se propagent dans l'air, qui remplit les alvéoles, et s'entendront en appliquant l'oreille sur la poitrine.

Comment se termine l'affection ? Toujours par la mort du malade. Mais cette fin arrive plus ou moins rapidement, tantôt emportant brutalement le patient, en l'espace de quelques jours, avec des signes d'asphyxie, ainsi que cela a lieu quand la douleur comprime un nerf ou un organe essentiel (bronches, vaisseaux pulmonaires); tantôt au contraire le cancer a une marche insidieuse, latente, chronique, aboutissant à la cachexie et à la mort.

Le pronostic du cancer du poumon est donc constamment de la plus grande gravité, le mal peut avancer plus ou moins rapidement, mais il ne rétrocède jamais et emporte toujours le malade.

OBSERVATION. (Spillmann et Haushalter, *in Gaz. hebd.*, novembre 1892.)— M... Michel, trente-sept ans, garçon épicier; père mort à soixante-douze ans, mère morte à soixante ans de maladie aiguë. Un frère de cinquante ans bien portant, sœur morte en couches à quarante ans. Marié à une femme bien portante, huit enfants en bonne santé, a été soldat de 1870 à 1874, pas de maladie, ni syphilis, ni alcoolisme, vie régulière, hygiène suffisante.

Au commencement d'août 1890, M... se met à tousser, il avait un peu maigri, il était très pâle, ses forces avaient diminué, sous la clavicule le son et la respiration étaient affaiblis, faciès de phtisique au début, il demeure quatre semaines à la campagne et revient sans avoir été amélioré.

Le 1er octobre, il entre à l'hôpital avec les signes d'un léger épanchement à droite; temp. 38 à 38°,5, état général peu satisfaisant, au bout de trois semaines l'épanchement s'est résorbé, on n'entend plus à droite qu'un bruit respiratoire, atténué avec diminution de sonorité.

Le 1er novembre violent point de côté à droite, le 2 vaste épanchement, matité complète en arrière remontant en avant à deux travers de doigt au dessous de la clavicule, son skodique sous la clavicule, silence respiratoire, temp. 38 à 38°,5.

6. — Évacuation d'un litre de liquide citrin, limpide et coagulant par le repos.

8. — L'épanchement s'est reformé, matité en arrière, souffle bronchique dans la fosse sous-épineuse à droite avec bronchophonie et pectoriloquie aphone, silence respiratoire au-dessous, expectoration séro-muqueuse assez abondante. Sous la clavicule droite silence respiratoire, sous la clavicule gauche sonorité et respiration normales. Etat général mauvais, teint d'un blanc sale, perte totale des forces et de l'appétit, amaigrissement, hypertrophie considérable des dernières phalanges des doigts, ongles recourbés.

10. — Dyspnée croissante, ponction de 600 centimètres cubes de liquide clair, lavage de la plèvre avec 200 centimètres cubes de solution de naphtol à 1/100. Dans la soirée violent point de côté à droite calmé par une injection de morphine, température 39°,2.

11. — La douleur a disparu, l'expectoration séro-muqueuse est striée de sang, les signes stéthoscopiques restent les mêmes. Le malade attire l'attention sur une douleur vive qu'il ressent depuis plusieurs semaines au niveau de l'insertion du cartilage de la troisième côte droite sur le sternum : la région, très douloureuse à la pression, n'est pas modifiée, on songe à un point d'ostéite tuberculeuse. Urines normales, examen bactériologique de l'expectoration négatif.

17. — Dyspnée continue, orthopnée, amaigrissement, insomnies, sueurs nocturnes, son skodique et pot fêlé sous la clavicule droite, souffle tubaire à ce niveau, respiration soufflante dans la fosse sous-épineuse, ailleurs matité et silence respiratoire, une ponction ne fait que retirer 20 centimètres cubes de liquide rougeâtre.

20. — Mêmes signes, ponction infructueuse, l'insuccès est attribué aux fausses membranes flottant sur le liquide et aux cloisonnements de la plèvre.

24. — Ponction avec aiguille n° 3 de Dieulafoy, on retire 600 centimètres cubes de liquide clair sans dépôt, légèrement sanguinolent; cette ponction est suivie d'une expectoration séro-fibrineuse abondante.

26. — Deux ponctions infructueuses, dyspnée augmente beaucoup après le repos.

1er décembre. — Depuis trois jours le malade se sent mieux, il respire plus facilement. A gauche sonorité et respiration normales, à droite mêmes signes stéthoscopiques, matité sous la clavicule avec souffle amphorique profond sans râles, sans égophonie, abolition des vibrations vocales à ce niveau. Dyspnée intense avec violentes quintes de toux et points de côté très douloureux, que l'on calme par des injections de morphine, expectoration muqueuse, vitrée, collante, non sanglante, un peu purulente. Au niveau de l'articulation costo-sternale de la deuxième côte droite petite tumeur fluctuante, douloureuse, de la grosseur d'une noisette, à ce niveau la peau n'est pas changée de coloration. Même état tous les jours suivants. 2 nouvelles ponctions exploratrices sans résultats. Amaigrissement progressif, sueurs, insomnies, orthopnée, quintes de toux, quelques petits râles sus-claviculaires à droite.

16. — Crise de dyspnée après le repos. Le 26, le malade succombe dans une de ces crises en proie à une angoisse effrayante.

Autopsie. — Au niveau du tiers supérieur du sternum abcès osseux avec perforation de l'os. Plèvre et poumon gauches absolument sains. Pas de liquide dans la plèvre droite, épaississement et adhérence des deux feuillets de cette plèvre. Poumon droit volumineux transformé en bloc compact, dur, criblé à la surface de nodules blanchâtres saillants, gros comme un pois. A la coupe, tissu dur, résistant, entre nodosités blanches tissu scléreux, bronches ont parois épaissies, lardacées, remplies de mucosités spumeuses, gros ganglions au hile du poumon.

Foie très gras avec de petits noyaux jaunâtres. La capsule surrénale droite est transformée en une masse ovoïde, lardacée, jaune; la capsule surrénale gauche contient un petit foyer à centre ramolli.

Examen histologique. — La capsule surrénale a été modifiée presque entièrement, elle est formée de cellules dégénérées et contenant un grand nombre de globules blancs.

Les nodules cancéreux du foie ont une structure analogue, peu de stroma fibreux à la périphérie.

Les nodules pulmonaires en imposent d'abord par un épithélium cylindrique, ont débuté dans une artère par embolie, le contenu de l'artère reproduit la structure de la tumeur surrénale et des nodosités hépatiques.

Diagnostic. — Il est assez fréquent de confondre le cancer pulmonaire soit avec une pleurésie, soit avec une tumeur du médiastin ou avec une lésion chronique scléreuse ou bacillaire du poumon.

Très fréquemment la pleurésie existe avec le cancer, car l'épithélioma s'est généralisé à la plèvre, l'a irritée et a causé l'épanchement. Dans ce cas le diagnostic de la forme pleurétique se fera par l'examen du liquide, qui est souvent hémorragique dans la pleurésie cancéreuse, et dont la guérison est absolument rebelle aux ponctions multipliées. Si la pleurésie n'existe pas, on peut songer au cancer quand la paroi est rétractée, qu'il n'y a pas d'égophonie, ni de souffle tubaire, mais seulement de la matité et de l'absence du murmure respiratoire.

L'âge sera pris en considération, car le plus souvent le cancer ne survient qu'à l'âge de quarante à soixante ans.

Les tumeurs du médiastin se reconnaîtront en ce qu'elles donneront lieu à des signes de compression plus localisés que le cancer et à ce que ce dernier s'accompagnera de manifestations pulmonaires, congestion, œdème, dyspnée. Mais, dans tous les cas, ce sera un diagnostic difficile à établir d'une façon certaine et absolue.

On songera aux scléroses pulmonaires plutôt qu'au cancer chez les ouvriers des ateliers dans lesquels on respire de la poussière, on rejettera l'idée de tuberculose en recherchant les antécédents du malade et en tenant compte de la marche de la maladie, la phtisie étant sujette plus que le cancer à présenter des rémissions pendant lesquelles le patient se croit guéri.

Anatomie pathologique. — Le cancer du poumon ne présente pas toujours la même apparence anatomique, suivant qu'il a débuté dans cet organe et qu'il est primitif ou qu'il n'est que secondaire, consécutif à un néoplasme de même nature situé en un autre point du corps.

Le cancer primitif du poumon affecte presque toujours la forme lobaire, il envahit tout un lobe, le plus souvent dans le poumon droit, présentant l'aspect d'une masse grisâtre dans laquelle on ne reconnaît plus la trame pulmonaire et qui à la coupe laisse s'écouler un liquide blanchâtre qui est du suc cancéreux.

Quand le cancer du poumon est secondaire, il affecte la forme dite nodulaire, c'est-à-dire qu'on aperçoit en divers points, assez disséminés, des noyaux plus ou moins gros qui sont blanchâtres, lardacés à la coupe, durs, ou au contraire bleuâtres, ou gris quand ils sont au sein du parenchyme pulmonaire ; en les sectionnant on obtient également, par le raclage, du suc cancéreux.

L'examen histologique de ces tumeurs montre que l'altération est d'origine épithéliale ; Cornil et Ranvier, Malassez, Finley et Parker (1877), Ménétrier, Boix (1885), Augier et Leplat, etc., ont tous confirmé cette hypothèse.

Dans le cancer du poumon, le néoplasme débute par les cellules de l'épithélium qui tapisse les alvéoles, et la cavité alvéolaire forme une sorte de charpente pour l'édification de la tumeur qui la remplit de grosses cellules néoplastiques contenant des noyaux également très gros avec des nucléoles nettement distincts.

Lorsque ces alvéoles sont remplis, la tumeur pousse des prolongements dans les dernières ramifications bronchiques et ainsi de suite, envahissant de proche en proche, mais les parois alvéolaires restent toujours suffisamment visibles et peu altérées, tout au plus subissent-elles une légère transformation fibreuse à la longue.

Outre le cancer qui débute par l'épithélium des alvéoles, Leplat a observé des cas de carcinome commençant par le revêtement épithélial des bronches et Bisch-Hirschfeld, dans son *Traité d'anatomie pathologique*, décrit un cancer du poumon débutant par l'épithélium des glandes de la muqueuse des bronches.

A mesure que la tumeur s'accroît, elle envahit le parenchyme pulmonaire le rendant imperméable à l'air et impropre à la respiration. Puis survient une période de ramollissement dans l'évolution du carcinome ; alors la partie centrale de la masse épithéliale qui remplit l'alvéole se transforme en une sorte de bouillie blanchâtre ou légèrement sanguinolente. Si la bronche qui sort de cet alvéole est encore assez perméable, l'élimination de cette masse dégénérée peut se faire et il en résulte une véritable caverne, sinon le ramollissement gagne de proche en proche et il se constitue un véritable foyer caséeux dans lequel M. Ménétrier a constaté la présence du streptocoque pyogène.

En même temps que le cancer se développe dans le poumon, il se produit des traînées de lymphangite qui partent du foyer et vont aux ganglions correspondants, dans l'espèce aux groupes ganglionnaires bronchiques, trachéaux et sus-claviculaires. A l'examen, les canaux lymphatiques ont l'aspect de cordons indurés, blanchâtres, noueux çà et là, formant un véritable réseau à la surface du poumon et dans la plèvre, sur le feuillet viscéral, principalement.

A la longue, les ganglions situés en avant des vertèbres, dans le creux sus-claviculaire, dans le mésentère, sont successivement envahis, et par ce moyen s'étend et se généralise la maladie.

Traitement. — Que dire de la thérapeutique à employer quand on se trouve en présence d'un malade porteur d'une telle affection? Assurément il n'est pas ici question d'enrayer le mal, encore moins de le guérir. Un tel espoir n'est pas chose permise pour le moment, tant que la science n'aura pas trouvé l'élément pathogène de la maladie et le moyen de le détruire.

Si le mal était bien localisé, on serait peut-être en droit d'ouvrir chirurgicalement la cage thoracique et de réséquer la portion pulmonaire envahie. Comme cette méthode radicale n'a pas encore été utilisée, le praticien devra employer un traitement palliatif et symptomatique, afin d'adoucir au malade les derniers moments qui lui restent à vivre.

Contre la douleur on trouve bien des méthodes révulsives, particulièrement des vésicatoires sur le lieu même de la douleur; contre ce même symptôme agit la morphine appliquée sur la surface vésiquée ou bien administrée en injections sous-cutanées, ce qui réussit merveilleusement à apaiser les souffrances de ces malheureux.

M. Barié conseille la ponction et l'évacuation du liquide pleural lorsque le cancer pulmonaire s'étendant à la plèvre a produit un épanchement qui gêne le malade, provoque et entretient la dyspnée et la douleur. Ce moyen est excellent contre la dyspnée. Mais il faut éviter dans la mesure du possible cette ponction, car le liquide se reproduit rapidement.

On donnera des toniques pour soutenir le plus longtemps possible les forces du patient. En agissant ainsi le médecin aura rempli tout ce qu'il pouvait faire dans l'intérêt de son malade. Il devra aussi ne pas oublier qu'il peut, par de bonnes paroles, le réconforter, le soutenir et lui aider ainsi à supporter son mal.

S. Bernheim, de Paris.

CHAPITRE XIV

SYPHILIS PULMONAIRE

Historique. — Depuis longtemps on avait remarqué que parfois les individus affectés de syphilis présentaient des symptômes locaux du côté de l'appareil pulmonaire, symptômes qui pouvaient simuler une maladie locale, mais qui devaient être rapportés à l'évolution du virus syphilitique dans l'organisme. Puis une réaction se fit contre ces doctrines qui semblaient trop larges et on nia complètement la possibilité de la localisation pulmonaire de la syphilis.

Enfin dans une troisième période, qui correspond à la seconde moitié de notre siècle, la démonstration de la syphilis pulmonaire fut faite par des auteurs dont les noms sont reconnus comme compétents en la matière : ce sont MM. Lancereaux, Fournier, Jullien, Mauriac, Dieulafoy, etc.

Les anatomo-pathologistes tels que Malassez, Cornil et Ranvier étudièrent les manifestations de la syphilis en tant que lésions et altérations du parenchyme pulmonaire et tracèrent avec leurs observations un tableau très caractéristique de la syphilis pulmonaire.

Depaul, Robin, Virchow, Parot, Balzer ont également étudié la syphilis du poumon chez le nouveau-né, ce qu'on appelle l'hérédo-syphilis, et ces travaux ont puissamment contribué à éclairer la nature de ces lésions spécifiques que l'on a maintes fois rencontrées dans la pratique des autopsies, plus encore que dans le domaine de la clinique.

Etiologie. — Lorsque la syphilis envahit le poumon chez l'adulte, elle le fait assez longtemps après son début, quand tout l'organisme a déjà subi les atteintes de la maladie et que les manifestations cutanées, les accidents tertiaires des autres viscères ont eu le temps de se produire. Sauf dans quelques cas rares et que l'on peut considérer comme des exceptionnels, la syphilis du poumon est tardive et Mauriac déclare en avoir vu des exemples jusqu'à vingt-trois ans après le chancre qui est l'accident de début de l'infection.

Outre ce caractère, la syphilis du poumon est une affection peu fréquente, qui frappe les individus ayant dépassé quarante ans et plus particulièrement les hommes.

Divers auteurs ont cherché à éclaircir les idées sur les rapports possibles entre la syphilis du poumon et de la tuberculose dans le poumon. On croyait autrefois qu'un syphilitique était réfractaire à la tuberculose. Il n'en est rien ; nous avons vu un grand nombre de tuberculeux contracter la syphilis et vice versa. On a admis plus tard que la phtisie ne devait pas être considérée comme une prédisposition pour la syphilis, qui affecte un individu, se localise dans le poumon, mais qu'au contraire les gens atteints de syphilis pulmonaire sont en imminence de réceptivité pour la tuberculose (Potain). Dans ces cas hybrides assez fréquents, chaque maladie est distincte bien qu'intéressant le même organe et tandis que le traitement spécifique vient à bout de la syphilis et arrête le développement des gommes pulmonaires, la phtisie continue son œuvre de destruction et finit par amener la mort.

Symptomatologie. — Peut-on, avec le simple examen des phénomènes subjectifs que présente le malade, porter le diagnostic de syphilis pulmonaire? Beaucoup de médecins ne le pensent pas. La syphilis, quand elle frappe le poumon, agit à la manière d'une lésion tuberculeuse ou scléreuse, qui progressivement modifie le parenchyme pulmonaire et le rend impropre à la fonction respiratoire. Les symptômes, que présentera un tel malade, seront à peu de choses près les mêmes que ceux que l'on observe chez une personne atteinte de pneumonie chronique scléreuse.

Ce sera de la toux, qui, d'abord sèche, s'accompagnera ensuite d'expectoration muqueuse puis muco-purulente. Cette expectoration peut être tout à coup très abondante, lorsqu'un foyer gommeux arrive à se vider dans une bronche, ainsi que l'a observé le Dr Cube.

Cette toux avec expectoration ainsi caractérisée peut quelquefois s'accompagner d'hémoptysie légère (Lancereaux); tandis que le poumon, qui fonctionne chaque jour de moins en moins, traduit son état par de la dyspnée croissante, appréciable surtout lorsque le malade s'est livré à une marche rapide, à un exercice violent ou à une ascension prolongée.

Peu de douleur dans le côté et rien de bien net à ce point de vue. L'examen direct de la poitrine donne des résultats parfois douteux ou difficiles à apprécier nettement, d'autant plus que la plus grande variation s'observe dans ces cas.

Pas de déformation de la poitrine. En percutant on reconnaît une zone moins sonore et même tout à fait mate ; c'est le siège de la lésion gommeuse, elle est localisée de préférence à droite et dans la région moyenne du poumon, au niveau de l'épine de l'omoplate en arrière, sous les troisième ou quatrième côtes en avant.

Lorsque l'accident dont nous parlons plus haut s'est produit et qu'un foyer gommeux atteignant une bronche s'y est vidé, il en résulte une caverne dont on perçoit les signes physiques ; sonorité et bruit de pot fêlé, respiration caverneuse, pectoriloquie, gargouillement. Mais ce fait est rare et heureusement, car il serait alors bien difficile de séparer la tuberculose de la syphilis pulmonaire et le praticien qui serait appelé à un tel moment auprès d'un semblable malade risquerait fort de porter un diagnostic entaché d'erreur.

Lorsque la lésion syphilitique évolue de sa façon la plus habituelle c'est-à-dire d'une manière analogue à un foyer scléreux, l'auscultation du poumon fait constater de l'imperméabilité des alvéoles, on n'entend plus le murmure vésiculaire normal, qui est très affaibli ou remplacé par un silence plus ou moins complet au point altéré.

Un fait à noter également c'est la possibilité de la présence d'un épanchement dans la plèvre correspondante, car la pleurésie syphilitique se rencontre, ainsi que l'ont observée et décrite MM. Chantemesse et Widal.

L'état général est d'abord excellent, et l'on est surpris de rencontrer chez un malade offrant de telles lésions pulmonaires à l'auscultation des signes de bonne santé apparente. Suivant l'expression heureuse de Bazin, on a sous les yeux un phtisique bien portant.

Cependant avec les progrès du mal, l'état général s'altère et revêt un aspect différent. Tantôt le syphilitique présente de la cachexie dite tertiaire, analogue à celle que l'on rencontre à la période ultime de la syphilis mal ou non traitée, tantôt l'habitus du patient est semblable à celui du phtisique et il se rapporte alors à l'état du poumon.

Dans le premier cas, on constate de l'amaigrissement, de l'œdème avec albuminurie et diarrhée, un teint jaunâtre, des téguments ; dans le second cas, au contraire, on rencontre de la fièvre le soir, des sueurs pendant la nuit, de la toux avec expectoration fréquente et muco-purulente, des hémoptysies, la déformation caractéristique des ongles (doigts hippocratiques), etc.

Il est rare de rencontrer la syphilis pulmonaire isolée, le plus souvent elle est accompagnée d'autres manifestations syphilitiques tertiaires, telles que des gommes du foie, de lésions du larynx ou de l'encéphale.

Le pronostic est grave et même fatal si le médecin ne fait pas le diagnostic et ne songe pas à la syphilis, car la gomme du poumon s'améliore promptement sous l'influence du traitement spécifique et un bon diagnostic permet d'instituer un traitement qui fait merveille.

OBSERVATION. (Thèse du Dr Roubleff, Paris, 1891.)— E... Marie, trente-cinq ans, journalière, entrée le 12 mai à Necker. Sa mère était morte d'une hydropisie et paralysie du côté gauche.

Toujours bien portante, elle a néanmoins toujours été faible. Au mois d'octobre 1889 étant déjà malade depuis deux mois, elle entre à Necker pour un mal de nez qui, prétend-elle, lui est venu à la suite d'une égratignure de la narine droite. Elle se plaint encore d'avoir mal à la gorge. Après un traitement par le sirop de Gibert, les bains sulfureux et les fumigations, elle sort guérie après quinze jours. Elle ne se rappelle pas avoir eu sur le corps aucune éruption, ni de chancre sur les parties génitales.

Le 12 mai, la malade présente les symptômes suivants : flaccidité des chairs, téguments décolorés, aspect terreux, inappétence, selles irrégulières, maux fréquents d'estomac, amaigrissement considérable depuis deux mois, la malade tousse surtout vers le matin, malaise et affaiblissement général. Les crachats sont spumeux comme ceux de la bronchite, parfois ils sont d'un blanc grisâtre mais jamais sanguinolents. Point de côté gauche à trois travers de doigt au-dessous de l'angle inférieur de l'omoplate. Transpiration abondante surtout la nuit. Maux de tête persistants. Les fonctions du rein et du foie ne présentent rien d'anormal. Constipation opiniâtre.

Examen : la prétendue égratignure a fait des ravages considérables, toute la cloison du nez a disparu, la luette est détruite à la face postérieure du pharynx, à sa partie supéro-externe du côté droit, on voit une ulcération, grande comme une pièce de 50 centimes, dont le fond est baigné d'un pus verdâtre, les bords de cette ulcération sont irréguliers, taillés à pic.

Les ganglions sous-maxillaires, mastoïdiens, sus-claviculaires et axillaires sont peu hypertrophiés, ceux des plis de l'aine sont doubles de leur volume normal et durs au toucher. Sur le corps et sur les organes génitaux externes on ne voit aucune cicatrice et rien d'anormal.

A la pression on trouve une matité à la base du poumon droit, à l'auscultation on trouve au même endroit la respiration un peu soufflante, des râles bronchiques et muqueux. On institue un traitement spécifique et fortifiant (6 grammes d'iodure progressivement).

Le 18 mai la matité a gagné tout le poumon droit, quelques frottements à l'auscultation. Puis l'état général s'améliore, le point de côté est moins douloureux, la transpiration moins abondante. La toux est calmée, l'ulcération du pharyx a moins d'étendue.

Le 22 mai l'ulcération persiste, la matité de la base est moins prononcée, le point de côté a disparu, la toux tourmente peu le malade.

Le 25 mai cessation de la toux et de la transpiration.

Le 28 mai matité au sommet droit, obscurité à la base, l'ulcération du pharynx bourgeonne.

Depuis l'état continue à s'améliorer, l'embonpoint revient même. Les maux de tête ont cessé. Amélioration des signes stéthoscopiques du poumon, le 7 juin il n'y a plus qu'un obscurcissement du sommet droit et une respiration un peu rude en ce point.

L'ulcération du pharynx est presque complètement cicatrisée et la malade sort de l'hôpital notablement améliorée.

L'examen bactériologique des crachats, fait à plusieurs reprises, par différentes personnes pendant le cours de la maladie, a toujours été négatif.

Diagnostic. — La syphilis du poumon est parfois très difficile à diagnostiquer et c'est ce qui explique la fréquence de la mort dans ces cas. La tuberculose, la sclérose des poumons ou pneumonie chronique, le cancer peuvent en imposer au premier abord et dérouter la sagacité du praticien; celui-ci devra donc toujours interroger soigneusement son malade, lui poser des questions sur ses antécédents, personnels, s'enquérir si à un moment de son existence il n'a pas présenté des symptômes de syphilis et cela même s'il nie avoir eu cette maladie.

La tuberculose se différencie du cas qui nous occupe, en ce que l'état général est plus vite altéré, que la fièvre y est presque la règle absolue, que la lésion siège au sommet du poumon tandis que la gomme est plutôt localisée à la région moyenne ou à la base et à droite. L'examen bactériologique est là d'un précieux secours et la présence ou l'absence des bacilles de Koch dont l'expectoration lève tous les doutes, si toutefois cet examen bactériologique est fait à plusieurs reprises. La sclérose pulmonaire est surtout une maladie professionnelle, le cancer a des signes distinctifs, expectoration gelée de groseilles, engorgement ganglionnaire, cachexie spéciale, il est plus souvent secondaire à un épithélioma siégeant dans un autre organe.

Jusqu'à l'adolescence il faut songer à la possibilité d'une hérédosyphilis tardive (Fournier, Lancereaux), et rechercher soigneusement les stigmates qui caractérisent cette forme de la maladie.

Anatomie pathologique. — La syphilis suit dans le poumon une évolution spéciale, toujours identique à elle-même, dont les stades initiaux sont plus appréciables chez l'enfant que chez l'adulte; ces altérations ont été décrites avec une grande vérité par Parrot, Virchow, Carlier, Mauriac, Ranvier et Cornil, Lancereaux, etc. C'est d'abord une sorte de congestion surtout évidente à la base et qui au microscope laisse percevoir de l'épaississement des tuniques artérielles et des parois bronchiques, de la leucocytose qui infiltre les espaces interalvéolaires, de la desquamation épithéliale dans les alvéoles qui sont ainsi comblés par les cellules dégénérées et détachés du revêtement de cette cavité.

Plus tard, un second degré de l'altération syphilitique du poumon, c'est ce que Virchow a nommé pneumonie blanche et qui se présente soit sous la forme nodulaire, soit au contraire diffuse dans toute l'étendue du parenchyme. Cette coloration blanche due à l'ischémie par épaississement des parois et rétrécissement du calibre des artérioles se rencontre par plaques plus ou moins larges et épaisses ; l'examen micrographique permet de reconnaître de la sclérose généralisée, de la transformation fibreuse des tissus, de l'obstruction alvéolaire par des cellules rondes et des débris épithéliaux, enfin une transformation embryonnaire de l'épithélium de revêtement des alvéoles.

Chez l'adulte ces deux stades existent, mais sont peu durables, et la lésion se présente rapidement sous la forme scléro-gommeuse.

On observe alors des masses nodulaires, de grosseur variable, puis devenant dans la suite molles et blanchâtres. Il se fait alors dans le centre de ces tumeurs un ramollissement, une fonte caséeuse des éléments constitutifs, tandis que tout autour le tissu scléreux épaissi forme une sorte de coque à la lésion.

Quand la gomme caséeuse se vide dans une bronche, il se forme un tissu de cicatrice ayant la forme étoilée avec un petit noyau central dur, ou bien la cavité centrale jadis occupée par les cellules dégénérées reste béante à la façon d'une caverne dont les parois sont constituées par des débris puriformes et caséeux.

Dans d'autres cas, le poumon est infiltré de sclérose, les travées conjonctives normales sont tellement dures et épaisses par suite de cette transformation que le poumon a un aspect spécial bien décrit par Lancereaux : il semble que l'organe soit coupé par des sillons grisâtres tout à fait caractéristiques.

Traitement. — La seule thérapeutique à suivre quand on se trouve en présence d'un cas de syphilis pulmonaire, c'est le traitement spécifique ; avec cela on arrivera promptement et très souvent entièrement à provoquer la disparition de tous les symptômes présentés par le malade.

S. BERNHEIM, de Paris.

CHAPITRE XV

KYSTES HYDATIQUES DU POUMON

Historique. — Nous nous trouvons en présence d'une affection dont l'histoire n'est pas très longue, car il n'y a guère qu'une soixantaine d'années que Laënnec le premier décrit la forme hydatique des kystes du poumon (1819). Après lui nous voyons cette maladie mentionnée dans les traités d'Andral, de Cruveilhier, de Dupuytren ; en 1855, Vigla publie à ce sujet des observations intéressantes, puis, en 1856, Cadet de Gassicourt et Lebert, en 1861, Trousseau ajoutent encore quelques faits à l'histoire des kystes hydatiques du poumon.

Mais c'est surtout depuis les travaux de Hearn (1875) qui rapporte 144 observations de Javaire (1877) qui en cite 40 nouveaux cas, que la question devient vraiment bien étudiée et bien comprise. Citons encore depuis cette époque les mémoires de Letulle, Bird, David Thomas, Finsen et les observations de deux étudiants en médecine, Chachereau et Mouneret qui, atteints eux-mêmes de cette affection, ont décrit aussi fidèlement que possible les phénomènes qu'ils avaient ressenti et le traitement qu'ils ont suivi pour se guérir.

Etiologie. — Le kyste hydatique du poumon est une maladie qui s'observe assez rarement en France, et plus fréquemment dans d'autres pays dont la distribution géographique semble en rapport avec la malpropreté et à cause du grand nombre de chiens qui vivent en contact avec l'homme (15 à 20.000 en Islande pour une population de 70.000 habitants). C'est ainsi que l'Islande et l'Australie sont particulièrement affectés de cette variété morbide. Duncan Bird en a observé deux cent cinquante cas en Australie dans l'espace de seize ans ; depuis quelques années il semblerait que le kyste hydatique du poumon se rencontre plus souvent en Angleterre (Mackenzie) et en Algérie (Laveran).

La cause même du mal est parfaitement connue ; elle est due à la présence dans l'organisme d'un ver, tænia echinococcus, qui subit diverses métamorphoses. Existant dans l'intestin du chien à l'état de cestoïde, d'une longueur totale de 5 à 6 millimètres, le tænia echinococcus est composé de 3 à 4 anneaux ; le premier, la tête est armé de quatre ventouses et d'une double couronne de crochets qui servent à l'animal pour se fixer, le dernier anneau contient les œufs d'où sortiront de nouveaux individus.

Lorsqu'un homme mange des aliments contenant des œufs de tænia échinocoque, la coque qui enveloppe ces œufs est dissoute et digérée dans l'intestin, l'embryon du ver est alors entièrement libre et il se présente sous la forme sphérique, armé de six crochets et, grâce aux mouvements dont il est animé, il s'introduit dans les tissus de l'homme où il va végéter et proliférer. Ordinairement, c'est le foie qui est le siège le plus habituel du tænia ; mais comme nous le voyons, il peut très bien se loger ailleurs, dans le poumon, par exemple. Comment y est-il apporté ? Pour les uns il suivrait les vaisseaux sanguins depuis l'intestin en traversant le foie et le cœur droit, ou bien par le moyen de la lymphe il arriverait en suivant les conduits lymphatiques dans les vaisseaux sanguins et consécutivement dans le poumon.

Quelques auteurs dont la compétence en cette matière ne fait pas de doute, Finsen en Islande et Bird en Australie, admettent que les échinocoques existent dans les excréments des chiens qui se desséchant dans les rues sont inspirés au milieu des poussières et arrivent ainsi dans les poumons par inhalation.

Si l'on consulte les statistiques, on remarque que les kystes du poumon sont en effet fréquents chez les gens qui habitent au milieu des chiens, dans une atmosphère humide, sale, usant d'eau potable souillée par les excréments des animaux et en général menant une existence pauvre. Les enfants et les vieillards sont bien moins souvent atteints que les personnes entre vingt et quarante ans ; il semble d'après Finsen que les femmes y sont plus sujettes que les hommes, en raison peut-être de la vie plus renfermée qu'elles mènent.

Symptomatologie. — Le kyste hydatique du poumon ne se présente pas toujours sous le même aspect, et le malade qui en souffre n'accuse pas toujours les mêmes symptômes. Tantôt la lésion évolue lentement et pour ainsi dire insidieusement, les phénomènes subjectifs sont nuls ou à peu près et rien ne vient troubler la quiétude du patient ; tantôt au contraire le kyste devient le siège de symptômes très nets qui attirent l'attention du médecin mais le laissent encore bien indécis sur la cause de ces altérations de la santé. Enfin il est des cas où le mal se révèle dans toute sa netteté et où par suite le diagnostic est facile et rapide.

Quels sont les symptômes ordinaires des kystes hydatiques du poumon?

C'est d'abord une toux spéciale, tenace, vive, qui revient par quintes et par accès ; au début, elle est sèche, puis, plus tard, elle s'accompagne de crachats muco-purulents et striés de sang, elle est produite par une irritation du pneumogastrique (Roger).

Avec elle, survient de la dyspnée et de l'oppression, mais à une époque parfois très tardive, la toux pouvant persister seule pendant un temps indéterminé. La dyspnée se montre surtout à l'occasion d'un effort ou au cours d'une légère bronchite; plus tard, quand une tumeur hydatique a acquis un développement considérable, la dyspnée peut être extrême, devenir de l'orthopnée et emporter le malade.

Le kyste hydatique cause aussi au malade une douleur plus ou moins vive, pongitive, mais s'irradiant quelquefois assez loin de son lieu de naissance. Il semble au malade qu'il a un corps étranger dans la poitrine. Elle est surtout marquée au moment des accès de toux et indique que la tumeur kystique est plutôt située à la surface du poumon qu'à l'intérieur.

Enfin un autre symptôme qui fait rarement défaut dans le cours de cette affection, c'est l'hémoptysie causée soit par la rupture d'une artère, dont les parois ont été envahies par le kyste, soit par de la congestion et de la stase consécutive à la compression d'un vaisseau pulmonaire par cette même tumeur hydatique. Le caractère principal de cette hémoptysie c'est sa fréquence, elle se répète très souvent, est plus ou moins abondante, parfois elle se réduit à quelques crachats noirâtres ou rouge foncé qu'expectore le malade après une secousse de toux, tandis que dans d'autres cas, ainsi que l'a observé Marcounet sur lui-même, on a affaire à une véritable hémorragie pulmonaire, qui fait rejeter en quelques instants 400 à 500 grammes de sang pur.

A ces symptômes s'ajoute un état général grave qui frappe beaucoup le moral du malade. L'affaiblissement est extrême, la tendance au sommeil continue, l'anéantissement complet, le poids diminue rapidement, le patient ne peut dormir, ou quand il se réveille, il est inondé de sueur; chaque soir il tremble la fièvre, ses doigts se déforment et deviennent hippocratiques; bref, tout concourt pour jeter l'alarme et démoraliser l'individu atteint de cette redoutable affection.

Quand on examine le malade, on perçoit à l'inspection une voussure assez manifeste du thorax, lorsque toutefois la tumeur est suffisamment volumineuse. Cette voussure a la forme globuleuse, nettement circonscrite.

À la palpation on constate de l'abolition ou de la diminution des vibrations thoraciques, à la percussion la matité est nette au point correspondant à la tumeur, cette matité qui ne se modifie pas lorsqu'on fait prendre diverses positions au malade, est également très nettement limitée, dès qu'on en dépasse les bords, la sonorité redevient aussi vive et même davantage que dans les autres parties du poumon.

L'auscultation de la région ne permet pas de constater le frémissement hydatique, l'oreille ne perçoit rien, il y a un silence respiratoire complet, tandis que tout autour la respiration est exagérée, puérile.

Que devient le kyste hydatique dans le poumon et quelle est la marche que suit l'affection? Il grossit peu à peu, provoquant soit des complications inflammatoires autour de lui, soit des phénomènes de dégénérescence scléreuse. C'est ainsi qu'on voit les individus porteurs de tumeurs hydatiques du poumon présenter de la tendance aux bronchites, aux bronchopneumonies, aux pleurésies. D'autres fois le kyste suppure et le malade présente tous les symptômes d'une infection putride, à savoir une douleur vive, pongitive, sourde, de la dyspnée, de la fièvre, le teint plombé, etc.

Enfin, lorsque la tumeur a acquis un assez gros volume, elle peut se rompre; si cette rupture se fait dans une bronche, le malade est subitement pris d'une vomique qui le met dans un état alarmant, quoique passager. Il ressent tout à coup comme une déchirure dans la poitrine, un accès de toux le saisit, il suffoque tandis qu'un flot de liquide salé, clair, remplit sa bouche et jaillit de ses lèvres. A ce moment, la respiration se trouve forcément suspendue et, si la quantité de liquide ainsi vomi est considérable, la suffocation augmentant, l'asphyxie et une syncope mortelle peuvent se produire. Quand cette alternative n'a pas lieu, le malade se trouve grandement amélioré par cette vomique et quelquefois même il survient à la suite une guérison spontanée.

Si on ausculte la poitrine après cet accident, on perçoit des signes cavitaires très nets se traduisant par du souffle et de la respiration amphoriques, du gargouillement, de la pectoriloquie aphone, etc.

Un autre accident peut se produire lors de la rupture de la poche kystique; celle-ci peut s'ouvrir dans la plèvre et amener une pleurésie hydatique, ou encore s'ouvrir à la fois dans la plèvre et dans une bronche et déterminer un hydropneumothorax. On a vu également le liquide perforer le diaphragme et fuser dans la cavité abdominale, mais ces cas à la vérité sont rares, et, quand ils se présentent, c'est plutôt le foie qui est atteint et c'est dans son parenchyme que siège la tumeur.

OBSERVATION. (Dr Cooke, *Australia medical Journal*, Melbourne, 1885.) — A... F..., vingt et un ans, admise à l'hôpital le 14 décembre 1884), la malade se plaint de toux, d'expectoration muco-purulente, de perte d'appétit, de grande faiblesse, de dyspnée au moindre mouvement. Pas de signes d'émaciation. Température normale. Pouls normal.

A la percussion, matité bien marquée à la base du poumon gauche, remontant jusqu'au creux sus-claviculaire. Au niveau de la matité, faiblesse du murmure vésiculaire, respiration sèche dans la région claviculaire gauche. Gêne considérable dans le décubitus droit.

Douze mois avant son entrée à l'hôpital, la malade a eu une hémoptysie abdominale accompagnée de douleur intense dans le côté gauche. Depuis l'hémoptysie, la malade a été bien portante et ce n'est que depuis quinze jours seulement qu'elle a commencé à souffrir.

Le 24 décembre, température normale. Expectoration d'une certaine quantité de substance muco-purulente assez fétide. Sous l'influence du traitement médical la malade se porte mieux, l'état général est amélioré, et la zone de la matité est diminuée.

Le 22 janvier, à la suite de symptômes fébriles et d'expectoration fétide, une aiguille aspiratrice est introduite entre la septième et la huitième côte à la partie postérieure du thorax, on donne à l'aiguille une direction oblique de bas en haut : on retire un peu de pus.

Le 28 janvier, la malade s'affaiblissant de plus en plus passe dans le service de chirurgie où l'on pratique une incision du kyste sous le chloroforme.

L'incision est pratiquée entre la septième et la huitième côte, un peu latéralement et en arrière, on place une éponge dans la cavité.

Le 29 janvier, température normale, l'éponge est retirée, un gros drain est introduit dans la cavité, le bec d'une seringue est adapté à l'ouverture du drain et on injecte une solution de glycérine boratée. La poche kystique est retirée.

Pansement à la gaze iodoformée et ouaté. Pendant l'injection la malade a rendu sous l'influence d'un accès de toux une partie de la solution injectée.

Le 31 janvier, la température est normale, peu de toux avec un peu d'expectoration muco-purulente, pansement.

Le 6 février il n'y a plus de toux, la respiration est plus forte.

Le 25 février, la guérison est complète, la malade a augmenté de poids.

Diagnostic. — Ce qui en fait la difficulté, c'est qu'on y songe rarement, pour ne pas dire jamais. Dans nos contrées où l'affection est exceptionnelle, l'attention du médecin est détournée de telles éventualités, et ce n'est qu'à l'autopsie ou à l'occasion d'une vomique que sa conviction s'établit nettement.

Le kyste hydatique du poumon, ainsi que nous l'avons vu par l'examen de la symptomatologie, en impose pour une tuberculose pulmonaire; on devra dans ce cas songer que la tuberculose s'accompagne de rétraction du thorax et non pas de voussure, que le point affecté où siège la caverne est tympanique et rend un son spécial, qu'elle s'accompagne de diarrhée et de troubles gastriques plus fréquemment que le kyste hydatique. Enfin l'examen bactériologique des crachats viendra trancher l'indécision.

Une pleurésie enkystée peut présenter l'allure entière d'une tumeur hydatique du poumon et dans ce cas le meilleur moyen de les différencier sera de pratiquer une ponction exploratrice et de rechercher microscopiquement la présence des hydatides dans l'exsudat.

Comment reconnaître une tumeur du médiastin d'avec un kyste hydatique, sinon par l'existence des phénomènes de compression dus à la tumeur?

Les anévrysmes de l'aorte sont animés de battements pulsatiles et accompagnés de nombreux signes qui les feront facilement reconnaître.

Pronostic. — La vomique est la terminaison habituelle des kystes hydatiques du poumon et c'est la plus désirable de toutes, car la suppuration, l'hémorrhagie sont assez fréquentes dans cette maladie et causent la mort. Quoi qu'il en soit, on peut dire que le pronostic de cette affection est toujours sérieux. Davaine trouve 59 morts sur 100 cas, Hearn sur 144 cas constate 60 guérisons et 84 décès; Bird, Heydenreich, Neisser, Madelung sont du même avis ou approximativement; tous s'accordent pour affirmer que le kyste hydatique, pour lequel on ne pratique pas l'intervention opératoire, court grand risque d'emporter le malade.

Anatomie pathologique. — Le kyste hydatique du poumon siège le plus ordinairement dans les capillaires des artères pulmonaires, sur les dernières ramifications des bronches, suivant que le germe morbide vient du torrent circulatoire ou des poussières inhalées.

Le sommet du poumon est aussi bien, mais pas plus souvent atteint que les régions moyennes ou la base, celle-ci est peut-être cependant plus fréquemment le lieu d'élection du parasite ; de même le poumon droit, ce qui tient à la longueur moindre et au calibre plus fort de la bronche de ce côté.

Voyons maintenant ce que devient le tænia echinococcus quand il arrive se fixer à l'état d'embryon hexacanthe dans l'épaisseur du parenchyme pulmonaire.

Il commence par perdre ses crochets et à se transformer en vésicule, point de départ d'autres vers, ce qui fait désigner ce premier embryon par le nom de vésicule mère. Cette vésicule se compose de deux enveloppes et d'un contenu : l'enveloppe externe, nommée membrane feuilletée, parce qu'elle présente à la coupe des feuillets stratifiés, contient une seconde enveloppe, la membrane proligère interne, dont la surface est couverte de petits grains analogues à des grains de semoule et qui sont autant de petits échinocoques ; on les appelle les vésicules filles. Ces germes se détachent de la membrane interne et tombent dans le liquide clair et limpide qui remplit la cavité ; ce liquide ne contient ni albumine ni phosphates, mais seulement du chlorure de sodium ; aussi sa saveur est-elle fortement salée. En l'examinant au microscope, on y voit des vésicules filles qui nagent, des débris de crochets, des lambeaux blanchâtres qui proviennent de la poche.

Autour de la vésicule mère qui s'est ainsi logée dans le poumon et grossit peu à peu, atteignant successivement le volume d'une noix, d'une orange, d'une tête de fœtus, il se fait une transformation scléreuse du tissu pulmonaire, une sorte de coque, de membrane adventice qui porte ainsi à trois le nombre des enveloppes du kyste.

Il est rare de voir le kyste hydatique se développer primitivement dans la plèvre, il y est ordinairement secondaire au kyste de la périphérie du poumon : sur 983 cas, Neisser n'en a observé que 17 ayant débuté par la plèvre, ils n'ont alors pas de coque scléreuse adventice, ce qui pourrait servir à les différencier.

Traitement. — On a essayé divers traitements internes sans grand succès, et cela se conçoit ; c'est ainsi qu'on a préconisé les préparations de mercure, d'iodure de potassium, de chlorure de sodium, de térébenthine, etc., etc.

Le seul traitement qui puisse rendre réellement service au malade, c'est l'opération. Mais ici il faut établir des distinctions selon la manière dont le chirurgien doit intervenir.

En effet, on peut s'en tenir à une simple ponction, évacuant le contenu du kyste ; on peut à la suite de cette ponction injecter dans la cavité un liquide antiseptique et modificateur, enfin on peut agrandir le champ opératoire et enlever toute la poche avec son contenu.

La première manière de faire n'est pas suffisante dans la plupart des cas, on a eu des guérisons par ce moyen, mais le succès fait souvent défaut, notamment lorsque les kystes sont nombreux, disséminés, que les vésicules filles sont abondantes, que le contenu du kyste a suppuré.

On se trouve alors beaucoup mieux d'injecter dans la cavité pathologique, une fois vidée, un liquide parasiticide tel que le sublimé, tout en sachant que la ponction du kyste peut donner lieu à des phénomènes nerveux et à de l'urticaire généralisé.

Enfin la grande opération que l'on pratique sur ces tumeurs, c'est la pleuropneumotonie, avec ouverture large de la poche et drainage, ou extirpation des parois mêmes de la vésicule; en l'espace de deux à quatre mois la plaie se cicatrise et la guérison survient.

Lorsque le malade a présenté une vomique, on doit le soumettre à un traitement spécial en rapport avec les symptômes qu'il présente, combattre les hémoptysies, faire respirer des solutions antiseptiques, donner des balsamiques, afin de prévenir la gangrène et la suppuration du poumon. Marcounet, un étudiant en médecine qui a été affligé de cette maladie, assure s'être sauvé en respirant de l'éther, qui agirait là à la fois comme calmant nerveux et comme antiputride.

S. Bernheim, de Paris.

CHAPITRE XVI

TUMEURS DU MÉDIASTIN

Dans ce chapitre nous décrirons les tumeurs adénopathiques qui peuvent se développer dans la cavité médiastine, cavité constituée par l'écartement des plèvres des poumons droit et gauche, en arrière du sternum et en avant de la colonne vertébrale.

Dans cette cavité du médiastin se trouvent des organes très importants qui sont : le cœur avec son péricarde, les gros troncs vasculaires, crosse de l'aorte et artère pulmonaire, les veines caves, les nerfs pneumogastrique et grand sympathique, des groupes ganglionnaires bronchiques et médiastinaux. Toute lésion intéressant cet organe sera grave ; et, de fait, les tumeurs du médiastin ont pour ainsi dire toutes un dénouement fatal.

Historique. — Boerhaave rapporte en 1748 une observation de tumeur lardacée du médiastin, qui est peut-être la première en date ; au siècle dernier, Lieutaud (1787), puis Bayle en 1812, au commencement de notre siècle, étudient aussi quelques cas de cancer développés dans la région du médiastin.

Après lui Lobstein, Bouillaud, Gintrac, Kilgour, Walsch, Kohler formulent les symptômes et décrivent les signes du diagnostic de l'affection. De nombreuses observations sont venues s'ajouter et corroborer l'histoire clinique des tumeurs du médiastin, et plus récemment Liebert, Baréty ont choisi ce sujet pour thèse inaugurale.

De quelle nature sont la plupart de ces tumeurs ? Elles peuvent être néoplasiques, d'origine épithéliale ou kystiques. Le cancer des organes du médiastin sans être fréquent est néanmoins la plus fréquente des causes qui produisent les tumeurs de cette cavité. Le cancer peut se développer dans les ganglions de la région et être l'extension d'un processus cancéreux qui a frappé primitivement le poumon ou la plèvre. Quelquefois encore, c'est la tuberculose, qui, après avoir envahi le poumon, vient altérer les ganglions bronchiques ou rétro-trachéaux.

Leblond en 1825 a le premier parlé de la possibilité d'une tuberculose des ganglions bronchiques, puis viennent les travaux de Becker, Laënnec, Andral, Levy, Rilliet et Barthez qui s'attachent également à l'étude des adénopathies tuberculeuses du médiastin. Enfin Gordon, Desault, Larrey, Mollière ont observé des tumeurs kystiques du médiastin ; ce dernier a reconnu un cas de kyste hydatique.

Etiologie. — C'est surtout dans les affections tuberculeuses de l'enfance et chez les cancéreux que les ganglions médiastinaux sont augmentés de volume et dégénérés. Le mécanisme est le même dans les deux cas, c'est par les canaux lymphatiques venant du poumon que se fait l'infection bacillaire ou cancéreuse. Mais, en outre, on a remarqué que les ganglions de cette région peuvent momentanément augmenter de volume dans le cours de maladies infectieuses aiguës telles que la pneumonie, la fièvre typhoïde, la rougeole, la coqueluche, etc., ainsi que dans l'érysipèle et l'angine grave, ce qui prouve la véritable cause de l'adénopathie, c'est-à-dire l'inflammation par propagation, et ce qui démontre du même coup la connexion qui peut unir les organes lymphatiques du médiastin avec ceux du cou et de la gorge.

Quand c'est la tuberculose qui a produit l'adénopathie des ganglions ou du médiastin, il s'agit ordinairement d'un jeune enfant, quoique cependant le fait puisse se produire chez l'adulte.

Les ganglions sont encore affectés secondairement à la suite de tumeurs malignes qui ont leur siège dans le poumon, le sein, l'œsophage, l'estomac : sarcomes ou épithéliomes. L'adénopathie peut encore être causée par une diathèse leucocythémique généralisée ; enfin, outre les tumeurs ganglionnaires du médiastin, on peut rencontrer dans cette région des tumeurs anévrysmales, principalement de l'aorte, des tumeurs hydatiques (4 cas), des tumeurs néoplasiques affectant le tissu conjonctif, des kystes dermoïdes, des tumeurs fibreuses ou conjonctives (lipômes), plus rares à la vérité.

Symptomatologie. — Les tumeurs du médiastin se révèlent par deux sortes de signes : ce sont d'abord des phénomènes résultant de la compression des organes voisins et en second lieu des signes fournis par l'examen local du malade.

Les symptômes de compression jouent un grand rôle dans le dia-

gnostic des tumeurs du médiastin, on peut même dire que ce sont
les principaux signes de l'affection. Au début rien ne vient troubler
la quiétude du malade, mais dès que la tumeur est assez volumineuse, comme elle n'a pu acquérir son développement qu'en refoulant les organes importants qui l'avoisinent, on voit éclater une
série de troubles qui mettent sur la voie du diagnostic.

Les tumeurs du médiastin peuvent comprimer divers organes et
selon que ce sera tel ou tel de ceux-ci qui sera plus particulièrement
touché, le symptôme observé sera différent. Nous allons successivement envisager le cas de compression des canaux aériens (trachée et
bronches), des vaisseaux sanguins (artères et veines) et des nerfs.

Lorsque la tumeur vient appuyer sur la trachée ou sur une
bronche, elle détermine un aplatissement et un resserrement du
calibre de ce tuyau et en auscultant dans la partie supérieure et
médiane du poumon, en arrière, on perçoit des bruits ronflants, des
bruits de souffle plus ou moins rude, dont la plus grande netteté
s'observe entre la colonne vertébrale et la pointe de l'omoplate.

Comme conséquence, la respiration est amoindrie, l'air parvenant
plus difficilement aux alvéoles, la respiration est donc modifiée, les
deux temps de cette fonction sont prolongés, et comme conséquence
le cœur bat plus vite (Marey). En auscultant le poumon on peut noter
de l'affaiblissement du murmure vésiculaire en un point ou même
d'un côté, si la tumeur comprime une des bronches, par exemple.
A la percussion du poumon on ne notera pas de différence, la sonorité restera normale. Lorsque les tumeurs du médiastin arrivent à
presser sur une artère importante, aorte, tronc brachio-céphalique,
sous-clavière, artère pulmonaire, celles-ci peuvent d'abord, en raison
même de leur élasticité, fuir et se déplacer quelque peu, mais quand
la compression se produit, les symptômes varient avec le vaisseau
comprimé ; on a ainsi de la dyspnée par compression de l'artère pulmonaire, le sang n'arrivant plus assez au poumon, avec des phénomènes de souffle systolique si le sang est obligé de passer par un
petit conduit artériel ; si c'est une sous-clavière qui est serrée par
la tumeur, le pouls du côté comprimé sera plus faible, moins ample.

Quant aux veines, les tumeurs du médiastin peuvent exercer de la
compression sur les veines caves supérieures produisant de la stase
dans la tête, les membres supérieurs ; les jugulaires sont alors dilatées, la face cyanosée, les veines sous-cutanées font saillie et la circulation cherche à se rétablir par des voies détournées ; de l'œdème,
des vertiges, des hémorragies nasales ou autres se produisent et sont
la conséquence de la stase sanguine dans la circulation de retour.

Si la compression porte sur les veines pulmonaires, les phénomènes d'œdème et de stase se produisent dans le poumon, ce qui gêne singulièrement la respiration et peut amener un épanchement pleural (hydrothorax).

Enfin lorsque la tumeur comprime les nerfs importants du voisinage (pneumogastrique, phrénique, sympathique, intercostaux), on a les symptômes suivants : La compression des nerfs pneumogastriques amène des accès de dyspnée avec toux quinteuse et coqueluchoïde, des accès d'angine de poitrine, de la tachycardie et du ralentissement du pouls ; en même temps la voix peut subir des altérations par compression du nerf récurrent qui est une branche du pneumogastrique, le larynx peut être affecté de spasmes, tous caractères qui permettent de diagnostiquer la compression du nerf.

Si la tumeur comprime le nerf phrénique, il en résulte des phénomènes douloureux du côté du diaphragme, avec la dyspnée spéciale, immobilisation du diaphragme et type respiratoire costo-supérieur.

L'inégalité pupillaire sera en corrélation avec la compression du grand sympathique. Quant aux nerfs intercostaux, ils sont rarement atteints par le cancer du médiasin et, quand le fait se produit, on est en présence de douleurs névralgiques en ceinture avec irradiation dans le membre supérieur du même côté.

On peut également rencontrer quelquefois de la compression œsophagienne avec accès douloureux de dysphagie, si c'est le récurrent qui est touché ; il se produit un spasme continuel si c'est la tumeur elle-même qui comprime le conduit.

Outre la compression de ces divers organes, les tumeurs du médiastin peuvent envahir peu à peu les tuniques de ces vaisseaux et produire des ruptures des hémorragies dont on conçoit aisément toute la gravité.

L'examen du thorax procure les renseignements suivants.

A l'inspection on rencontre quelquefois de la voussure de la partie supérieure de la région sterno-claviculaire. En palpant et en appuyant en cet endroit, on peut éveiller de la douleur ou tout au moins de la gêne.

La percussion dénote de la matité, ainsi que l'a décrit Guéneau de Mussy, dans la région antérieure, au niveau de la première pièce du sternum, des articulations des premières côtes sur cet os, et de la clavicule avec le sternum, dans la région postérieure, au niveau de la septième vertèbre cervicale et des trois premières vertèbres dorsales.

Le cœur peut être refoulé en bas par la tumeur, on devra donc chercher à en préciser les contours.

OBSERVATION. — *Tumeur cancéreuse du médiastin*. (Thèse Siebert, Paris, 1872.) — E... S... quarante-neuf ans, mariée et mère de famille, entre à l'hôpital le 15 juillet 1869. Tempérament affaibli, toux avec dyspnée depuis cinq à six mois, point de maladie héréditaire.

A l'examen la poitrine est large, affaissée sous les deux clavicules, résonance à la percussion plus forte à droite qu'à gauche. Respiration au sommet droit rude et bronchique, en arrière, mêmes signes avec frémissement vocal augmenté. Toux fatigante et survenant par crises, expectoration liquide, renfermant des matières muco-purulentes et quelques stries de sang. Douleurs et constrictions dans toute la poitrine, perte de forces considérable. Pouls faible et lent, pas de fièvre.

Quelques jours après son entrée, dyspnée plus intense, sentiment de constriction même pendant le repos, toux pour le moindre effort. Depuis lors les accès de toux et de dyspnée furent continus, la malade est obligée de se tenir sur son séant. Sifflement laryngien qui accompagne la respiration.

2 août. — Résonance métallique de la toux, souffle tuberculeux en arrière, au sommet du poumon droit. Expectoration très abondante ayant toujours le même caractère. Dès lors on conclut à l'existence de quelque tumeur intrathoracique, probablement de nature maligne. La perte de force devient de plus en plus considérable, le pouls fut de plus en plus faible et petit, la dyspnée et la toux redoublèrent d'intensité et la malade mourut d'épuisement le 6 août.

Autopsie. — Larynx, bouche et trachée congestionnés et comprimés par une tumeur morbide qui les entoure, renfermant du muco-pus. Poumon hypertrophié, dans la substance de chacun d'eux, on trouve des masses de cancer encéphaloïde. Le siège principal du processus est le poumon droit, il est ramolli et désagrégé. Le tissu pulmonaire environnant est induré et les lobes inférieurs congestionnés. Les lobes supérieurs des poumons adhèrent à la plèvre costale par de vieilles adhérences très solides. La plus grande partie du médiastin est occupée par une masse d'infiltration plutôt cancéreuse, enveloppant les glandes bronchiques et comprimant la trachée, les bronches, les gros vaisseaux et les nerfs. Le péricarde contient environ 150 à 180 centimètres cubes de sérum trouble.

Le feuillet pariétal est épaissi, çà et là on constate qu'il est le siège d'une infiltration cancéreuse, principalement près du bord du poumon. Le cœur pèse 380 grammes et sa substance musculaire est molle. Les parois de l'aorte contiennent quelques faibles dépôts cancéreux. Le microscope révèle, pour la tumeur du médiastin, les caractères bien marqués du cancer, la plupart des cellules ayant plus ou moins la forme fusiforme.

Diagnostic. — La présence de phénomènes de compression vasculaire, nerveux et bronchiques, joints à la matité et aux signes de l'auscultation est assurément suffisante pour faire le diagnostic de tumeur du médiastin, cependant on y pensera encore davantage si le malade est un sujet âgé, affecté de cachexie et de signes pouvant dépendre d'un carcinome, ou bien encore si le malade est un jeune enfant atteint de tuberculose.

Le diagnostic différentiel des tumeurs du médiastin d'avec la bronchite, l'emphysème, la tuberculose pulmonaire, se fera par l'auscultation, l'examen de l'expectoration, la marche de la maladie.

A ce sujet nous dirons que les tumeurs du médiastin sont d'abord ignorées et évoluent en quelque sorte sourdement tant que le volume de la tumeur n'est pas suffisant pour être apprécié à la percussion ou donner des signes de compression des organes voisins.

Lorsque le mal en est arrivé là, les symptômes éclatent assez brusquement et vont sans cesse en s'accroissant jusqu'à ce que le malade meure de rupture vasculaire ou d'asphyxie, à moins que la tuberculose ou le cancer siégeant dans le poumon ou un autre organe ne vienne directement causer la mort.

Une affection qu'il faut savoir différencier de la tumeur du médiastin chez l'enfant, c'est la coqueluche, car la toux due à la compression du pneumogastrique a toutes les apparences de la toux coqueluchoïde ; on s'en rapportera pour le diagnostic à l'évolution de la maladie à la présence du catarrhe oculo-nasal et au caractère aspiratif de la quinte suivie de vomissement alimentaire.

Quant au diagnostic du cancer du médiastin, il doit se faire par exclusion, en éliminant successivement le cancer de l'œsophage, l'anévrysme de l'aorte, etc.

Quelle que soit l'espèce de tumeur qui comprime les organes du médiastin, le pronostic en est grave, cependant il est deux cas où il est encore plus sombre, c'est lorsque la tumeur est constituée par des ganglions atteints de tuberculose ou de cancer, aucune régression n'est possible et l'issue funeste est absolument fatale.

Anatomie pathologique. — Cette partie de l'étude des tumeurs du médiastin rentre-dans celle des différentes tumeurs que l'on peut y rencontrer. C'est ainsi qu'on trouvera des ganglions tuberculeux (phtisie bronchique) contenant de nombreux bacilles de Koch, de la sclérose périphérique et à leur centre des lésions à divers stades de développement, au centre une matière caséeuse plus ou moins abondante, pouvant amener un abcès qui s'ouvrira ultérieurement dans une bronche ou un vaisseau.

Si le cancer occupe les ganglions, on reconnaîtra dans ceux-ci les divers aspects des néoplasmes malins. On obtiendra du suc cancéreux par le raclage de ces ganglions dont l'apparence sera lardacée et bourgeonnante.

Au contraire, si le ganglion est simplement lymphadénomateux, on y rencontrera des éléments conjonctifs hypertrophiés; si le ganglion est enflammé, il présentera des phénomènes de prolifération cellulaire et contiendra des germes pathogènes, pneumocoques, streptocoques, etc., suivant la nature de la maladie infectieuse qui existe chez le sujet.

Traitement. — La thérapeutique des tumeurs du médiastin est différente selon le caractère de malignité ou de bénignité de cette tumeur. A un néoplasme, à une tuberculose ganglionnaire, on oppose des palliatifs, on fera de la thérapeutique symptomatique, afin de calmer les douleurs et de soutenir les forces du malade. Si la tumeur est plus bénigne, on pourra, soit utiliser le traitement chirurgical pour les kystes dermoïdes, les kystes hydatiques, par exemple; soit essayer de donner des préparations arsénicales et iodurées : peut-être arriverait-on, avec cette médication longtemps prolongée et reprise, à amener une sédation des symptômes coïncidant avec une diminution du volume de la tumeur.

S. Bernheim, de Paris.

CHAPITRE XVII

ASPHYXIE

Définition et nature de l'asphyxie. — Jusqu'à la fin du siècle dernier l'asphyxie fut confondue avec la syncope et les auteurs la considéraient comme désignant la mort par cessation des battements du cœur. Syncope, asphyxie, n'étaient pour eux que des degrés d'intensité croissante d'un même état morbide, caractérisé par la suspension du pouls. D'ailleurs, l'étymologie du mot asphyxie (ἄ, σφυξις, privation du pouls), prouve suffisamment jusqu'où alla cette confusion.

Goodvin est le premier qui cherche à attribuer le mécanisme de l'asphyxie à l'Influence délétère du sang noir ; cette influence ne s'exercerait que sur le cœur. Bien plus exacte est la conception de Bichat. Observateur génial, il sépare nettement l'asphyxie de la syncope, et s'attache à démontrer que le sang noir exerce son influence non seulement sur le cœur, mais sur tous les tissus ; d'où une déchéance plus ou moins rapide de toutes les fonctions vitales.

Les merveilleuses découvertes faites en physiologie ne permettent plus d'adopter la théorie de Bichat dans toute sa teneur et actuellement on définit l'asphyxie comme un état pathologique déterminé par la suspension des phénomènes respiratoires, dans le sens que l'absorption de l'oxygène et l'exhalation d'acide carbonique sont pour une raison ou pour une autre reconnus impossibles.

Le mode d'absorption de l'oxygène nous est déjà connu ; quant à l'exhalation de l'acide carbonique, on ne sait pas encore comment elle s'opère. Si ce gaz était à l'état de dissolution dans le sang, on pourrait invoquer un simple phénomène de diffusion entre le sang chargé d'acide carbonique et l'atmosphère qui n'en renferme que des traces ; il serait éliminé tant que sa force élastique dans le milieu extérieur ne serait pas égale à celle qu'il présente dans le poumon.

Mais s'il est à l'état de combinaison, comment expliquer sa mise en liberté ? Plusieurs hypothèses existent, mais dénuées de preuves. Cependant on tend de plus en plus à faire jouer, à cet égard, un rôle actif à l'hémoglobine oxygénée, qui, possédant les propriétés d'un acide, décomposerait les sels bicarbonatés. S'il en est ainsi, l'intégrité du pouvoir absorbant des hématies devient doublement nécessaire à l'hématose, comme source d'oxygène d'une part, et de l'autre comme cause de l'élimination de l'acide carbonique.

Il est intéressant de relever les variations qu'éprouve l'hématose dans certaines conditions physiologiques : plus le sang est froid, moins il renferme d'oxygène. Ce fait, que Cl. Bernard a le premier mis en lumière, nous explique comment l'excrétion de l'acide carbonique augmente quand il s'accumule dans les tissus et dans le sang.

L'influence de la teneur du milieu ambiant en oxygène et en acide carbonique sur les échanges gazeux intra-pulmonaires présente une certaine importance en ce qui concerne le second de ces gaz, vu l'extrême affinité de l'hémoglobine pour l'oxygène. Or, dès que le milieu extérieur renferme une proportion d'acide carbonique supérieure à l'état normal, son élimination se ralentit.

Mode d'action de l'asphyxie. — L'asphyxie enraye l'hématose et détermine, suivant l'expression de Bichat, un affaiblissement graduel des forces vitales.

Lorsque la fonction de l'hématose est suspendue pour une cause quelconque, un sentiment d'angoisse envahit l'organisme ; un trouble singulier, qui n'est pas sans analogie avec l'étourdissement de l'ivresse, frappe l'encéphale. Il survient des vertiges, des éblouissements, des tintements d'oreilles, parfois des vomissements ; tous ces troubles se succèdent et leur intensité est très variable suivant le sujet, la rapidité et la forme de l'asphyxie. La respiration présente de notables différences suivant le mode d'asphyxie. Si celle-ci est produite par l'obstruction subite des voies aériennes, par exemple, de brusques modifications surviennent dans le mode et le rythme respiratoire. D'abord le malade reste calme pendant une minute environ ; puis la respiration s'arrête, le cœur ralentit ses mouvements ; à ce calme succède une excitation intense ; les muscles inspirateurs se contractent avec véhémence. Au contraire, lorsque l'asphyxie est due à un séjour plus ou moins prolongé dans l'air confiné, les mouvements respiratoires continuent d'une façon assez régulière jusqu'à ce que les forces respiratoires soient paralysées.

Que l'asphyxie se produise avec rapidité comme dans la strangulation, les signes d'angoisse sont plus accusés, plus tumultueux; qu'elle s'effectue au contraire avec lenteur, comme dans un milieu confiné par exemple, les convulsions et tous les phénomènes de même ordre sont moins prononcés ou peuvent même faire défaut; en ce dernier cas, le tableau symptomatique est surtout tracé par la déchéance progressive de toutes les grandes fonctions.

A la suite de l'anhématose l'organisme passe par deux phases bien distinctes : la première d'excitation, où toutes les fonctions semblent exaltées, la seconde de dépression pendant laquelle ces fonctions s'éteignent graduellement.

En ce qui concerne la période de dépression, nous nous référons aux travaux de Bichat, qui démontra que le sang noir annihile toutes les fonctions parce qu'il est impropre à la nutrition des tissus, et que l'action des centres nerveux est très promptement abolie. En effet, si à l'aide d'une seringue adaptée à l'artère carotide, on pousse du sang veineux dans le cerveau d'un chien, l'animal a des étouffements analogues à ceux qu'occasionne l'asphyxie, et bientôt la vie animale est suspendue. Même résultat si l'on substitue au sang veineux du sang artériel emprunté à un animal en état d'asphyxie. C'est bien le sang et non le défaut de circulation cérébrale qui amène la perte du sentiment en pareille circonstance; pour s'en convaincre, on n'a qu'à mettre à nu le cerveau d'un animal en voie d'asphyxie, on constate que les mouvements rythmiques du cerveau continuent même quelque temps après que la vie de relation a cessé.

Bichat constata également que l'action musculaire est abolie dans l'asphyxie, non seulement parce que la viabilité du système nerveux périclite sous l'action du sang noir, mais aussi parce que les muscles sont pénétrés de ce même liquide incapable d'entretenir leur contractilité.

L'interprétation des phénomènes de la première période offre beaucoup de difficultés. Nous nous bornerons à constater la production des phénomènes lorsque le sang noir commence à imprégner divers organes, en particulier les centres nerveux. Quels sont dans le sang noir les éléments qui provoquent les phénomènes asphyxiques? Est-ce l'excès d'acide carbonique ou l'appauvrissement en oxygène qui agit d'une manière néfaste? Cette question est fort difficile à résoudre; la raison en est que dans l'asphyxie ces deux modes de viciation du sang se développent simultanément et parallèlement. A mesure que l'oxygène diminue, l'acide carbonique augmente. Pour tenter d'y répondre, on a cherché à isoler l'action de l'acide carbonique, ou bien encore on a fait respirer à des animaux des mélanges gazeux diversement composés dans le but principal de provoquer par déplacement l'élimination de l'acide carbonique au fur et à mesure de son accumulation dans le sang, et d'isoler ainsi ses effets de ceux déterminés par la privation de l'oxygène. Le côté défectueux de ces ingénieuses recherches provient de ce qu'il est impossible de séparer les deux actes fondamentaux de l'hématose.

Brown-Séquard, qui s'est occupé de cette question, a présenté sur le rôle des gaz du sang une fort belle théorie. Pour lui le sang possède deux propriétés distinctes, l'une de nutrition et d'entretien des propriétés vitales des tissus, l'autre de stimulation de ces propriétés. C'est à l'oxygène qu'il contient qu'est due la première; c'est à la présence de l'acide carbonique qu'il faut rattacher la seconde. Le sang rouge et le sang noir ne diffèrent entre eux que par la proportion d'oxygène ou d'acide carbonique qu'ils renferment, il en résulte que le sang artériel doit surtout concourir à la nutrition, et le sang veineux à la stimulation.

Le fait que le sang artériel est chargé de la nutrition paraît hors de doute; c'est lui qui est l'élément indispensable du travail de composition et de décomposition des tissus; c'est lui qui entretient leurs propriétés vitales; sans lui tout s'arrête, tout meurt. Sa présence est tellement nécessaire à la manifestation de toute propriété vitale que, celle-ci disparue, on peut, dans certaines conditions, la faire renaître par l'emploi de sang artificiellement chargé d'oxygène. C'est ainsi que Brown-Séquard, et après lui Vulpian, ont pu rendre la contractilité à des muscles qui semblaient atteints de rigidité cadavérique, la conductibilité motrice à des nerfs paralysés, en injectant dans les artères du sang chargé d'oxygène.

Quant à l'action excitante de l'acide carbonique, Brown-Séquard la fonde sur les expériences suivantes : 1° chez une lapine pleine, il ouvre l'abdomen et injecte par l'aorte du sang chargé d'acide carbonique; après quelques minutes l'utérus entre en contraction et expulse le fœtus; 2° on sait que, quand on asphyxie un animal, les fibres musculaires de l'intestin impriment à cet organe des mouvements désordonnés. Si on lui substitue du sang oxygéné, immédiatement les mouvements cessent. Ces expériences semblent bien démontrer que le sang noir est un excitant pour nos tissus, mais elles ne prouvent point que cette excitation est due à l'acide carbonique et non à la privation d'oxygène. Nous nous retrouvons donc toujours en présence de la même difficulté, et jusqu'à plus ample informé, on doit rapporter à cette double cause les accidents de l'asphyxie, sans pouvoir dire encore lequel il faut le plus craindre de l'acide carbonique accumulé ou de l'oxygène disparu, et quel ordre de phénomènes est la conséquence de chacune de ces deux altérations concomitantes du sang artériel.

Passons maintenant des propriétés aux fonctions. Les troubles apportés atteignent celles-ci, d'après P. Bert, dans l'ordre chronologique suivant : fonctions cérébrales (intelligence, instinct), fonctions médullaires (actions réflexes), mouvements respiratoires, mouvements cardiaques; si bien que chez l'animal asphyxié disparaissent d'abord les impulsions volontaires, puis les mouvements involontaires des membres et du tronc, plus tard encore ceux du diaphragme, et en dernier lieu ceux de l'organe central de la circulation.

Enfin, si l'asphyxie est opérée très lentement, on voit survenir dans la nutrition de l'animal tous les troubles qu'amènent les dépressions organiques quelconques : refroidissement, suppression du sucre du foie, etc.

La caractéristique physiologique nous est donc fournie par l'abolition des propriétés des centres nerveux, qui domine dans la seconde période décrite plus haut; aussi là tout est-il régulier, et quelle que soit la cause de l'asphyxie, la filiation des accidents est-elle toujours la même.

Au contraire, la première période est essentiellement variable, suivant le degré d'excitabilité des centres nerveux, suivant aussi le procédé employé pour entraver l'hématose.

D'autre part, le mode d'asphyxie modifie la marche du processus. Lorsque la perturbation de l'hématose est brusque, comme par exemple dans la strangulation, les phénomènes d'excitation nerveuse seront intenses. Qu'au contraire l'asphyxie s'installe lentement, comme dans la respiration en vase clos, les phénomènes réactionnels d'origne centrale seront moins accusés; la mort surviendra lentement, progressivement, comme à la suite de toutes les dépressions organiques.

Ainsi toutes les asphyxies, spécialisées dans leur première phase, présentent les mêmes caractères et peuvent être confondues dans une description commune pendant leur seconde période.

Causes de l'asphyxie. — Il nous semble que passer en revue toutes les causes, qui sont susceptibles de produire l'asphyxie, serait à la fois trop long et dénué même d'intérêt pratique. Nous allons indiquer seulement les principales causes qui peuvent compromettre l'acte respiratoire, en rendant ainsi l'asphyxie possible.

D'après P. Bert, on peut considérer deux groupes dans l'étiologie des asphyxies, suivant que l'asphyxie est due à des causes externes, intrinsèques, ou à des causes extérieures à l'individu, extrinsèques.

A. Asphyxies pour causes intrinsèques. — Le sang mal hématosé n'apporte plus aux tissus qu'une proportion insuffisante d'aliments; l'individu n'exécute plus des mouvements respiratoires en nombre suffisant pour assurer le renouvellement continu de l'oxygène. L'air qui l'entoure ne présente aucune altération ; l'asphyxie est uniquement due à ce que les forces musculaires préposées aux actes mécaniques de la respiration sont paralysées et les efforts respiratoires nuls ou insuffisants. Il n'est pas de tissu où la nutrition ne périclite; il se produit de toutes parts de véritables asphyxies locales. Quand, enfin, la déchéance organique des centres nerveux qui commandent toutes les grandes fonctions est arrivée à un certain degré, tous les actes respiratoires, tous les phénomènes vitaux se ralentissent et s'arrêtent progressivement. C'est l'agonie qui commence.

Nous ne faisons que signaler ces faits dont l'étude ne serait pas ici à sa place. L'asphyxie n'intervient dans ces cas qu'à titre de complication ou de terminaison des maladies qui tiennent le premier rang.

B. Asphyxies par causes extrinsèques. — Les asphyxies par causes extrinsèques peuvent être divisées en deux groupes : 1° les asphyxies par violences extérieures entravant le passage de l'air; 2° les asphyxies par modification du milieu extérieur.

1° *Asphyxies par violences extérieures entravant le passage de l'air.* — A ce groupe appartiennent la submersion, la pendaison, la strangulation, et même la suffocation, genres de mort confondus autrefois sous la dénomination d'asphyxies violentes. Dénomination inexacte, car les phénomènes mortels ne relèvent pas toujours directement de la suspension de l'hématose, et, bien souvent, il faut incriminer soit les troubles de la circulation encéphalique, soit l'arrêt du cœur.

Submersion. — On dit qu'il y a mort par submersion lorsque l'obturation des voies respiratoires est causée par l'immersion dans un milieu liquide. Dans la grande majorité des cas, la mort survient par asphyxie. Pour qu'il y ait mort, il n'est pas nécessaire que tout le corps soit plongé dans le liquide ; il suffit que la tête, voire même la figure seule, y soit submergée.

La mort par submersion peut se produire non seulement dans l'eau, mais dans les liquides de toute autre nature, tels que, par exemple, les liquides des lieux d'aisances, dans lesquels succombent rarement des adultes, mais très fréquemment des enfants, et surtout des nouveau-nés.

Au début de l'immersion, les noyés suspendent volontairement leur respiration pour empêcher la pénétration de l'eau ; puis quand, par les progrès de l'anhématose, l'intelligence s'abaisse, les mouvements respiratoires reprennent et l'eau entre dans les bronches. Dès lors, les poumons sont dans les conditions les plus défavorables à l'hématose. Aussi est-il bien plus difficile de ranimer les noyés que les strangulés.

Si l'asphyxie est le mode habituel de la mort dans la submersion, on ne peut nier que parfois la syncope précipite ou provoque même directement le dénouement fatal, sans doute sous l'influence de la terreur qu'éprouvent les noyés.

Suivant P. Bert, on doit distinguer dans l'asphyxie par submersion trois périodes : l'inspiration de surprise, avec toux expulsive ; la suspension des mouvements respiratoires, suspension volontaire, qui dure autant que l'animal manifeste de l'intelligence, et qui est surtout déterminée par le contact du liquide avec la partie supérieure du larynx ; enfin la reprise de ces mouvements, au début desquels il paraît souvent y avoir encore une occlusion plus ou moins complète de la glotte. La durée relative de ces diverses périodes varie beaucoup.

Comme signes cadavériques, nous citerons les suivants : pâleur de la peau, plaques violacées, eau écumante dans les bronches, poumons volumineux, donnant à la section un liquide écumeux et rosé, présentant de nombreuses cellules dilatées, une certaine quantité d'eau dans l'estomac, sang fluide et noir, à moins que l'asphyxie n'ait pas eu le temps de se produire. Les ecchymoses sous-pleurales manquent ou sont peu prononcées. Des signes spéciaux qui ont quelque valeur, le plus important, au point de vue médico-légal, c'est l'existence du liquide submergeant dans les poumons et l'estomac, parce que, observé avec précaution, il permet de répondre le plus facilement à cette question : un individu a-t-il été noyé dans le liquide ou y a-t-il été jeté à l'état de cadavre ?

Il n'est pas rare aussi de voir sortir de la bouche des noyés une écume rosée ; au microscope, on aperçoit dans ce milieu des bulles d'air, dont quelques-unes sont d'une finesse extrême et dont le volume ne dépasse pas parfois celui des globules rouges eux-mêmes.

Strangulation et pendaison. — Ces deux genres de mort peuvent être rapprochés ; dans les deux cas, il s'agit d'une asphyxie par compression des voies respiratoires dans leur trajet cervical, ou interruption complète de la pénétration de l'air dans la poitrine.

Dans ces genres d'asphyxie, la mort ne survient pas toujours exclusivement par occlusion des voies respiratoires ; la compression des vaisseaux du cou, et peut-être aussi l'excitation traumatique des branches périphériques du pneumogastrique et surtout du nerf laryngé supérieur, y jouent un certain rôle. Claude Bernard a trouvé que l'excitation traumatique du nerf laryngé supérieur pouvait déterminer un arrêt subit de la respiration.

En comprimant avec le doigt le larynx des chiens trachéotomisés, Falk a constaté que l'arrêt de la respiration ne durait que quelques instants quand la pression n'avait pas été continuée longtemps, mais que si la pression continuait, il survenait, après un court arrêt de la respiration, une dyspnée qui était beaucoup plus courte que dans l'occlusion simple de la trachée. Il a observé les mêmes phénomènes après l'excitation des extrémités du nerf récurrent, et P. Bert a déterminé la mort immédiate en resserrant brusquement les canaux respiratoire d'un canard, et il attribue cet effet à l'excitation des extrémités nerveuses se propageant par voie centripète. François Frank et nous-même avons publié des faits de mort subite à la suite de coups sur le larynx.

De même, dans la pendaison, la mort ne survient pas seulement par occlusion des voies respiratoires ; l'interruption subite de la circulation cérébrale par compression des vaisseaux du cou et peut-être l'arrêt du cœur par compression simultanée des nerfs vagues, y prennent une large part. C'est par cette raison que l'on s'explique l'arrivée plus rapide de la mort dans la pendaison que dans les autres modes mécaniques d'asphyxie, et que la perte de connaissance a lieu au moment où se fait le resserrement de la corde passée autour du cou, fait confirmé par tous ceux qui ont été sauvés de la pendaison.

L'occlusion des voies respiratoires varie suivant la position du lien : absolue dans la pendaison complète, elle peut être imparfaite lorsque les pieds ou le siège touchent la terre, ou lorsque l'anse est placée latéralement. Voilà pourquoi les pendus ont tantôt la face pâle, tantôt bleue, pourquoi chez les uns la mort est presque ins-

tantanée, pourquoi elle est lente chez les autres. Dans le premier
cas, elle résulte de la syncope par anémie cérébrale; dans le dernier, elle se fait par asphyxie plus ou moins lente. Il est rare qu'on
puisse rappeler les premiers à la vie.

Les autres symptômes que l'on observe ne diffèrent presque pas
de ceux de l'asphyxie en général.

2° *Asphyxies par modifications du milieu extérieur.* — On convient habituellement de considérer comme un type de ce genre les
effets déterminés par l'action d'une atmosphère confinée ou insuffisamment renouvelée, qui alors perd plus ou moins rapidement ses
propriétés vivifiantes.

Chez l'homme, où les accidents dus au confinement ne sont pas
rares, on a signalé que lorsqu'on le renferme dans un espace confiné, après un certain temps, ses inspirations deviennent plus rapides,
en même temps il a des maux de tête, des nausées, des vertiges; un
sentiment de lassitude et d'angoisse l'envahit. Plus tard, il respire
plus lentement, mais plus profondément, et l'intelligence, la sensibilité, le mouvement l'abandonnent.

On peut, en faisant arriver de l'air en très faible proportion,
maintenir pendant longtemps cet état favorable aux opérations chirurgicales aussi bien que l'anesthésie par les vapeurs toxiques. Si on
ne le fait pas, les accidents s'aggravent, les mouvements respiratoires
s'affaiblissent, et l'individu s'éteint graduellement, le plus souvent
avec une pâleur générale et avec un abaissement plus ou moins
notable de la température; la respiration cesse, et le cœur, dont les
contractions suivent à peu près les mêmes péripéties que les mouvements respiratoires, bat encore pendant quelques instants. Si, à
ce moment, on porte l'individu à l'air et si on obtient par un procédé quelconque une inspiration spontanée, on le voit revenir à la
vie avec une rapidité singulière. Ces phénomènes varient dans leur
marche avec l'étendue de l'espace confiné.

On voit donc que le confinement a nécessairement pour résultat
l'accumulation de l'acide carbonique et la diminution de l'oxygène
dans le milieu ambiant.

A quelle altération de l'atmosphère sont dus les phénomènes
asphyxiques? Pour répondre à cette question, P. Bert a déterminé la
composition centésimale de l'air après la mort, et il a constaté que
la proportion d'acide carbonique est toujours inférieure à celle qui
donne lieu à des accidents toxiques (15 à 17 p. 100 au lieu de 20 à
30 p. 100), tandis que l'oxygène disparaît presque entièrement. C'est

donc à la privation d'oxygène que P. Bert, après Cl. Bernard, attribue la mort. C'est une asphyxie par l'azote.

Suivant W. Muller, il résulterait que la proportion d'oxygène peut s'abaisser d'autant plus que l'espace confiné est plus petit. La limite à laquelle l'air devient tout à fait irrespirable par défaut d'oxygène est au-dessous de celle que l'on fixe habituellement. Valentin a démontré ce que P. Bert a confirmé, à savoir, que des rats et des souris peuvent encore vivre avec 1 et même 0,5 p. 100 d'oxygène; les carnassiers, voire les oiseaux, résistent à la mort jusqu'à ce que la proportion d'oxygène s'abaisse à 3 ou 4 p. 100.

Enfin, dans le confinement, il faut faire intervenir d'autres éléments que les modifications de l'air extérieur. L'atmosphère se sature de vapeur d'eau : d'où le ralentissement de l'évaporation cutanée et de la transpiration pulmonaire. De plus, elle se vicie par des principes miasmatiques d'origines diverses. M. Gavarret a constaté que des animaux enfermés dans des milieux confinés présentaient des phénomènes d'intoxication, alors même qu'on renouvelait la provision d'oxygène et qu'on enlevait l'acide carbonique exhalé! C'est évidemment à ces miasmes répandus dans l'air qu'ils devaient être attribués.

Anatomie pathologique.—Nous n'étudierons pas les lésions secondaires de l'asphyxie, car, au point de vue de l'anatomie pathologique, ce qui est le plus intéressant à connaître ce sont les altérations du sang.

Le caractère essentiel de l'asphyxie est l'extrême pauvreté en oxygène du sang et l'accumulation dans ce liquide de l'acide carbonique. P. Bert a constaté qu'au dernier moment, lorsque l'œil est absolument insensible, le sang est presque désoxygéné. Juntz donne comme chiffre moyen d'un grand nombre d'analyses la proportion de 96 p. 100 d'oxygène et de 49,53 p. 100 d'acide carbonique.

Il en résulte donc que le seul caractère nécroscopique de l'asphyxie réside dans l'analyse du sang, et que cette analyse, pour être concluante, doit être faite au moment de la mort.

C'est à peu près le seul indice d'après lequel on peut se guider, du moins physiologiquement parlant.

Traitement. — Nous allons étudier les principales méthodes en usage pour combattre l'asphyxie et ses symptômes alarmants.

Le premier soin, quand on se trouve en face d'un asphyxié, est de faire disparaître la cause de l'anhématose. Souvent on arrive à réaliser, d'une manière absolue, cette indication primordiale. D'autres fois, l'intervention n'a qu'une efficacité relative, soit parce que l'on ne peut qu'atténuer et non supprimer la cause asphyxiante, soit parce que l'on arrive trop tard, alors que le sang désoxygéné a déjà produit ses ravages dans tout l'organisme. Nombreux sont enfin les cas où toute intervention de cet ordre est irréalisable ; même dans ces cas, on peut encore enrayer l'asphyxie en remplissant les indications tirées du processus morbide lui-même ; il faut par un procédé quelconque débarrasser le sang de son excès d'acide carbonique et lui fournir de l'oxygène. Si, le cœur ayant encore des battements, on introduit dans les poumons de l'asphyxié un air propre à l'hématose, on voit reparaître les mouvements respiratoires, puis des mouvements réflexes généraux, et enfin des mouvements volontaires. Brown-Séquard a même montré que l'injection directe du sang oxygéné dans les vaisseaux de ces parties séparées du reste du corps donne les mêmes résultats, et il dit avoir ainsi fait revenir les signes de la volonté dans une tête coupée, dix minutes après le dernier mouvement. Le procédé à employer est la respiration artificielle.

Respiration artificielle. — C'est le procédé le plus énergique pour tirer l'asphyxié de l'état de mort apparente, qu'il s'agisse d'une asphyxie simple ou compliquée de syncope. Elle n'agit d'abord que mécaniquement ; elle sollicite l'irritabilité des tissus et aide au rétablissement de la circulation pulmonaire qui, de proche en proche, réagit sur le cœur.

Souvent ce n'est qu'au bout d'un temps très long, alors qu'on a perdu tout espoir de ramener le malade à la vie, que se manifeste le retour des mouvements respiratoires spontanés. Comme on le voit, la respiration artificielle est le plus prompt et le plus énergique traitement de l'asphyxie. Les procédés employés peuvent être rangés en deux séries : 1° ceux qui se caractérisent essentiellement par l'insufflation d'air ; 2° ceux qui ont pour objet principal de dilater le thorax afin d'y appeler par aspiration l'air extérieur.

1° L'*insufflation* peut se pratiquer de bouche à bouche. Ce procédé consiste à souffler directement dans la bouche des asphyxiés, procédé souvent employé par le médecin pris au dépourvu. Mais ce procédé, auquel on ne recourt que dans les cas pressants, offre pour le médecin ainsi que pour le malade de nombreux inconvénients. Les lèvres du médecin s'adaptent fort mal aux lèvres du patient incapable de mouvements volontaires. L'air insufflé n'est pas pur, le médecin l'empruntant le plus souvent à son propre poumon et expirant son air saturé d'acide carbonique dans le poumon du sujet qu'il s'agit de stimuler par de l'air oxygéné ; d'autre part, l'air ainsi poussé dans la bouche s'engage dans le pharynx et passe dans l'estomac beaucoup plus facilement qu'il ne force l'entrée des voies aériennes ; c'est dans ces conditions qu'on voit le ventre se ballonner alors que le thorax ne présente à chaque insufflation qu'une expansion à peine appréciable. Comme on le voit, l'insufflation de bouche à bouche ne donne que des résultats douteux ; ce procédé ne doit être employé que lorsqu'on n'a sous la main aucun autre moyen d'intervention.

Insufflation laryngée. — Procédé consistant à pratiquer le cathétérisme de l'orifice laryngé par la bouche. Ici l'air ne risque plus de s'égarer dans les voies digestives supérieures, à la condition que le cathétérisme du larynx ait été soigneusement pratiqué; mais il ajoute au fait même de l'insufflation l'excitation de la muqueuse laryngée elle-même qui peut avoir son influence propre. Procédé assez bon parfois, pouvant amener le retour des mouvements respiratoires, si la suspension préalable de ce mouvement n'a pas été trop prolongée.

Insufflation trachéale. — Procédé se rapprochant infiniment de celui de l'insufflation laryngée avec la seule différence que le procédé de l'insufflation trachéale nécessite une opération préalable, la trachéotomie. Procédé très énergique et très dangereux à la fois, suivant certains auteurs et notamment suivant Leroy (d'Etiolles) qui, ayant remarqué que l'insufflation trachéale pratiquée sur des chiens, des lapins, des moutons, peut subitement donner la mort, en tira cette conséquence qu'elle est dangereuse chez l'homme si elle n'est employée avec beaucoup de précautions. Pourtant l'insufflation trachéale bien faite est non seulement le procédé le plus énergique pour pratiquer la respiration artificielle, mais encore infiniment moins dangereux que le prétend Leroy (d'Etiolles).

Comme dans l'insufflation laryngée, l'air emprunté à l'extérieur est foulé dans le poumon sous une certaine pression et dilate mécaniquement les cavités pulmonaires. En se laissant ainsi distendre, le poumon tend à se vider du sang qu'il contenait en quantité surabondante. L'air comprimé à son intérieur se fait place en chassant du sang. Celui-ci ne peut revenir en arrière, arrêté par les sygmoïdes pulmonaires ; il chemine par conséquent dans son sens normal vers le cœur gauche, dans la cavité duquel il se trouve ainsi amené, et l'insufflation sollicite celui-ci à évacuer son contenu dans les artères. On comprend qu'il y ait déjà, pour cette seule raison, avantage réel à pratiquer l'insufflation. En songeant en outre que le sang chassé du poumon dans le cœur gauche et du cœur gauche dans les artères a subi dès la première insufflation et subit plus complètement encore dans les insufflations suivantes l'influence de l'air oxygéné, on arrive à concevoir le mécanisme du rétablissement des battements cardiaques d'une façon assez satisfaisante.

Pour tirer tout le fruit possible de cette méthode de traitement, il est indispensable de pouvoir introduire rapidement la canule trachéale. Celle-ci une fois introduite, l'insufflation sera faite soit avec la bouche, soit avec le soufflet, en ayant soin bien entendu d'alterner avec des pressions sur la base de la poitrine, de façon à simuler autant que possible et dans l'alternance et dans le rythme les deux mouvements respiratoires.

La respiration artificielle devra toujours être continuée sans interruption jusqu'à l'apparition de nouveaux mouvements respiratoires spontanés et réguliers. La suspendre trop tôt, au moment où l'on observe les premiers signes du retour à la vie, comme il est arrivé si souvent, c'est s'exposer à de fréquentes rechutes; la continuer trop longtemps au contraire ne présente aucun inconvénient sérieux.

2° *Respiration artificielle par aspiration.* — Procédé réduit à sa plus simple expression et à l'aide duquel on pratique la respiration artificielle dans les cas pressants ou quand des appareils permettant une intervention plus énergique font défaut.

Il consiste à expulser une certaine quantité d'air de la poitrine et d'en rappeler une quantité correspondante en exerçant par des manœuvres externes et à l'aide des mains une pression sur la base de la poitrine et sur le ventre et en élevant et abaissant successivement les membres supérieurs. On a perfectionné ce moyen de respiration artificielle en se servant du jeu d'une pompe aspirante adaptée à une sonde ou canule introduite soit dans la bouche, soit dans l'une des narines, l'autre étant close. Il faut avoir soin pendant que l'on fait fonctionner cet appareil de maintenir hermétiquement clos les orifices des voies aériennes.

Dans la pratique courante, le premier procédé, celui des manœuvres externes à l'aide des mains, est préférable, comme étant plus accessible, au second où il faut avoir sous la main l'appareil tout prêt à fonctionner quand le besoin souvent imprévu s'en fait sentir. Le second, quoique moins pratique, exerce sur l'appareil respiratoire une action plus énergique et assure l'introduction de l'air d'une manière bien plus rapide.

Récemment, M. Laborde[1] a fait connaître un procédé applicable au traitement de toutes les variétés d'asphyxie. C'est le procédé de traction rythmée de la langue. On assoit le malade dans la position demi-verticale ou bien on lui soulève légèrement la tête en laissant le reste du corps dans la position horizontale ; puis, après avoir ouvert la cavité buccale, on saisit la langue entourée ou non d'un linge, entre le pouce et l'index de la main droite, et l'on commence à exercer sur elle, à des intervalles brefs et réguliers, des tractions que l'on rend graduellement plus fortes. Ce procédé, continué pendant un certain temps, donne des résultats vraiment remarquables.

Nous avons insisté un peu longuement, et cela à dessein, sur le traitement de l'asphyxie par la respiration artificielle, car c'est le plus efficace. Nous ne ferons que passer rapidement en revue les autres traitements, de beaucoup moins pratiques.

Citons d'abord l'emploi de l'électricité, procédé très dangereux s'il est employé par une personne non expérimentée. Il consiste dans l'excitation électrique portée sur le diaphragme. Pour le mettre en usage, il suffit de poser un pôle dans le rectum et l'autre sur le creux épigastrique. On ouvre et on ferme alternativement le courant un certain nombre de fois par minute, pour obtenir autant de respirations.

Plusieurs auteurs préconisent encore l'emploi des stimulants et frictions qui excitent les extrémités nerveuses périphériques et surtout les nerfs cutanés, réagissant de cette façon sur les mouvements du cœur, si la sensibilité cutanée n'est pas tout à fait abolie. Enfin, pour finir, citons encore les injections sous-cutanées d'éther et les ballons d'oxygène, dont l'emploi, à très juste titre d'ailleurs, se répand de plus en plus.

MINOVICI, *de Bucharest.*
Professeur de médecine légale à la Faculté.

---

[1] Laborde *Bull. de l'Acad. de méd.*, 20 novembre 1893.

QUATRIÈME PARTIE

MALADIES DE LA PLÈVRE

CHAPITRE PREMIER

PLEURÉSIES

Historique. — Les auteurs de l'antiquité ne font mention que de la forme purulente de la pleurésie. Hippocrate décrit sous le nom d'empyème, l'accumulation de pus dans la plèvre et recommande pour sa guérison la thoracotomie. Celse et Galien sont du même avis. Les médecins des siècles suivants s'opposent à l'opération comme étant trop dangereuse. Le créateur de l'anatomie moderne, Vésale, a pratiqué l'empyème à maintes reprises; il conseille ordinairement de faire une incision au bord supérieur de la dixième côte dans la région de l'angle de l'omoplate jusqu'à l'os, d'ouvrir avec précaution la plèvre et d'y pénétrer lentement avec le doigt. Les données d'Ambroise Paré sur cette opération ont eu un succès éclatant et nous voyons la plupart des chirurgiens du xviie siècle plaider en faveur de la thoracotomie. Un revirement complet s'effectue au xviiie siècle; avec Heister et Corvisart on craint l'opération.

Nous devons à l'immortel Laennec, la connaissance exacte de la pleurésie, c'est lui le premier qui a tracé d'une main de maître la symptomatologie et l'anatomie pathologique de cette maladie. Le diagnostic devenant plus facile, l'on fit de nouveaux efforts pour recommander la ponction et l'opération. Trousseau, le célèbre clinicien de l'Hôtel-Dieu, a eu le grand mérite de se faire l'apôtre de la paracentèse. Le nom des Schuh, Reybard, Higginson, Fergusson est intimement lié à cette opération. Tous sont d'accord sur ce point et indiquent des méthodes pour évacuer le liquide de la plèvre sans que l'air y puisse pénétrer. Pour obvier complètement à cet accident tant redouté, Bowditch, Dieulafoy et Potain inventent des pompes aspiratrices. Les travaux de Kussmaul, Bartels et Roser montrent avec précision quelles sont les conditions dans lesquelles l'on doit faire la ponction ou l'opération dans la pleurésie.

Il paraissait ainsi qu'une thérapeutique active était partout acceptée. L'antisepsie et l'asepsie contribuèrent pour beaucoup à cette manière d'agir. La seringue de Pravaz devint un nouveau et précieux moyen de diagnostic; on pouvait faire maintenant à tout instant des ponctions exploratrices et s'assurer de la nature de l'exsudat; en outre la possibilité était donnée d'examiner bactériologiquement l'exsudation.

La bactériologie a fait faire un grand pas à l'étiologie de la pleurésie, elle est devenue de la plus grande importance pour son diagnostic.

Etiologie. — La pleurésie est une maladie très fréquente, commune à tous les âges et sexes; les nouveau-nés mêmes n'en sont pas exempts. Les hommes de vingt à quarante ans sont le plus souvent frappés de la maladie. Les saisons y contribuent, car on observe le plus grand nombre de malades au printemps et en hiver. Les mois de décembre et surtout de janvier se trouvent être les plus chargés. La pleurésie prend quelquefois le caractère épidémique ordinairement à la suite de pneumonie et d'influenza. Elle est produite principalement par des agents phlogogènes, par des microbes qui se fixent dans la plèvre. Tous les microorganismes qui viennent ici en considération peuvent mettre en scène et la pleurésie séreuse et la pleurésie purulente.

Au premier rang se place le bacille de la tuberculose. Un grand nombre des malades atteints de pleurésie meurent plus tard de tuberculose manifeste. Ce fait était connu depuis longtemps et on se l'expliquait comme si la maladie de la plèvre créait une prédisposition pour la tuberculisation des poumons. Aujourd'hui il n'y a plus guère de douté que nous avons à rechercher dans la tuberculose non la suite, mais la cause de la pleurésie. Reste à savoir dans quelle proportion la tuberculose doit être incriminée dans l'étiologie de la pleurésie. Nous verrons que les différents auteurs ne sont pas d'accord à ce sujet.

Landouzy, Kelsch et Vaillard, Germain Sée sont d'avis que la majeure partie des pleurésies sont dues à l'infection tuberculeuse.

Flemming d'Erlangen qui a fait 424 autopsies de pleurésies trouve 41 p. 100 de tuberculose. Friedler relate l'histoire de 92 pleurétiques

traités par lui, de ce nombre 21 seulement étaient, deux ans après
leur sortie de l'hôpital, en apparence exempts de tuberculose. Louis
note la pleurésie chez la dixième partie de ses tuberculeux. Böw-
ditch s'est donné la peine de rechercher en 1889, quel était le sort
des pleurétiques traités par son père depuis l'année 1849 jusqu'en
1879. Des trente malades de la première période décennale, douze
étaient morts tuberculeux. Dans la seconde période décennale, 9 sur
19 ont succombé à la tuberculose, et des 41 de la troisième période
10 ont eu le même sort. D'autres auteurs par contre, comme Vidal,
Dreyfus-Brissac, ne croient pas à un rôle aussi prépondérant de la
tuberculose dans l'étiologie de la pleurésie. D'après ce qui précède,
il reste comme fait positif que les pleurésies à épanchement séreux
sont dues pour la plupart au bacille de Koch. La proportion paraît
être bien moindre dans les pleurésies purulentes. Mohr trouve parmi
20 empyèmes 15 fois, et Scoda dans 12 cas 9 fois la tuberculose.
E. Lévy a pu examiner 20 cas d'empyèmes et parmi ses malades il
n'y avait que 4 tuberculeux. Netter qui, parmi les auteurs en cause,
a vu le plus d'empyèmes, croit que la dixième partie des pleurésies
purulentes était occasionnée par le bacille de la tuberculose. Abstraction faite de la tuberculose, nombre de causes étiologiques sont à
même de produire la pleurésie. La plèvre, le revêtement des poumons, peut être affectée par n'importe quelle maladie pulmonaire
même si cette dernière est en apparence bénigne. La clinique nous
apprend en effet qu'il n'existe guère de maladie de cet organe qui
ne puisse engendrer la pleurésie. En première ligne la pneumonie
croupeuse. Viennent ensuite la broncho-pneumonie, la pneumonie
par aspiration, la gangrène du poumon, la bronchectasie, la bronchite putride.

L'infarctus hémorragique du poumon, comme nous le voyons si
souvent chez les cardiaques, occasionne lui aussi la pleurésie; il
nous explique en outre la genèse de ce groupe d'épanchements qu'on
désigne sous le nom de métastatiques. La pleurésie dans ces cas
provient de foyers pulmonaires mis en scène par des embolies qui
ont été charriées dans le poumon par la voie sanguine. La source
des embolies est à chercher dans un foyer septique primitif quelconque, la pleurésie dans ce cas est un symptôme de la pyohémie;
cette dernière peut être d'origine traumatique, puerpérale, intestinale, cryptogénétique ou suite d'opération. Les néoplasmes du poumon, le sarcome, le carcinome sont accompagnés souvent d'exsuda-
tions pleurétiques.

Les ganglions lymphatiques du médiastin ne doivent pas être

oubliés dans cette énumération; ils jouent un grand rôle chez l'enfant, car très souvent ils sont le siège de manifestations tuberculeuses. En outre les maladies des organes voisins peuvent par leur intermédiaire faire irruption dans la cavité pleurale. Le diaphragme par ses vaisseaux lymphatiques entr'ouverts des deux côtés permet facilement l'infection de la plèvre. Nous voyons en effet évoluer la pleurésie à la suite d'un grand nombre de maladies de la cavité abdominale. Nous la constatons à la suite de péritonite (puerpérale et autre), de pérityphlite, d'abcès du foie, d'abcès sous-diaphragmatique, d'échinocoque du foie, d'ulcère et de carcinome de l'estomac, de paranéphrite, etc., etc.

En plus, tous les organes qui sont en communication quelconque avec la plèvre peuvent être la cause de son inflammation, tels, le cœur, le péricarde, l'œsophage, l'aorte, la trachée, le sternum, les côtes, les vertèbres, les parties molles du thorax, les seins, etc., etc. Zahn a observé une pleurésie hémorragique double après la thrombose de la veine azygos.

Nous abordons maintenant la question :

Quels microorganismes sont la cause efficiente de ces pleurésies qui ont une étiologie aussi différente?

Il est hors de doute que nous rencontrerons en première ligne les microorganismes qui ont mis en scène la maladie primitive dont dépend la pleurésie.

Nous trouverons donc les microbes pyogènes communs qui jouent un si grand rôle dans la pathologie des maladies pulmonaires et qui séjournent à l'état normal à l'entrée des voies respiratoires. Nous avons nommé le diplocoque lancéolé, le streptocoque pyogène et le staphylocoque pyogène. Les épanchements pleurétiques qui dérivent de néoplasmes sont, en général, exempts de microbes. Si la pleurésie se développe à la suite d'un procès putride des poumons ou d'un des organes voisins ci-dessus nommés, l'exsudat fétide sera peuplé de microorganismes de la putréfaction appartenant surtout à la classe du proteus.

Nous commencerons par les microbes pyogènes et phlogogènes, hôtes si fréquents de la cavité buccale.

Au premier rang se présente ici le diplocoque lancéolé, microbe qu'on trouve toujours dans la pneumonie lobaire et qui en est la cause directe. L'on sait depuis longtemps que la pneumonie et la pleurésie peuvent évoluer en même temps. Grisolle a trouvé, chez 247 sujets atteints de pneumonie, 31 fois les symptômes de l'épanchement pleurétique. Ces épanchements peuvent être diagnostiqués dès

le début de la pneumonie ou bien pendant le cours de la maladie ;
on les désigne habituellement sous le nom de métapneumoniques.
Les exsudats métapneumoniques sont ou séreux ou purulents. Au
commencement, l'épanchement est séreux et l'on peut dire, en général, que si la période d'augmentation dure plus de quinze jours, il
subit avec une grande probabilité la métamorphose purulente. L'exsudat peut être très tôt de nature purulente. E. Lévy a décrit un
cas de pneumonie double avec exsudat à gauche, chez une femme
enceinte, où la ponction faite au troisième jour de la maladie a
donné du pus. De même Ewald et Falkenheim ont observé chacun
un cas dans lequel la pleurésie était déjà purulente au cinquième
jour de la pneumonie.

Les pleurésies métapneumoniques montrent à l'examen bactériologique le diplocoque lancéolé ; les exsudats purulents toujours ; les
exsudats séreux en général seulement si le liquide a été retiré pendant le cours de la pneumonie. La disparition des pneumocoques
dans ces exsudats après la crise n'est pas, comme Netter le veut, un
fait constant. E. Lévy réussit à cultiver, dans un cas de pleuro-
pneumonie, des pneumocoques vivants et virulents jusqu'au huitième
jour après la crise. Il existe aussi des exsudats à pneumocoques
primitifs, exsudats séreux et purulents. Les premiers ont été décrits
par Talamon, les derniers étudiés à fond par Netter. Dans toutes les
pleurésies en apparence primitives, il y a possibilité qu'une légère
pneumonie ou broncho-pneumonie qui n'a pu être reconnue a précédé l'inflammation de la plèvre. Chez les enfants, la pleurésie à
pneumocoques est beaucoup plus fréquente que chez l'adulte. Deux
tiers de toutes les pleurésies sont, à cet âge, occasionnés par le
pneumocoque (Netter).

Le staphylocoque pyogène a été constaté aussi dans nombre de
cas de pleurésie. On le trouve non seulement dans l'empyème mais
aussi dans des exsudats séreux et restant séreux. E. Lévy a le premier attiré l'attention sur ce fait. Il a décrit 4 cas de pleurésie
(2 après fièvre typhoïde, 2 après influenza), dans lesquels l'exsudat
était peuplé de staphylocoques blancs et malgré cela il n'y eut pas
d'empyème. Cette observation fut confirmée par le prince Louis Fer-
dinand de Bavière dans 2 cas de pleurésie séreuse (1 pleurésie primitive, 1 pleurésie à la suite de pneumonie). Jakowsky ensuite
mentionne 3 cas analogues (1 pleurésie à la suite d'anévrysme, 1 à
la suite de pneumonie, 1 pleurésie rhumatismale).

A côté de la pleurésie séreuse à staphylocoques, nous pouvons
placer la pleurésie séreuse à streptocoques. Goldscheider a eu l'oc-

casion de poursuivre 3 cas de cette catégorie, 1 pleurésie primitive, 1 après influenza et la troisième après périmétrite. En général, on rencontre le streptocoque dans la pleurésie purulente et le plus grand nombre des empyèmes est, d'après nos connaissances actuelles, occasionné par ce microbe. (D'après la statistique de Netter qui s'appuie sur 92 cas, dans 60 p. 100.)

Le bacterium coli commune a été noté surtout dans les empyèmes qui se sont formés au cours d'affections, de suppurations de la cavité abdominale.

Le diplobacille de Friedländer paraît être très rarement en cause dans l'étiologie de la pleurésie. Netter le note 2 fois, Letulle 1 fois et Jakowsky 1 fois dans l'empyème.

Il existe aussi des pleurésies polymicrobiennes à infection mixte. Ces pleurésies n'ont même pas besoin d'être purulentes. E. Levy a vu un exsudat, contenant le diplocoque lancéolé associé au staphylocoque, qui est resté séreux.

Les microbes pyogènes dont nous venons de parler peuvent arriver directement dans la plèvre par des plaies pénétrantes de la cage thoracique et déterminer ainsi la pleurésie.

Dans les cas de contusions du thorax, la plèvre est souvent lésée. Cette lésion crée une place de moindre résistance et les bactéries, hôtes habituels de la cavité bucco-pharyngée, peuvent s'y établir; la pleurésie est en train de se former. Le rôle du froid qu'on a jadis invoqué comme une des causes principales de la pleurésie doit être compris à peu près de la même manière; nous devons voir dans le refroidissement une cause occasionnelle qui permet aux microbes de se localiser sur la plèvre.

Nombre de maladies infectieuses engendrent plus ou moins souvent la pleurésie. Nous avons déjà examiné l'influence de la pneumonie croupale et de la tuberculose. Les exanthèmes aigus, la rougeole, la scarlatine, la variole, se compliquent fréquemment d'exsudat pleurétique. Cet exsudat est un simple symptôme de ces maladies ou bien dépend de leurs complications, de broncho-pneumonie, d'otite moyenne, de suppuration des glandes lymphatiques, etc., etc. La grande épidémie d'influenza de 1889-1890 nous donna l'occasion d'observer un grand nombre de pleurésies.

Le rhumatisme articulaire aigu est une cause très commune de pleurésie; l'inflammation est marquée par sa bénignité relative, par sa courte durée; elle peut attaquer simultanément les deux plèvres, ou l'une après l'autre. La fièvre typhoïde, la diphtérie, la méningite cérébro-spinale sont plus rarement accompagnées d'épanchement pleural.

Nous avons déjà vu que l'infection septique est suivie parfois de pleurésie par l'intermédiaire d'infarctus pulmonaire. Il nous reste à dire qu'en outre de la voie sanguine, cette pleurésie pyohémique peut être produite par la voie lymphatique. L'exsudat pleurétique que nous observons du reste rarement après un érysipèle dépend de causes différentes ou bien il est occasionné par un infarctus, s'il s'agit d'un érysipèle phlegmoneux, ou bien il est la suite d'une pneumonie érysipélateuse, ou bien il y a propagation directe quand l'érysipèle a son siège sur la paroi thoracique.

La gêne de la circulation dans les maladies du cœur ou des reins favorise la production de la pleurésie. Dans ces cas, il est difficile de distinguer entre exsudat et transsudat.

Toutes les pleurésies que nous observons au cours d'autres maladies, ordinairement des maladies infectieuses, peuvent être dues à l'intervention des mêmes microbes que nous signalons dans la maladie primitive. Nous trouverons dans les affections, dont nous ne connaissons pas encore les agents pathogènes, l'épanchement pleural stérile, par exemple, dans la rougeole, dans le rhumatisme articulaire. Il est à présumer, d'autre part, que dans une pleurésie, au cours d'une fièvre typhoïde, le bacille d'Eberth se développera dans nos cultures. En effet, Valentini, Loriga et Pensuti, Fernet, Charrinet, Roger, Kelsch, Weintraud ont rencontré ce bacille dans les pleurésies typhoïdiques. Mais nous ne devons pas oublier que, dans toutes ces maladies ci-dessus nommées, la pleurésie peut être l'expression d'une infection secondaire. Dans ces cas, l'épanchement est peuplé de microorganismes, qu'on rencontre ordinairement dans les infections mixtes, c'est-à-dire le diplocoque lancéolé, le streptocoque, le staphylocoque pyogène. Nous retirons par exemple des pleurésies après la diphtérie presque constamment le streptocoque ; des pleurésies après la variole, le staphylocoque ; des pleurésies après l'influenza, le diplocoque lancéolé.

L'étiologie de la pleurésie qui, il y a quelques années, était encore dans les ténèbres, est aujourd'hui un terrain bien étudié et bien connu. Nous devons ce progrès uniquement à la bactériologie.

Anatomie pathologique. — Au début de l'inflammation, la plèvre présente une rougeur ponctuée. Les points rouges pénètrent dans toute l'épaisseur de la membrane, ils se réunissent en groupes dans l'intervalle desquels on reconnaît encore très bien la couleur normale de la plèvre. Les vaisseaux sanguins sont fortement dilatés et injectés. La surface libre de la plèvre perd sa transparence, son aspect devient terne, comme si l'on avait soufflé sur une plaque de verre. L'inflammation de la plèvre est toujours accompagnée d'une exsudation à sa surface interne. Cette exsudation est de nature double. 1° Elle conduit à la formation de pseudo-membranes ; 2° elle produit un épanchement liquide. Les fausses membranes sont blanches ou d'un blanc jaunâtre; leur consistance est molle, et d'après la description classique de Laënnec, égale à celle du blanc d'œuf cuit ou de la couenne inflammatoire du sang. Si la pleurésie est généralisée, ces membranes recouvrent les deux feuillets de la plèvre, le feuillet viscéral et le feuillet pariétal. Quelquefois des brides, des lames de même nature vont de la plèvre costale à la plèvre pulmonaire. Si l'inflammation est limitée, localisée, seule la région malade montre des membranes. L'épaisseur de ces fausses membranes varie de 1 millimètre à 1 centimètre; elle est inégale, quelquefois plus grande dans certains endroits que dans d'autres. Il en résulte que leur surface est irrégulière, tantôt mamelonnée, tantôt villeuse, tantôt disposée en filaments. Ces membranes se composent de lamelles ou de fibrilles de fibrine. Dans leur intérieur nous trouvons des leucocytes et des cellules épithéliales altérées. L'exsudat, qui accompagne la formation des fausses membranes, peut être séreux, purulent, hémorragique, putride, chyliforme. On distingue, d'après ces données, une pleurésie séreuse (sérofibrineuse), une pleurésie purulente (empyème, pyothorax), une pleurésie hémorragique, une pleurésie putride et une pleurésie chyliforme (chylothorax). L'exsudat séreux est de couleur citrine ou légèrement fauve, le plus souvent il contient des éléments cellulaires et des flocons fibrineux qui le troublent légèrement. Dans la pleurésie purulente, l'exsudat est fortement louche et ressemble dans les cas prononcés absolument au pus d'un abcès. Si on le laisse sédimenter, il se divise en deux couches, l'une supérieure, plus claire, qui contient le sérum, l'autre inférieure, granuleuse, qui contient les globules blancs. A l'examen microscopique, nous voyons de nombreux leucocytes et très souvent des microbes. Dans les empyèmes d'un âge plus avancé, les leucocytes sont en partie nécrosés, ils sont remplis de corpuscules graisseux, leurs noyaux ne sont plus à différencier. A part cela on observe fréquemment des cristaux d'hématoïdine et de cholestérine.

La pleurésie putride est marquée par un liquide verdâtre ou d'un brun rougé sale. Cet épanchement exhale une odeur fétide extrêmement nauséabonde. L'examen microscopique montre des cristaux d'acides gras et une foule de microorganismes. La pleurésie hémorragique est facile à reconnaître : l'exsudat a la couleur du sang, dans les cas récents où il y a beaucoup de sang épanché, la couleur est celle du sang pur. Nous voyons alors sous le microscope un nombre infini de globules rouges inaltérés. Dans les cas plus avancés nous remarquons que la couleur est d'un rouge brun ou d'un rouge noir. Le microscope nous présente alors toutes sortes d'altérations des globules sanguins. Dans la pleurésie chyleuse, l'épanchement est opaque et d'une teinte laiteuse; il contient des gouttes graisseuses très petites. Ces gouttes et ces granulations se laissent dissoudre facilement par l'éther. Les leucocytes sont en très petit nombre, les cristaux de cholestérine en grande quantité.

L'exsudat se forme dès le début de la pleurésie, du moins c'est l'opinion de Laënnec : « Il me paraît certain que l'épanchement séreux commence dans toutes les membranes séreuses en même temps que l'inflammation. J'ai plusieurs fois rencontré tous les signes physiques de l'épanchement une heure après l'apparition du point pleurétique et l'invasion de la maladie. D'un autre côté je ne me rappelle pas avoir vu de cas où l'épanchement fût douteux le premier ou le second jour et manifeste les jours suivants. »

La quantité de l'épanchement pleurétique subit de grandes variations. Souvent l'on ne trouve que quelques centimètres cubes, d'autres fois, on a noté 5 à 6 litres (Zeroni et Oeri).

La composition chimique des exsudats pleurétiques a été examinée par de nombreux auteurs. Le poids spécifique varie de 1015 à 1023. En général, on peut dire avec Méhu que si un liquide, dans la cavité pleurale, a un poids spécifique au-dessous de 1015, on a devant soi une transsudation, un hydrothorax. Si le poids spécifique dépasse 1,018, on a affaire à une pleurésie exsudative inflammatoire. Gerhard est, d'après ses observations, du même avis. Il n'est guère besoin de mentionner que le poids spécifique des empyèmes est plus grand : d'après Bartels de 1,028 à 1,032.

La teneur en albumine est 3 à 7 p. 100 pour les exsudats. Les épanchements qui ont moins de 2 1/2 p. 100 ne sont pas dus à un procès inflammatoire. Les sels minéraux, chlorure de sodium, carbonate et phosphate de soude, sont contenus dans le liquide pleurétique dans la proportion de 0,7 à 1 p. 100.

Gerhard a trouvé dans les exsudats séreux et purulents de la paralbumine et de la peptone; Eichhorst dans quelques exsudats, du sucre, dans d'autres du glycogène. La biliverdine fut constatée quand il y avait complication d'ictère. Naunyn a démontré dans les empyèmes la présence constante de la cholestérine. De plus, il a attiré l'attention sur le fait que souvent l'épanchement contenait de l'urée, de l'acide urique, de la xanthine, rarement de la leucine, de la guanine, de la tyrosine, de l'acide oxalique.

La tension du liquide pleurétique est, dans les épanchements un peu considérables, d'après Leyden, ordinairement positive jusqu'à + 20 millimètres Hg. Le même auteur a déjà vu des exsudats dans lesquels la tension était égale à celle de l'atmosphère. Il existe aussi des observations de pleurésie avec tension négative jusqu'à — 20 millimètres Hg. La tension diminue après inspiration profonde, elle augmente après expiration profonde.

Le poumon dans le cours de la pleurésie subit des altérations variables. Dans les inflammations à marche aiguë il n'est guère en grand danger. Quand l'épanchement est considérable, le poumon est comprimé, atélectasié et refoulé vers la colonne vertébrale. Le poumon ne perd pas son élasticité et, l'épanchement résorbé, il revient dans son ancienne position. Si l'exsudat dure longtemps, le poumon est régulièrement gravement atteint, le processus s'étend de la surface dans le tissu interlobulaire et le transforme en cloisons fibreuses. Laënnec connaissait déjà ces altérations et les a décrites sous le nom de carnification. Si la résorption se fait en ce moment, ou si le liquide est retiré par la ponction, le poumon ne peut plus se dilater, la pression atmosphérique rapproche la paroi thoracique, le diaphragme et le médiastin, et par ce mécanisme le vide de la cavité pleurale se comble. Le rétrécissement de la poitrine est en train de s'établir. Entre le poumon et la paroi thoracique nous trouvons des néomembranes dures, de plusieurs centimètres d'épaisseur.

Dans les cas d'empyèmes, le pus peut corroder la plèvre costale ou pulmonaire : dans le premier cas, il arrive sous la peau (empyème de nécessité); dans le second cas, il fait irruption dans les bronches (vomique).

Les organes du médiastin, le cœur et les grands vaisseaux sont eux aussi disloqués et comprimés. Une pleurésie gauche refoule le cœur à droite et inversement. Le diaphragme est repoussé en bas et, avec lui, le foie et la rate.

Quelquefois on rencontre des épanchements pleurétiques, qui n'occupent qu'une partie de la plèvre (pleurésies circonscrites ou partielles de Laënnec). Nous distinguons une pleurésie diaphragmatique, médiastinale, interlobaire, costopulmonaire enkystée et multiloculaire. Ces pleurésies circonscrites ont pour cause d'anciennes adhérences provenant de processus antérieurs. Ou bien il survient dans des pleurésies très légères, au bout de quelques jours, une recrudescence d'inflammation. L'épanchement qui en résulte peut, dans ces cas, se circonscrire dans une partie de la plèvre, cernée par des fausses membranes qui datent du commencement de la maladie.

Dans la pleurésie diaphragmatique, nous trouvons le liquide entre le diaphragme et la face inférieure du poumon. La pleurésie du médiastin existe rarement seule, dans ce cas elle est toujours purulente. Dans la pleurésie interlobaire, le liquide est logé entre les deux lobes du poumon; elle est en général purulente. Les pleurésies costopulmonaires enkystées sont très variables quant à leur siège, nous les trouvons dans toutes les régions de la cavité pleurale. Si cette variété de pleurésie présente au lieu d'une seule loge, plusieurs, nous avons la pleurésie multiloculaire. Ces loges étant très nombreuses, le liquide a l'aspect d'une gelée de viande qui se liquéfie par la chaleur (pleurésie aréolaire, Andral).

Symptômes. — Le symptôme le plus constant qui marque le début de la pleurésie est le point de côté. Chaque place de la paroi thoracique peut être le siège de cette douleur plus ou moins intense, suivant les cas. Nous la trouvons le plus souvent au-dessous du mamelon ou à la même hauteur dans le côté. La sensation (de douleur) peut se loger dans le bras, quelquefois même dans le côté opposé. Les enfants indiquent souvent l'abdomen comme siège de la douleur. Le point de côté devient insupportable par les respirations profondes, c'est-à-dire par la toux, par l'éternuement, par le bâillement, etc. La pression directe détermine aussi la douleur, mais plus rarement, à moins qu'il n'y ait complication de rhumatisme des muscles qui recouvrent le thorax. Le point de côté disparaît d'ordinaire vers le quatrième jour. Il peut manquer complètement; il faut s'en rappeler, car sans cela la pleurésie est souvent méconnue.

Le frisson initial est beaucoup plus rare dans la pleurésie que dans la pneumonie. Quelquefois un léger frisson de courte durée se répète dans les premiers jours de la maladie.

Ordinairement le malade ne tousse que très peu. La toux est sèche, brève; elle peut avoir des causes différentes, tantôt elle est un symptôme d'un catarrhe bronchique concomitant, tantôt elle résulte de l'irritation de la plèvre. Dans ce dernier cas, la toux est d'autant plus fréquente que la maladie a une allure aiguë. L'expectoration, si elle existe, est très peu abondante, muqueuse, mêlée parfois de quelques filets de sang. Quand il y a complication de catarrhe pulmonaire, les crachats ont naturellement les caractères propres à cette maladie,

La respiration est en général plus fréquente, il y a de la dyspnée. Cette dyspnée varie quant à son intensité, peut même manquer quelquefois malgré de très grands épanchements : si le point de côté est douloureux, le malade évite les inspirations profondes; il préfère respirer plus superficiellement et plus fréquemment; c'est la dyspnée du début. Dans les phases ultérieures de la maladie, la dyspnée est occasionnée par l'abondance de l'épanchement; elle est augmentée par une bronchite concomitante, par le refoulement du cœur et peut aller dans ces cas jusqu'à l'orthopnée.

Aussi longtemps que le point de côté dure et que l'exsudat n'est pas encore grand, le malade se couche de préférence sur le dos ou sur le côté sain pour éviter les douleurs qu'occasionnerait la pression sur le côté malade. Plus tard, dans les grands épanchements, le malade se couche pertinemment sur le côté malade afin de pouvoir mieux respirer avec le côté sain et de lui laisser la plus grande liberté d'expansion.

Il n'y a pas de fièvre caractéristique dans la pleurésie ; on observe des cas où la fièvre manque complètement. Nous trouvons le plus souvent, une fièvre continue peu élevée, aussi longtemps que l'exsudat est en voie de croissance. Quand l'inflammation ne fait plus de progrès, la fièvre revêt un type intermittent. Pendant la résorption, elle cesse complètement. La fièvre à type intermittent est quelquefois le symptôme des exsudats à marche rapide dont la nature est purulente et surtout putride. On ne peut pas assez répéter que le caractère, le type de la fièvre, ne nous permet guère de diagnostiquer la nature de l'exsudat.

D'après Peter il existe toujours une augmentation de la température locale du côté malade qui peut aller de 0,5 à 2 degrés. Eichhorst n'a pu vérifier ce symptôme ; il a trouvé chez les pleurétiques, comme chez les sujets sains, la température plus élevée tantôt d'un côté, tantôt de l'autre.

Le pouls est fréquent (130 à 140); cette fréquence n'est pas en rapport avec la fièvre, elle est due à l'augmentation de la pression sanguine et aux obstacles qu'entraîne l'exsudat par la compression, du poumon et par suite des ramifications de l'artère pulmonaire. Le pouls est petit, l'aorte recevant moins de sang. Les phases de la respiration ont une influence inusitée sur l'amplitude du pouls. A chaque inspiration il devient plus petit pour redevenir plus ample à chaque expiration (Eichhorst). Leichenstern a noté dans 2 cas un pouls paradoxal; il disparaissait à la radiale à chaque inspiration. Malgré l'effet immédiat de la tension de l'exsudat sur le cœur et sur les vaisseaux, le pouls devient rarement irrégulier dans la pleurésie.

La peau est sèche, brûlante, quelquefois couverte de sueurs.

L'herpès labial peut exister, mais sa fréquence est bien moindre que dans la pneumonie lobaire.

Si la fièvre est quelque peu intense le facies est rouge, mais ordinairement sa pâleur est prononcée. Dans les exsudats, surtout dans les empyèmes de longue durée, les malades présentent un aspect cachectique.

La langue est chargée, l'appétit nul. Les forces disparaissent, la maigreur peut atteindre un très haut degré. Les malades se plaignent souvent de douleurs dans la région stomacale provenant évidemment de la pression qu'exerce l'exsudat sur l'estomac et sur le diaphragme. Les vomissements qu'on observe ont la même cause.

La quantité de l'urine est moindre, son poids spécifique est plus grand. L'acide urique et l'urée sont augmentés, les chlorures, par contre, sont diminués. L'urine contient quelquefois de l'albumine, régulièrement dans les pleurésies infectieuses qui sont accompagnées d'une forte fièvre. Les empyèmes de longue durée peuvent aboutir à la dégénérescence amyloïde des reins. Les malades sont affectés tantôt de diarrhée souvent aussi de constipation opiniâtre.

Inspection. — A l'inspection, on remarque de suite que le thorax du côté malade ne participe pas au mouvement de la respiration. Le malade ménage ce côté au début parce qu'il ressent des douleurs ; plus tard, c'est l'abondance de l'exsudat qui immobilise le diaphragme. Le côté malade a augmenté de volume, le degré de cette ampliation dépend d'une part, de la grandeur de l'exsudat, de l'autre de l'élasticité des parois thoraciques. C'est pourquoi l'ectasie est plus grande chez les jeunes gens que chez les vieillards. Les espaces intercostaux paraissent plus larges que du côté sain. Quelquefois ils sont effacés, exceptionnellement ils font saillie. L'épaule et l'extrémité acromiale de la clavicule sont plus élevées du côté malade. La colonne vertébrale est déviée (scoliose), la convexité est tournée vers le côté affecté. Cette remarque, que le côté malade est, dans la plupart des cas, plus dilaté que le côté sain, a déjà été faite par les premiers auteurs qui ont traité de la pleurésie. On peut déterminer la différence avec un ruban gradué, une ficelle ; on trouvera la circonférence du côté malade plus grande que celle du côté sain ; mais, dit Laënnec, elle n'est jamais aussi grande qu'elle ne paraît à l'œil.

Il est inutile de faire observer que pour cette mensuration comparative il faut placer toujours le ruban à la même hauteur. En général, on le fait passer au niveau de la pointe de l'appendice xiphoïde.

Avec l'aide d'un fil de plomb ou de cuivre flexible, ou avec l'aide du cyrtomètre construit par Woillez, on peut dessiner le graphique du périmètre thoracique. Le cyrtomètre, d'après son inventeur Woillez, nous indique exactement tous les diamètres horizontaux de la poitrine. Woillez savait déjà que la circonférence du côté droit du thorax dépassait normalement celle du côté gauche de 2 à 3 centimètres. Gerhard a enseigné que le côté sain augmentait aussi de volume quand il y a pleurésie. D'autre part, le périmètre relatif des deux côtés varie d'un jour à l'autre pendant le cours d'une seule et même pleurésie; il est donc préférable de prendre la circonférence du périmètre total, de l'inscrire tous les jours dans un tracé, on aura alors au moins quelques renseignements sur la marche de l'épanchement. Dans les pleurésies à grand épanchement, le sternum, par la rotation et l'abduction des côtes, est attiré vers le côté malade. Il en résulte une déformation du thorax que Peyrot a désignée sous le nom de thorax oblique ovalaire. Ce déplacement est facile à constater; on tend une ficelle de la fourchette sternale à la symphyse pubienne pour déterminer la ligne médiane du corps : l'angle que fait l'axe du sternum avec cette dernière permet de juger de l'importance de la déviation (signe du cordeau de Pitres).

Il existe quelquefois un œdème local du côté malade. Autrefois on voyait dans cet œdème un symptôme d'empyème (Andral, Chomel). Aujourd'hui l'on sait qu'il peut aussi se montrer dans les grands exsudats séreux (Traube, Damaschino, Homolle). L'œdème est occasionné par la compression de la veine azygos ou hémiazygos. Dans les empyèmes, l'inflammation se propage de la plèvre costale à la paroi thoracique et produit ainsi l'œdème.

Palpation. — L'examen des vibrations thoraciques nous donne un signe précieux dans la pleurésie. Dès qu'il y a du liquide entre la paroi et le poumon les vibrations sont diminuées ou ont complètement disparu (Raynaud, 1829; Andral, 1834). Le liquide entre le thorax et le poumon n'a pas besoin d'être en couche épaisse pour amoindrir les vibrations. Il faut savoir que le frémitus vocal est chez les sujets sains plus fort à droite qu'à gauche. Si au lieu de palper avec la main entière, l'on palpe avec le bord ulnaire de la main, on peut déterminer exactement la limite supérieure de l'épanchement. Au-dessus du niveau du liquide le frémitus est conservé, au-dessous il est amoindri, et dans les parties les plus déclives où l'épanchement est le plus abondant il fait complètement défaut. Quand à côté de l'exsudat il existe encore des adhérences pleurétiques, les vibrations thoraciques sont senties aux places où ces fausses membranes sont fixées à la plèvre costale. Lépine a même noté dans ces conditions une augmentation des vibrations thoraciques.

Percussion. — Au commencement de la pleurésie, lorsque l'exsudat manque ou est encore très petit, la percussion donne sur le côté affecté une diminution des mouvements respiratoires du bord du poumon. Principalement, on remarque en arrière et en bas que la base du poumon est immobilisée. Weil voit dans ce symptôme la constatation clinique du fait trouvé expérimentalement par Ferber que le liquide s'accumule d'abord en arrière et en bas dans le tissu complémentaire de la plèvre. Nous avons alors directement au-dessus du bord inférieur du poumon en arrière un son tympanique, suite de la rétraction du poumon qui commence déjà à se faire. Ce son tympanique peut être quelquefois plus sonore que le son normal du côté sain. Il en résulte que des élèves inexpérimentés croient que le côté sain est le côté malade.

L'exsudat, en augmentant se fait bientôt remarquer par la matité du son. Ici se pose la question : de quelle grandeur doit être l'exsudat pour produire la matité? Les expériences sur le cadavre (Piorry, Seitz, Ferber) et les autopsies démontrent que la matité commence dès que le liquide épanché a atteint 200 à 300 centimètres cubes. Chez le nouveau-né 100 centimètres cubes suffisent déjà. L'intensité de la matité est en proportion directe avec la masse du liquide épanché ; elle est absolue à la partie inférieure du poumon et ressemble à celle que donne la percussion de la cuisse. Le doigt percuteur sent une forte résistance et la perte de l'élasticité (matité hydrique). A cette matité absolue d'en bas succède une semi-matité qui va en diminuant de bas en haut. On trouve, selon l'abondance de l'exsudat, la matité en arrière, sur les côtés, et finalement en avant. La limite supérieure de la matité décrit, d'après l'opinion de la plupart des auteurs, une ligne courbe déclive d'arrière en avant. Cette ligne affecte relativement au thorax le tracé des sections coniques obliques. Elle s'observe quand le malade est resté couché, mais a changé souvent de position dans son lit. Si le malade a circulé pendant l'évolution de sa pleurésie, la limite supérieure forme, d'après Ferber, une ligne à peu près horizontale, qui va de la colonne vertébrale au sternum. Si le malade garde constamment le décubitus dorsal, comme nous le voyons si souvent dans ces pleurésies secondaires qui compliquent d'autres maladies, la matité existera longtemps exclusivement en arrière et pourra monter jusqu'à la fosse sus-épineuse. Eichhorst prétend avoir trouvé souvent dans les pleurésies à épanchements abondants, à côté de la colonne vertébrale, la sonorité normale du poumon, qui s'étend sous forme d'une bandelette de 3 centimètres de large de haut en bas. La percussion sous-claviculaire nous donne sur le côté affecté, s'il s'agit de petits exsudats, une sonorité plus grande que sur le côté sain. Plus tard seulement, quand l'exsudat progresse, le son prend un caractère tympanique ; cela tient à ce que le poumon, refoulé et comprimé maintenant par le liquide, est moins tendu que dans les conditions normales, a atteint son équilibre et vibre mieux. Skoda a attiré le premier l'attention sur ce symptôme ; c'est pourquoi on l'appelle son ou bruit skodique. Le bruit skodique est le plus net dans le premier et le deuxième espace intercostal ; on l'entend à la percussion forte comme à la percussion faible. Il se distingue par sa tonalité plus basse et son caractère ample. Il ne change pas de hauteur quand on fait ouvrir ou fermer la bouche au malade ; dans les respirations profondes, il devient plus clair et moins tympanique. Si l'exsudat augmente davantage et occupe presqu'une moitié entière du thorax, la percussion sous-claviculaire donne une matité complète. On peut souvent produire, dans ces cas, par une forte percussion, un son tympanique mat, qui devient plus clair et plus sonore quand on laisse ouvrir la bouche (son trachéal de William). Ce son prend naissance par l'ébranlement de la colonne d'air incluse dans la trachée et dans les grosses bronches. Un son à timbre métallique, ainsi qu'un bruit de pot fêlé, sont encore quelquefois remarqués. Pour entendre ce symptôme, il faut percuter brièvement et fortement afin de forcer l'air de s'échapper en secousses par l'orifice glottique.

Dans les épanchements énormes qui affectent le thorax gauche, il n'est plus guère possible de déterminer par la percussion la limite supérieure et la limite gauche du cœur. Dans les pleurésies du côté droit, la matité se confond avec celle du foie. A gauche, par contre, le son mat de l'exsudat se distingue nettement du son tympanique de l'estomac et du côlon. Nous trouvons ici une région à figure semilunaire, qui commence en avant, près du cinquième ou sixième cartilage costal gauche et qui s'étend, par sa limite inférieure, le long du thorax jusqu'à la neuvième ou dixième côte. Cette zone entière est située au-dessous de la matité précordiale, elle donne, à l'état normal, un son tympanique. Cet espace semi-lunaire (espace de Traube) correspond au fundus de l'estomac. Si, par un exsudat pleurétique gauche, le diaphragme et l'estomac sont refoulés en bas, l'espace de Traube est diminué ; dans les très grands épanchements, il peut disparaître complètement, et au lieu du son tympanique, nous avons maintenant le son mat. On observe quelquefois des exsudats de grandeur moyenne qui accusent déjà de la matité à la partie antérieure du thorax où l'espace de Traube est encore intact dans toute son étendue.

Le déplacement des organes voisins est un signe de la plus grande importance dans la symptomatologie de la pleurésie. En premier lieu, le déplacement du cœur. Gerhardt et Fraentzel enseignent que le cœur est simplement refoulé à droite ou à gauche, sans que sa pointe soit déplacée vers le haut. Skoda, Wintrich, Ferber, Weil, sont d'avis que, dans les exsudats très grands, la pointe du cœur décrit un plus grand chemin que la base, et, par là, se trouve élevée. On doit alors voir battre le cœur, dans les pleurésies gauches, entre la deuxième et quatrième côte droite, presque sous l'aisselle (Wintrich) ; dans les pleurésies droites, dans le quatrième espace intercostal, en dehors du mamelon. Il arrive quelquefois que, dans les pleurésies droites, la pointe du cœur est placée plus bas que normalement, dans le sixième ou septième espace intercostal, par suite du déplacement du diaphragme. Le déplacement du cœur ne peut être démontré par la percussion, dans les exsudats gauches, que si la limite droite du cœur dépasse le bord droit du sternum. Dans les pleurésies droites, la démonstration est facile. Le foie subit un déplacement plus ou moins apparent, selon que l'exsudat occupe la cavité thoracique gauche ou droite. Dans les épanchements à droite, le bord inférieur du foie descend au-dessous des fausses côtes et peut arriver jusqu'à l'ombilic. Dans les épanchements à gauche, le déplacement est bien moins prononcé. Le bord inférieur venant à descendre, tout l'organe est tourné, en même temps, à droite. La rate est refoulée un peu en avant et en bas. Le déplacement du médiastin n'est à diagnostiquer par la percussion que dans les épanchements de grandeur énorme ; dans ces cas rares, le son est mat sur tout le corps du sternum, quelquefois même ce son mat dépasse l'un de ses bords.

Les épanchements pleurétiques se déplacent-ils facilement ? Auenbrugger, Piorry, Fraentzel, Potain, Weil, Leichenstern, Ferber, Vidal l'admettent. Laënnec, Skoda, Damoiseau, Wintrich le nient. Les exsudats un peu grands ne sont sûrement pas mobiles. Un déplacement minime des limites ne doit pas être contesté dans les cas où l'on fait prendre au malade un changement considérable de position, par exemple si on le laisse coucher sur le ventre, etc.

Auscultation. — A l'auscultation, le murmure vésiculaire est plus ou moins affaibli. Si l'épanchement forme une couche épaisse, le bruit respiratoire est nul. Nous l'entendrons alors seulement, comme Laënnec l'a déjà indiqué, vers la colonne vertébrale, sur une longueur de trois travers de doigt. Souvent nous notons déjà la diminution de la respiration avant que l'exsudat se soit formé : dans ce cas, le malade, à la suite des douleurs du point de côté, évite de faire des inspirations profondes du côté malade. Le murmure vésiculaire se montre, par la même cause, quelquefois saccadé. Si l'épanchement augmente et comprime le poumon, le bruit respiratoire prend les caractères du souffle tubaire. Ce souffle peut être très fort, il s'étend aux deux temps de la respiration, ou seulement à l'un d'eux. La couche du liquide épanché étant très épaisse, le souffle tubaire apparaît affaibli et lointain. On le perçoit surtout dans l'espace compris entre l'omoplate et la colonne vertébrale, jamais en avant de la ligne axillaire antérieure. Les râles peuvent manquer complètement dans tout le cours de la pleurésie ; s'ils existent, ils sont l'indice d'un catarrhe bronchique concomitant qui, du reste, est généralement bilatéral. Si l'on fait parler le malade pendant l'auscultation, on perçoit un symptôme que Laënnec a décrit sous le nom d'égophonie.

« L'égophonie simple consiste dans une résonance particulière de la voix, qui accompagne ou suit l'articulation des mots; il semble qu'une voix plus aiguë, plus aigre que celle du malade, et en quelque sorte argentine, frémisse à la surface du poumon ; elle paraît être un écho de la voix du malade plutôt que cette voix elle-même ; rarement elle s'introduit dans le tube du stéthoscope, et presque jamais elle ne le traverse complètement. Elle a, d'ailleurs, un caractère constant, d'où j'ai cru devoir tirer le nom du phénomène; elle est tremblante et saccadée comme celle d'une chèvre, et son timbre, d'après la description que nous venons d'en donner, se rapproche également de la voix du même animal. » (Laënnec.)

Laënnec croyait que l'égophonie était pathognomonique de la pleurésie, mais Skoda, déjà, a montré qu'on la rencontre exceptionnellement, il est vrai, dans les infiltrations du poumon et dans les cavernes. L'égophonie est constatée, le plus souvent, dans les exsudats de grandeur moyenne. Quelquefois, on l'entend seulement dans des points isolés du thorax, ordinairement vers la région axillaire.

« Lorsque l'égophonie a lieu dans un point voisin d'un gros tronc bronchique, et surtout vers la racine du poumon, elle se joint souvent à une bronchophonie plus ou moins marquée. La réunion des deux phénomènes présente des variétés nombreuses, et dont on peut se faire une idée exacte en se rappelant les effets que produisent : 1° la transmission de la voix à travers un porte-voix métallique ou un roseau fêlé ; 2° l'effet d'un jeton placé entre les dents et les lèvres d'un homme qui parle ; 3° le bredouillement nasal des bateleurs qui font parler le fameux personnage de tréteaux, connu sous le nom de Polichinelle. Cette dernière comparaison est souvent de la plus parfaite exactitude, surtout chez les hommes à voix un peu grave. » (Laënnec.)

La bronchophonie pure peut être perçue dans les pleurésies à grand épanchement au même point où l'on entend le souffle tubaire. Quelquefois, son caractère est caverneux ou amphorique. Dans ces dernières années, Baccelli a mis une grande importance à l'auscultation du chuchotement de la voix. Le malade parlant à voix basse, on doit entendre distinctement du côté affecté, s'il s'agit d'un exsudat séreux, les mots chuchotés. Si l'exsudat n'est pas séreux, le phénomène dit de Baccelli (pectoriloquie aphone) ne doit pas être perçu. La clinique a réfuté cette assertion du clinicien italien.

Nous arrivons maintenant à un phénomène très important de la pleurésie : le bruit de frottement. Le caractère acoustique de ce bruit est variable : tantôt doux, il constitue un simple frôlement, tantôt il est tellement fort qu'on l'entend à une certaine distance des parois thoraciques et que les malades eux-mêmes le perçoivent. L'origine du bruit de frottement est le frôlement des deux feuillets de la plèvre devenus inégaux et rudes à la suite du processus inflammatoire. On perçoit le frottement pleurétique le plus souvent, à l'inspiration, quelquefois aux deux temps de la respiration, rarement à l'expiration seule. Pour bien l'entendre, il faut, dans beaucoup de cas, laisser faire au malade une série de respirations profondes, mais il ne faut pas oublier que si le patient a respiré amplement le bruit de frottement peut disparaître, car les feuillets rudes sont devenus plus lisses par un glissement prolongé. Une forte pression exercée par le stéthoscope augmente le bruit de frottement. S'il est intense on le sent à la palpation, tantôt c'est un léger grattement, tantôt un véritable raclement, tantôt on a la sensation d'un morceau de cuir dur glissant sous la main. L'origine du bruit de frottement pleurétique nous explique sans difficulté pourquoi nous constatons ce symptôme seulement aux endroits du thorax où il n'y a pas de liquide entre les deux feuillets de la plèvre. Nous le rencontrerons donc au début de la pleurésie, à la région postérieure du thorax, quand l'exsudat n'est pas encore formé ; à la période d'état, seulement à la limite supérieure de l'épanchement. Dans ce dernier cas, le bruit de frottement est un symptôme de la résorption commençante ou bien un symptôme de recrudescence de l'inflammation. Au déclin de la pleurésie, le bruit de frottement peut s'entendre sur toute la surface de la plèvre enflammée ; il persiste souvent pendant des semaines ou des mois.

Si le procès inflammatoire a lieu dans le voisinage du péricarde, on entend souvent des bruits de frottement qu'on pourrait confondre avec le frottement péricarditique. On les perçoit ordinairement pendant le premier temps plus rarement après le second temps. Ces bruits sont désignés sous le nom de pneumocarditiques ; ils sont dus à l'influence des mouvements du cœur sur le glissement des feuillets de la plèvre.

Pour être complet, il faut citer encore un symptôme décrit par Sieur. Lorsqu'on ausculte pendant qu'on fait percuter avec deux pièces de monnaie sur un point opposé du thorax, on perçoit au-dessus de l'épanchement un son clair (signe du sou).

L'auscultation du côté sain est, dans beaucoup de cas, comme le savait déjà Laënnec, de la plus grande importance. Le bruit respiratoire y devient puéril. Il peut se propager à travers l'exsudat et donne souvent matière à erreur. Pour éviter cette faute de diagnostic, il faut soigneusement ausculter tout le côté malade, on trouvera alors que cette respiration puérile devient de plus en plus distincte à mesure que nous approchons du côté sain.

Mort subite. — Dans la pathologie de la pleurésie, il y a un événement fatal à redouter, c'est la possibilité d'une mort subite. Lancisi, Morgagni, Stoll, connaissaient déjà cette fatale issue. Mais se fiant à l'autorité de Louis, qui avait vu guérir sans accident une série de cent cinquante pleurésies, on tenait cette maladie comme peu dangereuse. C'est le grand mérite de Trousseau d'avoir montré combien étaient erronées les idées généralement reçues sur ce point. La pleurésie, dit Trousseau, peut être mortelle par le fait même d'un épanchement excessif. La mort peut arriver sans cause apparente ou elle est la suite d'un mouvement imprudent. Le malade qui se dresse vite sur son séant, qui est tourmenté par une quinte de toux, etc., etc., est pris d'une syncope de laquelle il ne se réveille plus, ou bien il jette un cri et tombe mort sur son oreiller. Comment expliquer cette mort subite ? Trousseau croyait que par la masse du liquide épanché, les gros vaisseaux, l'aorte éprouvaient une torsion qui entravait le cours du sang. Bartels cherchait à démontrer que la mort subite provenait de la coudure de la veine cave inférieure. D'après Leichenstern, il s'agit dans beaucoup de cas d'une anémie subite du cerveau et du cœur. Très souvent des embolies sont en cause ; la gêne causée à la circulation favorise la formation de caillots dans le cœur et les gros vaisseaux. Si ces caillots siègent dans le cœur droit, ils sont entraînés dans l'artère pulmonaire ou dans un de ses embranchements ; s'ils proviennent des veines pulmonaires ou du cœur gauche, ils arrivent dans les artères du cerveau. Enfin la mort subite peut être la suite d'une dégénérescence granulo-graisseuse du cœur. Cette dégénérescence s'observera surtout quand il s'agit d'une pleurésie infectieuse. Il est aussi possible que les épanchements excessifs amènent la mort par asphyxie (Trousseau). La respiration ne se fait plus du côté affecté, elle ne se fait qu'imparfaitement dans l'autre, car celui-ci est aussi comprimé, gêné dans son jeu par le liquide qui remplit toute une cavité pleurale. Et malgré cette menace permanente d'une mort subite, dans un grand nombre de cas les malades ne se plaignent pas d'oppression, ils sont tranquillement couchés dans le décubitus dorsal et souvent la dyspnée n'est pas même apparente pour le médecin.

Vomique. — Dans l'empyème, si l'on ne donne pas issue au liquide, le pus arrive à perforer pour trouver une issue. Cette perforation peut s'effectuer en dehors à travers la paroi thoracique, ou en dedans dans le poumon, plus rarement dans d'autres organes internes. Nous commencerons par la perforation de la paroi (empyème de nécessité). Comme lieu de prédilection, on indique la partie inférieure de la paroi thoracique antérieure, la région près du sternum, ou le cinquième espace intercostal en dehors du mamelon. Dans ces endroits la paroi est très mince car les muscles intercostaux externes manquent. En somme, il n'y a pas de place sur tout le thorax à laquelle la perforation ne pourrait s'effectuer. L'empyème de nécessité se fait au plus tôt un mois après le commencement de la maladie mais peut encore se produire après un délai qui va jusqu'à un an. Si la perforation se prépare on observe d'abord un œdème circonscrit de la peau. On constate bientôt une proéminence, une tumeur, cette tumeur est chaude et donne au palper de la fluctuation, elle devient plus petite à l'inspiration, elle augmente à l'expiration ou si le malade tousse, presse, etc., etc. Si l'empyème de nécessité siège à proximité du cœur, les pulsations cardiaques lui sont quelquefois communiquées (empyème pulsatil).

Plus tard, la peau de la tumeur rougit, se raréfie et à la fin s'use. La perforation peut s'effectuer vite après un effort et le pus se vide alors en grande quantité. Souvent le procès a une évolution lente, le pus descend sous la peau jusqu'à la région lombaire. Nous avons alors des fistules tortueuses qui ne laissent écouler le pus qu'en petite quantité. N'importe comment l'empyème de nécessité se fait, il ne donne pas suite à une accumulation d'air dans le thorax (pneumothorax, car les fistules sont perméables de dedans en dehors et jamais en sens inverse. L'ouverture interne de la fistule n'est jamais placée en face de l'ouverture externe quand même le pus paraît avoir pris un chemin direct. La perforation a très rarement lieu dans deux points de la peau, dans ces cas ces derniers sont toujours placés l'un à côté de l'autre. Les premiers jours après la perforation, les malades se trouvent améliorés, la dyspnée disparaît, la fièvre si elle a existé cesse; la fistule paraît se former. Ce n'est qu'une trêve trompeuse. La matité, ainsi que l'exsudat, augmentent bientôt à nouveau, la fistule se rouvre et le même jeu peut durer ainsi des années. Le pus devient plus liquide, nauséabond, une fièvre hectique s'établit et à la fin le malade meurt de dégénérescence amyloïde. Quelquefois les parties osseuses du thorax sont prises en cause, la carie et la nécrose se déclarent. L'empyème ne peut perforer dans le poumon que si l'arrosion de la plèvre a précédé. Il est difficile de démontrer exactement dans cet accident quelle est la part qui revient au pus de la plèvre et laquelle au foyer du poumon. Le processus lui-même peut arriver de deux manières, ou il s'effectue rapidement ou insensiblement. S'il s'agit d'une perforation subite, les voies aériennes sont inondées de pus; le malade a un accès d'asphyxie, il expectore en peu de temps de grandes quantités de pus. Il risque de succomber dans un accès pareil, surtout si le pus prend un chemin rétrograde dans l'autre poumon sain. La quantité de pus expectoré peut dépasser un litre. Dans les jours suivants, l'expectoration devient moindre mais reste encore assez forte. Le malade garde continuellement la position dans laquelle il tousse le moins. Quelquefois, l'expectoration purulente cesse rapidement, nous avons ordinairement alors comme suite, une recrudescence de la fièvre, une augmentation de l'épanchement; une nouvelle vomique se prépare. Dans les cas de vomique, l'air ne pénètre que rarement dans la plèvre, la fistule faisant office de soupape qui ne s'ouvre que dans une seule direction, de la cavité pleurale dans le poumon. Nous trouvons la pénétration de l'air, le pyopneumothorax principalement dans les empyèmes fétides et tuberculeux. Dans la perforation lente, le poumon est corrodé dans une ou plusieurs petites places; il s'imbibe de pus, le presse dans les alvéoles et dans les bronches. Dans les vingt-quatre heures le malade peut expectorer plus de 1000 centimètres cubes de pus. Le pus du vomique est épais, contient quelquefois de la cholestérine, de l'hématoïdine et des cristaux d'acides gras. Au commencement, son odeur est aigre, plus tard il prend le caractère putride. La perforation a lieu plus souvent par le lobe supérieur et moyen que par le lobe inférieur. Ordinairement, elle s'opère à la fin de la troisième ou quatrième semaine. Si l'on ausculte le malade après l'accident, on entend quelquefois un bruit singulier rappelant celui du spray. La toux cesse après quelques jours et en même temps l'expectoration du pus. L'exsudat baisse de plus en plus, le malade se sent à moitié rétabli. L'amélioration continue et peut aboutir à une guérison complète. Nous observons cette heureuse issue le plus souvent dans les empyèmes métapneumoniques. C'est à Gerhard que revient le mérite d'avoir attiré l'attention sur cette guérison due à la nature.

Les empyèmes des enfants montrent souvent la même terminaison heureuse. Ce fait ne doit pas nous étonner car ces pleurésies sont, comme nous l'avons vu plus haut, pour la plupart d'origine pneumococcique. Dans des cas isolés, les empyèmes fétides de petite grandeur peuvent se terminer par le même mécanisme. La perforation de l'empyème dans l'estomac, dans l'intestin, dans l'œsophage, etc., n'a qu'un intérêt anatomo-pathologique.

Durée. — La durée d'une pleurésie peut varier considérablement. On a voulu diviser la maladie d'après sa durée en une pleurésie aiguë, subaiguë et chronique. Une pareille division n'a guère raison d'être. En première ligne c'est la grandeur de l'exsudat qui détermine la durée. Les exsudats de grandeur moyenne, c'est-à-dire ceux qui montent jusqu'à l'angle de l'omoplate, ont besoin de trois à six semaines pour se résorber complètement.

Un exsudat qui est déjà en pleine résorption peut encore monter, c'est un fait qui n'est pas rare. Il se produit principalement quand on permet trop tôt au malade de se lever. L'exsudat se résorbant, nous constatons d'abord une diminution de la fièvre, le pouls diminue de fréquence, l'appétit ainsi que le sommeil reviennent.

Le symptôme le plus important c'est l'augmentatation de la quantité quotidienne de l'urine. Si pendant la maladie l'urine émise était de 500 centimètres cubes et moins, elle atteint maintenant 2 à 3 litres. La limite supérieure de la matité descend de plus en plus, les vibrations thoraciques, le bruit vésiculaire reviennent. Les symptômes de pression s'amoindrissent avec la diminution de l'exsudat. Le malade peut de nouveau coucher sur le côté sain. Le cœur, le foie, retournent à leur position normale.

De tous ces symptômes, c'est tantôt l'un, tantôt l'autre qui ouvre la marche. Si le liquide est résorbé, le rétablissement complet n'est malheureusement pas encore un fait constant. Souvent il reste des adhérences entre les deux feuillets de la plèvre qui peuvent durer des années, même pendant la vie entière. Ces adhérences rendent la respiration douloureuse si elles occupent une grande étendue; elles occasionnent de la dyspnée, car elles entravent les mouvements respiratoires des poumons. Nous ne sommes alors plus en état de démontrer par la percussion la mobilité du bord pulmonaire inférieur. Si par des synéchies totales, le cœur est mis en cause, une myocardite lente peut se développer et amener la mort après des années.

Les adhérences et épaississements de la plèvre donnent de la matité à la percussion, affaiblissent les vibrations thoraciques ainsi que le bruit respiratoire.

Si un grand exsudat a une longue durée, le poumon perd son élasticité. Des procès inflammatoires s'établissent dans les alvéoles et aboutissent à la carnification (Laënnec). L'exsudat se résorbant maintenant, le poumon n'est plus à même de revenir à son premier état. La cage osseuse, par contre, sous l'influence de la pression atmosphérique, se resserre à mesure que l'épanchement diminue. A la fin, la poitrine se trouve rétrécie de tout ce dont le poumon ne pouvait se dilater. Le rétrécissement est presque toujours manifeste à l'œil nu. La démarche des sujets qui présentent ce phénomène est caractéristique. Ils se tiennent toujours penchés sur le côté affecté; l'épaule se trouve être plus basse de ce côté que de l'autre. Les espaces intercostaux sont plus étroits que sur le côté sain et si la rétraction est très prononcée, les côtes s'imbriquent dans la partie inférieure du thorax. Les muscles, principalement le grand pectoral, ont diminué de volume. Tous les diamètres de la moitié thoracique rétrécie sont devenus plus petits. Mais si l'on mesure avec le cyrtomètre ou avec un simple cordon, on trouve que la différence entre les deux côtés n'est jamais aussi grande qu'on le croirait au premier coup d'œil. Dans les cas très prononcés, la colonne vertébrale montre une déviation scoliotique avec courbure convexe vers le côté sain. La moitié thoracique rétrécie ne prend presque pas part aux mouvements respiratoires. A la percussion, le son est mat; à l'auscultation, le murmure vésiculaire notablement diminué. Si le procès de

carnification des poumons est très avancé, on entend du souffle
tubaire. Les organes voisins peuvent aussi être affectés par le rétrécissement du thorax. Le cœur est ainsi dans la pleurésie gauche tiré
par les néomembranes à gauche et en haut. Nous sentons alors sa
pointe au delà du mamelon dans le quatrième espace intercostal. Dans
le rétrécissement de la paroi thoracique droite, la limite supérieure
du foie est déplacée en haut. Nous ne devons pas oublier que, même
dans le rétrécissement du thorax gauche, le cœur peut se trouver à
droite du sternum ; dans ces cas, l'organe reste dans la position
dans laquelle il a été refoulé par l'exsudat pendant le cours de
la maladie. Pendant la longue durée de l'épanchement, les adhérences se sont formées et ont fixé le cœur dans sa position
anormale.

Marche. — Après avoir décrit tous les symptômes de la pleurésie,
les uns après les autres, il nous paraît utile, pour avoir un aperçu
général de la maladie, de décrire à grands traits la marche que
prend l'exsudat. La pleurésie commence dans les trois quarts des cas
subitement ; le point de côté, le frisson, la dyspnée ouvrent la scène.
Il faut pourtant se rappeler que la maladie commence souvent d'une
manière insidieuse. Les malades toussotent, l'appétit est nul. S'ils
prennent la décision de consulter un médecin, on est étonné de
trouver parfois un grand épanchement. Au commencement, la pleurésie est toujours sèche, cette période dure de deux à cinq jours,
rarement jusqu'à quinze jours. L'exsudat se forme ensuite plus ou
moins rapidement ; dans deux, trois, quatre semaines il atteint
son apogée. Pendant ce temps, il n'a pas besoin de monter continuellement, il montre quelquefois des rémissions qui peuvent être
suivies d'exacerbations. Une fièvre caractéristique de la pleurésie
n'existe pas. Les accidents néfastes, mort subite, etc., tombent
dans cette période d'augmentation. Vient après la période d'état qui
dure deux ou trois jours, pendant laquelle le liquide ne montre
ni augmentation ni diminution. L'exsudat commence ensuite, dans
les cas bénins, à se résorber. La résorption prend à peu près autant
de temps que la phase d'augmentation. Elle est interrompue dans
quelques cas par des oscillations pendant lesquelles l'exsudat devient
de nouveau plus grand. La marche ci-dessus décrite s'observe
dans les pleurésies qui ont une évolution favorable. La thérapeutique doit intervenir dans la majeure partie des cas, dans les
empyèmes le plus souvent. La résorption terminée, le *statu quo
ante* peut se rétablir dans les pleurésies d'une courte durée. Souvent

ce n'est pas le cas et nous avons affaire aux altérations qui finissent par le rétrécissement de la poitrine.

Variétés. — Quelques formes, quelques variétés de la pleurésie méritent une description particulière.

La *pleurésie double* est rare, si l'on fait abstraction des cas qui se produisent quelques heures avant la mort. Elle est rhumatismale ou tuberculeuse. Les deux exsudats ne se forment jamais en même temps, celui qui s'observe le dernier prend un début insidieux. Il est clair que la marche de la maladie est beaucoup plus grave que la pleurésie simple. La dyspnée est beaucoup plus intense, le danger immédiat est beaucoup plus grand. Si un rétrécissement s'ensuit, il se fait des deux côtés et amène une gêne considérable de la respiration.

Pleurésie diaphragmatique. — Laënnec connaissait déjà cette variété. Elle a été bien étudiée par Andral, Peter et Hermil. Tantôt unilatérale, tantôt bilatérale, elle a les mêmes causes étiologiques que la pleurésie en général. La douleur du début est extrêmement violente, elle est localisée dans l'hypochondre et irradie dans le dos et dans l'épaule. La respiration, la toux la rendent insupportable. Le malade respire très vite et très superficiellement. La voix est brève, entrecoupée. La dyspnée s'accentue souvent jusqu'à l'orthopnée. Le malade prend quelquefois dans son lit les positions les plus bizarres. Il est assis et se tient avec les deux mains les hypochondres. Un patient de Ferber s'obstinait à rester couché sur le ventre. Quelques malades ressentent une douleur aiguë pendant la déglutition. Si la partie gauche du diaphragme est atteinte, les malades sont souvent tourmentés de vomissements, de hoquets, eux aussi très douloureux. L'inflammation siégeant à droite, un ictère peut survenir. Dans les points où le nerf phrénique est accessible à la palpation, c'est-à-dire principalement sur le côté interne du sterno-cleido-mastoïdien, le long du bord du sternum, sur la ligne des insertions diaphragmatiques, à l'intersection des prolongements du bord externe du sternum et de la dixième côte (bouton diaphragmatique de Guéneau de Mussy), etc., etc., la pression provoque une douleur intense. Ces points douloureux sont exactement les mêmes que ceux que nous observons dans la névrite du nerf phrénique. Il est aussi très probable que ce nerf est mis en cause dans la pleurésie diaphragmatique. Cet état peut encore durer quand la pleurésie est déjà guérie. Le thorax du côté malade ne participe pas dans ses parties inférieures au mouvement de la respiration. Le murmure vésiculaire dans cette région est affaibli. S'il existe de l'exsudat, il s'accumule entre le diaphragme et le poumon sans atteindre la paroi et ne sera point révélé par la percussion. Dans quelques cas on entend le long de la base du thorax des bruits de frottement. Si l'exsudat manque le diaphragme est placé ordinairement haut. La pleurésie diaphragmatique prend en général une évolution plus rapide que la pleurésie costo-pulmonaire.

Pleurésie interlobaire. — Le nom indique déjà l'anatomie pathologique. Il s'agit d'un exsudat renfermé entre deux lobes pulmonaires. On constate dans quelques-uns de ces cas une zone de matité haute de 2 à 3 centimètres, qui va de la troisième et quatrième vertèbre thoracique en bas et en avant et qui atteint le bord inférieur du poumon un peu en avant de la ligne axillaire antérieure (Potain, D. Gerhard). Le diagnostic de cette variété sur le vivant est en somme très difficile, sinon impossible. On peut dire la même chose de la pleurésie *médiastine* dans laquelle on n'a noté comme signe physique qu'une petite matité allant du sternum jusqu'au sein. Les pleurésies *partielles enkystées* proviennent d'une exsudation, qui s'épanche dans une cavité limitée par des adhérences pleurétiques. Ces pleurésies peuvent être situées sur tous les points du thorax, même dans la région des sommets. A la percussion, elles donnent de la matité, leurs lignes de limite sont irrégulières ; la limite supérieure n'est pas déplacée par les respirations profondes. La matité peut s'étendre dans une direction verticale. Si l'on sent à la palpation, dans quelques points ou bandelettes de cette région, les vibrations vocales conservées, il faut admettre que l'épanchement est traversé de bandes et lames fibreuses, de cloisons qui vont du poumon à la paroi et divisent l'épanchement en plusieurs loges (*pleurésie multiloculaire*, Jaccoud).

Diagnostic. — Le diagnostic de l'épanchement pleurétique est en général facile. Il n'y a guère de doute si nous constatons la dilatation d'une moitié thoracique, la diminution des vibrations, la matité, l'absence du murmure vésiculaire, le déplacement des organes voisins. Si l'un de ces symptômes manque, il y a matière à erreur. Le diagnostic différentiel entre la pleurésie et la pneumonie ne présente qu'exceptionnellement de grandes difficultés. Les crachats caractéristiques dans la pneumonie, l'exagération des vibrations thoraciques nous en préservent. Si un grand bronchus est obstrué par un moule fibrineux, si à côté d'une pneumonie il existe une pleurésie concomitante, les vibrations thoraciques sont affaiblies; on fait fortement tousser le malade, il rejettera le moule et l'augmentation des vibrations apparaîtra aussitôt. La pleuro-pneumonie se reconnaît aux crachats, à la courbe de température ; au-dessus de la matité les vibrations sont exagérées, le souffle tubaire très fort. Dans des cas douteux, où par exemple les crachats manquent, il faut se rappeler que la limite supérieure de la matité pleurétique décrit une ligne caractéristique, tandis que la matité pneumonique prend une forme tout à fait irrégulière et variable. Dans les inflammations à gauche notre attention doit être attirée sur l'espace semi-lunaire. Celui-ci est diminué en étendue dans les pleurésies quelque peu importantes ; dans les pneumonies les plus massives on ne trouve qu'une légère modification de la sonorité de cet espace. Dans la pneumonie, les organes voisins ne sont jamais refoulés d'une manière bien évidente.

En 1882 Grancher a décrit, sous le nom de spléno-pneumonie, une maladie qu'il place entre la congestion pulmonaire et la pneumonie lobaire franche. Cette spléno-pneumonie pourrait être confondue avec la pleurésie. Elle débute brusquement, est accompagnée de frissons, d'un point de côté, de fièvre, d'un pouls fréquent et de dyspnée. La percussion donne de la matité, la palpation une diminution des vibrations. A l'auscultation on constate, à l'expiration, un souffle à tonalité aiguë. On entend l'égophonie. La maladie dure quatre ou cinq semaines. La fièvre cesse graduellement. L'étiologie est mal connue. Je n'ai jamais eu l'occasion d'observer la spléno-pneumonie de Grancher. Je n'hésiterais pas un instant, étant données les grandes difficultés de diagnostic dans un cas douteux pareil, à faire la ponction exploratice avec la seringue de Pravaz, pour m'assurer s'il y a oui ou non du liquide.

La *ponction exploratrice* est une petite opération sans aucun danger. La région dans laquelle on veut la pratiquer doit être soigneusement lavée et désinfectée. On fixe avec le pouce ou l'index de la main gauche l'espace intercostal dans lequel on a l'intention de pénétrer et on enfonce aussi vite que possible la seringue stérilisée ou désinfectée ; celle-ci est tenue entre le pouce et le médius de la main droite, tandis que l'index repose sur l'instrument. Dès que l'on ne sent plus de résistance, on a pénétré dans la cavité pleurale. L'opération se faisant d'une manière lente ou timide, les malades se tordent, les côtes dévient et la pointe de l'aiguille, au lieu d'arriver dans l'espace intercostal, heurte contre l'os.

Contre pareil accident, il faut se garder d'employer la force, on risquerait de casser la canule; on soulève ou abaisse la seringue pour arriver dans l'espace intercostal ; si cette manœuvre ne réussit pas, il est préférable de retirer l'aiguille et de recommencer la ponction. Les aiguilles employées pour la ponction exploratrice sont un peu plus longues et plus fortes que celles en usage pour les injections sous-cutanées. Quand on soupçonne un épanchement interlobaire il faut se servir d'aiguilles très longues (Pailhas). Nombre de médecins se servent de seringues qui ont une plus grande capacité, par exemple de 4 à 5 centimètres cubes. Dans les cas douteux une seule ponction exploratrice ne suffit pas, il faut les répéter. C'est surtout pour ces cas que Naunyn recommande la ponction exploratrice dans la région de la limite supérieure de la matité. Souvent alors, la ponction exploratrice sera suivie de succès, quand même elle a donné à d'autres places un résultat négatif.

Le diagnostic différentiel entre les néoplasmes du poumon et de la plèvre (sarcome-carcinome) et la pleurésie offre de grandes difficultés. Si les tumeurs remplissent les grosses bronches, une matité en est la suite, au-dessus de laquelle les vibrations thoraciques, le murmure vésiculaire font défaut. Mais dans ces tumeurs malignes, le déplacement des organes voisins manque. On trouve, en outre, comme indice du néoplasme, des paquets de ganglions durs au-dessus de la clavicule et dans le creux axillaire. L'engorgement des ganglions de l'aisselle s'observe, il est vrai aussi, dans les épanchements pleuréti-ques de nature purulente ; mais alors ces ganglions sont petits et mous, et ne sont guère à confondre avec les ganglions durs des néoplasmes.

La collection de pus, au-dessous du diaphragme, entre cet organe et le foie, ou entre cet organe et la rate est, elle aussi, une cause d'erreur. Cet état est désigné sous le nom d'abcès ou pyothorax sous-phrénique (Leyden). Ces abcès ont leur origine des voies biliaires, d'abcès hépatiques, d'échinocoques du foie suppurés, de perforation de l'estomac, de pérityphlite, de paranéphrite, d'abcès de la rate et de péritonite par perforation. Le diaphragme se paralyse vite par le procès inflammatoire ; il cède à la pression du pus et se trouve refoulé dans la cavité pleurale. Les symptômes sont les mêmes que dans les épanchements pleurétiques, matité, manque de murmure vésiculaire, quelquefois un bruit de frottement. Afin de pouvoir bien juger de ces cas, il faut se baser sur les symp-tômes du côté du péritoine et des organes de l'abdomen qui ont précédé et qui existent encore. Le pus retiré par la ponction explo-ratrice contient quelquefois de la bile, ou même des restes d'ali-ments. De cette manière, le diagnostic est facile. Si l'on fait la ponction exploratrice avec une simple aiguille, le liquide, dans les épanchements au-dessus du diaphragme, coule plus abondamment pendant l'expiration; dans les épanchements au-dessous du diaphragme plus vite pendant l'inspiration.

L'augmentation du volume du foie, les tumeurs du foie sont rarement la cause d'erreurs. L'augmentation du volume se développe presque toujours des deux côtés, et si l'on trouve la limite inférieure du foie à sa place normale, on fait toujours bien de rapporter la matité de la base du poumon à une pleurésie. En outre, la limite supérieure de la matité dans les tumeurs, abcès échinocoques du foie, est toujours irrégulière. Stokes a décrit que dans les grandes pleurésies droites, un sillon se produit par le refoulement du foie entre la surface antérieure de cet organe et le bord inférieur du thorax. Ce sillon dit Stokes est quelquefois tellement prononcé, que non seulement il est perceptible au toucher, mais aussi à la vue. Frerichs a du reste démontré que ce sillon fait souvent défaut et qu'il présume une grande masse de liquide.

L'échinocoque du foie, s'il siège à proximité du diaphragme, se présente quelquefois avec les symptômes d'une pleurésie. La ponction exploratrice faite, l'examen minutieux du liquide retiré peut alors seul décider du diagnostic. Le liquide, en cas d'échinocoque, est clair comme de l'eau de roche, ne contient pas d'albumine, mais de l'acide succinique. L'examen microscopique montrera les crochets caractéristiques.

Le diagnostic des pleurésies circonscrites qui siègent dans la région du cœur ou au-dessus de la rate n'est pas sans difficultés. On les confond aisément avec une péricardite ou avec une tumeur de la rate. La matité fournie par la péricardite est toujours typique, elle a la forme d'un cône à base inférieure. La pointe du cœur cesse, dans la péricardite, de toucher à la paroi thoracique, tandis que, dans la pleurésie, le choc persiste. On n'entendra pas, dans la pleurésie, le bruit de frottement péricardique, mais seulement les bruits pneumopéricardiques. Ces derniers se rencontrent le plus souvent à la pointe du cœur; ils dépendent beaucoup plus des phases de la respiration que des mouvements du cœur. Ils disparaissent après une forte inspiration ou après la cessation de la respiration. S'il s'agit de poser le diagnostic différentiel entre une pleurésie partielle ou une tumeur de la rate, il faut avant tout avoir recours à la palpation, afin de savoir si l'on sent la rate oui ou non.

Dans l'empyème de nécessité, de nouvelles difficultés peuvent survenir. Un examen minutieux de la colonne vertébrale, des côtes, nous permettra d'exclure l'abcès froid provenant de la carie tuberculeuse des os.

En 1861, Wunderlich a décrit, sous le nom de *péripleurésie*, une collection de pus qui prend naissance du côté externe de la plèvre costale. Ces abcès péripleurétiques n'augmentent pas de volume par la toux, par l'expiration forcée, et ne deviennent pas plus petits par la pression. L'étiologie de ces péripleurésies est inconnue. Dans tous les cas, on fait bien de penser à l'actynomicose et de rechercher dans le pus les petits grains jaunes opaques. Quelquefois un abcès péripleurétique se complique d'une pleurésie séreuse ; cette coïncidence est très suspecte d'actinomycose. E. Lévy a vu deux cas pareils : dans tous les deux il s'agissait d'actynomicose du poumon et des côtes. Cependant l'éventualité se présente qu'un abcès péripleurétique s'établit à la suite d'une simple pleurésie séreuse qui, dans ce cas, contient des microbes pyogènes. Ces microbes ont émigré de la cavité pleurale dans la paroi thoracique par les voies lymphatiques, ont trouvé dans ces tissus un milieu plus favorable à leur développement et ont excité la suppuration.

Enfin, il reste à citer que l'empyème de nécessité pulsatile a été confondu déjà avec l'anévrysme de l'aorte. Kussmaul et Muller se basent pour le diagnostic différentiel sur les points suivants : les anévrysmes siègent ordinairement en haut et à droite, l'empyème pulsatile, par contre, à gauche et en bas. La matité, dans l'anévrysme, correspond exactement à la tumeur, tandis qu'elle la dépasse de beaucoup dans l'empyème. Les mouvements de respiration et de pression qui ont une si grande influence sur le volume de l'empyème, n'en exercent guère sur l'anévrysme.

Un point très important du diagnostic est de connaître la nature de l'épanchement. Les mesures thérapeutiques ne pourront être choisies et appliquées d'une manière rationnelle que quand nous serons fixés sur le caractère de l'exsudat. Nous avons vu que la pectoriloquie aphone, phénomène dit de Bacelli, n'est pas un symptôme pathognomonique pour les pleurésies séreuses ou séro-fibrineuses. La nature purulente de la pleurésie est à supposer, si la fièvre est continuellement haute et intermittente, si l'œdème de la paroi thoracique se présente ou que la pleurésie est d'origine pyohémique.

Le seul moyen sûr qui nous permette de prononcer le diagnostic, c'est la ponction exploratrice. Elle devra être exécutée dans tous ces cas. Nous avons absolument les mêmes observations à faire pour la pleurésie putride, seulement il faut se rappeler que le processus putride s'établit à la suite d'une gangrène pulmonaire, de pneumonie par aspiration, de bronchectasie putride et d'affections de l'œsophage, de l'estomac et des intestins.

Parfois la ponction exploratrice nous donne un liquide hémorragique. Fiedler a trouvé dans 150 cas vingt-neuf fois une pleurésie hémorragique. L'épanchement hémorragique se voit en première ligne dans les tumeurs malignes, à la suite, dans la tuberculose de la plèvre et dans la diathèse hémorragique.

Nous avons déjà eu l'occasion de dire notre manière de voir sur la pleurésie chyliforme ; il s'agit, dans la majorité de ces cas, de tuberculose.

Souvent, le médecin aura à décider si l'épanchement pleurétique est un hydrothorax oui ou non. L'hydrothorax est ordinairement bilatéral, à moins qu'il n'y ait d'anciennes adhérences pleurales ; il débute sans point de côté, il n'est pas accompagné de fièvre, il est un symptôme du désordre de la circulation, causé par les maladies du cœur, des reins, etc. Le liquide retiré par la ponction exploratrice est clair ; son poids spécifique au-dessous de 1,018.

La ponction exploratrice est en outre de très grande importance, car elle nous permet de faire sans difficulté l'examen bactériologique et microscopique de l'exsudat. Le microscope donnera les renseignements sur la teneur de l'épanchement en globules rouges et globules blancs. Dans les néoplasmes cancéreux on rencontre parfois des amas de cellules caractéristiques (Ehrlich). Dans les pleurésies dues à une perforation de l'œsophage, de l'estomac, on constate la présence de restes d'aliments.

L'examen bactériologique se fait d'après les méthodes connues, on usera largement de l'expérimentation sur les animaux. Dans les pleurésies séreuses qui dépendent de la tuberculose, on a recherché en vain le bacille de Koch dans le liquide ; de même la culture sur sérum sanguin solidifié et sur agar glycériné a fourni toujours un résultat négatif. En revanche l'inoculation dans la cavité péritonéale du cobaye semblait promettre plus de succès. Si les animaux inoculés meurent de tuberculose, nous avons la preuve évidente que l'inflammation de la plèvre a été mise en scène par le bacille de Koch. Malheureusement cette exploration ne donne pas toujours des résultats positifs ; les cobayes continuent à se bien porter malgré l'inoculation d'un liquide provenant de pleurésies manifestement tuberculeuses (Kelsch et Vaillard, Gilbert et Lion, Netter). Dans les empyèmes d'origine tuberculeuse on constate souvent par la coloration le bacille caractéristique. Mais cette présence est loin d'être constante. Dans beaucoup d'empyèmes tuberculeux le bacille fait défaut dans le pus. Malgré cela, nous sommes en état de diagnostiquer en toute sécurité l'étiologie tuberculeuse. Nous ensemençons nos milieux nutritifs avec le pus, nous les portons à l'étuve ; — si après trente-six heures les tubes sont restés stériles, on peut affirmer la tuberculose (E. Lévy, prince Louis-Ferdinand de Bavière). Le malade étant suspect de tuberculose il faut examiner soigneusement le poumon entier. De la matité, des râles dans le sommet opposé sont des signes presque certains de la phtisie. Si le malade tousse, s'il a des crachats, il faut naturellement rechercher le bacille de Koch, et on sera étonné de le trouver dans nombre de pleurésies en apparence primaires et dites *a frigore*. L'hérédité, les antécédents personnels nous permettront également souvent de poser ce diagnostic.

D'après Grancher, on peut reconnaître la tuberculose du sommet du poumon correspondant. Si le poumon sous-jacent est sain, on a à côté du son skodique une association des signes physiques, c'est-à-dire une augmentation parallèle de la respiration et des vibrations (tympanisme de suppléance). Quand il y a dissociation des signes physiques, si on note à côté du tympanisme sous-claviculaire une augmentation des vibrations vocales et une diminution de la respiration, on doit affirmer qu'il y a une lésion propre du sommet concomitante de la pleurésie et le plus souvent de nature tuberculeuse (tympanisme de congestion). Dans une troisième variété enfin on observe, outre l'affaiblissement des bruits respiratoires, encore une diminution des vibrations vocales. Cette variété n'a pas de valeur diagnostique, elle indique seulement la compression du hile ou des grosses bronches (tympanisme de compression et d'œdème pulmonaire).

L'épanchement graisseux, chyliforme a le plus souvent une origine tuberculeuse (Guéneau de Mussy), mais pas toujours. Netter a vu un cas pareil dû au streptocoque ; dans le cas de Quincke, il s'agissait sûrement d'une rupture du canal thoracique.

La pleurésie pulsatile se voit aussi ordinairement dans les empyèmes chroniques tuberculeux.

Il importe de rappeler que les pleurésies, qui apparaissent chez des sujets notoirement tuberculeux, ne sont pas nécessairement dues au bacille de la tuberculose. L'examen bactériologique nous a montré maintes fois dans les pleurésies purulentes de malades tuberculeux des staphylocoques et des streptocoques, et l'issue heureuse de la maladie a entièrement justifié cette manière de voir.

Nous rencontrons le pneumocoque lancéolé dans la grande majo-

rité des pleurésies métapneumoniques. et des empyèmes du bas âge.
Le streptocoque s'observe le-plus fréquemment dans l'empyème des
adultes. Le staphylocoque et le bacterium coli sont plus rares. Dans
toutes ces pleurésies purulentes il faut rechercher soigneusement si
le malade ne porte pas de plaie, de furoncle, d'otite moyenne, s'il
n'est pas atteint d'une affection du cœur, du bas-ventre, s'il n'existe
pas d'état puerpéral. L'existence du bacterium coli plaide en faveur
d'une origine abdominale.

Pronostic. — Le pronostic de la pleurésie comprend un pronostic
immédiat *quoad vitam*, un pronostic éloigné *quoad sanationem*. Le
pronostic immédiat n'est pas grave. La mort subite qui résulte de
l'abondance de l'exsudat n'arrive plus guère aujourd'hui, elle est
évitée par l'intervention. Le pronostic éloigné dépend de la cause
étiologique qui a mis en scène la pleurésie. La tuberculose étant en
jeu, il faut compter avec cette maladie. Il faut se rappeler que
70 à 80 p. 100 de toutes les pleurésies séreuses en apparence primaires sont de nature tuberculeuse. Mais en revanche, il faut savoir
que la pleurésie peut être la première manifestation de la tuberculose, manifestation souvent curable. Le pronostic le plus favorable
nous est fourni par les pleurésies séreuses qui se développent à la
suite d'une pneumonie ou d'un rhumatisme articulaire aigu. Dans
les pleurésies qui apparaissent dans le cours d'une maladie du
cœur, d'une néphrite, il faut faire la part de l'affection primitive.
Parmi les pleurésies purulentes, celles qui contiennent le diplocoque lancéolé jouissent d'une bénignité relative (empyème méta-
pneumonique, empyème du bas âge). Ces empyèmes peuvent se
résorber spontanément, parfois ils guérissent par vomique. Mais ils
ne sont pas doués seuls de celte qualité. Des empyèmes contenant
des streptocoques, des staphylocoques, des bacilles d'Eberth-Gaffky
montrent rarement, il est vrai, cette même issue favorable. Le pronostic, la malignité du processus morbide dépendent en première
ligne de la virulence et non de l'espèce des microbes. Cette virulence
varie parmi les sujets d'une seule et même espèce ; il en résulte forcément que chaque microbe excite selon sa virulence des affections
plus ou moins graves. Les exsudats hémorragiques, fétides sont, vu
leur étiologie, d'un pronostic grave. Pour les pleurésies de longue
durée les chances d'une guérison complète deviennent de moins
en moins bonnes. Le poumon si longtemps comprimé ne peut plus
se dilater, la rétraction du thorax en suit.

Traitement. — Ce chapitre doit être divisé en deux parties : traitement de la pleurésie séreuse et traitement de la pleurésie purulente.

Le diagnostic confirmé, il faut insister que le malade garde le lit. Le point de côté étant très douloureux on ordonne des ventouses sèches chez les individus anémiques, six à huit ventouses scarifiées chez les malades robustes. L'application d'une vessie de glace sur le côté malade est souvent d'une utilité incontestable. Si le froid incite trop à la toux, on le remplace par des cataplasmes chauds. Les émissions sanguines, l'emploi du vésicatoire, traitement qui comptait autrefois tant de partisans, sont aujourd'hui complètement abandonnés. Péter seul était resté le champion de cette méthode antiphlogistique. Quand le point de côté devient insupportable, il faut se décider à faire une injection de morphine directement à la place douloureuse (0^{gr},01). Les frictions avec de l'huile chloroformée, pommade à la belladone, etc., ne servent à rien. Contre la toux quinteuse on prescrit la morphine à l'intérieur, seule ou combinée avec des expectorants : 1. Morphine 0,10 ; eau de laurier-cerise 10,00 ; à prendre trois ou quatre fois par jour 10 gouttes. — 2. Décoction de racine de guimauve 10,00/120,00 ; morphine 0,01 ; sirop de polygala 30,00. — 3. Infusion de polygala 6,00/120,00 ; morphine 0,01 : sirop de guimauve 30,00. — 4. Infusion d'ipéca 0,5/120,00 ; morphine 0,01 ; sirop de réglisse 30,00 — 2 — 4 à prendre toutes les deux heures une cuillerée à soupe.

Beaucoup de médecins badigeonnent le côté malade avec de la teinture d'iode. Gerhard est d'opinion que ce médicament est efficace seulement par l'inhalation des vapeurs d'iode. La teinture d'iode occasionne une irritation de la peau dont l'utilité est plus que problématique.

En Angleterre on aime à traiter encore la pleurésie avec le calomel et les frictions d'onguent gris. Cette méthode de traitement n'a trouvé que de rares partisans en Allemagne et en France. On avait déjà depuis longtemps observé que les diarrhées concomitantes profuses faisaient rapidement disparaître les épanchements pleurétiques (Roger dans l'épidémie de choléra 1849). Basé sur ce fait on croyait pouvoir forcer la résorption par l'emploi des purgatifs et des drastiques. On prescrivait et on prescrit encore dans ce but le calomel, les feuilles de séné, la coloquinte, la podophylline, l'huile de ricin, l'huile de croton. Chez les malades affaiblis, mal nourris, on fera bien de laisser tous ces médicaments de côté. Contre la constipation opiniâtre on ordonne des fruits cuits, un léger purgatif (poudre de réglisse composée, pilules d'aloès, de rhubarbe). En outre on emploie les médicaments résorbants diurétiques et diaphorétiques. Le médicament résorbant par excellence c'est l'iodure de potassium (5,00 — 10,00/200,00, trois fois par jour une cuillerée). Les diurétiques sont indiqués, quand la quantité de l'urine émise est petite. Nous avons à nommer ici la digitale, les diurétiques salins et alcalins. A cause de son action sur le cœur, la digitale seule ou combinée avec les diurétiques salins est à recommander pour la plupart des pleurésies aiguës, seulement il faut bien surveiller ce médicament pour pouvoir le suspendre dès que le pouls se montre irrégulier. Un pouls petit, faible, nous donne, cela se comprend de soi-même, une indication spéciale pour cette médication. Si on cesse avec la digitale, on peut ordonner une saturation de scille : 1. Infusion de feuilles de digitale 0,70/150,00. — 2. Infusion de feuilles de digitale 0,70/150,00 ; nitrate de potasse 5,00 à 10,00 ou acétate de potasse 5,00 à 10,00. — 3. Acétate de potasse ; nitrate de potasse āā 4,00 ; eau 150,00 ; sirop 50,00. — 4. Tartrate acide de potasse ou nitrate de potasse 10,00 : 150,00 eau, ou au lieu d'eau, en combinaison avec un expectorant, une décoction de polygala ou de racine de guimauve. — 5. Scille, infusion de 2,00/130,00 ; oxymel scillitique 20,00. — 6. Vinaigre scillitique 20,00 ; carbonate de potasse q. s. pour saturation ; eau 100,00 ; oxymel scillitique 10,00 — 1 — 6. toutes les deux heures une cuillerée. — 7. Scille, digitale āā 5,00 ; sirop de gomme q. s., F. s. a. 100 pilules, 2 — 12 pilules par jour. On pourra aussi essayer la diurétine (*theobrominum natrosalicylicum*), nouveau diurétique introduit dans la thérapeutique par von Schröder et vanté beaucoup par Gram, en poudre de 1 gramme à 4-6 par jour. On donne à boire aux malades des boissons alcalines dont l'action diurétique est connue. Comme diaphorétique on emploie beaucoup la pilocarpine en injections sous-cutanées ; on commence avec $0^{gr},01$ et on monte jusqu'à $0^{gr},02$. Avant l'injection et pendant tout le temps que le malade est sous l'influence du médicament, on fera prendre du cognac, du café noir, des vins généreux, car la pilocarpine amène souvent un collapsus. Eichhorst a vu, après ces injections, l'épanchement se résorber rapidement dans plusieurs cas. L'emploi des bains diaphorétiques est à rejeter dans le traitement de la pleurésie ; ils ne contribuent qu'à augmenter la dyspnée. L'acide salicylique, le salicylate de soude, recommandés par Aufrecht, Fiedler, Fety, Talamon, paraît être d'une grande utilité dans les cas de pleurésie qui sont d'origine rhumatismale ; on prescrira donc toujours 3 à 4 grammes de ce médicament par jour, quand à côté de l'inflammation de la plèvre il existe encore des douleurs rhumatismales, du gonflement des articulations. L'acide salicylique agit contre le rhumatisme et en outre comme antipyrétique, comme diaphorétique et comme diurétique (Engster, Huber). Les préparations d'acide salicylique ne sont pas, il faut toujours s'en rappeler, des médicaments inoffensifs. C'est surtout dans la pleurésie que le médecin doit en surveiller l'administration pour prévenir, le cas échéant, un collapsus. Si l'urine contient du sang, de l'albumine, si le cœur commence à défaillir, il faut de suite cesser le médicament.

La fièvre étant continue, dépassant 39°,5, on prescrit de la quinine 1 à 1^{gr},5 toutes les quarante-huit heures. Fraentzel recommande chaudement une décoction de quinquina combinée avec l'acétate de potasse. (Décoction de quinquina 6,00/120,00; acétate de potasse 10,00; sirop 10,00.)

Beaucoup de médecins ordonnent une cure au lait dans la pleurésie; le lait doit agir comme diurétique, mais cette action diurétique n'est guère prouvée. Pour forcer l'exsudat à se résorber, Schroth soustrait aux patients presque tous les aliments liquides; cette méthode n'est pas applicable, car elle répugne trop aux malades.

Lorsqu'après trois à quatre semaines la résorption de l'épanchement ne commence pas à se faire, une ponction exploratrice est absolument indiquée pour constater la nature du liquide. La ponction exploratrice est du reste suivie dans quelques cas de pleurésie séreuse d'une augmentation de la diurèse qui, nous l'avons vu plus haut, marque le début de la résorption.

La thoracocentèse est le seul traitement rationnel, quand, après la période inflammatoire, après la défervescence, le liquide ne se résorbe pas très vite; la thoracocentèse est prescrite quand l'épanchement par son abondance menace la vie du malade. Les opinions des médecins varient, il est vrai, sur ce dernier point et encore aujourd'hui il y a des auteurs qui, comme Verneuil et Hardy, n'admettent la thoracocentèse d'urgence qu'en cas de suffocation imminente. Mais déjà Trousseau a enseigné et Dieulafoy a montré que la dyspnée n'est pas un signe fidèle de la grandeur de l'épanchement. Dans la littérature on trouve décrits assez de cas dans lesquels les malades, porteurs d'un exsudat abondant, n'étaient nullement dyspnéiques, et qui sont morts subitement. Dieulafoy donne donc au médecin la ligne de conduite suivante : « Dès que le liquide atteint ou dépasse 1,800 grammes, peu importe que le malade ait ou non de la dyspnée, l'expérience ne nous a que trop démontré que sa vie est en danger; il n'y a pas d'hésitation possible, la thoracocentèse s'impose. » Pouvons-nous déterminer la quantité de liquide épanché dans la cavité pleurale? Cette question doit être traitée ici. Dans ce but, il faut porter son attention sur l'ensemble des symptômes de la pleurésie, un symptôme seul ne nous permet pas de porter un jugement à cet égard. Si une forte dyspnée, une grande matité, la disparition des bruits respiratoires, des vibrations thoraciques, le refoulement des organes voisins coïncident, on peut admettre en toute sécurité un grand exsudat. Dieulafoy accorde pour les exsudats gauches une grande importance à la détermination du point maximum de la systole cardiaque. Dans les épanchements de moins d'un litre, ce point est sur le bord gauche du sternum, l'épanchement atteignant 1,200 centimètres cubes, il est sur le bord droit; s'il y a 1,800 à 2,000 grammes il est entre le bord et le mamelon droits. Quand la matité atteint l'épine de l'omoplate, quand nous constatons le tympanisme sous-claviculaire, on peut estimer le liquide à 2 litres. A 3 litres la matité est complète sur tout le côté, le tympanisme sous-claviculaire a disparu, la dilatation du thorax est très marquée.

La paracentèse de la poitrine une fois décidée, on ne doit jamais la différer, il faut opérer tout de suite.

Quel est le lieu d'élection de la paracentèse? Trousseau prenait le sixième ou le septième espace intercostal, à peu près 4 ou 5 centimètres en dehors du niveau du bord externe du grand pectoral. Dieulafoy choisit le huitième espace intercostal sur le prolongement de l'angle inférieur de l'omoplate. La ponction dans cet endroit est de beaucoup plus facile, vu la grande largeur de l'espace intercostal. Dans les pleurésies circonscrites ou partielles Naunyn conseille de pratiquer la paracentèse près de la limite supérieure de la matité, La « ponction blanche » peut souvent être évitée si on prend la précaution de commencer l'opération toujours par une ponction exploratrice.

La pénétration de l'air dans la plèvre, la transformation purulente ou putride de l'épanchement, ces dangers autrefois tant discutés, tant redoutés, ont disparu depuis que Dieulafoy a appliqué l'aspiration à la thoracocentèse et depuis l'introduction des méthodes antiseptiques et aseptiques dans la chirurgie. L'appareil aujourd'hui le plus employé est incontestablement celui de Potain. Il se compose d'un trocart et d'une pompe aspirante. Pour récipient où l'on fait le vide, on prend n'importe quelle bouteille qui se laisse fermer hermétiquement par le bouchon en caoutchouc de l'appareil. Des tubes font communiquer ces trois parties. Le malade étant bien lavé, l'appareil bien nettoyé et stérilisé, le vide bien fait dans la bouteille, on commence la ponction. Le malade est assis dans son lit, un peu courbé vers le côté sain, la main qui correspond au côté malade placée sur l'épaule du côté sain, pour élargir autant que possible les espaces intercostaux. On palpe soigneusement l'espace choisi, on s'oriente sur le bord supérieur et inférieur de ses deux côtés, on marque avec le doigt indicateur de la main gauche l'endroit où on va faire la ponction. On saisit avec la main droite le trocart dont le diamètre est tout au plus de 1 millimètre, en ayant soin d'appuyer avec le creux de la main sur le bouton du stylet, pour l'empêcher de reculer, on place la pointe exactement sur la région marquée par le doigt indicateur gauche, et en un seul temps on pénètre brusquement dans la cavité pleurale. Au moment où on donne le coup de trocart, le malade, sous l'influence de la douleur, peut quelquefois incliner le thorax en dedans, rapprocher par ce mouvement les côtes et on court risque de rencontrer celles-ci. Dans ce cas il faut recommencer la ponction, à moins qu'on ne réussisse par une simple manœuvre en levant ou en baissant le trocart, ou en laissant faire au malade une large inspiration, d'éviter encore la côte. Lorsqu'on ne sent plus de résistance, lorsque le trocart est enfoncé, on retire le stylet, on ferme le robinet du trocart et on ouvre celui de la bouteille. Le liquide coule alors. Cependant il peut arriver que l'écoulement ne se fasse pas; et il est toujours prudent de prévenir le malade et son entourage de cette possibilité. Les causes de ce petit accident peuvent être différentes. On n'a pas pénétré assez profondément; on est arrivé jusqu'au poumon. Dans ce dernier cas on recule lentement avec le trocart et on verra alors subitement le liquide s'écouler. La canule peut être obstruée par les fausses membranes qui se trouvent dans le liquide épanché. Pour obvier à cet inconvénient on se sert souvent de conducteurs mousses, qu'on introduit dans la canule du trocart et avec lesquels on repousse les fausses membranes. Ces manipulations ne sont pas sans danger et il est difficile d'empêcher l'air de pénétrer dans la poitrine. Il vaut mieux répéter la thoracocentèse en un autre point.

Quelle est la quantité de liquide qu'il faut retirer dans une séance? On se contentera toujours d'un litre et on renouvellera la ponction, s'il y a lieu, vingt-quatre à quarante-huit heures plus tard. L'aspiration étant menée plus loin, le malade sera tourmenté par de violentes quintes de toux qui peuvent durer des heures. Si cette toux survient pendant la ponction, il faut immédiatement cesser, même si le liquide écoulé n'a pas encore atteint 1000 grammes.

L'expectoration albumineuse, signalée la première fois par Terrillon comme accident de la thoracocentèse, est peu fréquente. Elle consiste en une expectoration plus ou moins grande d'un liquide plus ou moins séreux, sanguinolent. Les symptômes sont quelquefois très alarmants, mais après quelques heures tout est de nouveau en ordre. La mort ne survient que rarement; Dieulafoy n'a pu réunir que six cas malheureux. Le liquide séro-albumineux provient, comme le veulent Hérard, Dujardin-Beaumetz, d'une congestion partielle du poumon dans les parties dilatées par la ponction. On évite l'expectoration albumineuse en n'évacuant jamais plus d'un litre. Ce chiffre atteint, on retire d'un seul coup le trocart et on ferme la petite plaie par un léger pansement. Même en prenant toutes ces précautions, on a cité quelques cas, exceptionnels du reste, de mort subite pendant et après la ponction. Cette mort peut être causée par un œdème aigu du poumon; mais il faut faire la part des coïncidences, quelquefois elle est la suite d'une thrombose du cœur, de l'artère pulmonaire, d'une embolie cérébrale.

On a incriminé autrefois, et tout récemment encore à l'Académie de médecine, la ponction aspiratrice de favoriser la transformation purulente de l'exsudat. Cette question est jugée et on ne peut que répéter les paroles de Dieulafoy : « Si la transformation purulente a lieu, ce n'est pas en tout cas l'opération qu'il faut incriminer, c'est l'opérateur ».

Le poumon est parfois lésé par la pointe du trocart. C'est un petit accident sans conséquence; le malade expectore tout au plus pendant quelques heures des crachats sanguinolents.

Au lieu de l'appareil Potain, on peut se servir aussi des appareils de Dieulafoy, de Debove, etc.

A la clinique de médecine interne de Strasbourg (Naunyn), on pratique la thoracocentèse avec le trocart de Potain muni simplement d'un tube en caoutchouc long d'un mètre. On remplit le trocart et le tube avec une solution d'acide phénique (3 à 5 p. 100), on introduit le stylet et on pénètre, comme nous l'avons décrit plus haut, dans la cavité pleurale. On retire le stylet, on ferme le robinet du trocart, et on ouvre l'extrémité inférieure du tube en caoutchouc, qui plonge dans un vase dont le fond est rempli avec une solution antiseptique quelconque. L'acide phénique s'écoulera d'abord, le tube fera office de siphon et on pourra retirer ainsi la quantité de liquide voulue.

Dans l'épanchement hémorragique, la ponction est indiquée aussi. Ici il faut opérer encore avec plus de précautions que dans la pleurésie séreuse ; il faut surtout se garder d'évacuer plus d'un litre.

Le seul traitement rationnel de la pleurésie purulente, c'est la pleurotomie. Nous avons vu que quelques empyèmes peuvent guérir spontanément par résorption ou par vomique. Ce sont surtout les pleurésies contenant le pneumocoque [1]. Nous devons ajouter que dans ces mêmes empyèmes, la simple thoracocentèse suffit dans quelques cas à amener la guérison. Cette efficacité de la thoracocentèse admise pour quelques cas nous autorise peut-être à attendre pendant quelques jours ou à essayer d'une ou tout au plus de deux ponctions ; mais seulement si les symptômes ne sont pas alarmants. Nous préférons même pour les empyèmes méta-pneumoniques l'opération d'emblée. Elle donne des résultats excellents, 71 p. 100 de guérisons pour les empyèmes simples, d'après la statistique de Falkenheim (clinique de Naunyn).

Les préparations opératoires sont absolument les mêmes, comme pour toute autre opération chirurgicale. Le chloroforme doit être donné prudemment. Le choix de l'espace intercostal étant libre, on a conseillé avec raison de prendre la région la plus déclive, mais qui soit encore dans la région des limites normales des poumons. Ce dernier point a sa grande importance, car sans cela le diaphragme, qui remonte après l'opération, fermerait l'ouverture créée par la thoracotomie. Schede préconise l'incision sur la neuvième côte, dans la ligne axillaire postérieure, Walther une incision dans la même hauteur au niveau de la courbure de la neuvième côte, commençant à quatre travers de doigt de l'épine dorsale. J.-J. Peyrat qui ne croit pas à la nécessité de cette déclivité parfaite, vu que le malade ne reste quand même pas continuellement dans le décubitus dorsal, recommande d'opérer dans le sixième ou septième espace intercostal en faisant partir l'incision de la ligne verticale tirée par le sommet de l'aisselle et en la dirigeant en arrière. Dans les épanchements partiels, limités, on est naturellement forcé d'inciser là où il y a de la matité et où la ponction exploratrice a donné du pus. On fera du reste bien de commencer toujours l'opération par une nouvelle ponction exploratrice. Pour la thoracotomie simple, on sectionne l'espace intercostal, en longeant le bord supérieur de la côte inférieure pour éviter l'artère intercostale, qui

---

[1] Weintraud a décrit tout récemment un cas d'empyème survenu au cours d'une fièvre typhoïde qui s'est terminé par résorption. Le pus contenait le bacille de Gaffky.

loge dans la gouttière du bord inférieur de la côte supérieure.
La plèvre mise à nu, on la ponctionne seulement avec une sonde
pointue et on laisse le pus sortir lentement pour obvier aux dangers
que peut entraîner l'écoulement trop rapide de l'exsudat. On agran-
dira ensuite l'ouverture avec une pince à pansement et on intro-
duira un gros drain. De cette manière on se mettra sûrement à l'abri
de la lésion du diaphragme. En 1878, König fit la proposition de
combiner toujours la thoracotomie avec la résection d'un fragment
de côte. Cette pratique est actuellement adoptée par la majeure
partie des chirurgiens. L'incision de l'espace intercostal seul ne
garantit pas la permanence de l'ouverture. Par le rapprochement
des côtes, la fistule tend à se fermer; le tube à drainage est comprimé, se coude sur une côte, le pus ne peut plus s'écouler. Avec la
résection on évite tous ces inconvénients. L'opération du reste n'est
guère difficile; elle est faite au même endroit que la thoracotomie
simple. On incise les parties molles et on met à nu la côte choisie;
on rugine son périoste sur les deux faces et on sectionne avec le
costotome un morceau de 3 à 4 centimètres. On ouvre la plèvre
dans le point correspondant au milieu du fragment costal avec la
sonde pointue, on laisse le pus s'écouler lentement, et on introduit un
ou deux gros drains retenus au dehors par des épingles de nourrice.
Dans l'empyème déjà ancien avec rétraction du thorax, la résection est
absolument indiquée, vu l'étroitesse de l'espace intercostal. L'opération faite, doit-on pratiquer le lavage antiseptique de la plèvre?
Autrefois les lavages à l'acide phénique étaient très en vogue; et
beaucoup de malades ont sûrement succombé à l'intoxication par
cette substance. Aujourd'hui les lavages sont rejetés dans la thérapeutique de l'empyème simple, on ne les emploie plus que dans les cas
putrides. On fait le lavage avec une solution chaude (38° C.) d'acide
borique (2-3 p. 100), de chlorure de zinc (1-5 p. 100), d'acide salicylique (3 p. 100), de sublimé (0,2 p. 1000), d'eau iodée; on laisse
toujours suivre un lavage à l'eau bouillie, afin qu'il ne reste plus
d'antiseptique dans la plèvre; les phénomènes nerveux, convulsions,
paralysies, la mort subite que nombre d'observateurs ont constatés
au moment où l'on injectait des liquides dans la plèvre, deviennent
moins communs à présent que l'on ne fait presque plus usage de
ces lavages.

Les tubes étant donc introduits, on recouvre la plaie avec un
grand pansement absorbant d'ouate, de charpie de bois ou de tourbe
stérilisée. Le pansement sera renouvelé dès qu'il sera traversé, c'est-
à-dire les premiers jours toutes les vingt-quatre heures ou dès que la

température montera. Chaque fois on sortira les tubes, on les lavera dans du sublimé ou dans de l'acide phénique ; on les réintroduira et si l'on sent qu'ils sont devenus trop longs, on les raccourcira. On peut quelquefois les supprimer entièrement déjà au bout de quinze jours, cela se voit surtout dans les empyèmes pneumococciques. En général le processus dure plus longtemps, cinq à dix semaines. On est autorisé à ôter le drain quand on ne constate plus de suppuration et quand le poumon est revenu à la paroi thoracique. Les malades se lèvent dès qu'ils n'ont plus de fièvre.

Les empyèmes tuberculeux doivent être opérés absolument comme les autres pleurésies purulentes. La résection n'est contre-indiquée que lorsque nous trouvons une tuberculose très avancée des poumons. La tuberculose pleurale est, il faut se le rappeler, justiciable de guérison. Il est vrai que chez ces malades une cavité suppurante persiste longtemps, souvent même toujours, qu'une fistule peut s'établir, surtout dans les cas qui ont progressé lentement, où le poumon est resté longtemps comprimé, où la plèvre est devenue très épaisse. Ces fistules aboutissant à une cavité pleurale d'une contenance plus ou moins grande, peuvent être traitées et guéries par l'opération d'Estlander (résection sous-périostale de plusieurs côtes).

La faiblesse, la débilité du malade ne doit jamais être une contre-indication pour la pleurotomie. L'opération dans ces cas en apparence désespérés peut faire encore merveille et tout médecin, qui a traité beaucoup d'empyèmes, a vu de ces cas, qu'on opérait presqu'à l'agonie et qui ont guéri.

L'empyème est à opérer le plus tôt possible ; même dans les épanchements purulents pneumococciques des enfants, on ne doit jamais attendre au delà de trois semaines. Opéré tôt, il guérit habituellement, à condition que le bacille de Koch ne soit pas en jeu. La guérison est obtenue plus vite dans les empyèmes qui contiennent le diplocoque lancéolé de Fränkel. Bülau a voulu remplacer la pleurotomie dans ces derniers temps (1876) par l'aspiration continue de la plèvre. On ponctionne en un point déclive la plèvre avec un gros trocart, dans sa canule on introduit un long drain en caoutchouc, qui plonge dans un vase placé à terre et plein d'une solution antiseptique quelconque. Plus tard le malade peut circuler avec un tube plus court, qui vient s'ouvrir dans une petite bouteille placée par exemple dans le soulier. Si un lavage devient nécessaire, on n'a qu'à élever le vase ou la bouteille avec son contenu. Grâce à ce procédé, on peut aspirer le liquide de la cavité pleurale au dehors. Malgré les chaudes recommandations de

Curschmann et d'Immermann, la méthode de Bülau n'est pas entrée dans la pratique courante. Le tube se bouche facilement, se dérange facilement, l'aspiration ne se fait guère toujours exactement, et dans quelques cas des défenseurs enthousiastes de l'aspiration continue se sont vus forcés, à la fin, de réséquer la côte. Pourtant nous croyons que la méthode de Bülau ne doit pas tomber en oubli. Elle peut rendre de grands services dans les cas heureusement très rares d'empyème double. Il est impossible de pratiquer simultanément des deux côtés la pleurotomie et de créer un pneumothorax double.

Si l'épanchement purulent est multiloculaire, il peut arriver qu'on ouvre seulement une loge. Une fièvre continue après l'opération nous fera soupçonner cette éventualité; qui en cas échéant nous force de recourir à une seconde pleurotomie.

Dans l'empyème de nécessité les indications opératoires sont absolument les mêmes que pour l'empyème simple. Seulement le choix du lieu de l'opération n'est plus libre, il faut inciser sur la tumeur.

La vomique est justiciable d'opération, si l'expectoration cesse, si une recrudescence de la fièvre, de la matité nous prouve la persistance ou l'augmentation de l'épanchement. Sous ces conditions il faut absolument s'abstenir des lavages de la cavité pleurale, car on risque d'inonder poumon et bronches avec le liquide et d'asphyxier ainsi le malade.

Le rôle du médecin ne consiste pas seulement à débarrasser la plèvre du liquide épanché, soit par la thoracocentèse, soit par la pleurotomie. Il faut s'efforcer le plus tôt possible d'augmenter le volume du poumon malade. Une gymnastique respiratoire, bien et sagement dirigée, qui immobilisera autant que possible le côté sain, rend de réels services. Schreiber a construit pour ces cas un appareil spécial (compressorium) qui comprime, avec l'aide de deux coussins, le thorax sain, crée ainsi une gêne de respiration unilatérale et force le malade à se servir dans les fortes inspirations de son poumon malade. L'inhalation d'air comprimé avec l'appareil de Waldenburg seul ou combiné avec le compressorium de Schreiber, hâte aussi l'oblitération de la cavité pleurale. Par tous les moyens on cherche à obvier aux adhérences pleurales et au rétrécissement de la poitrine, et, dans la majorité des cas, ces efforts sont couronnés de succès.

Le traitement général n'est pas à négliger. L'alimentation doit être abondante et en même temps légère, l'alcool surtout dans les pleurésies purulentes administré à hautes doses. Après la guérison, on envoie les malades aisés à la mer ou dans les montagnes.

Les pleurésies suspectes de tuberculose doivent être surveillées encore longtemps ; on leur ordonne, si faire se peut, pendant les premiers hivers, un séjour dans les climats chauds. Pour les pleurésies reconnues tuberculeuses, on prescrit le traitement habituel de la phtisie pulmonaire.

PLEURÉSIE SÈCHE

Nous décrirons sous ce nom les pleurésies qui restent sèches pendant toute leur évolution. La pleurésie sèche dépend des mêmes causes étiologiques que la pleurésie avec épanchement. Les symptômes sont ceux d'une pleurésie séro-fibrineuse au début : frisson, point de côté, fièvre légère. A la percussion la sonorité, à la palpation les vibrations thoraciques sont conservées. On entend le murmure vésiculaire affaibli sur tout le côté malade. Le symptôme cardinal c'est le bruit de frottement dont nous avons décrit plus haut les caractères. La durée de la pleurésie sèche est variable selon l'étiologie. L'exsudat fibrineux peut se résorber complètement, il peut donner lieu à la formation d'adhérences. Ces adhérences ou symphyses conduisent parfois à l'oblitération des sinus complémentaires de la plèvre, à la fixation des bords du poumon. Quand les symphyses intéressent un poumon entier ou les deux poumons, elles entravent, par la gêne qu'elles apportent à la locomotion pulmonaire, forcément la circulation du sang. La pression dans l'artère pulmonaire est augmentée, le cœur droit dilaté puis hypertrophié ; le cœur gauche est affecté à son tour et le processus aboutit à l'asystolie. La symphyse médiastine amène souvent la symphyse cardiaque ou en est la cause.

Les adhérences, les épaississements de la plèvre sont faciles à reconnaître. A leur niveau la respiration est faible, le poumon ne se dilatant plus dans le sens vertical ; les vibrations thoraciques par contre et la sonorité sont conservées. La cage thoracique, par une sorte de compensation, se dilate excessivement et cet excès de dilatation contraste singulièrement avec la faiblesse du murmure vésiculaire (respiration faible discordante de Grancher).

Comme nous voyons, il est difficile de séparer les pleurésies sèches des pleurésies avec épanchement. Les lésions, les suites ultérieures sont, exception faite naturellement de l'épanchement, absolument identiques. Pour le traitement, nous renvoyons à la pleurésie séro-fibrineuse.

E. Lévy, de Strasbourg,
Professeur agrégé à l'Université.

CHAPITRE II

PNEUMOTHORAX

Itard a décrit en 1803, sous le nom de pneumothorax, les epanchements aériformes qui se développent dans la cavité des plèvres ou du péricarde. Laënnec nous a appris à connaître les symptômes et l'anatomie pathologique de cette maladie.

Étiologie. — Le pneumothorax, l'épanchement d'air ou de gaz dans la cavité pleurale peut reconnaître des causes fort diverses. L'air pénètre dans la plèvre du dehors par suite de plaies pénétrantes de la poitrine (pneumothorax traumatique). Dans cette catégorie, il faut ranger le pneumothorax qu'on crée artificiellement dans l'opération de l'empyème. Les plaies pénétrantes de la poitrine intéressent ordinairement à la fois la plèvre pariétale et la plèvre viscérale et le poumon. L'air peut donc arriver dans ces cas de deux côtés, mais comme les plaies de la poitrine sont rarement assez grandes, il vient en général par la voie pulmonaire. Une contusion du thorax amène parfois une rupture du poumon qui livre passage à l'air. Dans les fractures de côtes, les esquilles peuvent déchirer le poumon. Mais infiniment plus souvent le pneumothorax est produit par un processus d'ulcération, qui a son siège près de la surface pulmonaire. Nous avons à nommer les abcès pulmonaires consécutifs à la pneumonie, broncho-pneumonie ou à l'infarctus, la gangrène pleuropulmonaire et la tuberculose. Cette dernière est incontestablement la cause la plus fréquente du pneumothorax, 9 dixièmes des cas de pneumothorax accusent une origine tuberculeuse et 5 à 10 p. 100 des phtisiques meurent de pneumothorax (Gerhard). La rupture de la plèvre peut survenir dans toutes les périodes de la phtisie. D'après Gerhard elle se voit surtout pendant la période des cavernes ; Weil, G. Sée, Mathieu, au contraire, sont d'avis que le pneumothorax est surtout fréquent dans les premiers temps de la phtisie et dans la phtisie aiguë. En général on peut dire que le pneumothorax est plus fréquent dans les tuberculoses à marche rapide, car dans ces cas les adhérences entre les deux feuillets de la plèvre ne se forment pas. De petites cavernes dans la région axillaire sont souvent les malfaiteurs (Gerhard). Dans d'autres cas, le pneumothorax est produit par l'ulcération d'un tubercule situé près de la surface du poumon dans le tissu de l'organe même ou dans la plèvre viscérale (Netter). Le pneumothorax tuberculeux siège le plus souvent à gauche.

Toutes les causes occasionnelles qui augmentent la tension de l'air contenu dans le poumon peuvent faire éclater le pneumothorax, accès de toux violent, etc.; mais il peut aussi survenir quand le malade se tient absolument tranquille, au cours d'une conversation, au milieu du sommeil.

Nous avons vu, dans la symptomatologie de la pleurésie, que l'empyème de nécessité et le vomique n'amènent pas forcément la pénétration de l'air dans le thorax. La fistule fait souvent office de soupape qui laisse sortir le pus de la cavité pleurale, mais qui ne laisse pas entrer l'air. Si la fistule est complètement ouverte, il y a naturellement pneumothorax. Cette variété de pneumothorax non tuberculeux est une des plus fréquentes.

La littérature est riche en cas dans lesquels de grands efforts corporels ont occasionné un pneumothorax chez des individus en apparence bien portants. Les mêmes causes sont encore plus dangereuses quand il s'agit de sujets emphysémateux. Dans l'emphysème, les cloisons des alvéoles ectasiées s'atrophient, se raréfient; il peut arriver même qu'elles se rompent spontanément. Le pneumothorax des vrais emphysémateux est du reste assez rare (pneumothorax des grands emphysémateux « Galliard »). Le pneumothorax peut être la suite d'un emphysème vicariant, emphysème qu'on voit dans la coqueluche, la broncho-pneumonie, la tuberculose. C'est surtout la coqueluche qui a donné lieu souvent à cet accident malheureux. Galliard croit que le pneumothorax dit accidentel, dont nous avons parlé plus haut, doit être lui aussi attribué à l'emphysème, mais à l'emphysème partiel avec lésions discrètes. Il cite à l'appui trois autopsies de pneumothorax accidentel où on a trouvé quelques vésicules emphysémateuses.

La dilatation des bronches occasionne parfois le pneumothorax. Une des bronches dilatées, située à la périphérie, se rompt dans la cavité pleurale par suite d'une expiration forcée ou par suite d'un processus d'ulcération qui intéresse la paroi de la bronche et la plèvre.

Rarement un pneumothorax résulte d'un cancer pleuro-pulmonaire ou de la rupture d'un kyste hydatique du poumon.

Comme causes exceptionnelles on a cité l'abcès péripleural, les abcès osseux des côtes, du sternum, les abcès de la paroi thoracique, qui s'ouvrent non seulement à l'extérieur, mais encore dans la plèvre; la suppuration et le ramollissement d'un ganglion bronchique qui a fait perforer une bronche et la plèvre.

Nombre d'affections du tractus gastro-intestinal et des organes de l'abdomen peuvent être la cause du pneumothorax. Les abcès, les carcinomes de l'œsophage produisent cette affection par leur rupture dans la cavité pleurale; de même la déchirure de l'œsophage, suite d'un cathétérisme malheureux. Les ulcères, les carcinomes de l'intestin entrent aussi en cause ; il est nécessaire naturellement que dans ces cas il se forme des adhérences avec le diaphragme avant la perforation. Enfin tout abcès de la cavité abdominale peut amener le pneumothorax à condition qu'il s'ouvre à la fois dans l'intestin (estomac) et la plèvre ou à la fois dans la plèvre et dans le poumon. Nous avons à nommer : les péritonites partielles, pérityphlites, abcès et kystes du foie, des reins; abcès paranéphritiques, etc.

La possibilité d'un pneumothorax sans lésion de la plèvre est encore discutée. D'après notre avis, il faut compter avec cette éventualité. On connaît des microbes pathogènes qui produisent du gaz. E. Levy a retiré d'un abcès gazeux qui s'était formé après une fièvre puerpérale, un bacille anaérobie de cette catégorie. Un microbe doué de ces qualités peut être charrié par la voie sanguine ou par l'intermédiaire des voies lymphatiques du diaphragme dans la cavité pleurale et mettre ici un pneumothorax en scène.

Pour pouvoir se faire une idée de la fréquence des différentes causes du pneumothorax, nous laissons suivre la statistique de Biach (Vienne), qui est basée sur 918 cas.

Tuberculose.	715 cas
Gangrène du poumon	65 —
Empyème.	45 —
Traumatisme	32 —
Bronchectasie.	16 —
Abcès du poumon.	16 —
Emphysème.	7 —
Infarctus hémorragique putride.	4 —
Thoracocentèse	3 —
Perforation de l'œsophage.	2 —
— de l'estomac.	2 —

Ascarides dans la cavité pleurale . . . . 2 cas
Echinocoques du poumon. . . . . 1 —
Exsudat péritonéal . . . . 1 —
Ganglion bronchique ramolli . . . . 1 —
Carie des côtes . . . . 1 —
   — du sternum. . . . . 1 —
Fistule entre plèvre et côlon. . . . . 1 —
Abcès mammaire . . . . 1 —
Causes inconnues. . . . . 14 —

Anatomie pathologique. — Le côté malade du thorax se montre dilaté même sur le cadavre ; mais cette dilatation n'est pas aussi prononcée que sur le vivant. Pour démontrer la présence de l'air, on remplit d'eau la cavité abdominale ou un repli dans la peau du thorax, on fait une ponction avec un bistouri pointu à travers le diaphragme ou un espace intercostal. On verra alors les bulles de gaz monter à travers le liquide. Si on ponctionne le thorax à un point quelconque sans cette précaution, l'air s'échappe avec un bruit de sifflement et éteint parfois une bougie tenue devant l'ouverture. Ce gaz est quelquefois inodore ; quelquefois il exhale une odeur nauséabonde. Sa quantité peut aller jusqu'à 2 litres et au-dessus. Il se compose d'oxygène, d'acide carbonique, d'azote, de méthane, dans la variété putride on trouve du sulfhydrate d'ammoniaque ou de l'hydrogène sulfuré. Le poumon est rétracté ; nous y trouvons, selon l'étiologie du pneumothorax, les lésions de la tuberculose, de l'emphysème, etc., etc. S'il existe d'anciennes adhérences, qui ont obstrué en partie la cavité pleurale, le gaz ne remplit que la région restée libre, il y a pneumothorax partiel.

Un épanchement purement gazeux est rare ; il y a en général coïncidence avec un épanchement liquide. Ce fait ne doit pas nous étonner. La cause étiologique qui conduit à la formation du pneumothorax est dans la grande majorité des cas un processus d'ulcération. En même temps que l'air les microbes phlogogènes, pyogènes, putrides pénétreront dans la plèvre, l'épanchement étant en train de se faire. L'air n'est vierge de microbes que dans le pneumothorax dû à l'emphysème et dans le pneumothorax accidentel par contusion. Selon la nature de cet épanchement, on parle d'un séropneumothorax (liquide séreux), pyopneumothorax (purulent), hémopneumothorax (sanguin). Le séropneumothorax est bien plus fréquent qu'on ne le croyait autrefois. L'épanchement liquide du pneumothorax tuberculeux est beaucoup plus souvent séreux ou louche que purulent (Netter). L'examen bactériologique nous révèle par l'inoculation au cobaye toujours la présence du bacille de la tuberculose dans l'épan-

chement séreux. Dans le pyopneumothorax tuberculeux, le pus contient le bacille de Koch seul ou associé à des microbes pyogènes ou
saprogènes. L'examen microscopique suffit souvent pour déceler la
présence du bacille dans le pus ; on n'a pas besoin d'avoir recours à
l'expérimentation sur les animaux.

Pour le pneumothorax non tuberculeux, la flore microbienne
varie selon l'étiologie. Les cultures nous montrent pour les cas simplement purulents, les agents pyogènes; pour les cas putrides,
les microorganismes saprogènes, proteus et autres.

Le pyopneumothorax putride résulte surtout de la gangrène pleuro-
pulmonaire, de la dilatation des bronches, du cancer pleuro-pulmonaire, de la rupture de l'œsophage.

L'hémopneumothorax se voit après une déchirure pulmonaire due
à une contusion du thorax, à une fracture de côte.

La rupture du poumon siège dans le pneumothorax tuberculeux,
surtout dans le lobe supérieur, mais elle ne se fait presque jamais
dans la région même du sommet, celle-ci étant protégée par les adhérences qu'elle a contractées avec la plèvre pariétale. Dans le pneumothorax non tuberculeux, la perforation peut avoir son siège dans
chaque point du poumon.

D'après Weil, on peut diviser le pneumothorax selon la structure,
selon la perméabilité de la fistule pleuropulmonaire, en quatre
variétés :

1° La cavité pleurale communique librement à l'inspiration et à
l'expiration par une ouverture béante avec l'air atmosphérique —
pneumothorax ouvert ; 2° l'orifice est bouché pendant les deux phases
de la respiration — pneumothorax fermé ; 3° si le trajet de la fistule
est conformé de telle sorte que l'air pénètre pendant l'inspiration,
mais ne s'échappe plus pendant l'expiration à cause de la coaptation
des lèvres de l'orifice ou à cause d'une fausse membrane obturatrice
faisant office de clapet, on dit que le pneumothorax est à soupape ;
dans ces cas, la tension intra-pleurale atteindra bientôt son maximum, elle dépassera de beaucoup la pression atmophérique, l'air
n'entrera plus dans la cavité pleurale, le pneumothorax à soupape
est devenu un pneumothorax fermé; 4° il y a des cas de transition
intermédiaires ou consécutifs à l'une des trois variétés dont nous
venons de parler.

Dans le pneumothorax ouvert, la tension est en général égale à la
pression atmosphérique ; dans le pneumothorax fermé, elle varie de
— 7 dans l'inspiration à + 3 dans l'expiration ; dans le pneumothorax

à soupape, elle est, comme nous l'avons déjà dit plus haut, presque toujours positive.

Symptômes. — Le pneumothorax débute d'une manière brusque ou d'une manière insidieuse. Le début insidieux, du reste bien plus rare, ne se voit guère que chez les tuberculeux arrivés à une période avancée de leur maladie.

Pendant un effort, pendant une quinte de toux, quelquefois pendant le sommeil, le malade accuse une douleur aiguë, poignante, qu'il localise surtout dans la partie inférieure du thorax. La dyspnée est extrême, et va tout de suite jusqu'à l'orthopnée. On compte jusqu'à 50 respirations par minute. Toute action musculaire augmente la dyspnée. La respiration est profonde, l'expectoration, à cause de la petitesse de la capacité vitale, difficile. Le pouls est petit, filiforme, augmenté de la moitié ou du double. La face des phtisiques anémiques amaigris est pâle, des individus encore robustes cyanosée. La voix est aphone. La température s'élève dans le pneumothorax tuberculeux le premier jour, puis diminue les jours suivants (Weil).

Si la mort ne survient pas dans cet accès de suffocation, la douleur, l'orthopnée diminuent lentement, le pouls redevient plein et fort. Le malade reste couché sur le côté malade, pour pouvoir respirer plus facilement et avec plus d'expansion avec son poumon sain.

Quelquefois le pneumothorax est compliqué d'emphysème de la peau; l'air ne pénètre pas seulement dans la cavité pleurale, mais aussi dans le tissu conjonctif interstitiel du poumon ou arrive de l'œsophage dans le médiastin et de là sous la peau du cou, etc.

La quantité de l'urine est amoindrie, on y constate des traces d'albumine.

Inspection, palpation. — Le thorax du côté malade est dilaté; les espaces intercostaux sont effacés, quelquefois proéminents. La différence entre le côté sain et le côté malade peut être de 5 à 8 centimètres. Dans un cas on a même noté 12 centimètres (Corbin).

Les organes voisins subissent un refoulement. La symptomatologie, le mécanisme de ce déplacement est absolument identique à celui décrit dans le chapitre précédent pour la pleurésie. Nous voyons la pointe du cœur battre en dehors de la ligne mamelonnaire dans le pneumothorax droit, nous le voyons battre sous le sternum, à droite du sternum, dans le pneumothorax gauche. Le foie, la rate sont refoulés en bas, la région du foie paraît bombée, on sent à la palpation le bord inférieur à quelques travers de doigt au-dessous des côtes. Cette dislocation des organes voisins s'observe aussi dans pneumothorax ouvert (Weil).

Le côté malade ne prend pas part aux mouvements de la respiration, il est absolument immobile.

Les vibrations thoraciques sont abolies ou affaiblies — on ne les aperçoit que dans les cas avec anciennes adhérences pleurétiques au point où ces adhérences ont leur siège.

Percussion. — La percussion donne un son sonore (sonorité exagérée), qui, à première vue, peut très bien être confondu avec la sonorité normale du poumon. Dans le pneumothorax fermé ou à soupape, le son est un peu plus mat.

A la percussion ordinaire on n'entend que très rarement à des endroits limités un timbre métallique ; quand on ausculte en même temps qu'on fait percuter avec le manche du marteau sur la plaque du plessimètre, ou avec une pièce de monnaie sur une autre, on perçoit distinctement le phénomène métallique (bruit d'airain de Trousseau). Aussi longtemps que la fistule par laquelle l'air pénètre dans la plèvre est ouverte, on entend le bruit de pot fêlé (Eichhorst). Dans le pneumothorax ouvert, qui communique librement avec une grosse bronche, le son devient plus haut si l'on percute le malade pendant qu'il a la bouche ouverte, il devient plus bas si l'on percute le malade pendant qu'il tient la bouche fermée. (Wintrich, Jaccoud.) Ce symptôme est absolument identique à celui qu'on constate au-dessus d'une grande caverne pulmonaire. Les signes de la percussion sont très caractéristiques lorsque, à côté de l'épanchement gazeux, il existe encore un épanchement liquide. Le liquide dans ces cas est absolument mobile ; il garde dans toutes les positions du malade un niveau horizontal. La suite en est que la limite est toujours très nette entre la matité hydrique et la sonorité exagérée et qu'elle varie selon la position du malade. Si le malade, par exemple, garde le décubitus dorsal, le liquide se rassemble dans les parties postérieures déclives de la cavité pleurale, nous n'avons en avant peu ou pas de matité, si nous faisons asseoir le même malade, nous constaterons en avant une grande zone de matité qui, selon la grandeur de l'épanchement, peut monter jusqu'à la quatrième, voire même la troisième côte. La limite supérieure de la matité dans la position assise forme une horizontale tout autour du thorax affecté.

Le son, au-dessus de la matité hydrique, n'est jamais tympanique, mais il possède le timbre métallique lorsqu'on combine la percussion avec l'auscultation. La tonalité de ce son métallique varie selon la position du malade tandis qu'elle ne change pas quand on laisse le malade ouvrir ou fermer la bouche. (Schallwechsel de Biermer.)

Auscultation. — Le murmure vésiculaire fait complètement défaut dans le pneumothorax total ; on l'entend dans le pneumothorax partiel aux points où le poumon est adhérent à la plèvre costale. Dans d'autres cas, surtout lorsque le pneumothorax dure déjà quelques jours, on entend un souffle amphorique à timbre métallique. Ce souffle est plus fort à l'expiration qu'à l'inspiration, son point maximum d'intensité est à proximité du hile du poumon. Les râles, s'ils existent, la voix, la bronchophonie possèdent aussi ce timbre métallique. En somme, tous les bruits qui se propagent du poumon à travers l'épanchement d'air, prennent cette résonance amphorique métallique.

Quand le malade respire, parle ou tousse, on entend un bruit singulier parfaitement semblable à celui que rend une coupe de métal, de verre ou de porcelaine, que l'on frappe légèrement avec une épingle ou dans laquelle on laisse tomber un grain de sable. Ce phénomène a été désigné, par Laënnec, sous le nom de tintement métallique (gutta cadens des auteurs allemands). Il ne se produit que quand il y a une grande cavité pleine de gaz ; car ce dernier consonne avec tous les bruits de la respiration qui lui transmettent leurs vibrations (Skoda). C'est grâce à cette consonance que les bruits du cœur acquièrent dans quelques cas de pneumothorax le caractère métallique.

Laënnec a attiré de nouveau l'attention des médecins sur un signe déjà connu et décrit par Hippocrate — sur le bruit de fluctuation thoracique ou bruit de succussion hippocratique. Ce bruit, d'après Hippocrate, doit être un moyen sûr pour poser le diagnostic de l'empyème. Laënnec montra que la succussion est un symptôme qui revient à l'hydropneumothorax et qui donne une conviction pleine et entière de l'existence de la maladie. « Quelquefois le malade, en se remuant dans son lit, produit une fluctuation assez bruyante pour qu'elle puisse être entendue de lui ou des assistants. » (Laënnec.) Pour entendre la fluctuation il suffit, après avoir appliqué l'oreille, de secouer un peu rapidement l'épaule du malade en ayant soin même de borner le mouvement et de l'arrêter tout à coup (Laënnec). Le bruit qu'on perçoit a été comparé à celui que produirait l'agitation d'une bouteille à moitié pleine. La succussion hippocratique est, ça se comprend de soi-même, plus nette avec un épanchement moyen qu'avec un épanchement abondant.

Le pneumothorax partiel se produit chez des malades porteurs d'anciennes adhérences pleurales. Son début est lent, insidieux. ses symptômes sont identiques à ceux du pneumothorax total, mais nous les trouverons seulement dans une région limitée quelconque du thorax.

La DURÉE du pneumothorax varie extrêmement, de quelques jours à des mois, à des années. Une résorption spontanée du gaz et du liquide est possible dans les cas de tuberculose et de gangrène du poumon. L'hydro-pneumothorax se transforme ainsi en pleurésie simple ou en empyème. L'empyème peut aboutir à la vomique, à l'empyème de nécessité. Une fistule thoracique persistante amène à la fin la dégénérescence amyloïde. Le pneumothorax traumatique et accidentel disparaît vite sans laisser de trace. La guérison de l'hydro-pneumothorax est toujours suivie d'un rétrécissement thoracique.

Diagnostic. — Le diagnostic du pneumothorax est facile quand il y a concordance de tous les symptômes que nous venons de décrire : dilatation thoracique, sonorité exagérée, mobilité de l'épanchement, abolition ou diminution des vibrations, refoulement des organes voisins, phénomènes métalliques, bruit de fluctuation. Seul, aucun de ces symptômes n'est pathognomonique.

La dilatation thoracique, la sonorité exagérée existent dans l'emphysème pulmonaire; la dilatation fait défaut quand le pneumothorax évolue dans une poitrine rétrécie. Les vibrations thoraciques sont exagérées aux endroits où s'insèrent les adhérences pleurétiques, qui traversent l'épanchement gazeux, elles manquent parfois ou sont affaiblies au-dessus de cavernes remplies de liquide. Les organes voisins peuvent être retenus par d'anciennes adhérences, le pneumothorax partiel de petite dimension n'occasionne pas de refoulement du tout. Le bruit de succussion manque forcément dans le pneumothorax simple sans épanchement; il manque de même lorsque l'épanchement est tellement grand, qu'il remplit presque toute la cavité pleurale; d'autre part on perçoit, rarement il est vrai, un bruit analogue à la succussion dans de grandes cavernes bronchiectasiques.

Le diagnostic différentiel entre le pneumothorax et les collections hydroaériques, situées au-dessous du diaphragme et appelées par Leyden pneumothorax sous-phrénique, est souvent fort difficile. Le pneumothorax sous-phrénique refoule le diaphragme en haut, et les symptômes de la cavité aérienne paraissent alors venir de la cage thoracique. L'anamnèse, une affection abdominale de longue date, surtout l'ulcère rond et le carcinome de l'estomac, nous renseigneront dans beaucoup de cas sur le siège de l'épanchement aérien. De plus, dans le pneumothorax sous-phrénique, les signes physiques sont limités à la partie inférieure du poumon; il n'existe généralement ni toux ni expectoration; au-dessus de la région de sonorité exagérée la respiration est normale, le bord inférieur du poumon est mobile. Inversement dans le pneumothorax vrai la pression augmente pendant l'inspiration et diminue pendant l'expiration. Le liquide retiré par la ponction exploratrice exhale parfois une odeur fécale ou contient des restes d'aliments.

Dans quelques cas le médecin n'est pas en état de se prononcer entre une grande caverne et un pneumothorax circonscrit. En général, on peut dire que les cavernes se trouvent plus fréquemment dans un thorax rétréci que dans un thorax dilaté. Le phénomène de Wintrich peut, nous l'avons vu, exister dans le pneumothorax, mais il plaide plutôt en faveur d'une caverne. Le contenu des cavernes n'est jamais aussi liquide que l'épanchement du pneumothorax, il donne lieu à des râles métalliques, bien plus rarement à un bruit sourd de fluctuation (Gerhard).

L'estomac rempli de gaz peut lui aussi causer des difficultés de diagnostic, occasionner de la dyspnée, de la sonorité exagérée à caractère métallique au-dessus des parties inférieures du thorax gauche. La confusion de la fluctuation hippocratique avec la fluctuation stomacale est facile à éviter. On n'a qu'à penser au siège de la fluctuation stomacale et à la possibilité de la reproduire par la percussion brusque des parois de l'estomac. Si le doute persiste il faut se décider à introduire une sonde dans l'estomac.

Par une ouverture traumatique ou congénitale du diaphragme, l'estomac, le gros intestin peut faire irruption dans la cavité thoracique (hernie diaphragmatique); d'après Gerhard, on observe alors les symptômes suivants. Le malade est sans fièvre, sans dyspnée presque, le côté gauche du thorax est le siège d'un son tympanique plutôt que métallique. Les râles métalliques dénotent moins des phases de la respiration que du mouvement péristaltique de l'estomac et des intestins. La sonde pénètre un peu difficilement dans l'estomac.

Pour déterminer la nature de l'épanchement dans l'hydro-pneumothorax, pour savoir s'il s'agit d'un séro-, d'un pyo- ou d'un hémopneumothorax, nous ne possédons qu'un seul moyen de diagnostic sûr, c'est la ponction exploratrice.

Le diagnostic doit aussi nous renseigner sur la variété de pneumothorax à laquelle nous avons affaire. La symptomatologie nous a déjà

appris que le bruit de pot fêlé, le phénomène de percussion de Wintrich ne s'observent que dans le pneumothorax ouvert. La dilatation
thoracique, le refoulement des organes, n'est dans cette variété pas
aussi prononcée que dans les autres, la dyspnée n'est pas aussi
intense. C'est surtout le pneumothorax à soupape qui occasionne les
accès de suffocation; pour cette cause, Bouveret l'a appelé pneumothorax suffocant. Si la tension de l'épanchement gazeux est sensiblement égal à la pression atmosphérique, si elle ne varie pas pendant la ponction, la fistule est fermée ou à soupape. Ewald a indiqué
un moyen précieux pour diagnostiquer la forme du pneumothorax,
l'analyse du gaz intrapleural et sa teneur en acide carbonique. Dans
le pneumothorax ouvert le gaz contient 5 p. 100 d'acide carbonique,
dans le pneumothorax fermé plus de 10 p. 100, dans le pneumothorax avec orifice incomplètement fermé 5 à 10 p. 100. Lorsque
la fistule est fermée, l'air ne peut pas se renouveler, l'oxygène est
absorbé et remplacé par l'acide carbonique.

La fistule étant ouverte, on perçoit dans quelques rares cas, surtout
quand on pratique la ponction, un bruit singulier dit fistulaire
(Unverricht, Riegel). On croit entendre des bulles d'air monter à
travers le liquide et crever à sa surface. Le tout a un peu le caractère d'un gargouillement à timbre métallique.

Il est de la plus grande importance de connaître l'étiologie du
pneumothorax. Les antécédents du malade, la présence du bacille de
Koch dans les crachats, dans l'épanchement, nous renseigneront
suffisamment pour les cas suspects de tuberculose. Les formes à
marche suraiguë, à fièvre intense, ne relèvent en général pas du
domaine de la tuberculose; elles appartiennent à la gangrène ou
accusent une origine abdominale. Un kyste hydatique peut être
soupçonné s'il existe en même temps une éruption d'urticaire
(Gerhard). Le pneumothorax simple, sans épanchement, est dû au
traumatisme ou à l'emphysème. Le pyopneumothorax putride se voit
dans la gangrène du poumon, dans la bronchectasie, dans les perforations de l'œsophage, de l'estomac, etc., à la suite d'affections
abdominales, d'échinocoques; rarement après un traumatisme.
L'hémopneumothorax est presque toujours la suite d'une fracture de
côtes, qui a lésé le poumon.

Pronostic. — Le pronostic du pneumothorax est très grave; c'est
surtout le cas pour le pneumothorax suffoquant, à soupape. Celui-ci
par la forte tension du gaz, par le refoulement des organes en première ligne du cœur, peut entraîner la mort dans un bref délai.

Il se comprend de soi-même que le pyopneumothorax est plus grave que le séropneumothorax, que le pneumothorax circonscrit l'est moins que le pneumothorax total. Le pneumothorax tuberculeux est dans quelques cas très rares susceptible de guérison, et même plus, il peut amener la guérison des lésions tuberculeuses du poumon comprimé (Hérard, Czerpucki et autres).

Cette issue exceptionnelle et heureuse n'est possible que si l'autre poumon est complètement sain. L'état de l'autre poumon est du reste de la plus grande importance pour la marche et la durée de la maladie.

Le pronostic du pneumothorax après un cancer pleuro-pulmonaire, un cancer de l'œsophage, de l'estomac, après la gangrène pulmonaire, est naturellement très sombre. En général le pronostic dépend surtout de la cause efficiente du pneumothorax. Il est presque toujours favorable pour le pneumothorax traumatique et le pneumothorax dû à l'emphysème partiel. Le pneumothorax des grands emphysémateux (Galliard), par contre, se termine très souvent par la mort.

Traitement. — Lorsque le début est brusque, la douleur vive, la dyspnée intense, on fait une injection sous-cutanée de 1 à 3 centigrammes de morphine et au besoin on la répète. En outre, on applique de la glace, des ventouses sèches sur le thorax, chez les sujets bien nourris des ventouses scarifiées. Les injections de morphine suffisent dans la grande majorité des cas; la thoracocentèse d'emblée n'a pas beaucoup de raison d'être, vu que la fistule est ouverte les premiers temps. Naturellement, si malgré la morphine la dyspnée augmente, si l'asphyxie est imminente, la thoracocentèse s'impose. On fait la ponction simplement avec le trocart de Potain, armé d'un long tube en caoutchouc, qui vient s'ouvrir dans un vase plein d'une solution antiseptique quelconque. Les bulles de gaz monteront à travers le liquide, tandis que l'air atmosphérique, par cet arrangement, ne peut pas pénétrer dans la cavité pleurale. L'amélioration dans ce cas n'est pas de longue durée et on se voit très vite obligé de recommencer la ponction.

Le pneumothorax non compliqué d'épanchement ne demande qu'une expectation pure et simple. Lorsque le malade est faible on prescrit des vins généreux, du cognac, du camphre, on fera des injections d'éther, d'huile camphrée (poudre de camphre, acide benzoïque de 50 centigrammes à 1 gramme; sucre, 5 grammes, divisé en dix paquets, toutes les deux heures un paquet).

Le séropneumothorax exige la même thérapeutique qu'une pleurésie simple, c'est-à-dire la thoracocentèse si l'épanchement devient dangereux par sa grandeur ou s'il ne se résorbe pas après quatre ou cinq semaines de durée. D'après Gerhardt, on détermine l'espace intercostal à travers lequel on fait la thoracocentèse de la manière suivante : le malade étant couché sur le côté sain, on cherche dans la ligne axillaire le point le plus déclive au-dessus de la matité du foie ou de la rate, qui donne à la percussion encore une sonorité exagérée. Si ce même endroit montre dans la position assise du malade de la matité, on y pratique d'abord une ponction exploratrice et, le résultat étant positif, on fait la thoracocentèse. Comme dans la pleurésie simple, on n'évacue jamais plus d'un litre. Lorsque le gaz commence à sortir par l'appareil, on ordonne au patient de se pencher sur le côté malade et on voit alors le liquide de nouveau couler.

Pour le traitement du pyopneumothorax, il faut se laisser guider par la cause étiologique. L'affection efficiente étant une maladie incurable, un cancer par exemple, on s'abstiendra naturellement de toute intervention énergique. Lorsque le liquide purulent gêne par sa quantité, lorsque la dyspnée est intense, on se contentera d'une simple thoracocentèse. On agira de même pour les tuberculeux arrivés à la période ultime de leur maladie. Quand par contre on croit avoir quelque chance pour la guérison du pyopneumothorax tuberculeux précoce, dans le pyopneumothorax à la suite de gangrène d'origine abdominale, etc., on se décidera séance tenante pour la thoracotomie avec résection d'une côte. Le lieu de l'incision ne sera pas choisi trop bas, car sans cela on risque que le diaphragme, en remontant, n'arrive à obstruer l'ouverture.

Les lavages antiseptiques sont nécessaires lorsque l'épanchement est putride. On se servira de solutions d'acide borique, salicylique, de thymol, de chlorure de zinc. Ces lavages doivent être faits aussi peu et aussi soigneusement que possible. Nous avons déjà insisté sur leurs dangers, lorsque nous avons parlé du traitement de l'empyème. Dans les cas de pneumothorax ouverts, il existe en outre un autre péril, c'est celui d'inonder avec le liquide les deux poumons et de tuer ainsi le malade par asphyxie. Le traitement postopératoire est identique à celui de l'empyème. La thoracotomie laisse souvent des fistules, ce fait ne doit pas nous étonner vu que la grande majorité des cas de pneumothorax est due à la tuberculose.

Le pneumothorax traumatique, l'hémopneumothorax fournissent rarement une indication thérapeutique. La plaie extérieure est bien désinfectée, cousue, puis recouverte d'un pansement occlusif. On tient le malade au lit, on applique une vessie de glace sur le côté

affecté, on administre la morphine. La thoracocentèse n'est faite
que d'urgence. Si avec le traumatisme des agents pathogènes se
sont introduits dans la plèvre et y ont excité une suppuration, on
pratique l'opération de l'empyème. On choisit le lieu de l'incision
comme à l'ordinaire sans tenir compte de la blessure. Witzel a fait
pour le traitement du pneumothorax tuberculeux la proposition
suivante. On remplit la cavité pleurale d'une solution tiède de
chlorure de sodium, 5 pour 1000 (physiologique), pour chasser l'air ;
on ferme la plaie et on laisse le liquide se résorber. Avant Witzel,
Potain avait déjà essayé de guérir le pneumothorax (tuberculeux),
en évacuant le liquide et en le remplaçant par de l'air stérilisé. Il
avait construit dans ce but un appareil spécial. Par cet arrangement,
il empêchait la dilatation du poumon, ce dernier restait comprimé
et grâce à cette compression, les lésions tuberculeuses sont, dans
quelques cas rares, susceptibles de guérison. En outre, on n'a pas à
craindre la réouverture de la fistule.

E. Lévy, *de Strasbourg*,
Professeur agrégé à l'Université.

CHAPITRE III

CARCINOME ET SYPHILIS DE LA PLÈVRE

I

CARCINOME

Étiologie. — Le cancer de la plèvre est rarement primitif. Le plus souvent il est, soit la suite, la propagation directe d'un cancer du poumon, du péricarde ou d'un autre organe intrathoracique, soit la métastase d'un cancer d'une autre région, en premier lieu du sein. Ordinairement on rencontre la forme médullaire ; mais on y a déjà observé toutes les variétés du carcinome. On voit dans certains cas des nodosités blanchâtres, variables en nombre et en grandeur, s'étendre sur toute la plèvre, dans d'autres une seule masse volumineuse ou une infiltration cancéreuse, diffuse de la plèvre.

Le carcinome primitif endothélial de la plèvre a été, ces derniers temps, étudiée à fond par plusieurs auteurs (Bostroem, Malassez, Neelsen, A. Fraenkel, Rossier). On a prétendu que le carcinome endothélial se comportait très différemment du carcinome ordinaire, qu'il commencerait à la fois sur toute l'étendue de la plèvre, et que ses cellules proliféraient dans tout le système lymphatique pleural. D'après tous les auteurs, il est probable que le mal prend naissance dans les endothéliums des espaces lymphatiques. Rossier admet que la tumeur commence en un point seulement, et que ce noyau primitif s'étend plutôt en surface qu'en épaisseur (cancer diffus). La croissance du cancer est rapide, sa marche envahissante.

Symptômes. — Il n'existe aucun signe pathognomonique du cancer de la plèvre. Le début varie extrêmement. Lorsqu'il s'agit de noyaux petits, isolés, on entend parfois des bruits de frottement. Quelquefois ce sont des accès de dyspnée simulant des crises d'asthme qui ouvrent la scène. La douleur est tenace, plus intense que dans les affections ordinaires du poumon et de la plèvre ; elle est semblable à une névralgie intercostale, comparable à la douleur de la carie vertébrale, de l'anévrisme de l'aorte. La toux ne fait presque jamais défaut, quelquefois elle torture le malade jour et nuit. Les crachats expectorés non sans peine n'offrent absolument rien de caractéristique. Le cancer ayant produit un épanchement pleurétique, c'est celui-ci qui domine la situation. Cet épanchement est souvent hémorragique ; il ne montre pas cette légère teinte rosée, qu'on voit assez fréquemment dans la pleurésie tuberculeuse, mais une couleur d'un brun rougeâtre. Le liquide contient des cellules membraneuses en état de dégénérescence graisseuse ou hyaline. Quelquefois on a la chance d'y trouver des particules de la tumeur, des agglomérations de cellules polymorphes. D'après A. Fraenkel on rencontre exclusivement dans les pleurésies concomitantes des tumeurs de la cavité pleurale, des cellules douze à vingt fois plus grandes qu'un leucocyte, qui contiennent 2 à 3 grandes vacuoles transparentes. Ces cellules (riesenvacuolenzellen) prennent leur origine de l'endothélium pleural dégénéré.

Dans les cas de cancers en masse, qui intéressent une grande partie ou la presque totalité de la plèvre, on peut avoir tous les symptômes d'un épanchement : la matité, l'absence des vibrations thoraciques, du murmure vésiculaire, même la dilatation du thorax, le refoulement des organes voisins.

Le médiastin a souvent à subir l'influence compressive d'un grand cancer pleural, soit par la tumeur elle-même, soit par l'engorgement et la dégénérescence cancéreuse des ganglions. Les artères en général résistent à la compression, cependant on a déjà constaté l'inégalité et la petitesse du pouls à la radiale (Moizard). Les symptômes produits par la compression des veines varieront naturellement beaucoup. Le système de la veine cave supérieure ou la veine cave même, étant comprimés, on observera la cyanose, l'œdème, la congestion, la dilatation variqueuse dans la moitié supérieure du corps. Si les veines pulmonaires subissent l'influence de la compression, on aura la dilatation du cœur droit avec toutes ses conséquences. La veine cave inférieure reste généralement indemne (Leplat). Les nerfs de la région médiastine, le pneumogastrique, le récurrent sont eux aussi souvent comprimés et irrités : la dyspnée, l'aphonie, les spasmes de la glotte en sont la suite. La compression de l'œsophage est rare, mais elle a été notée, la dysphagie est alors très prononcée.

Les ganglions lymphatiques du voisinage sont engorgés, surtout les ganglions sus-claviculaires. Ils sont durs, volumineux, indolores. L'engorgement de ces ganglions et des ganglions axillaires produit quelquefois des troubles, des névralgies, etc., dans le plexus brachial.

Diagnostic. — Le diagnostic du cancer pleural est difficile, souvent impossible. L'ensemble des symptômes que nous venons de décrire donne, il est vrai, une certitude presque absolue ; mais il faut dire qu'on ne rencontre presque jamais tous ces signes réunis. L'existence d'un cancer dans un autre organe doit, au moindre symptôme suspect, nous faire soupçonner la métastase pleurale.

Nous avons déjà parlé de la couleur rouge foncé de l'épanchement cancéreux, rappelant celle du sang veineux pur. L'absence du bruit skodique dans les cas simulant un épanchement nous fera penser au cancer ; de même l'irrégularité des limites de la matité. Une rétraction des parois thoraciques, occupant surtout les parties latérale et postérieure et accompagnant les signes physiques d'un épanchement pleural, permet de poser le diagnostic de cancer pleural (Leplat, A. Fraenkel).

Les masses cancéreuses peuvent parfois siéger entre l'aorte et la paroi thoracique ; on constatera alors une tumeur pulsatile qu'on pourrait confondre avec un anévrysme de l'aorte ; mais dans ce dernier, les pulsations se répandront uniformément de tous les côtés, tandis que le cancer pulsatile de la plèvre ne montre qu'un soulèvement diffus. Lorsque la tumeur apparaît à l'extérieur sous la peau, lorsqu'on trouve des cellules caractéristiques dans le liquide retiré par la ponction exploratrice, le diagnostic est naturellement facile.

Quand dans des cas douteux il est de grande importance de poser un diagnostic, il reste au médecin un moyen, c'est l'extirpation d'un ganglion engorgé. L'examen microscopique lèvera alors tous les doutes. Mais jamais on ne pourra se prononcer si la tumeur diagnostiquée prend son origine de la plèvre seule ou des organes avoisinants.

Traitement. — Nous avons affaire à une maladie incurable. Notre devoir consiste à soulager autant que possible le malade. Nous ne ménagerons pas la morphine en injections sous-cutanées contre la douleur, la toux, la dyspnée. Quand la dyspnée résulte de l'épanchement pleurétique, on pratiquera la thoracocentèse. Cette opération est remarquablement inefficace dans la pleurésie cancéreuse, le liquide se reproduit avec une rapidité surprenante. A chaque ponction il faut se rappeler qu'on prive le malade porteur d'un exsudat hémorragique d'une assez grande quantité de sang. On retirera donc seulement le trop-plein de la cavité pleurale (Dieulafoy), jamais au delà d'un litre.

II

SYPHILIS

« On voit souvent la pleurésie syphilitique, et cette pleurésie s'accompagne d'épanchement. » (Mauriac.)

Mauriac parle ici de la pleurésie syphilitique tertiaire. L'existence de la maladie pendant la première période roséolique est très rare, elle a été signalée par Chantemesse et Widal (deux cas, une pleurésie séreuse double, une pleurésie sèche). La lésion de la séreuse pleurale devait être, dans ces cas, la même que celle des séreuses articulaires, qu'on voit assez fréquemment survenir dans la période secondaire.

La pleurésie syphilitique tertiaire est une inflammation spécifique de la plèvre qu'il faut mettre au même rang que la périhépatite, la périorchite syphilitique (Virchow). Elle aboutit à des adhérences pleuro-pulmonaires; le processus peut se propager dans le parenchyme du poumon, mettre ainsi en scène la pneumonie interstitielle. Le tissu conjonctif plus tard se cicatrise, devient sclérosé. Le lobe du poumon dont la plèvre était atteinte, montre un rétrécissement considérable (pleurésie syphilitique déformante de Virchow).

Dieulafoy divise les lésions syphilitiques de la plèvre en deux catégories. La manifestation pleurale est « un épiphénomène, une complication anatomique de la lésion syphilitique du poumon : ou bien elle s'accompagne d'épanchement abondant, elle est lésion dominante et mérite bien dans ce cas le nom de pleurésie syphilitique ».

Diagnostiquer la pleurésie syphilitique est chose difficile. Il faut y penser si le malade porte des stigmates de syphilis acquise ou héréditaire, et si on peut exclure l'étiologie tuberculeuse.

On instituera le traitement spécifique, mercure et iodure de potassium.

E. Lévy, de Strasbourg,
Professeur agrégé à l'Université.

TABLE DES MATIÈRES

PREMIÈRE PARTIE

MALADIES DU LARYNX

DEUXIÈME PARTIE

MALADIES DES BRONCHES

TROISIÈME PARTIE

MALADIES DU POUMON

QUATRIÈME PARTIE

MALADIES DE LA PLÈVRE

LISTE ALPHABÉTIQUE DES COLLABORATEURS

www.ingramcontent.com/pod-product-compliance
Lightning Source LLC
Chambersburg PA
CBHW051517060726
47597CB00001B/87